研修医・若手Dr.にエキスパートが伝授する

循環器診療のロジック

監修

東京大学大学院医学系研究科 循環器内科学　教授

小室 一成

編集

東京大学大学院医学系研究科 循環器内科学　講師

赤澤 宏

東京大学大学院医学系研究科 重症心不全治療開発講座　特任准教授

波多野 将

東京大学大学院医学系研究科 循環器内科学　講師

渡辺 昌文

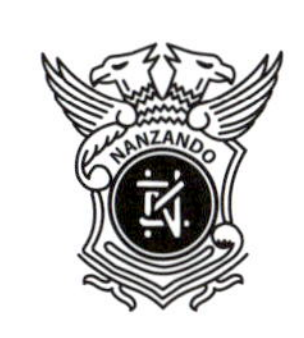

南山堂

編者一覧

[監　修]

小室　一成　東京大学大学院医学系研究科 循環器内科学　教授

[編　集] (50音順)

赤澤　　宏　東京大学大学院医学系研究科 循環器内科学　講師

波多野　将　東京大学大学院医学系研究科 重症心不全治療開発講座　特任准教授

渡辺　昌文　東京大学大学院医学系研究科 循環器内科学　講師

執筆者一覧（執筆順）

小室　一成　東京大学大学院医学系研究科 循環器内科学　教授

菊池　宏信　東京大学大学院医学系研究科 循環器内科学

安東　治郎　東京大学大学院医学系研究科 循環器内科学　講師

加藤　愛巳　東京大学大学院医学系研究科 循環器内科学

大津　　裕　東京大学大学院医学系研究科 循環器内科学

高橋　政夫　自治医科大学医学部 循環器内科学／地域医療循環器アジア IT ネットワーク研究拠点講座

小山　雄広　東京大学医学部附属病院 22世紀医療センター コンピュータ画像診断学／予防医学講座

新田　大介　東京大学大学院医学系研究科 循環器内科学

牧　　尚孝　東京大学大学院医学系研究科 循環器内科学

今村　輝彦　シカゴ大学医学部 循環器内科

石田　純一　東京大学医学部附属病院 22世紀医療センター コンピュータ画像診断学／予防医学講座

小島　敏弥　東京大学大学院医学系研究科 循環器内科学

伊藤　正道　東京大学大学院医学系研究科 循環器内科学

網谷　英介　東京大学大学院医学系研究科 循環器内科学

大関　敦子　東京大学医学部附属病院 検診部

許沢　佳弘　東京大学大学院医学系研究科 循環器内科学

中田　　亮　東京大学大学院医学系研究科 循環器内科学

加茂　雄大　東京大学大学院医学系研究科 循環器内科学

渡邉　　綾　東京大学医学部附属病院 22世紀医療センター コンピュータ画像診断学／予防医学講座

細谷　弓子　東京大学大学院医学系研究科 循環器内科学

上田　和孝　東京大学大学院医学系研究科 ユビキタス予防医学講座

長谷川　洋　千葉大学大学院医学研究院 循環器内科学　講師

原　　弘典　東京大学大学院医学系研究科 循環器内科学

武田　憲彦　東京大学大学院医学系研究科 循環器内科学　特任講師

山口　敏弘　東京大学大学院医学系研究科 循環器内科学

廣川　愛美　東京大学大学院医学系研究科 循環器内科学

大門　雅夫　東京大学医学部附属病院 検査部　講師

澤田　直子　東京大学大学院医学系研究科 循環器内科学

小栗　　淳　社団法人北斗 北斗病院 ハートセンター　副センター長 循環器内科　主任部長

大川　庭熙　地方独立行政法人 東京都健康長寿医療センター 循環器内科
前村　園子　東京大学大学院医学系研究科 循環器内科学
川田　貴之　東京大学大学院医学系研究科 循環器内科学
清水　峻志　東京大学大学院医学系研究科 循環器内科学
田中麻理子　東京大学大学院医学系研究科 人体病理学
中尾　倫子　東京大学医学部附属病院 検査部
稲葉　俊郎　東京大学大学院医学系研究科 循環器内科学
進藤　考洋　東京大学大学院医学系研究科 小児医学
相馬　　桂　東京大学大学院医学系研究科 循環器内科学
松原　　巧　東京大学大学院医学系研究科 循環器内科学
松田　　淳　東京大学大学院医学系研究科 循環器内科学
福馬　伸章　東京大学大学院医学系研究科 循環器内科学
小栗　　岳　東京大学医学部附属病院 臨床研究支援センター
嵯峨亜希子　東京大学大学院医学系研究科 循環器内科学
藤生　克仁　東京大学大学院医学系研究科 健康空間情報学講座
山形研一郎　国立研究開発法人 国立循環器病研究センター病院
心臓血管内科部門 不整脈科
荷見映理子　東京大学大学院医学系研究科 循環器内科学
清水　　悠　東京大学大学院医学系研究科 循環器内科学
藤原　隆行　東京大学大学院医学系研究科 循環器内科学
明城　正博　医療法人社団 健育会 石川島記念病院 心臓病センター
候　　聡志　東京大学大学院医学系研究科 循環器内科学
上原　雅恵　東京大学大学院医学系研究科 循環器内科学
武田　悦寛　東京大学大学院医学系研究科 循環器内科学
齊藤　暁人　東京大学大学院医学系研究科 循環器内科学
武田　憲文　東京大学大学院医学系研究科 循環器内科学　特任講師
清末　有宏　東京大学大学院医学系研究科 循環器内科学
八木　宏樹　東京大学大学院医学系研究科 循環器内科学
波多野　将　東京大学大学院医学系研究科 重症心不全治療開発講座　特任准教授
田嶋　美裕　東京大学大学院医学系研究科 循環器内科学
皆月　　隼　東京大学大学院医学系研究科 循環器内科学
安部　　元　東京大学大学院医学系研究科 循環器内科学
赤澤　　宏　東京大学大学院医学系研究科 循環器内科学　講師
間中　勝則　東京大学医学部附属病院 腎臓・内分泌内科
槙田　紀子　東京大学医学部附属病院 腎臓・内分泌内科　講師

はじめに
“ロジカル循環器病学のすすめ”

循環器に関するテキストは数多く出版されているが，その理由のひとつは，循環器病学の理解が容易ではないからであろう．そこで，読むうちに自然に実践力が身につくようなテキストがあれば，と本書を企画した．

本書の特徴は2つある．まず「ロジック」に力点を置いたことである．循環器病学ほど診断学が進歩している分野はない．問診，身体所見から始まり，心電図や心臓超音波検査など，数多くの検査を駆使して診断する．個々の検査結果を理解するだけでも容易ではないが，さらに，各検査で得た結果を論理的につなぎ合わせて1つの結論に至る必要がある．また，循環器疾患は種類が豊富で覚えるべきことが多いうえに，即座に診断を下し治療を開始しないといけないことも多い．そこで重要なのは，情報を丸ごと暗記するのではなく，ロジカルに頭の中に整理しておくことである．そうすれば忘れにくいばかりでなく，急を要する場合にも適切な対応が可能である．

もう1つの本書の特徴は，症例から考えるということである．教科書が疾患を覚えるための横串なら，本書は症状や所見から診断に至る方法を学ぶための縦串である．本書は循環器専門医が知っておくべき疾患において，診療における実践力が身につくように，そのほとんどを東京大学医学部附属病院循環器内科の診療スタッフが執筆した．当科には心臓移植や肺移植を希望する多くの重症心不全患者や肺高血圧症患者が全国から集まっており，時に，100床近くになる病棟は忙しさを極めているが，その臨場感を少しでも味わっていただければと思う．本書によりロジカルな考え方が身につき，明日からの循環器診療に役立つことを祈っている．

2017年8月

東京大学大学院医学系研究科
循環器内科学　教授
小 室 一 成

目　次

総　論

Category Ⅰ. 虚血性心疾患　分担編集：安東治郎　高橋政夫

Category Ⅱ. 心不全　分担編集：牧　尚孝

Category Ⅲ. 心筋疾患　分担編集：網谷英介　細谷弓子

Category Ⅳ. 心膜疾患 分担編集：武田憲彦

Category Ⅴ. 弁膜疾患 分担編集：大門雅夫

Category Ⅵ. 感染 分担編集：川田貴之

Category Ⅶ. 心臓腫瘍 分担編集：中尾倫子

Category Ⅷ. 先天性心疾患　分担編集：稲葉俊郎

Category Ⅸ. 不整脈　分担編集：小島敏弥　藤生克仁

Category Ⅹ. 失神　分担編集：明城正博

Category Ⅺ. 大動脈疾患　分担編集：上原雅恵

Category XII. 末梢動脈疾患　分担編集：安東治郎

Category XIII. 肺循環異常　分担編集：波多野将

Category XIV. 血圧異常　分担編集：赤澤　宏　波多野将

動画のダウンロードにつきまして

第24章「僧帽弁閉鎖不全症」(p.167 図24-2), 第27章「感染性心内膜炎」(p.193 図27-3, および p.196 図27-5), 第46章「特発性肺動脈性肺高血圧症」(p.319 図46-1)のエコー動画をご覧いただけます. 弊社ホームページ(http://www.nanzando.com/)の本書ウェブページより zip 圧縮フォルダをダウンロード後, 展開してご利用ください.

書籍ウェブページ：http://www.nanzando.com/books/24561.php
zip 展開パスワード：2456c_logic

総論

循環器診療のロジックを臨床で活用する

世界の多くの国において死因のトップは循環器疾患である．がん大国のわが国においても，脳卒中を含めた循環器疾患の死亡者数は，がんとほぼ同等であり，後期高齢者においては，わが国でも循環器疾患の死亡者数はがんを上回る．わが国は世界でもトップクラスの長寿を達成したが，健康寿命と平均寿命とのあいだには，男性で9年，女性で12年の解離がある．寝たきりや要介護の原因は，がんではなく，その多くを循環器疾患が占めている．国民医療費の増大が大きな問題となっているが，その領域別のトップは全体の2割を占める循環器疾患であり，その額はがんの1.5倍である．総人口がすでに減少し始めているわが国においても，後期高齢者数だけは当分増え続けるため，今後は循環器疾患の患者ならびに死亡者が急増すると考えられている．そこで，脳卒中と循環器病の発症を防ぎ，健康寿命を延伸するために，日本循環器学会は2016年，「脳卒中と循環器病克服5カ年計画」を策定した．重点疾患として，心不全・脳卒中・血管病の3つをあげ，戦略として，「人材育成」，「医療／介護体制の整備」，「登録事業の促進」，「予防／啓発」，「研究の強化」の5つをあげた．循環器疾患患者が急増するわが国において，診療にかかわるすべての人材の育成が必要であるが，専門医の育成もますます重要となっている．そこで，循環器専門医を目指す医師や循環器診療に興味のある若い医師に対して，循環器疾患の特徴を考慮し実践力が身につくように企画したのが本書である．

循環器疾患には他の疾患にはないいくつかの特徴がある．まずひとつは，疾患の種類が多いということである．虚血性心疾患，心不全，不整脈，弁膜症，先天性心疾患，高血圧症，肺高血圧症，大動脈瘤，末梢動脈疾患など，おもなものだけでもすぐに20以上はあげることが可能である．したがって，疾患について理解するだけでも大変であるが，各疾患の違いは明瞭であるため，疾患ごとにその病態を理解し特徴を論理的に覚えることが重要である．また，循環器病学ほど診断学が進んでいる分野はない．血液検査，心電図，心臓超音波，心臓カテーテル，CT，MRI，RI，PET など，多くの検査法があり，それらをうまく使いこなすことによって初めて正確な診断が可能である．

もちろん問診や身体所見の重要性も忘れてはならない．たとえば，患者の訴える胸痛は真の狭心痛であるか，さらにその場合，不安定狭心症であり即入院が必要であるか否かの診断は問診でつける必要がある．また，症状のもっともらしさ(尤度)を知っておくことも診療上有用である．胸痛が心筋梗塞であるか否かはその症状によって確からしさが異なることは経験上よく知られているが，痛みが右肩，右腕に放散していれば尤度比は4.7，労作と関係する場合2.4，冷汗を伴う場合は2と報告されている．

弁膜症や先天性心疾患の診断における心臓の聴診の重要性は言うまでもないが，心臓の聴診を正しくできる医師はかならずしも多くない．それは，過剰心音や心雑音の発生機序を理解していないからである．Ⅲ音やⅣ音，Graham-Steel 雑音が聞こえたら何を考えるべきか．僧帽弁閉鎖不全と三尖弁閉鎖不全の心雑音を鑑別するにはどうしたらよいのか．心不全であればⅢ音ギャロップと丸暗記するのではなく，Ⅲ音の発生する機序を理解し，左室収縮機能低下 → 左室拡大 → 僧帽弁テザリング → 僧帽弁逆流 → Ⅲ音発生と，論理的に理解すべきである．Ⅲ音の心不全に対する感度は13％と高くないが，特異度は99％であり，聞こえた場合は間違いなく心不全である．

各種の検査結果を解釈するうえで，その検査の感度と特異度を知っておくことも重要である．たとえば心臓サルコイドーシスの場合，心筋生検で類上皮細胞肉芽腫が見つかればその診断はかなり確実であるが，見つかる可能性は10％ほどといわれている．血中アンジオテンシン変換酵素(ACE)活性の上昇もよく知られているが，心臓サルコイドーシスで上昇するのは3割ほどであり，上昇していないからといってサルコイドーシスを否定することはできない．BNP が 1,000 pg/mL であれば明らかに壁応力が上昇しており心機能が異常であろうが，100 pg/mL 程度の場合は，心房細動や腎機能障害による場合もあれば，BNP 値を指標として心不全を診断した場合の陽性的中率は60％なので何の異常も認められないことも多い．検査結果の検討を単に陽性・陰性や増加・低下で済ますのでなく，その検査値で何をどのくらいの確度で言えるのかを，つねに知っておくことも重要である．

本書は循環器専門医が知っておくべき循環器疾患をほぼ網羅している．今日の循環器診療においては，検査ならびに治療技術の発達によって，その種類は多岐にわたり，知っておくべき事項も増加の一途をたどっている．また，各疾患の病態および機序をしっかりと学んでいたとしても，臨床で出合う症例はかならずしも教科書に示されていたとおりの臨床像で現れるものや，典型的な経過をたどるものばかりではない．実臨床では症例を疾患の知識に当てはめていくのではなく，症例にあわせて柔軟に知識を応用していく必要がある．目の前にしている患者の疾患はいったい何であるのか，どのように検査を進めていけばよいのか，複雑な所見を紐解いていくために求められるのは，知識だけではなく，知識を活用するためのロジカルな思考プロセスである．本書は，読み進むうちに自然に診療における洞察力と問題解決力が身につくように考えた実践的なテキストである．実際に患者を診療しているつもりで読んでいただき，ロジカルな思考プロセスを楽しんで学んでいただければ幸いである．

（小室一成）

虚血性心疾患 I
心不全 II
心筋疾患 III
心膜疾患 IV
弁膜疾患 V
感 染 VI
心臓腫瘍 VII
先天性心疾患 VIII
不整脈 IX
失 神 X
大動脈疾患 XI
末梢動脈疾患 XII
肺循環異常 XIII
血圧異常 XIV

各論

1. 急性心筋梗塞

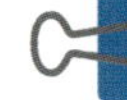

症 例　52歳男性

主 訴 胸 痛

現病歴

経過15年の本態性高血圧，3年の2型糖尿病と脂質異常症に対して，近医で内服治療・経過観察中であった．来院日の朝，午前6時の起床時から，息苦しさと胸部の違和感が持続していた．通勤途中の午前8時に，階段をのぼっている途中で強い胸痛で動けなくなり，その場にうずくまった．駅の係員が救急要請し，当院へ救急搬送された(病着8時18分)．

身体所見

身長180 cm，体重95 kg，血圧124/82 mmHg，脈拍78/分，SpO_2 98％(酸素吸入なし)．表情は苦悶様であるが意識清明，明らかな心雑音，肺雑音を聴取せず，下肢の浮腫は明らかでない．20本/日×30年の喫煙歴あり．心疾患の家族歴なし．

内服薬

テルミサルタン・アムロジピン(ミカムロ®配合錠 BP 1錠・分1)，ベザフィブラート〔ベザトール®SR 錠 200 mg 2錠・分2〕，イコサペント酸エチル(エパデール S900 2錠・分2)，ビルダグリプチン(エクア®錠50 mg　2錠・分2)．

Question 1　まず何を考え，何を行うべきか？

1. 安静にしたところ症状が消失し，血圧や脈拍も比較的保たれていたが，急性冠症候群の可能性があるため患者の状態に注意しながら必要な検査を迅速に進める．心電図で ST 上昇や低下を認めた場合には早期にカテーテルチームに連絡をする
2. まず詳細な病歴を聴取してから鑑別診断を考え，行うべき処置・検査を考える
3. 複数の冠危険因子(coronary risk factor)を要する患者の胸痛であり，不安定狭心症や急性心筋梗塞の可能性を考慮し，すみやかに心電図，血液検査，心エコー検査，胸部 X 線撮影などを行う．H-FABP，トロポニン T などの迅速検査が可能であれば行う
4. 急性発症の胸痛であり，急性大動脈解離の可能性を考慮し，(禁忌がなければ)胸部造影 CT 検査を行う．血圧が高い場合は，心筋負荷を低減するため，また，解離の進行を予防するために静注降圧薬を使用して，すみやかな降圧を考慮する．CT 検査では肺塞栓や緊張性気胸の所見がないかなどにも注意する
5. ただちに緊急カテーテル検査の準備を進める

バイタルサインは比較的安定しているが，患者の症状や病歴などから「これは危ないかもしれない，迅速かつ的確に対応しなければ」という直感をもつことが大切である．救急対応に慣

れていれば，救急隊からの情報もあわせて前述の情報が数分のうちに得られるだろう．胸痛の鑑別疾患のうち，早急に対応が必要なものを想起しつつ，基本的な検査(血液検査，胸部・腹部 X 線撮影，心電図)をオーダーする．患者が急変する可能性も考えておき，診断がある程度しぼられるまでは目を離さないようにする．

初期対応の時点では，正確な診断をつけるより，処置が遅れると致命的となる疾患を診断または除外することが大切である．胸痛の鑑別診断で想起すべき疾患としては，急性心筋梗塞，狭心症，大動脈解離，肺塞栓，緊張性気胸などがあげられるが，どの疾患を診断するためにどの検査が必要かを考える．検査結果を待つあいだに，その場でできるエコー検査をしたり，さらに身体所見をとったり，詳しい病歴を聴取したりする．

Answer 1　1，3，4

▶ 心電図(図1-1)，胸部 X 線写真(図1-2)の結果を示す．

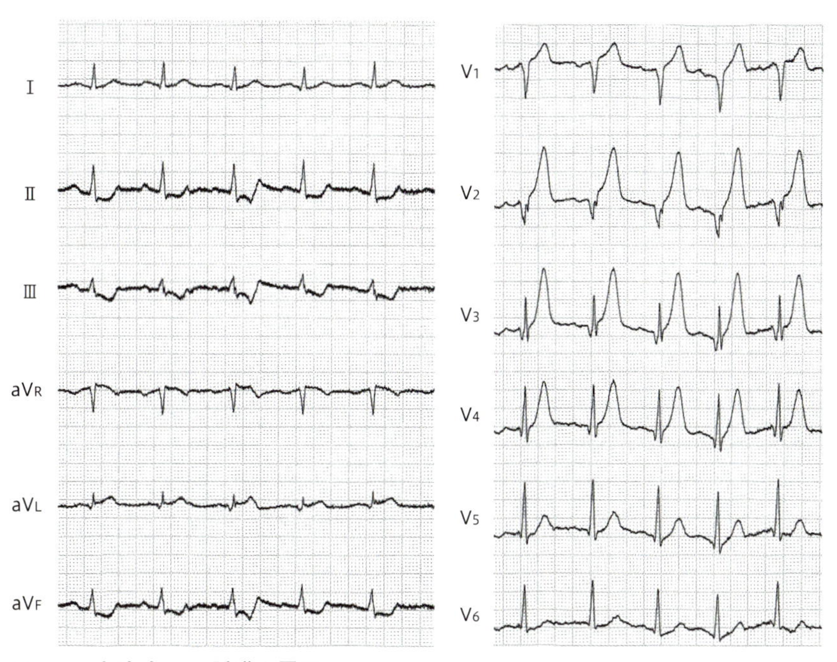

図1-1　来院時の12誘導心電図

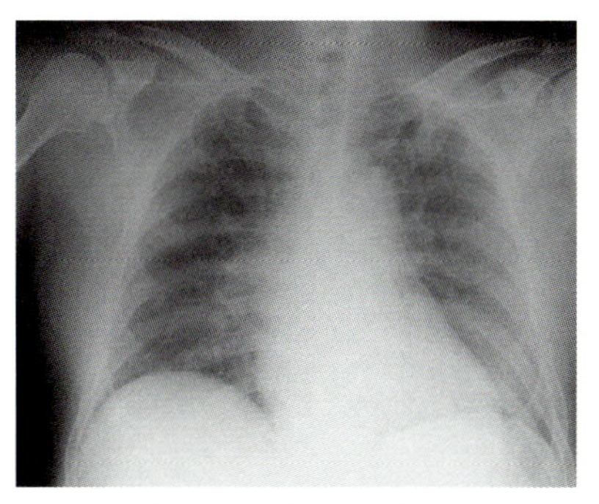

図1-2　来院時の胸部 X 線写真

Question 2 心電図，胸部 X 線写真の所見と，そこから考えられる病態は何か？

1. 正常範囲内の心電図，胸部 X 線写真の所見である
2. 早期の急性心筋梗塞を示唆する心電図所見であり，肺うっ血を認めることから，急性心筋梗塞に伴う急性心不全が疑われる
3. 心電図では ST 上昇を認めるが，急性心筋梗塞以外に，たこつぼ心筋症や急性心膜炎なども鑑別診断として考えておく
4. 胸部 X 線写真では気胸が疑われる
5. 胸部 X 線写真から心不全は認められず，肺炎が疑われる

まず，心電図(図1-1)で目につくのは，胸部誘導では V_1～V_5誘導で広範囲に ST 上昇がみられることである．さらに，ST-T 部分がとがった形であり，これは hyperacute T とよばれる所見である．四肢誘導では，Ⅰ，aV_L 誘導で ST 上昇があり，Ⅱ，Ⅲ，aV_F 誘導では ST 低下があり，前壁誘導での ST 上昇に対する対側誘導の ST 低下の所見である．基本調律は洞調律で，脈拍は79/分である(急性心筋梗塞では完全房室ブロックなど調律不全を伴うことがあるので注意を要する)．本症例では ST 上昇に対して対側誘導(この場合は下壁誘導のⅡ，Ⅲ，aV_F 誘導)で ST 低下(reciprocal change)を認めるため，急性心筋梗塞の可能性が高いと考えられるが，ST 上昇のみをもって診断を決めつけない(ST 上昇を伴う病態として，たこつぼ心筋症や急性心膜炎なども鑑別診断として考えておく)ことが大切である．

胸部 X 線写真(図1-2，仰臥位での撮影)では，軽度の心拡大があり，両側肺野で広範にうっ血がみられている．縦隔の拡大はなく，気胸もみられない．受診時の身体所見では肺雑音はなかった(または聴取できなかった)が，X 線写真は急性心不全を疑う所見であり，あらためて聴診をすると全肺野で coarse crackles (水泡音)を聴取し，Killip 分類ではクラスⅣに相当するショック状態であった．

本症例では到着時には酸素吸入されていなかったが，この時点でマスクで4L/分の酸素投与を開始した．来院時には比較的安定していた血行動態が，短時間のうちに急激に悪化したものと考えられる．今後さらに呼吸状態が悪化し，非侵襲的陽圧換気(NPPV)や気管内挿管が必要になる可能性が低くないことも考えておくべきである．

Answer 2 2，3

Question 3 心エコー検査では何をみるべきか？ どのように進めるべきか？

1. 可能な限り迅速に必要な所見を集められるようにする
2. 壁運動に異常はないか，心嚢水は貯留していないかを確認する
3. 可能であれば，動画，静止画での記録を残すようにする
4. 大動脈弁および僧房弁の狭窄・弁逆流の有無を確認する
5. 左室の圧排などの右室負荷所見の有無を確認する

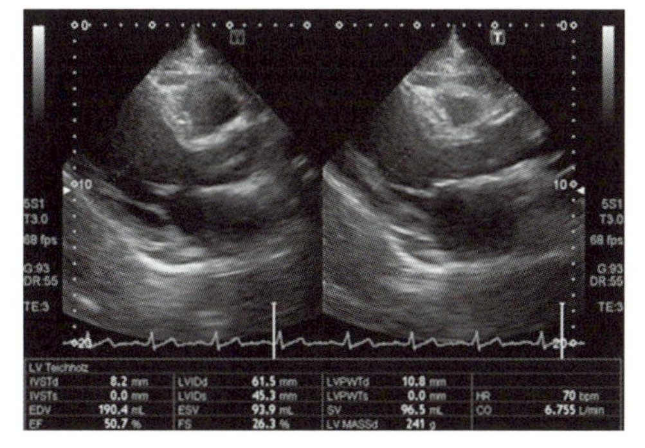

図1-3　心エコー図(長軸断面像)

検査結果が出るまでに心臓超音波検査(心エコー検査)を施行した．心エコー検査は，前述の急性疾患を鑑別するうえで大事なポイントは何かに注意しながら行う．サイズ(両心房・心室の大きさ，左室や中隔の壁厚など)，左室壁運動〔良好か不良か，左室駆出率(LVEF)は何％くらいか，asynergy はあるか〕，弁膜症(とくに大動脈弁狭窄があるか)，心嚢水の貯留やカラードプラでの異常な血流の有無などを，可能な限り短時間で行う．本症例のように肥満が強いと描出不良な場合もあり，あまりこだわりすぎないことも大事である．

壁運動異常や asynergy があれば急性心筋梗塞や狭心症を疑うし，壁運動低下があっても asynergy がはっきりしなければ急性心膜炎の可能性もある．著明な僧帽弁逆流があれば乳頭筋断裂が生じていて，短時間のうちに循環動態が破綻するかもしれない．大動脈弁狭窄があれば不用意には血管拡張薬を使用できない．心嚢水が貯留していて心タンポナーデが疑われれば心嚢穿刺などの処置を準備しなければならない．大動脈解離は上行大動脈や腹部大動脈の範囲であれば心エコーで検出できることがある．本症例の心エコー図長軸断面像を図1-3に示す．前壁領域で著明に収縮が低下しており，LVEF は50％程度と低下している．大動脈弁の狭窄はなく，心嚢水の貯留も認めなかった．

Answer 3　1～5すべて

ここで血液検査の結果が出た．

〈血 算〉	**WBC** 12,300/μL	**Hb** 14.9 g/dL	**Plt** 28.4 × 10^4/μL	
〈生 化〉	**BUN** 16.2 mg/dL	**Cre** 0.95 mg/dL	**AST** 40 U/L	**ALT** 32 U/L
	LD 280 U/L	**CK** 146 U/L	**T-Bil** 0.3 mg/dL	**TP** 7.2 g/dL
	Alb 4.1 g/dL	**IP** 2.5 mg/dL	**CRP** 0.24 mg/dL	**CK-MB** 7 U/L
	Na 143 mEq/L	**K** 4.3 mEq/L	**Cl** 108 mEq/L	**UA** 7.3 mg/dL
	HDL-C 30.1 mg/dL	**LDL-C** 116 mg/dL	**TG** 404 mg/dL	
〈凝 固〉	**PT** 10.3 秒	**PT-INR** 0.87	**APTT** 27.1 秒	**D-dimer** 0.5 μg/mL
〈血 糖〉	**Glu** 142 mg/dL	**HbA1c** 7.0％		
〈心筋障害〉	**H-FABP**（＋）	**トロポニン T**（－）	**BNP** 4.4 pg/mL	

(A) 右前斜位・尾側(RAO-CAU)

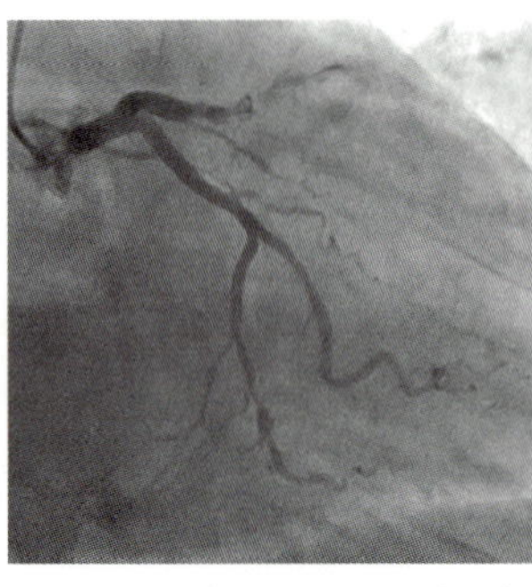

(B) 右前斜位・頭側(RAO-CRA)

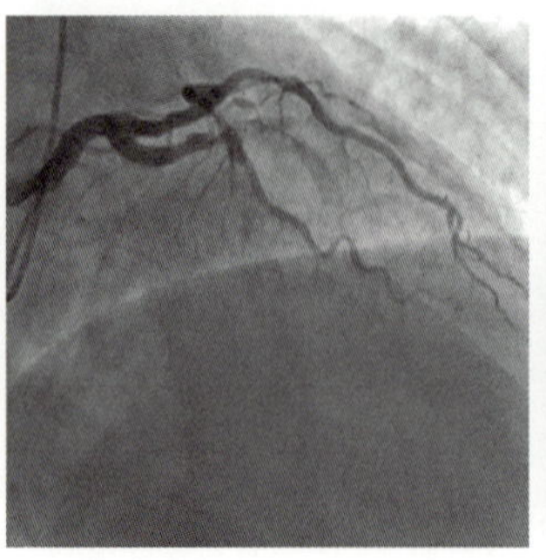

(C) 左前斜位・頭側(LAO-CRA)

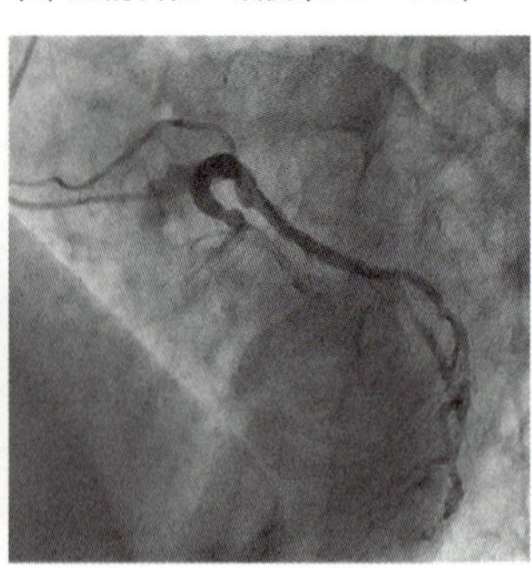

図1-4　緊急冠動脈造影(緊急 CAG)

血液検査の結果が到着するころには，すでに急性前壁心筋梗塞を強く疑う状況であるので，その観点で検査結果をみると，WBC，AST は上昇しているが，CK や CK-MB はまだ上昇がみられていない．H-FABP が陽性で，トロポニン T が陰性であるなど，ごく早期の急性心筋梗塞でみられる所見である．腎機能は正常範囲内で，凝固異常はみられない．この結果から，緊急冠動脈造影 emergent coronary angiography (緊急 CAG)を行うことにした(夜間であれば早急にカテーテルチームを招集する)．

CAG は右橈骨動脈からのアプローチで開始し，血行動態が破綻した場合に備えて，大動脈内バルーンパンピング intra-aortic balloon pumping (IABP)や経皮的心肺補助 percutaneous cardiopulmonary support (PCPS)が必要になることも考慮し，血圧が安定している初期の段階で右大腿動静脈にそれぞれシースを確保した．CAG の結果を図1-4に示す．図1-4は左冠動脈の造影所見で，それぞれ右前斜位・尾側 right anterior oblique caudal (RAO-CAU)，右前斜位・頭側 right anterior oblique cranial (RAO-CRA)，左前斜位・頭側 left anterior oblique cranical (LAO-CRA)の角度からの撮影である．所見として，左冠動脈の前下行枝(LAD)近位部 #6 100％，回旋枝(LCx) #12 75％，#14 90％の狭窄を認めたが，右冠動脈には有意狭窄を認めなかった．CAG で #6 100％狭窄を含む2枝病変の前壁中隔急性心筋梗塞が診断され，ひきつづき緊急経皮的冠動脈インターベンション emergent percutaneous coronary intervention (緊急PCI)を施行する方針とした．PCI 開始前にローディング量の抗血小板薬2剤〔アスピリン(バイアスピリン®錠，200 mg)，クロピドグレル(プラビックス®錠，300 mg)〕を内服させた〔クロピドグレルの代わりにプラスグレル(エフィエント® 20 mg)を使用する場合もある〕．PCI 開始に際し，マスク10L の酸素投与でも $SpO_2 < 90$％と低下がみられていたため，BIPAP (bilevel positive airway pressure)による呼吸補助に変更した．前下行枝近位部の完全閉塞であり，この時点では血圧は保たれていたが，血行動態が破綻して安全に PCI が施行できなくなることも考慮し，IABP によるサポートも開始した．

ガイドカテーテルを左冠動脈に engage させ，慎重に0.014インチガイドワイヤを閉塞部に通過させた．造影所見から血栓閉塞による急性心筋梗塞が疑われたため，病変部を血栓吸引カテーテルで吸引すると，中等量の赤色血栓が得られた．血管内超音波検査 intravascular ultrasound (IVUS，血管内エコー法)で観察すると，病変部は多量の血栓を伴っており，近位部には plaque rupture したと考えられる病変を認めた．多量の血栓を認めたため末梢塞栓のリスクが高いと判断し，末梢保護デバイス(Filtrap®，ニプロ社)を病変部の遠位部に留置した．

(A) 右前斜位・尾側(RAO-CAU)

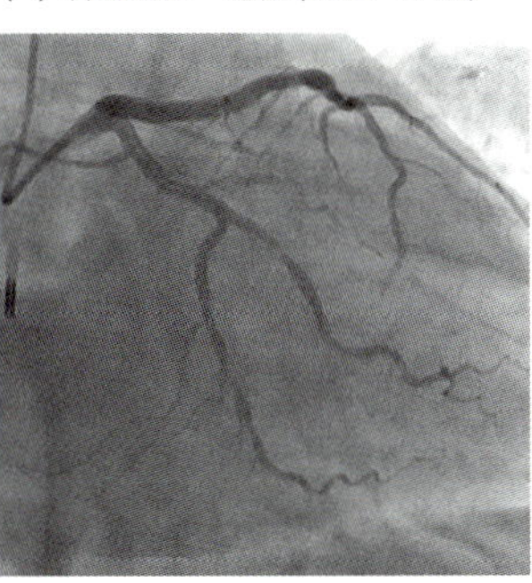

(B) 右前斜位・頭側(RAO-CRA)

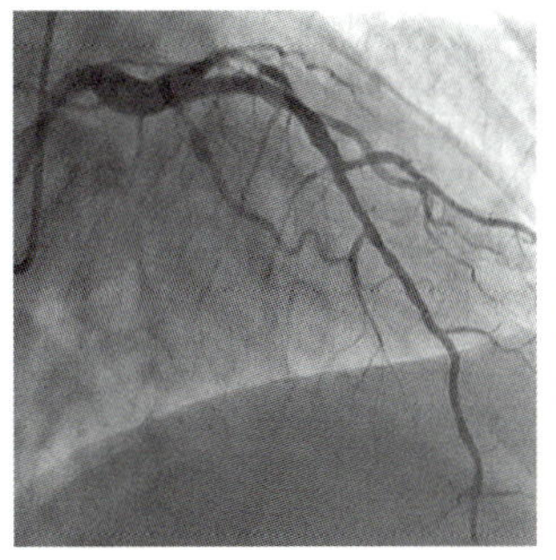

(C) 左前斜位・頭側(LAO-CRA)

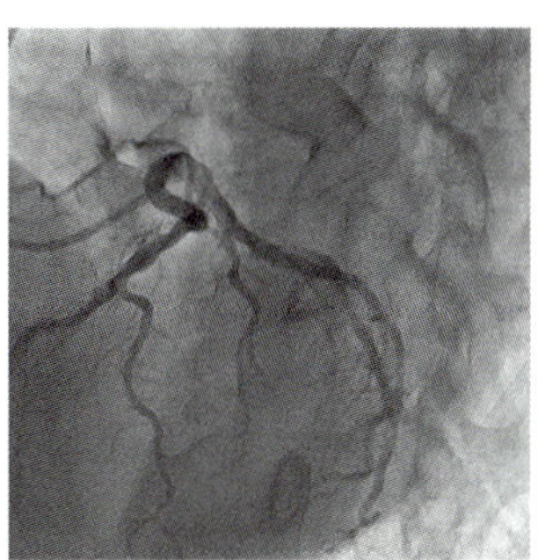

図1-5　経皮的冠動脈インターベンション(PCI)後の最終造影

IVUS で病変部の近位部・遠位部のプラークがほとんどない部分をマーキングし，マーキングにあわせて径3.5 mm×長さ22 mm の薬剤溶出性ステント drug eluting stent (DES)を留置した〔Cypher®ステント(ジョンソン・エンド・ジョンソン社)に代表される第一世代 DES にはステント血栓症のリスクが認められたことから，急性心筋梗塞 acute myocardial infarction (AMI)を含む急性冠症候群 acute coronary syndrome (ACS)では DES ではなく非薬剤溶出ステント bare metal stent (BMS，ベアメタルステント)が使用される傾向があった．しかし近年の第二世代 DES では，ACS で使用した場合にも BMS よりもよい成績がエビデンス[1)]として示されており，ACS に対しても DES の使用が一般的となってきた〕.

ステント留置後 IVUS で確認すると，ステント近位部の血管径は4.5 mm で，ステントの圧着不良を認めたため，4.5 mm のバルーンで後拡張を追加した．後拡張後に病変部から分枝する対角枝 #9が閉塞(プラークシフトまたは血栓の移動によると思われる)したため，別の0.014インチガイドワイヤを #9に通過させ，LAD 本幹は4.0 mm のバルーンを，#9は2.0 mm のバルーンを用いて同時拡張〔KBT (kissing balloon technique)〕を行った．最終造影を図1-5に示す．最終造影では，LAD，#9の造影遅延(TIMI 2)を認めた．TIMI 血流分類(thrombolysis in myocardial infarction flow grade)は冠動脈血流の評価指標で，閉塞状態を示す TIMI 0から，遅延なく造影される TIMI 3までの4段階に分類される.

Question 4　PCI の術後管理で注意する点は何か？

1. 急性心筋梗塞に対して適切に PCI が行われたので再び急性心筋梗塞を起こす可能性はない
2. 血行動態の変化は，緊急手術を含む観血的処置を早期に行うべき異常を示唆していることがある
3. 自覚症状・身体所見は注意すべき重要な所見のひとつである
4. PCI 終了時から徐々に血圧低下と頻脈傾向を認めたが，脱水傾向があったため十分な補液を行い経過観察とした
5. Na や K などの電解質についても血液検査でフォローし，極端に高くなったり低くなったりしないように補液の調節を行う

急性心筋梗塞に対する PCI 術後早期には，心室細動など致死的不整脈や，調律不全などの

不整脈の出現，心室中隔穿孔・自由壁破裂や乳頭筋断裂による急性僧帽弁逆流などの機械的合併症の出現に注意が必要である．さらに，低カリウム血症などの電解質異常によって致死的不整脈が出現しやすくなることも考慮しておくべきである．遷延する低血圧や，頻脈傾向などは，心タンポナーデや心室中隔穿孔などを合併していることもありうるため，安易に脱水によるものと結論づけず，適宜，心エコー検査を行って確認する必要がある．また，新規に出現した心雑音により，ごく早期の心室中隔穿孔が診断されることもある(心エコー検査を行っていても見落としている場合がありうる)ため，聴診を含む診察所見も大切である．

本症例では PCI 術後から CCU (coronary care unit)管理とし，モニタ監視や定期的な心エコーでの観察を行った．また，多量の血栓を伴う AMI 症例で，PCI 終了時に TIMI 3が得られていないことから，亜急性血栓性閉塞 subacute thrombosis (SAT，亜急性血栓症ともいう)のリスクが高いと判断し，ヘパリンおよびニコランジルの持続静注を行った．

Answer 4　2，3，5

その後の経過

CCU で，適宜，利尿薬を使用した．血行動態は少量のカテコラミン持続静注で比較的安定しており，合併症なく経過したため，PCI 翌日に IABP 離脱，BIPAP 離脱した．発症から12時間の時点で CK，CK-MB は6,477 U/L，575 U/L でピークアウトし，第5病日には，CK，CK-MB ともに正常化した．PCI 終了時に責任病変の造影遅延を認めていたことから，第7病日に確認造影(CAG)を施行したところ，#6のステント内再狭窄 in-stent restenosis (ISR)を認めず，LAD，#9の血流は TIMI 3に改善していた．心エコー検査によるフォローでは，第4病日の時点で前壁の壁運動低下を認めるものの，左室壁運動は LVEF 50% 程度と比較的保たれており，問題となる弁膜症も認めなかった．内服薬として，アスピリン(バイアスピリン®錠 100 mg)，クロピドグレル〔プラビックス®錠 75 mg，クロピドグレルの代わりにプラスグレル(エフィエント® 3.75 mg)を使用する場合もある〕を用いた抗血小板薬2剤併用療法 dual antiplatelet therapy (DAPT)のほかに，スタチン，β遮断薬，ACE 阻害薬，利尿薬，プロトンポンプ阻害薬などを導入した．

第7病日に，残存病変である回旋枝病変に対して PCI (#12，#14に DES を留置)を施行した．術後の経過は良好であり，心臓リハビリテーションを開始し，第12病日で退院となった．その後は外来での経過観察となり，術後6カ月の確認造影 CAG (restudy CAG)では ISR を認めず，新規の狭窄病変も認めなかった．引き続き，外来通院継続のうえ，経過観察中である．

本症例のポイント

- 好発年齢よりやや若い中年男性での初発の急性心筋梗塞(AMI)の症例であったが，迅速に診断および治療を進めることができた．
- 前下行枝のほかに回旋枝にも有意狭窄を有する多枝病変であり，緊急 PCI 時には治療部位の選択，治療法選択を慎重に考える必要がある．
- 頻度は少なくとも，合併した場合には致命的になりうるため，心室中隔穿孔・自由壁破裂や，乳頭筋断裂による急性僧帽弁逆流などの機械的合併症の出現には細心の注意を要する．

- 本症例は重症急性心不全を合併していたが，IABP や BIPAP などの機械的サポートを適宜使用することによって循環動態が破綻することなく経過した.
- PCI によって治療が完結するわけではなく，内服薬の調整，心臓リハビリテーション，外来通院などのトータルなケアが必要である.

（菊池宏信　　分担編集：安東治郎）

文献

1）Sabaté M, et al.：JACC Cardiovasc Interv, 7：55-63, 2014.

2. 労作性狭心症

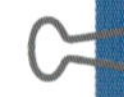

症 例 68歳男性

主 訴 労作時胸部圧迫感

現病歴

高血圧，糖尿病，脂質異常症で近医かかりつけの患者である．

半年ほど前から，階段をのぼるときに，一過性の胸部圧迫感が出現するようになった．ただし，数分間の安静で症状は消失する．最初は年齢の影響だと思っていたが，最近になって不安になり，近医に相談したところ，当院循環器外来紹介となった．安静時や平地の歩行時に症状が出現したことはない．

身体所見

体温 36.2℃，血圧 138/84 mmHg，心拍72/分．

心音正常，Ⅰ（→）Ⅱ（→）Ⅲ（－）Ⅳ（－）．呼吸音 清．

Question 1 本症例で最初に考慮すべき検査はどれか？

1. 心電図
2. 運動負荷心電図
3. 十分な聴診
4. 心エコー検査
5. 冠動脈造影検査

症状は典型的な労作性狭心症である．冠危険因子〔①脂質異常症，②高血圧，③糖尿病，④肥満，⑤喫煙，⑥慢性腎臓病，⑦心疾患の家族歴，⑧加齢(男性45歳以上，女性55歳以上)などのリスク因子，coronary risk factor〕を複数有しており，積極的に冠動脈疾患を疑わなければならない．しかし，同時に大動脈弁狭窄症 aortic stenosis (AS) も鑑別にあげるべきである．大動脈弁狭窄症においては，過剰な心負荷による心筋の酸素需要の増加に伴って，相対的な虚血状態になることで狭心症の症状が出現する．したがって，十分な聴診による大動脈弁狭窄症の除外は必須である．

本症例は，症状が半年前から増悪しておらず，安定狭心症と考えられるが，いきなり運動負荷心電図検査(とくにトレッドミル検査)を行うのは危険である．以前の心電図と比較して，T波の変化の有無，心臓超音波検査(心エコー検査)での壁運動異常の有無や，心筋肥大による流出路狭窄，大動脈弁狭窄の有無の確認が必要である．

心電図や心エコー検査の結果をふまえて，運動負荷が危険と判断された場合は，冠動脈造影CT 検査，心臓核医学検査，冠動脈造影検査(心臓カテーテル検査)を行う．表2-1に運動負荷試験の禁忌を示す．

Answer 1 1，3，4

▶ 検査結果は以下のとおりであった．

1) 心電図

正常(図2-1)．

2) 心エコー検査

正常(大動脈弁狭窄を疑う所見なし，図2-2)．EF 67％，asynergy(－)，IVSTd/LVPWTd 1.1/1.0 cm，LVDd/LVDs 5.1/3.2 cm，弁膜症なし．

表2-1 運動負荷試験の禁忌

絶対禁忌	急性心筋梗塞発症早期(2日以内) 不安定狭心症(高リスク症例) コントロール不良の不整脈 高度の狭窄性弁膜症 急性あるいは重症心不全 急性肺塞栓または肺梗塞 急性心筋炎または心膜炎 大動脈解離などの重篤な血管病変	**相対禁忌**	左冠動脈主幹部狭窄 中等度以上の狭窄性弁膜症 高度の電解質異常 重症高血圧 頻脈性または徐脈性不整脈 閉塞性肥大型心筋症などの流出路狭窄 運動負荷が行えない精神的・身体的障害 高度房室ブロック

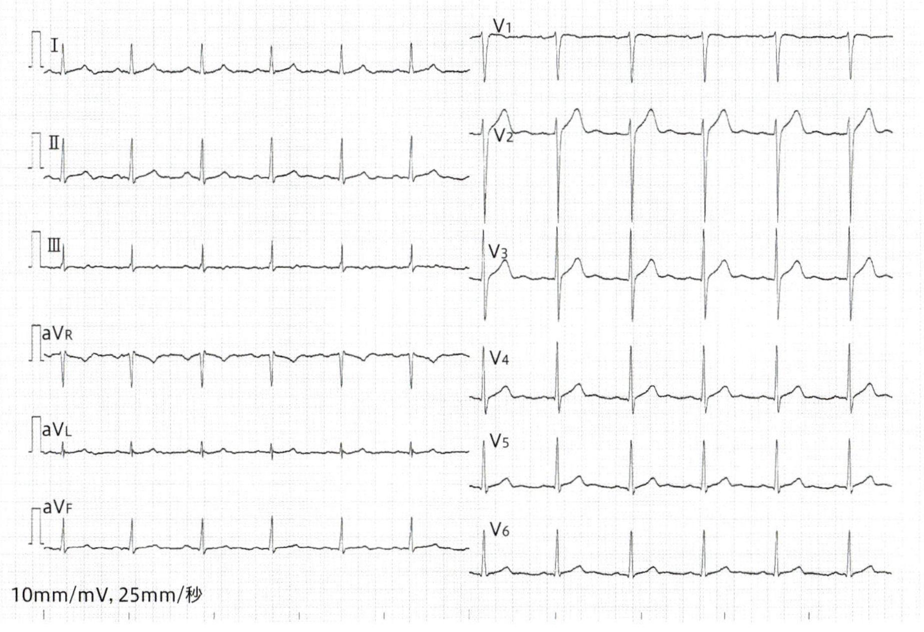

図2-1 来院時の12誘導心電図

(A)長軸像

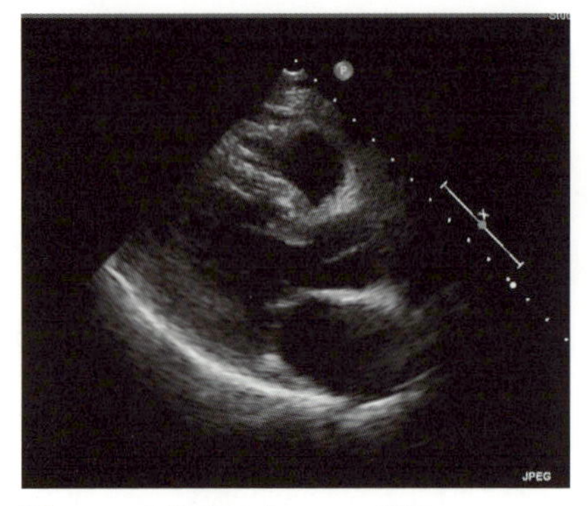

(B)短軸像

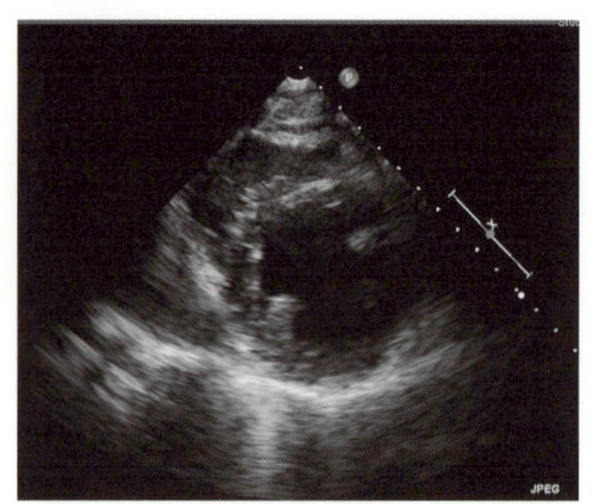

図2-2　来院時の心エコー所見

Question 2　心電図と心エコー検査の結果をふまえて，行うべき対応はどれか？

1. 両検査ともに正常であるので，経過観察は不要である
2. 両検査ともに正常ではあるが，半年後にもう一度検査する
3. 両検査ともに正常ではあるが，2カ月後にもう一度検査する
4. 両検査ともに正常ではあるが，より侵襲的な検査に進む
5. 緊急入院とし，早急に冠動脈造影検査(心臓カテーテル検査)の予定を組む

安定狭心症では，心電図や心エコー検査で異常所見がみられないことがある．通常，心電図や心エコー検査は安静臥床で行うため，冠動脈の狭窄が高度に進行しないと異常は認められないことが多い．両検査が正常であったからといって，安心してはならない．大動脈弁狭窄症が認められないのであれば，本症例は冠動脈疾患を第一に考え，検査を進めるべきである．

また，本症例の症状は安定しており，現時点で緊急入院の必要はないと考えられるが，経過のなかで胸部症状の増悪傾向が認められた場合は，緊急入院，緊急冠動脈造影(緊急 CAG，心臓カテーテル検査)も考慮する必要がある．

Answer 2　4

Question 3　次に考慮すべき検査はどれか？

1. 冠動脈 CT 検査
2. 冠動脈造影検査
3. 運動負荷心筋シンチグラフィ
4. 運動負荷心電図
5. 冠動脈 MRI 検査

運動が可能な場合は運動負荷心電図を考慮すべきであるが，症状の閾値や頻度に応じて別の

検査を選択することも検討する．症状出現の閾値が低く，総合的に冠動脈狭窄を強く疑う場合は，運動負荷心電図を経ずに冠動脈 CT 検査や冠動脈造影検査(心臓カテーテル検査)を行うこともある．

トレッドミル運動負荷心電図検査を行う場合は，豊富な経験をもつ循環器内科医の立会いのもと，心筋梗塞や致死性不整脈の出現に十分に備えた環境で行う．

冠動脈 CT 検査は陰性的中率が高く，冠動脈疾患を否定するには適している．ただし，造影剤を一定量使用しなければならないため，腎機能が低下した症例や，造影剤アレルギーの既往がある症例では，造影剤の使用を半分以下に抑えられる冠動脈造影検査を選択することもある．

また，最近では運動負荷心筋シンチグラフィが広く普及しているため，高度腎機能低下症例では(またはそうでない症例でも)，この検査を冠動脈 CT 検査の代わりに行うこともある．一部の施設では冠動脈 MRI 検査も可能であり，徐々に普及しつつある．

Answer 3　1～5すべて

▶ 血液検査の結果は以下のとおりであった．

Hb 15.8 g/dL	**BUN** 18.0 mg/dL	**Cre** 0.80 mg/dL	**LDL-C** 65 mg/dL
HbA1c 7.3％	**BNP** 12.6 pg/mL		

▶ この症例は，冠動脈 CT 検査で左冠動脈の前下行枝(LAD)に狭窄が疑われ，冠動脈造影検査(心臓カテーテル検査)を行った．結果は，前下行枝(#7)に75％狭窄が認められたため，FFR(冠血流予備量比，p.19のcolumn参照)を測定した．結果は，0.75(0.75以下は，冠動脈形成術を行った方がよいとされている)であったため，同部位に冠動脈ステント植込み術(図2-3)を行った．

(A) 治療前

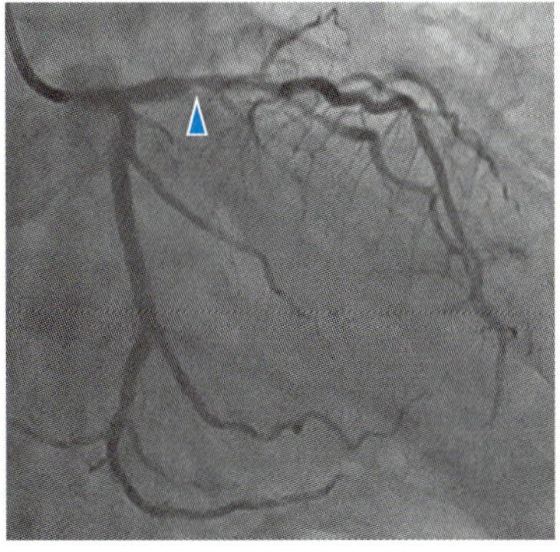

(B) 治療後

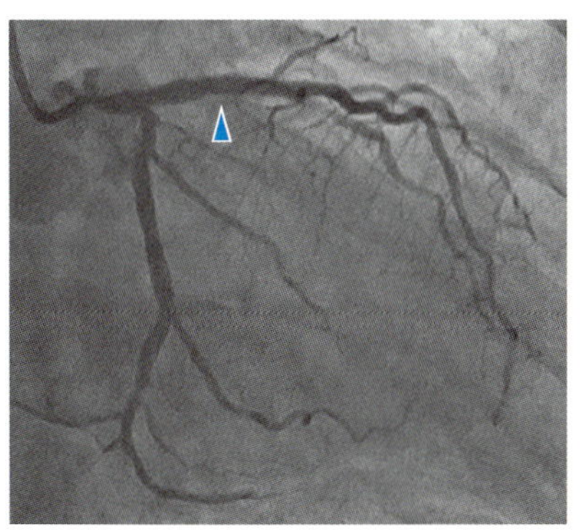

図2-3　冠動脈へのステント植込み治療
狭窄部位(►)にステントの植込みを行った．

Question 4 今後，注意すべきことは何か？

1. LDL コレステロールの値
2. HbA1c の値
3. 心電図変化
4. 安静時，労作時の狭心症状の有無
5. 黒色便の出現やヘモグロビン値(Hb)の低下

脂質が虚血性心疾患に与える影響は，周知のとおりである．わが国における疫学研究であるCIRCS 研究では，LDL コレステロール値が80 mg/dL 未満の群を基準とすると，80～99 mg/dLの群では1.35倍，100～119 mg/dL では1.66倍，120～139 mg/dL では2.15倍，140 mg/dL以上の群では2.8倍と冠動脈疾患の発症が増加することが示された[1]．LDL コレステロール値を積極的に下げることが，新たな狭窄病変の発生を抑制することにつながる．

また，糖尿病患者は，健常人と比較して虚血性心疾患の発症率が2.5～3倍ほど高いとされている．糖尿病の管理は，冠動脈疾患患者にとって非常に重要である．HbA1c は7.0％未満を目標とし，食事療法，運動療法，薬物療法を組み合わせて加療する．

近年の冠動脈ステント植込み術には，ほとんど薬剤溶出性ステント(DES)が使用されている．薬剤溶出性ステントの再狭窄率は数パーセントと，金属ステント(BMS)と比較してかなり低い成績であるが，一方で内膜による被覆が起こりにくく，遅発性ステント血栓症を起こすことがある．また，金属ステントと比較してステントの近傍(とくに遠位部)における冠攣縮を起こす頻度が高いことが知られている．原因としては，溶出した薬剤が血管内皮機能に影響を及ぼしている可能性が指摘されている．ステント留置後から長期間経過していたとしても，心電図変化も含めて狭心症の症状の有無には十分注意しなければならない．また近年，生体吸収性スキャフォールドが登場し，慢性期の血栓症の減少が期待されている．生体吸収性スキャフォールドとは，植込み後3年で溶けてなくなるデバイスであり，血栓症の減少だけではなく，デバイス留置後の内皮機能の温存などの利点にも注目されている．

冠動脈にステントを留置すると，通常，抗血小板薬2剤(アスピリンともう1剤)を6～12カ月間内服しなければならない．わが国では，アスピリン投与による消化管出血のリスクは5.5倍とされており，2剤併用となるとこれ以上のリスクが予想される．消化管出血の監視とその対策は，非常に重要である．

Answer 4 1～5すべて

その後の経過

手術から半年後の確認造影では，ステント内狭窄を認めなかった．

今後は，内服加療でリスクコントロールを継続することとなった．

本症例のポイント

- 本症例は典型的な狭心症であったが，診断をつけるための検査を行うにあたり，手順を慎重に検討することが重要である．順番を誤ると，患者が思わぬ危険にさらされる可能性がある．
- 侵襲的な検査に進む前に，しっかりと問診(症状の開始時期，持続時間，頻度，症状が出現するシチュエーションなど)を確認し，心電図，心エコー検査の結果をふまえたうえで，トレッドミルなどの運動負荷心電図検査を行うかどうか，十分に検討する．
- また，心電図，心エコー検査が正常でも，狭窄がある可能性は否定できないということを忘れてはならない．
- さらに，治療後もステント留置後に起こりうる疾患，リスク管理を十分に理解したうえで慎重に経過観察していく必要がある．

column FFR とは？

FFR とは，fractional flow reserve（部分冠血流予備量比）のことである．

正常な冠動脈の最大血流量に対する狭窄冠動脈の最大血流量の比で，その比が0.75以下となると経皮的冠動脈ステント留置術を行った方がよいとされている[2]（図2-4）．具体的には，先端に圧センサーがついたワイヤーを用いて，狭窄部を通過させ，狭窄部の遠位と近位の血管内圧を測定し，その比を算出する．機能的な狭窄を検出するデバイスで，冠動脈造影(CAG)の結果と合わせて総合評価することでより的確に治療が必要な患者を見分けることができる．

実際，大規模な臨床試験において，冠動脈造影で狭窄がみられたものの FFR で有意な機能的狭窄が認められなかった患者は，薬物療法で良好な結果であったことが報告されている．

ステントを留置するということは，同時にその後のリスク(ステント血栓症や抗血小板薬による消化管出血などのリスク)を負うことである．このようなデバイスを用いて，デバイス治療のリスクとベネフィットを検討し，より的確に治療方針を決めることは非常に重要である．

(A) 正常時(狭窄がない場合)

正常時のFFR＝P_d/P_a＝1

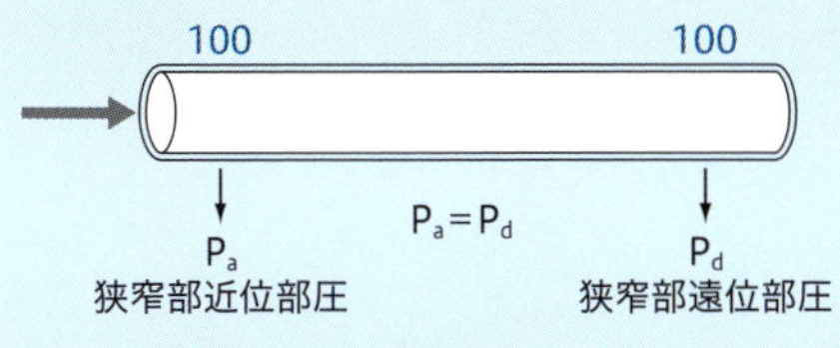

(B) 狭窄がある場合

狭窄がある場合のFFR＝$P_d/P_a < 1$

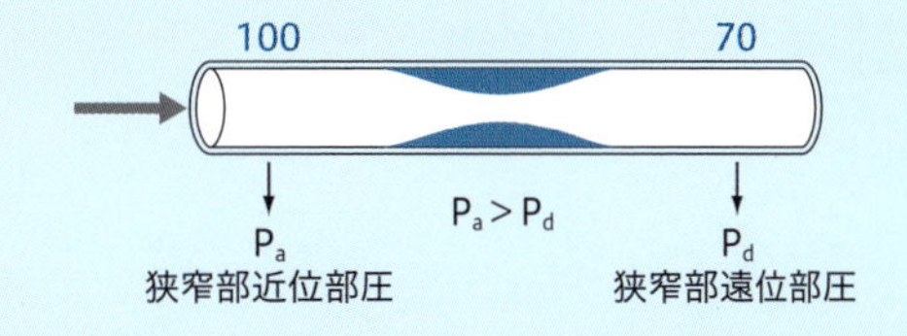

図2-4　FFR (fractional flow reserve)

（加藤愛巳　　分担編集：安東治郎）

文献

1) Imano H, et al.: Prev Med, 52 : 381-386, 2011.
2) Pijls NH, et al. : N Engl J Med, 334 : 1703-1708, 1996.

3. 冠攣縮性狭心症

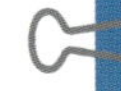

症 例　52歳男性

主 訴 胸痛，意識消失

現病歴

半年前より就寝時・早朝などに5～10分程度の締めつけられるような胸痛を自覚しており，市販薬を内服していた．飲酒3時間後，駅の階段を駆けのぼった際に，胸を押さえながら意識を失い倒れた．AED を装着したところ電気ショックの適応ありと判断されて，駅員が1回作動させた結果，意識が回復，所要時間15分程度で当院へ救急搬送された．

来院時 JCS Ⅰ-1だが，受け答えは可能で，6/10の程度で胸痛がある．

身体所見

体温36.4℃，心拍115/分，救急隊のモニターでは洞調律，血圧 114/66 mmHg で左右差はなし，呼吸数16/分，酸素5 L/分マスク投与下で SpO_2 99％，両側肺呼吸音異常なし(胸部呼吸音 清，ラ音 rale なし)．心音Ⅰ→Ⅱ，Ⅲ(－)，Ⅳ(－)，明らかな心雑音は聴取せず．下肢の浮腫・冷感なし．外傷なし．

既往歴・生活歴 生来健康で特記すべき既往・病歴はなく，40本/日×30年の喫煙歴あり．

家族歴 特記事項なし．

Question 1　この時点で行うべきことは何か？

1. 酸素は十分なので減量・中止する
2. 12誘導心電図をとる
3. 静脈路を確保するとともに採血する
4. 人手を集める
5. 気管内挿管を行う

突然発症の胸痛と意識消失を生じた症例で疑われ，除外しなければならない緊急疾患は，急性冠症候群，大血管疾患，肺塞栓症，緊張性気胸である．いずれの疾患においても酸素投与が有益であり，また，本症例は閉塞性肺疾患を疑う症例ではなく，酸素投与によって SpO_2 が維持されている可能性もあり，現段階で酸素を減量する必要はない．

搬送前に AED(自動体外式除細動器)が作動していることから，致死的不整脈が発生していた可能性が高く，再び同様の不整脈を呈してもおかしくない状況である．人手を集め，静脈路を確保して致命的な事態に備える．また，心疾患に対する一歩めのアプローチとして12誘導心電図を施行することは妥当である．

血中酸素飽和度は現在のマスク投与で保たれてはおり，JCS (Japan Coma Scale) Ⅰ-1であることから，現時点で気管内挿管は要さない．

Answer 1 2, 3, 4

救急隊より病院到着時に提供された AED 波形(図3-1), および12誘導心電図(図3-2)を示す.

Question 2 AED 作動の原因は何か?

1. 心房細動
2. 心室頻拍
3. 発作性上室頻拍(PSVT)
4. 心室細動
5. 心静止(asystole)

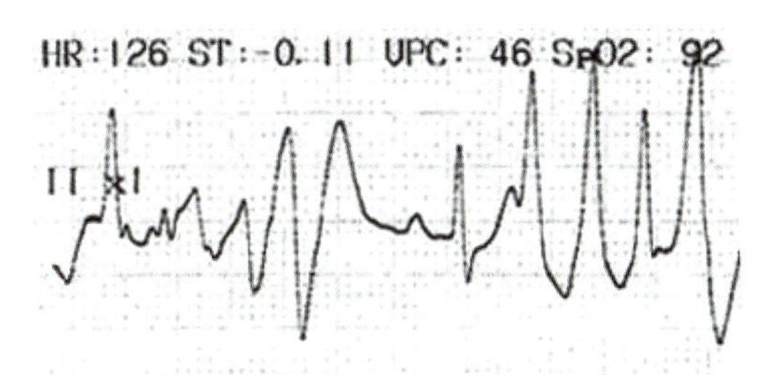

図3-1 AED 波形

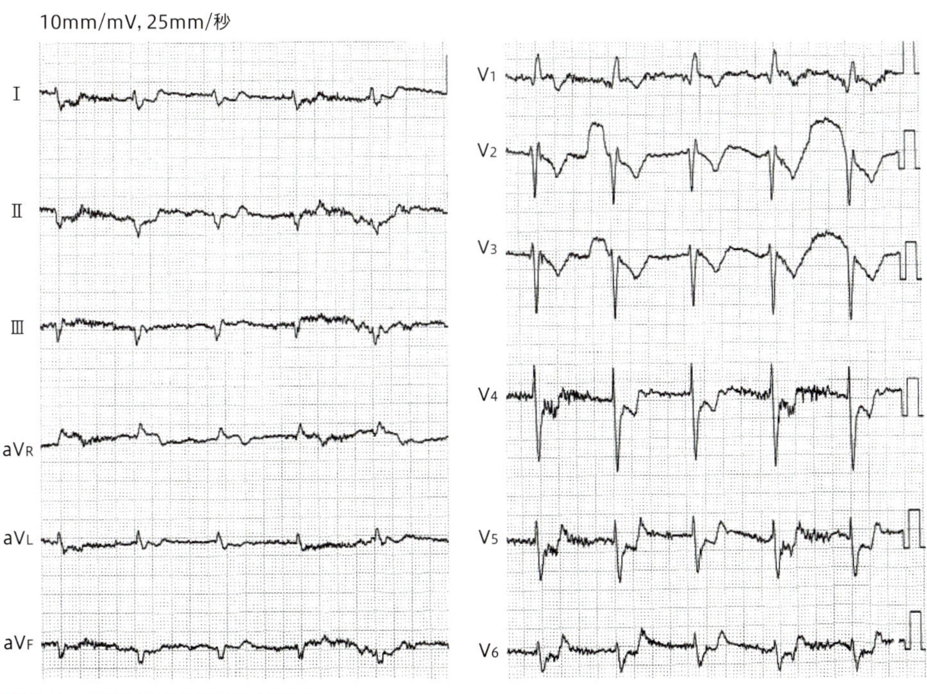

図3-2 来院時の12誘導心電図

AED 波形上(図3-1)では，幅広い QRS 波が無秩序に出現し，心室細動であることがわかる．心房細動，発作性上室頻拍(PSVT)，心静止では，通常 AED により電気ショックの適応とは判断されず，心室頻拍では同様に幅広い QRS 波が出現するが，単形性で規則正しい QRS 波となる．なお，心室頻拍も意識を失うような血行動態が破綻するときにおいては電気的除細動を要する．

Answer 2　4

▶ 血液検査および各種検査を施行した(下線部はとくに注意すべき値)．

〈血 算〉	**WBC** 11,200/μL	**RBC** 466×10⁴/μL	**Hb** 14.1 g/dL	**Hct** 42.2%
	Plt 24.3×10⁴/μL			
〈生 化〉	**TP** 7.1 g/dL	**Alb** 4.1 g/dL	**LD** 207 U/L	**AST (GOT)** 23 U/L
	ALT (GPT) 24 U/L	**γ-GTP** 40 U/L	**ALP** 282 U/L	**T-Bil** 0.8 mg/dL
	Ca 8.4 mg/dL	**IP** 3.2 mg/dL	**BUN** 17.2 mg/dL	**Cre** 0.77 mg/dL
	Na 143 mEq/L	**K** 3.8 mEq/L	**Cl** 107 mEq/L	**UA** 4.0 mg/dL
	CK 114 U/L	**CK-MB** 7 U/L	**CRP** 1.24 mg/dL	
〈凝 固〉	**PT** 12.1秒	**PT-INR** 1.04	**APTT** 27.9秒	**Fbg** 307 mg/dL
	D-dimer 0.4 μg/mL			
〈血 糖〉	**Glu** 116 mg/dL ↑	**HbA1c** (NGSP) 5.5%		
〈脂 質〉	**T-Cho** 225 mg/dL ↑	**HDL-C** 50.1 mg/dL	**LDL-C** 143 mg/dL ↑	**TG** 156 mg/dL ↑
〈迅速定性試験〉		**トロポニン T** (−)	**H-FABP** (±)	

心エコー図，胸部 X 線撮影(図3-3)，および大動脈疾患と肺塞栓症を除外するために造影 CT 検査を施行し，各種検査所見より大動脈疾患，肺塞栓，緊張性気胸は否定された．

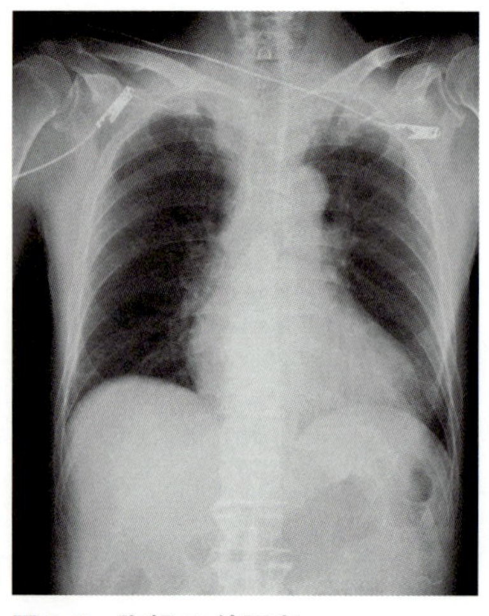

図3-3　胸部 X 線写真

Question 3 この時点で行うべきことは何か？

1. 冠拡張薬の投与
2. ACE 阻害薬の投与
3. アスピリンの咀嚼内服
4. 緊急カテーテル検査の準備
5. カテコラミンの投与

心電図上，幅広い誘導で ST 変化が生じており，H-FABP も弱陽性となっていることから，心筋虚血が示唆される．トロポニン T を含む心筋逸脱酵素いずれも陰性となっているが，発症からの経過時間別の心筋バイオマーカーの診断精度(表3-1)を考慮すると，陰性であるからといって心筋虚血は除外できない．X 線写真(図3-3)から緊張性気胸は否定的で，頭部単純および体部造影 CT から転倒時の頭蓋内出血，急性大動脈解離，および肺塞栓症は否定的といえる．急性冠症候群が最も疑わしく，これに対して行うべきことを検討する．

急性冠症候群においては，MONA (M：モルヒネ，O：酸素，N：硝酸薬，A：アスピリン)のすみやかな投与が推奨されており，冠拡張薬の投与，およびアスピリンの咀嚼内服は，行うべきことに該当する．引き続き行うべき緊急カテーテル検査で抗凝固薬を用いるうえ，ステントを留置すれば一定期間は抗血小板薬を内服し続けなければいけないこともあり，この際，可能なら「外傷(とくに頭蓋内出血)の有無」，「出血性疾患の既往」，「悪性腫瘍の有無」が確認されていることが望ましい．ACE 阻害薬は心疾患において長期的なメリットから検討されるべきではあるが，現時点(急性期)で優先順位は高くない．また，現時点で血行動態は維持されており，不要なカテコラミン投与は不整脈を誘発する可能性もあることから行うべきではない．

Answer 3 1，3，4

各種薬剤を投与して間もなく，胸痛は0～1/10程度まで改善が認められた．急性冠症候群が疑われ，冠動脈造影検査(図3-4)をすみやかに行ったところ，前下行枝 #6に90％狭窄を認

表3-1 発症からの時間経過別にみた各心筋バイオマーカーの診断精度

	<2時間	2～4時間	4～6時間	6～12時間	12～24時間	24～72時間	>72時間
ミオグロビン*	○	○	○	○	○	△	×
心臓型脂肪酸結合蛋白(H-FABP)*	○	○	○	○	○	△	×
心筋トロポニン I，T*	×	△	◎	◎	◎	◎	◎
高感度心筋トロポニン I，T	◎	◎	◎	◎	◎	◎	◎
CK-MB	×	△	◎	◎	◎	△	×
CK	×	△	○	○	○	△	×

◎：感度，特異度ともに高く診断に有用である．○：感度は高いが，特異度に限界がある．△：感度，特異度ともに限界がある．×：診断に有用でない．
＊ 全血迅速診断が可能である．
出典：日本循環器学会ほか 編：ST上昇型急性心筋梗塞の診療に関するガイドライン(2013年改訂版)，p.19, 2013.

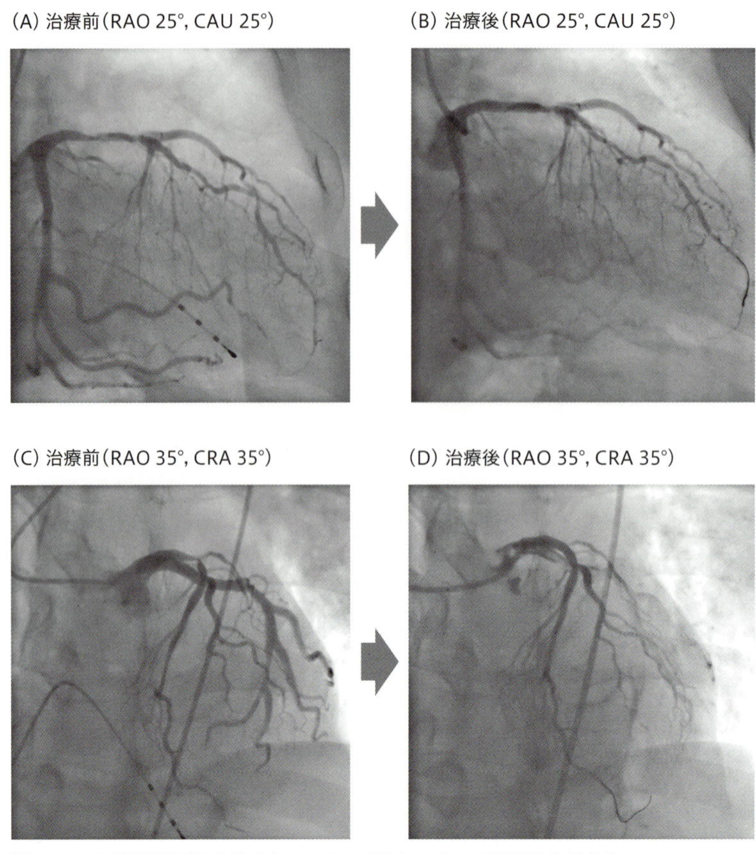

図3-4　冠動脈造影図(初回，ニトログリセリン冠動脈内投与)

めた．その他の部位については有意狭窄を認めなかった．同時に前下行枝の病変に対して責任病変である可能性を否定できないため，薬剤溶出性ステント(DES)を留置した．その際に血管内超音波検査(IVUS，血管内エコー法)を施行したところ，前下行枝の狭窄部位に血栓の付着はなく，脂質成分に富むものの破綻をきたしていないプラークを認めた．ステント留置後にいったん胸部症状は消失し，CCU (coronary care unit)へ入室した．しかし，その後も安静時の胸痛と心電図変化を認めた．

Question 4 入院中に検討すべき検査は何か？

1. 心臓電気生理学的検査
2. 冠動脈 CT 検査
3. 負荷タリウム心筋シンチグラフィ
4. 心肺運動負荷試験
5. アセチルコリン負荷試験

心電図上，aV_R 誘導の ST 上昇を伴う広範な心筋虚血が示唆されているにもかかわらず，冠動脈造影ではプラークの破綻を伴わない狭窄病変を認めるのみであった．別の病態の関与が，より重症の心筋虚血を招いたことが疑われる．

本症例は，以前より夜間・早朝の副交感神経優位の時間帯に胸部症状の自覚があったことや喫煙者であることから，冠攣縮が背後に存在している可能性が高いと考えられる．今回，心室細動にまで至っていることから，また，入院中にも安静時の胸痛をきたしていることから，冠攣縮の有無を確認する必要がある．

器質的な不整脈原性は，これまでの検査から可能性は高くないと思われる．心臓電気生理学的検査(EPS)は現時点で検討すべき検査ではない．冠動脈 CT 検査は直近に冠動脈造影を施行しているため，必要ない．負荷タリウム心筋シンチグラフィと心肺運動負荷試験は，運動負荷による過呼吸が冠攣縮を誘発しかねないので望ましくないうえ，ここでは必要性もない．

Answer 4 5

一時的ペースメーカ留置のうえで，アセチルコリン負荷試験を施行したところ，左冠動脈へのアセチルコリン50μg の投与によって左冠動脈前下行枝のびまん性の攣縮(図3-5)と心室細動が出現した．

Question 5 追加すべき治療として検討されるものは何か？

1. Ca チャネル拮抗薬の内服
2. 硝酸薬・冠拡張薬の内服
3. ペースメーカ植込み術
4. 抗不整脈薬の内服
5. ICD 植込み術

本症例は冠攣縮性狭心症である．冠攣縮性狭心症は，冠動脈の血管平滑筋の過収縮(冠攣縮)により一過性に冠血流が制限され心筋虚血をきたす疾患である．典型的には，おもに安静時の

(A) アセチルコリン(Ach)20μg投与後の冠動脈造影図(RAO 25°, CAU 25°)

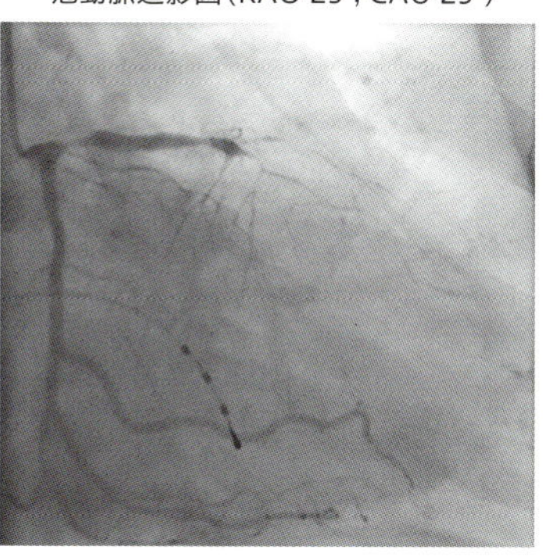

(B) 硝酸薬冠動脈内投与後(RAO 25°, CAU 25°)

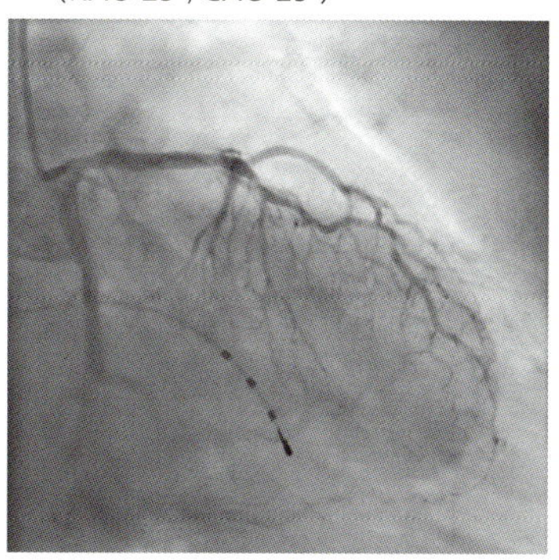

図3-5 アセチルコリン負荷による冠攣縮

発作的な前胸部痛・前胸部不快感を呈し，症状の持続時間は数分から15分程度であることが多い．また，発作は過呼吸や喫煙により誘発され，夜間から早朝の時間帯であることが多い．冠攣縮の詳細な病態生理については明らかでないが，正常な血管内皮細胞では血管弛緩の作用をもつムスカリン受容体を介したアセチルコリン刺激に対して，冠攣縮性狭心症例では反対に冠攣縮をきたすことが知られている．こうした異常反応性には，内皮細胞機能障害・遺伝素因・血管平滑筋の過収縮などが関与しているとされている．

Ca チャネル拮抗薬は冠攣縮予防にきわめて有効であり，第一選択薬として考えられる．なお，同薬を長期間休薬した場合に症状が増悪するリバウンド現象が報告されており，本症例のような重症の不整脈をきたしうる経過である場合，コンプライアンスの維持が重要である．

硝酸薬・冠拡張薬も Ca チャネル拮抗薬に併用して検討されるべき薬剤である．また，臨床的に心室細動が確認されているが，今回開始された冠拡張薬が心室細動発作を確実に予防できるかは現時点では評価しがたく，退院後，再度心停止をきたし致命的となる可能性も否定できない．冠攣縮性狭心症は予後を期待できる若年にも発症し，重症例では急激に生命を危機にさらしうる疾患である．現在，冠攣縮性狭心症患者への ICD（植込み型除細動器）植込みに関する明確な方針を示したガイドラインはないが，本症例のような若年の重症例に対しては検討されるべきである．

選択肢にはあげなかったが，現在，緑内障やクモ膜下出血後の血管攣縮に対する治療薬として用いられている Rho キナーゼ阻害薬についても本疾患の治療薬となる可能性が検討されており，冠動脈内投与によって冠攣縮および症状を抑制したとの報告があるが，有用性についてはいまだ定まった見解はない．

Answer 5　1，2，5

冠攣縮性狭心症への ICD 植込み

現時点で，重症の冠攣縮性狭心症患者に対する ICD 植込みの有用性については，少数例での検討はなされているものの定まった見解はない．不整脈に対する ICD の植込みに関して，日本循環器学会のガイドラインにおいては，心室細動が臨床的に確認されていればクラスⅠ，心室細動の急性の原因が明らかで，その原因の除去によって心室細動の予防が可能であると判断できる場合はクラスⅢの適応とされている．冠攣縮性狭心症患者は Ca チャネル拮抗薬の内服下においても年率0.6％の cardiac arrest を経験するとの報告がある（年率0.6％で心停止をきたすと考えると，本症例のような50代男性を想定して平均寿命を考慮した場合，今後30年に16～17％の確率で冠攣縮による心停止を生じる計算となる）．冠攣縮性狭心症患者の院外心停止のリスク因子として，「院外心停止の既往」，「冠動脈の複数枝におよぶ冠攣縮の証明」，「喫煙継続」があげられているが，冠攣縮という心室細動の原因を除去できるかは予測しがたい．現時点では，ICD 植込みの適応については，服薬のコンプライアンス・禁煙継続の意志・冠攣縮自体の重症度などを考慮して，個々の症例で検討する必要がある．

冠攣縮性狭心症は重症度に個人差があり，軽症なものから致命的となるものまで幅広い臨床像を呈するため，心電図による虚血領域と冠動脈狭窄・閉塞部位の乖離があった場合には鑑別診断として考慮する必要がある．本症例は発作によって心停止に至り，生命が危険にさらされた最重症に近い症例となっている．

院外で心停止に陥り，心肺蘇生された365人のうち，6％に冠攣縮が認められたとの報告もあり，原因の明らかでない院外心停止症例において冠攣縮の存在は疑われるべきものである．

本症例のポイント

- AEDが作動しており，重篤な疾患の存在が疑われるため，短時間で致命的な疾患を除外する必要があり，つねに鑑別診断ができるように心がける．
- 冠攣縮性狭心症患者はリスク因子が複数存在し，器質的な冠動脈狭窄と同時に存在することも少なくない．

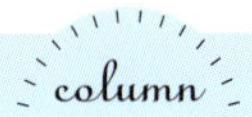

AED

AED（automated external defibrillator）は自動体外式電気除細動器を指す．心室細動・無脈性心室頻拍は急激な心肺停止を引き起こし，突然死の原因となりうる不整脈である．こうした致死的不整脈を洞調律に復帰させるには，すみやかな電気的除細動を要するが，AEDは市中で突然に生じた致死性不整脈に対応するために駅・空港・役所・学校・病院などに設置されている．また，致死的不整脈が生じた現場に偶然居合わせた人が用いることができるように，現在設置されているAEDには，通常，音声ガイドや電気的除細動の要否を判定する自動心電図診断機能を備えている．平成16年に非医療従事者によるAEDの使用が認められてから，AEDの設置台数は増加し，市中での稼働も同様に増加傾向にある．

（大津　裕　　分担編集：高橋政夫）

文献

1）日本循環器学会ほか 編：冠攣縮性狭心症の診断と治療に関するガイドライン（2013年改訂版），2013. http://www.j-circ.or.jp/guideline/pdf/JCS2013_ogawah_h.pdf（2017年8月現在）

2）日本循環器学会ほか 編：ST上昇型急性心筋梗塞の診療に関するガイドライン（2013年改訂版），2013. http://www.j-circ.or.jp/guideline/pdf/JCS2013_kimura_h.pdf（2017年8月現在）

3）Takagi Y, et al. (Japanese Coronary Spasm Association)：Circ Arrhythm Electrophysiol, 4：295-302, 2011.

4. 無症候性心筋虚血

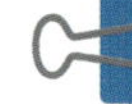

症 例 62歳男性

主 訴 とくになし

既往歴 糖尿病(治療中). 健康診断で高血圧, 脂質異常症を指摘.

現病歴

経過7年の糖尿病に対し, 経口血糖降下薬を内服していた. 毎年受診している職場の健康診断で, 高血圧, および総コレステロール・LDL コレステロール高値の指摘を受けたため, 医療機関を受診した. 勤務はデスクワークが中心であるが, 日常生活において胸部症状は認めない. 聴診上は心雑音・肺雑音を認めず, 下腿浮腫はない.

血圧 148/84 mmHg, 来院時に記録した心電図では心拍72/分, 正常洞調律, 正常軸, V_4～V_6誘導で陰性 T 波を認める(図4-1).

家族歴 父が労作性狭心症と診断され, 冠動脈ステント治療を受けている.

内服薬 シタグリプチン50 mg/日, メトホルミン1,500 mg/日.

T-Cho 260 mg/dL	**LDL-C** 162 mg/dL	**HDL-C** 34 mg/dL	**空腹時血糖** 120 mg/dL
HbA1c(NGSP) 6.5%	**UA** 6.8 mg/dL	**Cre** 0.85 mg/dL	**eGFR** 64 mL/分/1.73 m^2

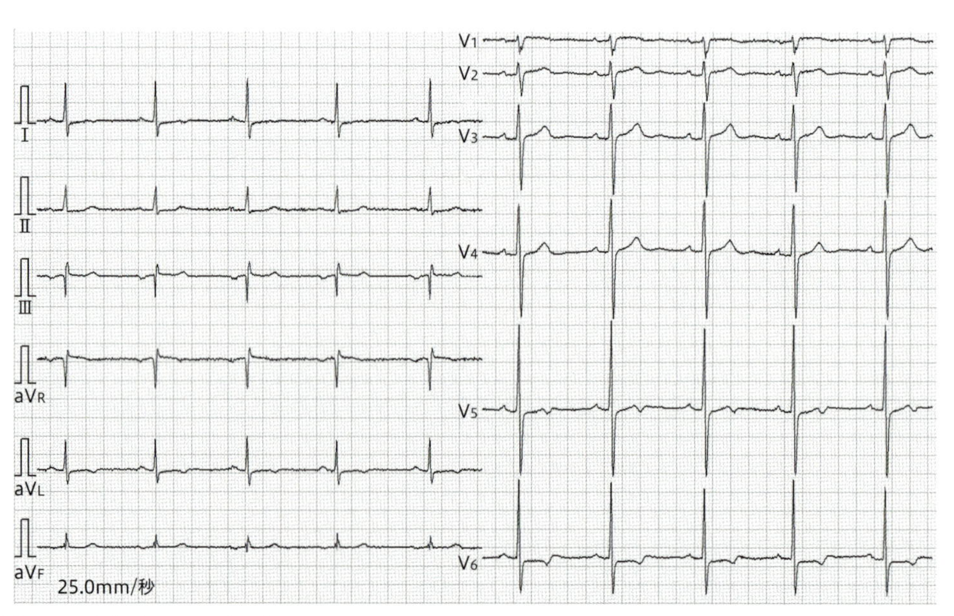

図4-1 来院時の12誘導心電図

Question 1 12誘導心電図の左胸部誘導で陰性T波がみられる疾患は次のうちどれか？

1. 高血圧性心疾患
2. 心筋虚血
3. 肥大型心筋症（HCM）
4. たこつぼ型心筋症
5. 頭蓋内圧亢進

1〜5の選択肢にあげた疾患はすべて，左胸部誘導の陰性T波を認めることがある．

本症例においては，問診上では明らかな胸部症状はなく，身体所見でも神経症状を認めていない．したがって，たこつぼ型心筋症および頭蓋内出血や脳梗塞などは否定的であった．一般に，心電図で新規の陰性T波の出現を認めており，高血圧，糖尿病，脂質異常症などの冠危険因子を多数有しているような症例では，冠動脈疾患の頻度が多いことを念頭に置いて対処することが重要である．高血圧性心疾患との鑑別は，高血圧の罹患期間や，心臓超音波検査（心エコー検査）により壁肥厚の有無を確認することで行う．陰性T波を有する無症状な症例においては，心血管イベント発症リスクの層別化という観点からも，冠動脈病変の評価を早期に行うべきである．

Answer 1 1〜5すべて

Question 2 心筋組織への灌流障害を生じた際，次のうち最も遅れて引き起こされるものはどれか？

1. 左室収縮障害
2. 左室拡張障害
3. 左室拡張末期圧上昇
4. 心電図変化
5. 胸 痛

まず，虚血により心筋組織における代謝障害が生じ，アデノシン三リン酸（ATP）産生が低下することで，機械的障害（拡張障害，収縮障害，左室拡張末期圧上昇）が起こる．その後，心電図変化が続き，冠血流途絶から30〜40秒以上経ったのちに狭心痛が生じる．狭心痛が起こるのは，虚血による一連の現象の最終段階である．そのため，胸痛がない場合でも，心電図において心筋虚血を示唆する変化を認める場合には，心エコー検査により壁運動異常の有無を確認する必要がある．

無症候性心筋虚血は糖尿病患者に多く認められ，心筋虚血が存在するにもかかわらず症状を有さない．狭心痛が発生しない機序については，いまだに不明な点が多いが，いくつかの機構が知られている．その例として，痛覚刺激に対する知覚の鈍麻，痛覚閾値の増加，βエンドルフィン量の増加，抗炎症性サイトカイン産生の増加による痛覚神経興奮の抑制などが知られている．

Answer 2 5

Question 3 狭心症状を有さない患者では，次の検査結果のうち，どの所見を認めた際に無症候性心筋虚血を有すると診断されるか？

1. 運動負荷心電図，24時間心電図での ST 変化
2. 負荷心筋シンチグラフィにおける可逆的な心筋灌流障害
3. 運動時やドブタミン負荷時の心エコー図での可逆的な壁運動異常

狭心症状を有さない患者では，***Question 3*** で選択肢にあげた所見のいずれを認めた場合も，無症候性心筋虚血を有するとされる．無症候性心筋虚血は，運動負荷時の心電図，心エコー図，核医学検査所見や日常生活におけるホルター心電図で心筋虚血が検出されるが，狭心症状をまったく有さないときに診断される．

Answer 3 1～3すべて

Cohn により，無症候性心筋虚血は3つのタイプに分類される(表4-1)．このうち，タイプⅡは心筋梗塞の既往があるものであり，梗塞後の患者のうち15～30％の頻度で生じるとされる．また，タイプⅢは無症候性と症候性の虚血が混在しているもので，労作性狭心症患者のうち20～50％程度に存在すると想定されている．

タイプⅠの無症候性心筋虚血は，心筋虚血症状がまったく欠如しているものを指す．タイプⅠの無症候性心筋虚血の頻度は虚血の検出方法により異なり，頻度を正確に把握することは困難である．冠動脈病変の有病率を調査したノルウェーでの研究によると，健康なノルウェー人男性に運動負荷心電図検査を行い，陽性例に対し冠動脈造影(CAG)を行ったところ，2.5～2.8％が冠動脈狭窄を有していた．また米国では，冠動脈疾患の既往のない24,000人に対して剖検を行った結果，冠動脈の動脈硬化が4.5％に存在していたことが明らかになっている．これらの報告から，狭心症状のない成人男性のうち数％は無症候性心筋虚血を有する可能性があり，高血圧，脂質異常症，糖尿病，喫煙などの冠危険因子を有するものでは，さらに頻度は高いと考えられる．本症例のように，冠危険因子を多く有する症例では，無症候性心筋虚血の存在を念頭に置いて対処することが重要である．

表4-1　Cohn 分類

タイプⅠ	心筋虚血や狭心症の既往がなく，症状が完全に欠如した無症候性心筋虚血
タイプⅡ	心筋梗塞後の無症候性心筋虚血
タイプⅢ	狭心症例で有症候性心筋虚血に併存する無症候性心筋虚血

糖尿病患者における無症候性心筋虚血の頻度

インスリン非依存性糖尿病患者では，無症候性心筋虚血の頻度が高いことが知られている．症状の有無にかかわらず，冠動脈疾患の合併を最も有力に予測する因子は安静時心電図でのST-T 異常であることが知られており，外来での定期的な心電図検査がスクリーニングにおいて有効である．

糖尿病患者のうち，約20％が無症候性心筋虚血を有することが知られている．DYNAMIT試験では，冠危険因子を2つ以上有するが狭心症状のない2型糖尿病患者631人に対し，心筋シンチグラフィまたは運動負荷心電図検査によりスクリーニングを行ったところ，約22％に無症候性心筋虚血を認めており，いずれも健常人と比較して有病率が高かった[1]．BARDOT試験では，400症例の無症候の糖尿病患者に対し，負荷心筋シンチグラフィを行ったところ，22％の症例で虚血を認めた[2]．

米国糖尿病学会(ADA)では，糖尿病患者には，冠動脈疾患の有無が知られているかにかかわらず，冠危険因子の積極的な治療を推奨している．また，典型的もしくは非典型的な胸部症状を有し，安静時心電図異常を認める症例に対しては，冠動脈疾患のスクリーニングを行うことを推奨している．なお，無症候性の心電図変化を認める場合は，冠危険因子に対する積極的な治療を行うのみで，冠動脈精査を行うことは推奨されていない．しかし，その場合でも，糖尿病患者においては高率に冠動脈疾患を有することから，冠動脈疾患の存在を念頭に置いて診療を行うことが必要であると考えられる．

Question 4	**無症候性心筋虚血を疑った場合，本症例で次に行うべき検査はどれか？**

1. 胸部 X 線撮影
2. 胸部単純 CT 検査
3. 心エコー検査
4. 冠動脈 CT 検査
5. 右心カテーテル検査

本症例では，無症候性心筋虚血を疑い，心エコー検査および冠動脈 CT 検査を行った．前胸部誘導に陰性 T 波がみられた場合には，虚血によるもののほか，高血圧性心疾患によるものを鑑別にあげる必要がある．まず，心エコー検査による壁運動異常の有無や壁肥厚の有無を確認する．冠危険因子を多く有する症例に対しては，冠動脈 CT 検査や冠動脈造影による精査を行う．

Answer 4 3，4

心エコー図では，左室収縮能正常，壁運動異常なし，弁膜症なし，拡張能軽度低下を認めた．冠動脈 CT 検査では，前下行枝近位部の高度狭窄が示唆された(図4-2)．冠動脈疾患を疑い，冠動脈造影検査を行ったところ，冠動脈 CT 検査の所見と同様に，左前下行枝(LAD)の有意

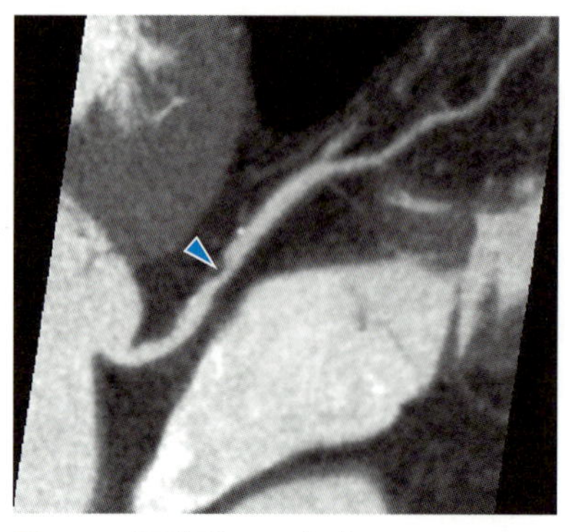

図4-2　冠動脈 CT 検査
狭窄を示唆する所見(►)がみられた.

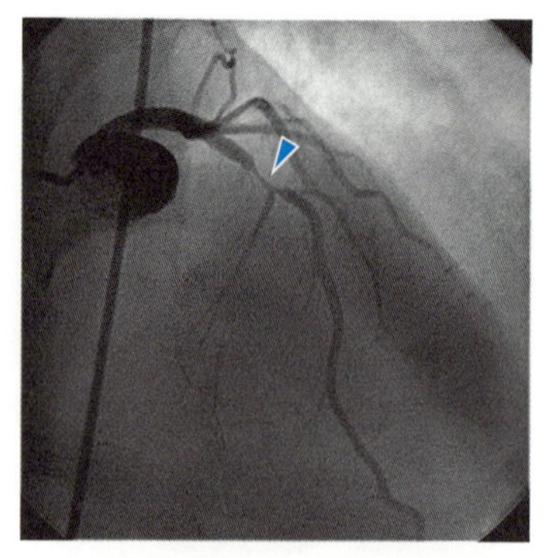

図4-3　冠動脈造影(CAG)検査
左前下行枝に有意狭窄(►)を認める.

狭窄を認めた(図4-3). 本症例では安静時の心電図変化が認められ, 左前下行枝近位部の狭窄に伴う心筋虚血が示唆された. 比較的新出の心電図変化の可能性があることを考慮し, 薬物治療を行ったうえで経皮的冠動脈ステント留置術を行った.

無症候性心筋虚血の予後

2009年に報告されたDIAD試験では, 1,123人の心血管イベントを5年間追跡した. その結果, 2型糖尿病患者の5人に1人以上が無症候性心筋虚血を有することが示された[3]. 負荷心筋シンチグラフィによるスクリーニングを行った患者のうち, 再分布や欠損が軽度以下の症例では心血管イベントの発生率が0.4%であったのに対し, 中等度以上の再分布や欠損を認めた症例では2.4%であった.

無症候性心筋虚血の早期発見・早期治療による予後改善効果

安定狭心症患者に対し, 至適薬物治療に加えて経皮的冠動脈インターベンション(PCI)によるステント留置の効果を検討したCOURAGE試験のサブグループ解析では, 無症候性心筋虚血における経皮的冠動脈ステント留置術による治療に対し, 予後改善効果を検証している. 無症候性心筋虚血283例では, 経皮的冠動脈ステント留置術施行群でより死亡数が少ない傾向があったが, 内服治療群と比較して予後は変わらなかった[4].

いくつかの前向き研究(DIAD試験, DYNAMIT試験, FACTOR-64試験)で2型糖尿病患者における無症候性心筋虚血のスクリーニングと冠血行再建を含む治療による心血管イベントの抑制効果を検討しているが, いずれも有意な改善を認めなかった. BARDOT試験では, 負荷心筋シンチグラフィにおいて虚血を有していた群を, 内科的治療とそれに加えて冠動脈血行再建を行った2群に無作為化し, 予後を比較した. その結果, 82例の治療介入のうち, 血行再建追加群では有意な予後改善効果を認めなかった[2]. 一般的な狭心症患者における治療戦略の有効性は病状の安定性に大きく依存する. その点で, 無症候な患者に心電図変化を認め心筋虚血を疑った場合, 不安定狭心症の可能性も考慮する必要がある. 以前の心電図との比較や, 心筋逸脱酵素の上昇や, エコー検査での壁運動異常の有無を確認し, 不安定狭心症ではないか慎重に判断する. 不安定狭心症の場合はすみやかに血行再建を行うことが望ましい. 一方, 安定している場合は運動負荷心電図や心筋タリウムシンチグラフィ, 冠動脈造影などにより虚血の評価を行い，血行再建術を検討する．

現時点では，無症候性心筋虚血患者に対する冠動脈治療の明確な予後改善効果は示されていないが，今後，臨床データの蓄積により予後改善効果を有する治療指針の検討が求められる．

おわりに

糖尿病患者や，冠危険因子を複数有する患者で心電図変化を認めた場合には，無症候性心筋虚血の存在を念頭に置くことが重要である．これらの場合には冠動脈病変を有するリスクの層別化を行うことが重要であり，かつ，積極的に冠動脈 CT 検査や負荷心筋シンチグラフィによる冠動脈精査を行うことが有用であると考えられる．

無症候性心筋虚血における治療目標は，冠動脈イベントの発生を予防することである．有意狭窄を認める場合には，本症例のように，β遮断薬，Caチャネル拮抗薬を用いた降圧治療，および脂質異常症に対するスタチン治療など，冠危険因子を管理することが重要である．それと同時に，不安定化の有無や，冠動脈病変の支配域を考慮し，総合的に血行再建も含めた治療方針を選択することが望ましいと考えられる．

本症例のポイント

- 冠危険因子を多く有する無症候な患者に心電図変化を認めた場合は無症候性心筋虚血を疑う．
- 無症候性心筋虚血を疑った場合は，不安定化のリスクを慎重に判断し，冠動脈の精査および治療方針の選択を行う．

（小山雄広　分担編集：高橋政夫）

文献

1) Lièvre MM, et al. (DYNAMIT investigators): Trials, 12 : 23, 2011.
2) Zellweger MJ, et al. : JACC Cardiovasc Imaging, 7 : 1001-1010, 2014.
3) Young LH, et al. (DIAD Investigators) : JAMA, 301 : 1547-1555, 2009.
4) Gosselin G, et al. (COURAGE Trial Investigators) : Am J Cardiol, 109 : 954-959, 2012.

5. 心原性ショック

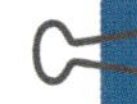

症例 36歳男性

主訴 全身倦怠感，呼吸困難感

現病歴

22歳時に健康診断の胸部X線検査において心拡大を指摘され，その精査のため施行した心エコー検査において軽度心機能低下を指摘されたため，カルベジロールを含めた薬物治療が開始された．しかしその後，自覚症状がなかったため，4年ほどで服薬と通院を自己中断していた．

36歳時より徐々に，呼吸困難，倦怠感，冷汗の出現を認め，勤務先の医務室を受診したところ，胸部X線写真上で著明な心拡大，肺うっ血を指摘され，急性心不全の疑いにて当院へ救急搬送となった．

身体所見

来院時のバイタルサインは，体温36.6℃，血圧78/40 mmHg，呼吸数30/分，脈拍120/分・整．SpO_2 90％(room air)，四肢末梢冷感著明．

Question 1 この時点でまず何を行うか？

1. 既往歴，生活歴，家族歴を含めた病歴聴取，および身体所見観察
2. 採血，末梢静脈路確保
3. 12誘導心電図検査
4. 心エコー検査
5. 酸素投与

心原性ショックは心臓のポンプ機能が著しく低下し，循環動態が完全に破綻した状態であり，致死率は50％以上に達するきわめて重篤な病態である．本症例は，病歴，胸部X線写真上の心拡大と，血圧低下(収縮期血圧＜90 mmHg)，および著明な頻脈の出現から，心原性ショックに陥っていると考えられる(ショックの分類については p.57，図9-1を参照されたい)．このようなショック患者の初期対応では，心原性ショックの病因，重症度評価，治療のすべてを迅速に行うことが重要となる．

心原性ショック患者の重症度を簡単に評価する方法として，身体所見は重要なサインである．聴診上のラ音，ギャロップの存在，頸静脈怒張の有無，末梢冷感，脈拍数，下腿浮腫などの多くの所見が重要であるが，とくに脈拍増加，末梢冷感は，循環不全の重要な徴候のひとつであり，このような患者においては迅速な対応を行うことが重要である．身体診察と並行して，現病歴，家族歴，治療歴などに関しても迅速に聴取する．

血液検査においては，一般的な血算，生化学，凝固に加えて，急性冠症候群 acute coronary

syndrome (ACS)の除外のための心筋逸脱酵素，心不全の重症度指標となる BNP などを測定する．動脈血液ガス分析により，酸素化，酸塩基平衡，および循環不全の指標のひとつである血清乳酸値もチェックすることが重要である．同時に末梢静脈路を確保し，迅速に薬剤が投与できるようにしておく．

12誘導心電図は，不整脈，急性冠症候群の有無，右心負荷など心臓の状態を簡便に評価できるため，かならず施行する．心エコー検査においては，全体の左室収縮機能指標や拡張機能指標の評価を行い，局所壁運動異常，弁膜症，心嚢水などの有無を評価し，また，下大静脈径，胸水，腹水の有無もチェックする．低酸素血症に対しては，SpO_2 95 % (PaO_2 80 mmHg)程度を保つように，適宜，酸素投与を検討する．さらに酸素化の悪化を認める場合は，非侵襲的陽圧換気(NPPV)，気管内挿管なども検討する．これらの処置はすべて並行して行われるべきであり，個々の処置に時間をかけて初期対応を遅らせてはならない．

Answer 1 1～5 すべて

▶ 来院時より酸素マスク4L にて酸素投与を開始し，SpO_2 98 %まで改善したが呼吸促迫著明．既往歴，家族歴については，前述の病歴以外に特記事項は認められなかった．

WBC 7,800/μL	**Hb** 14.3 g/dL	**Plt** 20.6×10⁴/μL	**AST** 69 U/L↑
ALT 103 U/L↑	**T-Bil** 1.8 mg/dL↑	**Cre** 0.99 mg/dL	**CK** 133 U/L
CK-MB 4 U/L	**APTT** 31.5秒	**pH** 7.46	**PaO_2** 73 mmHg↓(room air)
$PaCO_2$ 30 mmHg↓	**Lactate** 2.2 mmol/L↑	**BNP** 969 pg/mL↑	

1) 胸部単純 X 線撮影

心胸郭比(CTR) 63 %，右2弓および左2～4弓拡大，肺うっ血著明，両側胸水貯留(図5-1)．

2) 12誘導心電図検査

洞調律，心拍122/分，narrow QRS，明らかな ST-T 変化は認めず，R 波増高不良あり，時計回り回転．

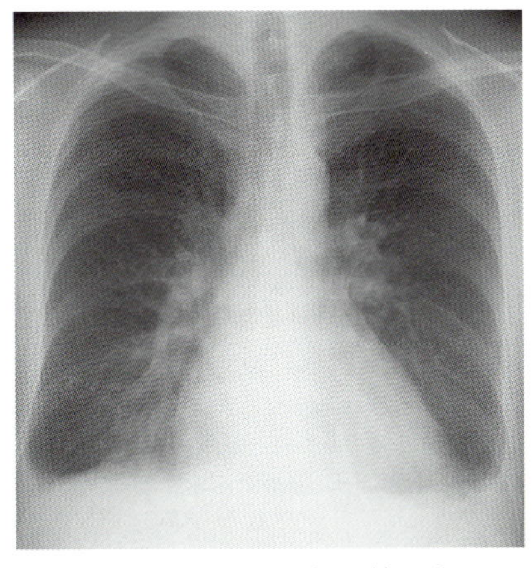

図5-1 入院時胸部単純 X 線写真

3) 心エコー検査

左室拡張末期径73 mm，左室収縮末期径67 mm，左室駆出率(LVEF) 18 %，中等度の僧帽弁逆流 mitral regurgitation (MR)，中等度の三尖弁逆流 tricuspid regurgitation (TR)，右心系拡大あり．下大静脈径 inferior vena cava (IVC) 20 mm，呼吸性変動なし．

Question 2　さらなる検査・治療として何を行うか？

1. 細胞外液全開投与
2. 利尿薬投与
3. β遮断薬投与
4. 右心カテーテルによる血行動態評価
5. カテコラミン投与

本症例の患者では採血上，AST/ALT，T-Bil，Lactate の上昇を認め，循環不全による臓器障害が生じていることがわかる．急性心不全の重症度分類は Killip 分類，Nohria-Stevenson 分類，Forrester 分類など(図5-2)が知られているが，本症例は，肺うっ血，循環不全の存在より，最重症であると診断できる〔Nohria 分類：profile C (wet ＆ cold)，Forrester Ⅳ群〕．このような重症心不全患者に対しては集中治療室入室のうえ，血管拡張薬，利尿薬，NPPV，カテコラミン，さらに機械的補助循環といった治療が複合的に必要となる．右心カテーテル〔スワンガンツカテーテル(Swan-Ganz カテーテル)〕はルーチンでの使用は推奨されなくなってきているが，重症例における心機能評価，治療反応性の判断のためには依然有用である．

心原性ショックにおいては，まずドブタミンなどの強心薬を投与して心収縮をサポートすることが必要である．低容量性ショック，敗血症性ショックなどのほかのショックと異なり，心

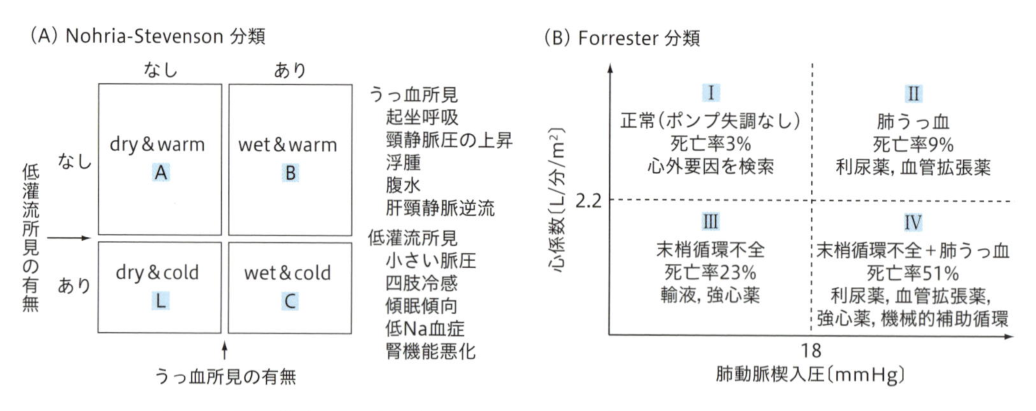

Nohria-Stevenson 分類	profile A (dry ＆ warm)	profile B (wet ＆ warm)	profile L (dry ＆ cold)	profile C (wet ＆ cold)
治療	酸素投与，安静	利尿薬±血管拡張薬	輸液±強心薬	強心薬±利尿薬

図5-2　急性心不全の重症度分類

原性ショックの場合は細胞外液を急速に負荷することは心負荷を増強するのみであり，避ける必要がある．しかし，逆説的であるが，心機能が低下している状態は前負荷(≒血管内容量)を維持することでかろうじて拍出が保たれている状態であり，過剰な水分制限や利尿によって容易に低拍出症候群 low output syndrome (LOS)を生じるため，最低限の補液は維持する必要がある．

心原性ショックの血圧低下に対しては，ドパミン，ノルアドレナリンなどが使用されるが，ドパミンは不整脈の発生頻度を上げる可能性も示唆され，ノルアドレナリンを用いる施設も多い．カテコラミン類は使用量が多いほど予後が悪化することが報告されているが，これは薬剤そのものが原因というよりも，使用を考慮するほど重症であったためであるという患者背景を反映している可能性も考えられており，急性期に適切にカテコラミンを使用することは予後改善につながると思われる[1]．

利尿薬に関してはループ利尿薬が用いられることが多いが，ループ利尿薬は交感神経系，レニン-アンジオテンシン系活性化などの弊害が知られ，また，血管内容量を過剰に減少させないよう慎重に用いる必要がある．ヒト心房性利尿ペプチド(hANP)はこのような弊害は少ないとされるが，血圧低下効果が強いとされ，とくにショック患者においては使用しづらい傾向がある．β遮断薬は慢性心不全症例においては心筋酸素需要を低下させ，長期予後を改善することがわかっているが，このような心原性ショックにおいては循環破綻を助長するのみであり，原則的に使用しない．

Answer 2　2，4，5

▶ 昇圧および強心作用を期待して，ノルアドレナリン0.1μg/kg/分とドブタミン6μg/kg/分を投与開始した．緊急で心臓カテーテル検査を施行したところ，冠動脈に有意狭窄は確認されず，

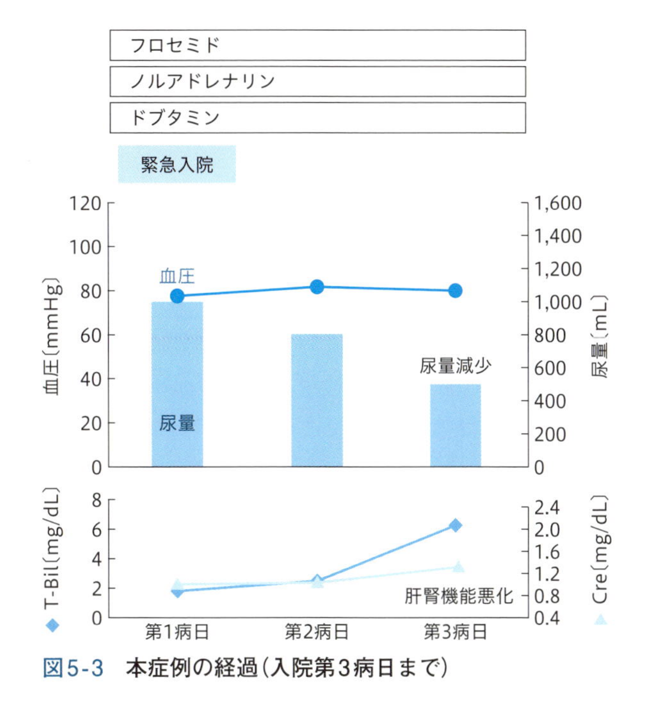

図5-3　本症例の経過(入院第3病日まで)

右心カテーテル検査では，心係数1.7 L/分/m^2，肺動脈楔入圧(PAWP) 22 mmHg，右房圧18 mmHgと，著明な心内圧上昇および心係数低下を認めた．カテコラミン投与下にフロセミド40 mg/日で持続静注を開始するも，依然として収縮期血圧80 mmHg程度であり，肺うっ血の残存を認めた．入院第3病日めの採血においては，T-Bil 6.5 mg/dL，Cre 1.3 mg/dLとさらに臓器障害の進行を認め，尿量も500 mL/日と，さらに低下が認められた(図5-3)．

Question 3 今後さらにどのような治療を検討するか？

1. カテコラミンを増量する
2. PDE Ⅲ阻害薬の併用を開始する
3. 心臓再同期療法を検討する
4. 持続的腎代替療法を開始する
5. 大動脈内バルーンパンピング，経皮的心肺補助装置などの機械的補助循環を検討する

カテコラミン増量，PDEⅢ阻害薬(phosphodiesterase Ⅲ阻害薬．ミルリノン，オルプリノンなど)は試行してもよいが，著明な循環の改善に結びつくとは考えにくい．心臓再同期療法cardiac resynchronization therapy (CRT)は末期慢性心不全患者に対して検討され，両室ペーシングにより右室・左室同期を改善し，予後を改善するとされるが，当症例のようなnarrow QRS症例には有効性が低く，そもそも急性期心原性ショック患者においては適応とはならない．持続的腎代替療法continuous renal replacement therapy (CRRT)については，患者は乏尿傾向があり，今後必要となる可能性は高いが，ここでみられた腎障害は循環破綻による影響であると考えられ，根本的な解決にはならない．このようにカテコラミンにおいても臓器障害の改善が認められない患者においては，大動脈内バルーンパンピングintra-aortic balloon pumping (IABP)，経皮的心肺補助装置percutaneous cardiopulmonary support (PCPS)といった，より高度な機械的補助循環を検討する必要がある．当然ながら，これらは一時的な処置であり，循環の改善が認められない場合はさらなる長期の循環サポートとして補助人工心臓ventricular assist device (VAD)，心臓移植登録を視野に入れる必要がある．

Answer 3 5

その後の経過

入院第3病日に右大腿動脈よりIABPを挿入したところ，血圧は100 mmHg程度まで増加(augmentation)を認め，T-Bil 4.9 mg/dL，Cre 0.8 mg/dLとわずかに改善がみられたが，その後も肺うっ血，低拍出症候群が遷延し，臓器障害の悪化が懸念されたため，さらなる循環補助のため体外式補助人工心臓を装着する方針となった(図5-4)．入院第5病日に体外式左室補助人工心臓left-ventricular assist device (LVAD)装着術を施行した．手術時の心筋病理は拡張型心筋症dilated cardiomyopathy (DCM)に矛盾しない所見であった．その後は臓器障害の改善，うっ血の改善を認めたが(図5-5)，心機能は改善を認めず，心臓移植登録を行ったのちに最終的に植込み型左室補助人工心臓への交換を行い，退院となった．

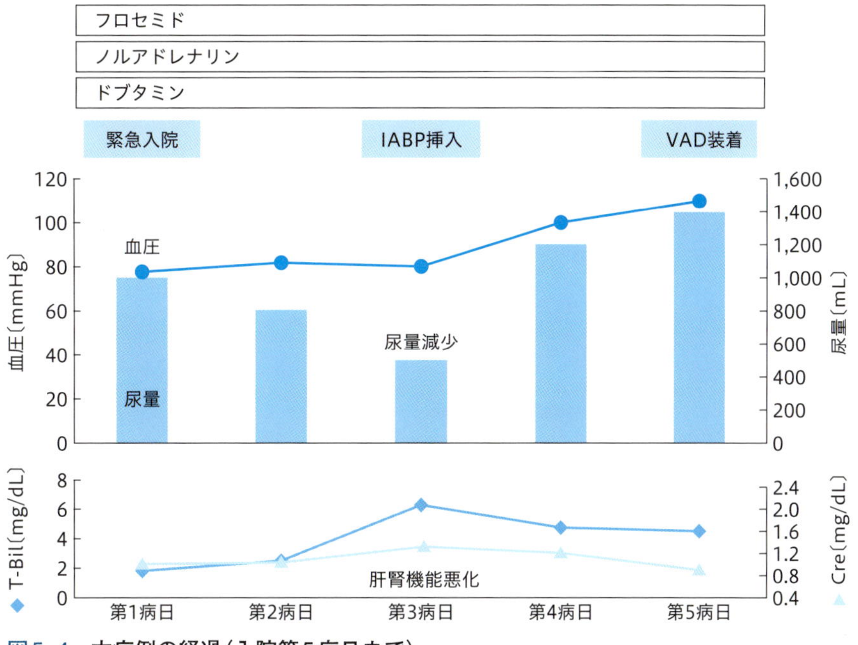

図5-4　本症例の経過（入院第5病日まで）

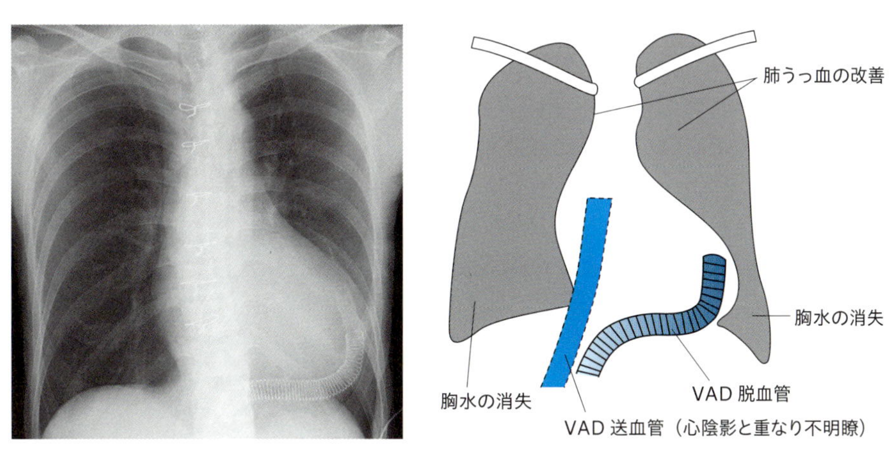

図5-5　体外式補助人工心臓装着後の胸部単純 X 線写真とそのシェーマ

X 線写真では，うっ血の改善がみられた．

本症例のポイント

- 心原性ショックとは急激な心臓のポンプ機能の失調に伴う循環不全である（表5-1）．その原因はさまざまであるが，虚血性心疾患 ischemic heart disease（IHD），劇症型心筋炎，また拡張型心筋症やそのほかの二次性心筋症の急性増悪などがあげられる[2]．
- 最も頻度が高いものは急性心筋梗塞に伴う心原性ショックであり，この場合は迅速な再灌流療法により心機能の改善が認められる場合もあるが，本症例のような罹病歴の長い末期心筋症においては心機能障害が不可逆的であることが多く，カテコラミンや IABP，PCPS などの一時的な機械的補助循環によっても循環の改善がみられない場合は，すみやかに左室補助人工心臓，心臓移植登録を含めたさらに高度な心臓代替療法を検討する必要がある．

表5-1　心原性ショックの診断基準

1. 収縮期血圧＜90 mmHg，または普段より30 mmHg 以上の低下
2. 末梢循環不全徴候(下記のうち1つを満たす)
   a)意識障害
   b)末梢冷感，チアノーゼ
   c)乏 尿
   d)血清乳酸値上昇
3. 心係数低下(＜1.8 L/分/m^2)
4. 左室拡張末期圧上昇(＞18 mmHg)

（新田大介　　分担編集：牧　尚孝）

文献

1) Tacon CL, et al. : Intensive Care Med, 38 : 359-367, 2012.
2) Reynolds HR and Hochman JS : Circulation, 117 : 686-697, 2008.

6. HFpEF

症 例　84歳女性

主 訴 呼吸困難感

現病歴

高血圧，2 型糖尿病などで近医にかかりつけであり，Caチャネル拮抗薬などによる薬物治療を受けていた．以前から労作時の息切れを自覚していたが，年齢によるものと考えていた．来院当日の朝から安静時の呼吸困難感が増悪したため，当院へ救急車で来院した．

身体所見

JCS(Japan Coma Scale) I - 3，体温 36.9℃，心拍 84/分，脈の不整はなし，呼吸数 19/分，SaO_2 92％，血圧 154/94 mmHg．心雑音を認めないものの両側肺野に wheeze を聴取する．両下肢の浮腫を認めない．

既往歴 高血圧，2 型糖尿病(治療中)．

Question 1　まずどのような対応を優先して行うか？

1. 12誘導心電図測定
2. 経胸壁心エコー検査
3. 胸部 X 線撮影
4. 血液培養を提出する
5. 血糖値を確認する

もちろん，選択肢のなかのすべての検査に行う可能性はあり，行ってはいけないというわけではない．しかしながら，ここでは，救急初療室で本症例のような患者が来院した場合にまず行うべき検査を考える．

バイタルサインと主訴から，病変は肺または心臓にある可能性が高い．高齢者であり，主訴から病態を決めつけてはいけない，あらゆる疾患を念頭に置くべきであるという考えかたもあるが，頻度としては肺炎や心不全が鑑別にあがる．低血糖や敗血症も否定はできないものの，示唆する所見に乏しく，精査を行うにしても後回しでよい．

Answer 1　1，2，3

本症例の胸部 X 線写真(図6-1 A)では，心拡大，両側胸水貯留に肺うっ血像を認めることから，うっ血性心不全を第一に考えた．右第2弓，左第4弓いずれも拡大しているようにみえるため，心房・心室いずれも拡大している可能性がある．ただし，胸部 X 線写真での心陰影

(A) 胸部X線写真

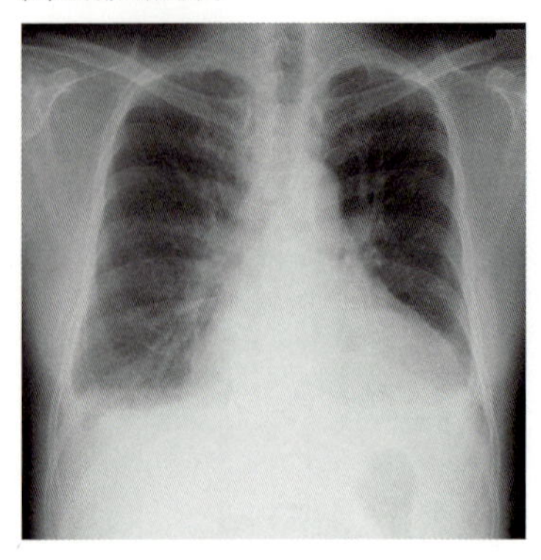

(B) 12誘導心電図

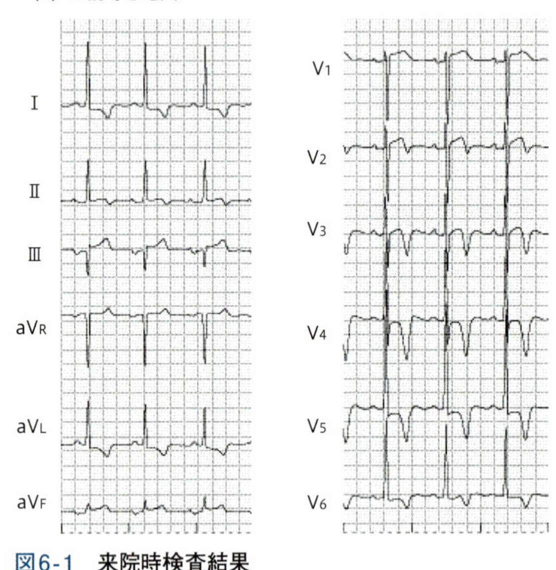

図6-1　来院時検査結果

の拡大は心嚢水貯留を表していることも否定できず，心臓超音波検査(心エコー検査)で確認すべきである．肺うっ血像は肺野の血管陰影の強さで判断するため，ある程度は主観的な評価になる．過去のX線写真があれば比較すべきである．立位または坐位であれば重量の影響で上肺野の血管陰影は目立たないはずが，下肺野と同等に目立つ場合は，肺静脈のうっ滞，つまり，肺うっ血の存在が示唆される．一方，臥位での撮影は条件が異なり，比較的上肺野の血管陰影も目立つようになるので注意を要する．胸水貯留は基本的に右心不全を示唆するため，本症例は両心不全と推測される．左心不全は肺うっ血を介して間接的に右心負荷につながるため，左心不全を認める場合には，大なり小なり右心不全を合併することが多い．

本症例の胸部X線写真(**図6-1 A**)上では両側性の肺うっ血像を認めるのみで，明らかな肺野の限局性病変を認めず，肺炎は否定的といえる．ただし，心不全由来の肺うっ血でも肺野の陰影が片側性で肺炎との鑑別に難渋することもあり，注意を要する．

12誘導心電図(**図6-1 B**)は洞調律で，明らかなST上昇を認めないものの，陰性T波を伴う，いわゆる左室肥大を示すストレインパターンであった．また，側胸部誘導で高電位を示し

(A) 長軸像　　(B) 短軸像

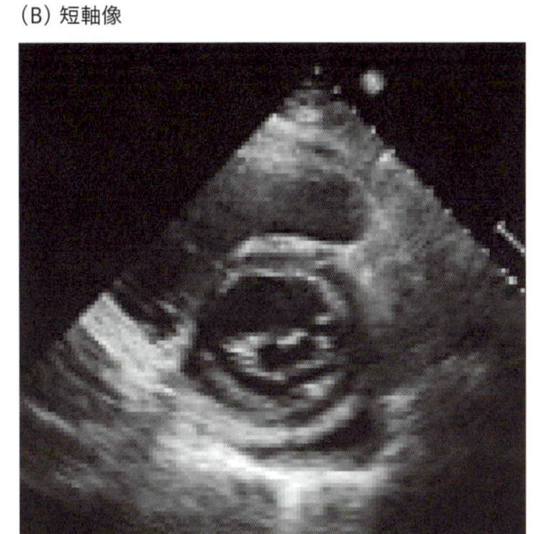

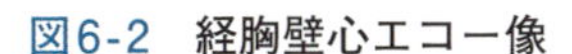

図6-2　経胸壁心エコー像

ていることからも左室肥大を示唆していた．

心エコー検査は，ポータブルデバイスでよいので簡単に行い，重要な所見を見逃さないように観察する(図6-2)．明らかな局所壁運動異常を認めず，心嚢水の貯留を軽度に認めるが心室の圧排は認めない．左室駆出率(LVEF) 65％，左室拡張末期径53 mm，弁膜症なし．心室中隔・外壁厚はそれぞれ12 mm，13 mm と軽度の心臓肥大を認める．左房径53 mm と拡大．左房の拡大は一般的には左室内圧の上昇を示唆する．下大静脈は14 mm で呼吸性変動を認めた．E/A 2.14，減衰時間(deceleration time) 176 msec，E/e' 20.4.

これまでの検査所見から，左室駆出率(LVEF)は保たれているものの，うっ血を伴う心不全を考えた．病態としては，高血圧性の心肥大に伴う拡張障害によるものと考えた．

Question 2　この後にどのような治療介入を行うか？

1. 酸素投与
2. フロセミド静注
3. 血管拡張薬投与
4. 持続静注カテコラミンの開始
5. トルバプタン投与

急性心不全に対する治療は，低拍出状態にあるかどうか，それから溢水状態にあるか，の2つの方向から考える．単純に来院時の血圧が保持されているかどうかで治療方針を決めてしまうクリニカルシナリオ(p.72，表11-1)の考えかたもあるが，いずれにせよ，病態を担当する医師自身が考えながら治療を行うべきである．

本症例は低酸素状態にあり，心不全を緩和する治療として酸素投与はまず行うべきである．

また，心臓に戻る血液を少しでも減らす目的で，臥位ではなく端坐位をとらせるべきである．

本症例には，傾眠傾向，四肢の冷感や臓器障害などの低拍出状態を示唆する所見に乏しいため，カテコラミンなどの強心薬は不要である．さて，本症例では利尿薬が必要かどうか．うっ血像は認めるものの四肢の浮腫は認めず，下大静脈の拡張も認めない．むしろ血圧上昇を伴う後負荷の増大があり，体液量が増えているのではなく体液量のバランスがシフトして心負荷がかかっているため，利尿薬よりも血管拡張薬を使って心負荷を軽減する方がよいと考える．心不全だからといって，かならずしも全例で利尿薬を投与する必要はない．本症例では硝酸イソソルビド(5 mg) 3錠・分3を開始することで，すみやかに症状が軽快した．

トルバプタンは近ごろ臨床使用が可能になったバソプレシン受容体拮抗薬であり，ナトリウム利尿を伴わず純粋な水利尿薬である点が最大の特徴で，従来の利尿薬に抵抗性を示す症例であっても，しばしば利尿の確保が期待できる画期的な薬剤である．溢水を伴う急性心不全に対してもたびたび本剤が使用されるが，本症例では溢水がないために適応にない．溢水を伴わない症例に対して本剤を使用すると，急激な利尿作用から脱水をきたすため，体液量をつねに推定しながら心不全治療を行うべきである．

Answer 2　1，3

column　拡張障害と HFpEF

一般的に心不全といえば左室駆出率(LVEF)が低下した病態を示す．多くの大規模臨床試験は左室駆出率が低下した心不全を対象としている．研修医も通常，心不全は左室駆出率が低下したものを指すと教わる．この病態を HFrEF (Heart Failure with reduced Ejection Fraction，ヘフレフ)とよぶ．

ただし近年，左室駆出率が保たれているにもかかわらず心不全症状を呈する病態の存在が明らかになり，HFpEF (Heart Failure with preserved Ejection Fraction，ヘフペフ)とよぶようになった．興味深いのは，HFpEF は HFrEF と同等以上にありふれたもので，予後は同等かそれ以上に悪いという点である．

心不全とは，全身の「需要」に対して血液の拍出という「供給」が追いついていないために息切れなどの症状を認める病態を全般的に示す．よって，かならずしも心臓の収縮能力の低下だけが原因とはいえない．収縮能が保持されているというだけで HFpEF に含まれるため，多くの病態が雑多に箱に投げ込んだように含まれることになる．たとえば，収縮性心膜炎や脚気による高拍出性心不全なども含まれてしまう．

そうはいっても，収縮能が保たれている心不全の多くは，拡張障害を伴っている．つまり，HFpEF の概念のなかに拡張障害性心不全が含まれている．拡張障害性心不全では，収縮力は保たれているため拍出する能力はあっても，拡張する力がないために血液を左室内に適切に充満させることができず，うっ血を起こす．左室内圧が上昇するため，カテーテル検査で左室内に直接カテーテルを入れれば内圧の上昇が確認できるし，BNP も上昇する．しかしながら，心エコー検査では直接圧の上昇を測定できないため，deceleration time や E/e'，左房径の拡大などで間接的に拡張障害を推定することになる．いくつかの指標を組み合わせて判断する必要があり，すべてを解説することは本書の内容を超えるために，今回は紹介するにとどめる．

その後の経過

もともと降圧薬として Ca チャネル拮抗薬を内服していたが，アンジオテンシン変換酵素阻害薬(ACE 阻害薬)であるエナラプリルに変更した．収縮期血圧は120 mmHg 前後に安定し，心不全症状も軽快したために，退院とした．

本症例のように収縮能が保持された心不全の長期予後を改善させる治療は，現状では存在しないといってよい．本症例では，神経体液性因子の不必要な亢進を改善させ，心筋の線維化や拡張障害を是正するとされる ACE 阻害薬を，期待を込めて投与した．Ca チャネル拮抗薬は陰性変力作用が懸念されるために中止した．

本症例のポイント

- 収縮能が保持された心不全(HFpEF)はさまざまな病態を含むため，原疾患の検索に努め，可能な限り原疾患の治療を優先する．
- 拡張障害性心不全も，急性期の治療は，基本的には収縮障害性心不全と同様に考える．
- 収縮能が保持された心不全に対して，長期予後を改善するエビデンスが確立された治療法は今のところ存在しない．

column 慢性心不全と大規模臨床試験

これまで慢性心不全患者の予後改善効果に関して数多くの大規模臨床試験が行われ，β遮断薬，ACE 阻害薬，アルドステロン拮抗薬などのエビデンスが確立されている．このエビデンスに基づいて日常診療が行われている．しかしながら，これらの大規模臨床試験は左室収縮能が低下した慢性心不全をターゲットにしている．近年行われた HFpEF 患者に対するいくつかの大規模臨床試験では，β遮断薬や ACE 阻害薬の長期予後改善効果を示すことができなかった．高血圧や糖尿病がリスク因子であるとする報告もあり，まずはこれらの併存疾患の治療を強化して，心不全をきたす基礎疾患があればその治療に専念するというのが現状の治療戦略といえる．

（今村輝彦　　分担編集：牧　尚孝）

7. 甲状腺機能亢進症

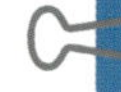

症 例　76歳女性

主 訴 動悸，息切れ

現病歴

高血圧などで近医にかかりつけの患者である．それ以外に明らかな既往を認めない．1カ月前から労作時の動悸と息切れを自覚していた．なお，食事の摂取などは通常どおり行えていたという．来院当日の朝から呼吸困難感も認めたために救急外来を受診した．

身体所見

JCS (Japan Coma Scale) 0，体温36.9℃，SaO_2 92%，血圧98/60 mmHg，呼吸数18/分，心拍130/分・不整．両側肺呼吸音異常なし，心雑音聴取せず，下腿浮腫なし．

既往歴 高血圧(治療中)

Question 1　まずどのような対応を行うか？

1. 12誘導心電図検査
2. 酸素投与
3. 血液培養
4. 昇圧剤使用
5. 胸部 X 線撮影

いつもと異なる症状で外来を受診した患者に対しては，まずバイタルサインを確認する．本症例は血圧がやや低めだがショックバイタルではなく，緊急で昇圧剤を使用する必要はない．発熱も認めず，積極的に敗血症を疑う所見を認めず，真っ先に血液培養を行う必要はない．しかしながら，発熱を伴わない感染症も存在するため，今後，敗血症を疑う所見が出てくれば，血液培養を躊躇せず追加すべきである．また，本症例は SaO_2 が92%と低下している．慢性閉塞性肺疾患 chronic obstructive pulmonary disease (COPD) の既往がなく，それを示唆する所見に乏しいため，SaO_2 95%以上を保つように酸素投与を開始する．

最も目につく所見は脈の不整を伴う頻脈である．12誘導心電図検査を行わないと最終的な不整脈の診断は難しいものの，血圧測定時にかならず脈の不整も確認する習慣をつけるべきである．脈の不整があってもかならずしも自覚症状を伴わない症例も多い．したがって，本症例では12誘導心電図測定を行う．脈の不整を認める場合で頻度が高いのは，心房細動 atrial fibrillation (AF) と期外収縮である．本症例では12誘導心電図(図7-1 A)で心房細動による頻脈を認めた．なお，明らかな ST 変化は認めなかった．

酸素化の低下と，心肺機能の異常を示唆する息切れを自覚しているために，胸部 X 線撮影

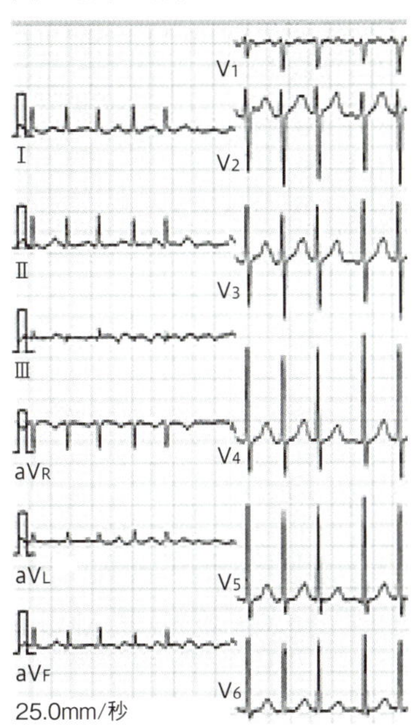

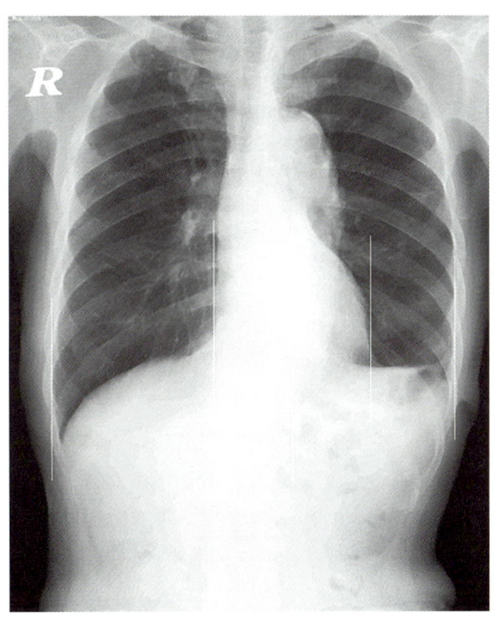

図7-1　来院時の12誘導心電図と胸部 X 線写真

は施行しておく．肺雑音は聴取しないものの肺炎や気腫性変化は否定できない．明らかな気腫性変化を認める場合は，酸素投与は低流量にとどめておく．本症例では心拡大を認めず，明らかな肺野の異常も認めなかった(図7-1 B)．

また，息切れや動悸を自覚しており，心肺機能に何らかの異常を認める可能性がある．心臓超音波検査(心エコー検査)も施行すべきだが，本症例のように高度な頻脈を認める場合，しばしば評価に難渋することがある．頻脈が落ち着いたあとで再度施行すると，印象が異なることもたびたび経験する．本症例で心エコー検査を行うと，左室駆出率(LVEF) 40％程度，収縮能は全周性に低下しているようにみえるが，頻脈のためはっきりした評価は困難である．少なくとも局所の壁運動異常は認めない．明らかな弁膜症は認めず，下大静脈は20 mm，呼吸性変動は消失していた．

Answer 1　1，2，5

Question 2　この後どのような初期治療を行うか？

1. 緊急カテーテル治療
2. フロセミド静注
3. ベラパミル投与
4. 患者に息こらえをさせる
5. 大量補液

本症例は，動悸と息切れを自覚しており，酸素化もやや不良であることから，心房細動性の頻脈とそれに伴う頻脈性の心不全を疑った．心電図で ST 変化を認めず，心エコー検査でも明らかな局所壁運動異常を認めないことから，カテーテル治療は適応にない．1点注意を要するのは，高齢の糖尿病患者では，急性心筋梗塞を発症していてもかならずしも胸部違和感などの典型的な訴えを伴わないことである．本症例のような主訴であっても，それだけでは心筋梗塞は否定できない．

体液貯留が明らかであればフロセミドなどの利尿薬を投与する．実際の体液貯留の評価はかならずしも容易ではないが，本症例では体液貯留よりも頻脈が病態の主体と考えた．胸部 X 線写真(図7-1，B)上で，うっ血像，胸水，および四肢の浮腫などは認めていない．

脱水を伴う場合，しばしば頻脈も伴う．頻脈をみた場合に脱水を疑うのは正しい．本症例は積極的に脱水を示唆する所見を認めず，下大静脈はむしろ拡張しており，心不全も疑っていることから，大量補液は適切ではない．

息こらえなどの迷走神経刺激は，発作性上室頻脈 paroxysmal supraventricular tachycardia (PSVT)の治療のためにしばしば試みられる．本症例は心房細動と診断しているため，この手技は有効ではない．

心房細動性頻脈の原因として，感染症や脱水症，疼痛などを除外したあと，薬物治療を行う．一般的にはベラパミルやジゴキシンの静注または点滴静注が行われる．即効性や簡便性を考えるとベラパミルが選択されることが多い．しかし，血圧低下などの副作用があるため，低心機能患者では慎重に少量ずつ投与する必要がある．最近では低心機能に合併する心房細動性頻脈の治療法として，ランジオロールの点滴静注が選択されることもある．本症例では，血圧の低下に注意しつつ，ベラパミル5 mgを点滴静注した．また，頻脈のコントロールにやや難渋したことと酸素化の改善が乏しかったため入院加療の方針とした．

Answer 2　3

その後の経過

入院後も頻脈のコントロールに難渋した．β遮断薬であるビソプロロール(2.5 mg) 1錠・分1を頻脈コントロール目的で開始して，脈拍コントロールはある程度改善された．つぎに，腎機能に問題がないことを確認したのち，脳梗塞予防目的でリバーロキサバン(15 mg) 1錠・分1を開始した．左室駆出率は60％と維持されていたものの，呼吸困難感が持続して運動耐容能は低下していた．病態としては高拍出性心不全を考えた．

高齢者で原因のはっきりしない心房細動性頻脈と高拍出性心不全を合併していることから，甲状腺機能異常症を想起して，血液検査で甲状腺機能を評価したところ，TSH 0.01 μIU/mL, fT_3 6.01 pg/mL，fT_4 3.24 ng/mL であり，甲状腺中毒症と診断した．抗 TSH 抗体が14.0 IU/L と陽性であることから，バセドウ病と診断してチアマゾールを開始したところ，心房細動と心不全が軽快した．

Question 3 この後，どのような治療を行うのが妥当か？

1. 副腎皮質ホルモン剤投与
2. チアマゾール投与
3. プロピルチオウラシル投与
4. 放射性ヨウ素投与
5. 甲状腺摘出術

大学病院であれば，バセドウ病診断後の次のステップは内分泌科にコンサルトということになるが，市中病院ではしばしば循環器内科または一般内科でそのまま治療を行う．いずれにせよ，バセドウ病の治療方針に関しては大まかにでも把握しておく必要がある．

副腎皮質ホルモン剤は，亜急性甲状腺炎，すなわち炎症による甲状腺の破壊によって二次的に甲状腺中毒症をきたしている際に使用することがある．甲状腺ホルモンの産生が亢進しているバセドウ病では使用しない．

バセドウ病の治療は大きく，薬物治療，アイソトープ治療，手術療法に分かれ，個々の症例に応じて選択していく．したがって，**Question 3**の選択肢のうち，チアマゾール投与，プロピルチオウラシル投与，放射性ヨウ素投与，甲状腺摘出術は，いずれも一般論としてはありうる．このなかで，本症例に最適な治療を選択する必要がある．

一般的には，薬物治療を第一選択に考える．チアマゾール，プロピルチオウラシルのいずれかを選択する．いずれも皮疹，肝機能異常，無顆粒球症などの合併症に注意を要する．とくに無顆粒球症は，好中球の減少によって致命的な感染症をきたすことがあるために定期的な採血データのフォローアップが不可欠である．プロピルチオウラシルの場合，頻度はかならずしも高くないものの抗好中球細胞質抗体(ANCA)関連腎炎を合併することがある．したがって，一般的にはプロピルチオウラシルではなくチアマゾールが第一選択薬として使用される．ただし，妊娠中にチアマゾールを内服すると，胎児の食道閉鎖症などの奇形が生じることがあるため，妊娠の可能性がある，または妊娠を予定している患者に対してはプロピルチオウラシルが好まれる．本症例は妊娠の可能性のない高齢女性であり，チアマゾール(5 mg) 6錠・分3を開始して，心房細動および心不全はすみやかに軽快した．

放射性ヨウ素(アイソトープ)治療や手術による甲状腺摘出術も選択肢としては検討してもよいが，本症例では第一選択にはなりにくい．本症例は不整脈を合併する心不全であり，すみやかな治療開始が望ましい．薬物治療であれば診断した同日にでも治療を開始できるが，アイソトープ治療では少なくとも治療開始に数日を要する．手術療法は不整脈や心不全を合併している状態で行うにはリスクが高い．また両治療ともに，かならずしもすべての市中病院で一般的に行える治療ではなく，不整脈や心不全を合併している状態で専門病院へ転院させるのも妥当ではない．

本症例は，入院10日目に状態が安定していることを確認して，退院となった．心不全および心房細動が軽快していることを確認して，ビソプロロール，リバーロキサバンは退院時に中止とした．チアマゾールを外来で継続し，洞調律が維持されている．

Answer 3 2

本症例のポイント

- 心房細動の患者では，積極的に甲状腺機能を評価して甲状腺機能異常症を除外すべきである．
- 高齢者に甲状腺機能亢進症を合併した場合はしばしば特異的な症状に乏しいことがある．
- 高拍出性心不全の鑑別のひとつとして甲状腺機能亢進症を考える．

column 高齢者と甲状腺機能亢進症

眼球突出や頸部の著明な腫大，明らかな体重減少などを認めていれば甲状腺機能亢進症を想起することができるが，とくに高齢者では難しいことが多い．症状を自覚しにくく，また，それをかならずしも的確に表現できない者も多く，さらにその症状もしばしば非典型的である．体重減少にしても，加齢によるものなのか甲状腺疾患に由来するものなのかはっきりしないことが多い．

唯一の兆候が心房細動であることも多い．しかしながら，心房細動は加齢とともに発生頻度は増加し，甲状腺機能亢進症を合併していなくとも発生しうる．

甲状腺疾患は疑って検査をオーダーしなくては診断できない代表的な疾患であるため，心房細動を合併している高齢者では積極的に甲状腺機能の測定を行うべきである．高齢者では心房細動を発症していても自覚症状に乏しいことがあるため，日常診療での血圧測定時には患者が症状を訴えていなくとも脈の不整に注意すべきである．

column アミオダロンと甲状腺異常症

心筋症に伴う重症心不全にはしばしば重篤な不整脈が合併するため，この治療としてⅢ型抗不整脈薬であるアミオダロンが長期投与されることが多い．アミオダロンは構造的に甲状腺ホルモンに類似しており，多量のヨウ素を含む．また，アミオダロンは脂溶性に富み，投与中止後も6カ月以上体内に蓄積する．したがって，アミオダロンの長期投与によって甲状腺機能異常症，とくに機能低下を認めることがある．半減期が長いため，アミオダロンを中断しても甲状腺異常症はなかなか改善しないことが多い．甲状腺機能異常の副作用はアミオダロンの用量依存性であり，患者の日常のヨウ素摂取量にも影響を受けるという．

甲状腺機能異常症を合併した場合は可能な限りアミオダロンを中止することが望ましいが，重篤な不整脈に対する治療目的でやむなく使用しているために中断できないことが多く，実臨床では減量して投与を継続することも多い．重篤な不整脈が頻発することで血行動態の破綻が強く懸念される症例では，補助人工心臓(VAD)治療などの強力な血行動態維持療法のタイミングを前倒しすることもある．

（今村輝彦　　分担編集：牧　尚孝）

8. 先端巨大症

症 例　66歳男性

主 訴 呼吸困難

現病歴

健康診断の受診歴および治療歴なし．３カ月ほど前から立ち仕事で易疲労感を自覚するようになっていた．１カ月前より夜間の咳嗽，起坐呼吸を自覚し，症状は増悪傾向で就寝中の呼吸困難が我慢できなくなったため，当院へ救急搬送された．

身体所見

来院時は意識清明．身長 172.0 cm，体重 65.2 kg．体温 35.2℃，血圧 190/130 mmHg，脈拍 120/分・整，呼吸数 20/分，SpO_2 90％（マスク６L酸素投与）であった．胸部聴診で心尖部を最強点としてLevine分類Ⅱ/Ⅵ程度の汎収縮期雑音，全肺野で湿性ラ音を聴取した．また，全身の発汗が著明で，両側下腿浮腫を認めた．

Question 1　この時点でまず何を行うか？

1. 詳細な病歴の聴取
2. 動脈血液ガス分析
3. 頭部 CT 検査
4. 12誘導心電図検査・胸部 X 線撮影
5. 酸素の増量

救急症例では，問診や検査による診断ののちに治療を開始する，という手順を踏むことはしばしば難しく，多くは治療と診断を並行して進めることになる．まずは意識レベルとともにバイタルサインの確認と管理に注力する．本症例では高度の低酸素血症を認めることから，動脈血液ガス分析をチェックしつつ，酸素を10 L まで増量した．6 L 酸素投与下の動脈血液ガス分析では，pH 7.322，pO_2 86.3 mmHg，pCO_2 52.4 mmHg，HCO_3^- 26.4 mmol/L，BE − 0 mmol/L とアシドーシス，高二酸化炭素血症を認めた．

各種検査も同時に行う．理学所見から「心不全らしい」とわかるが，原疾患の鑑別のためにも，なるべく早いタイミングで12誘導心電図検査と胸部 X 線撮影は施行する．12誘導心電図で ST 上昇を認めた場合は緊急心臓カテーテル検査の手配を準備する．

Answer 1　2，4，5

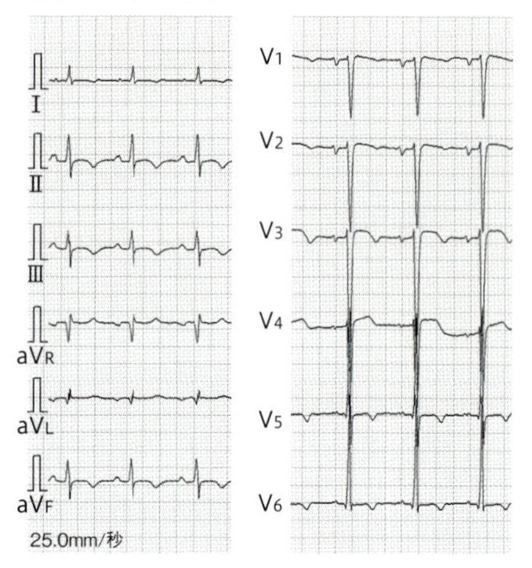

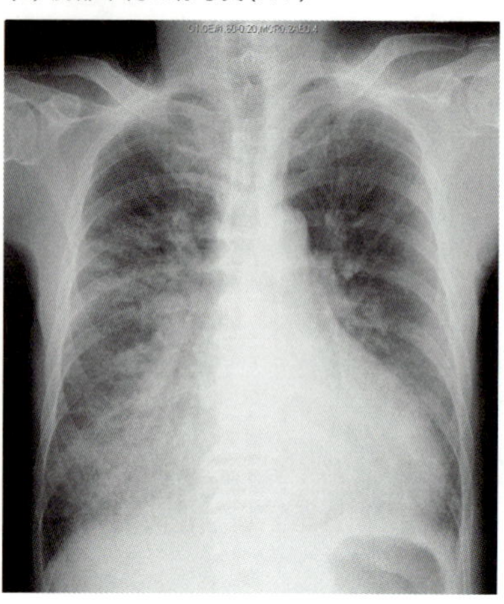

図8-1　12誘導心電図と胸部 X 線写真

心電図所見では，心拍数は毎分76回，洞調律，II，III，aV_F，V_3～V_6誘導で陰性 T 波，V_1～V_3誘導で poor R progression を認める．胸部単純 X 線写真では，心胸郭比(CTR) 63％，CP アングルは両側で dull，butterfly shadow を認める．

本症例の心電図所見は洞調律で，明らかな ST 上昇を認めなかった(図8-1 A)．また，胸部 X 線写真上，心胸郭比(CTR) 63％で，両肺野のうっ血所見が著明であった(図8-1 B)．

Question 2　本症例は Nohria-Stevenson の分類ではどの群に該当するか？

1. warm & dry
2. warm & wet
3. cold & dry
4. cold & wet

Nohria-Stevenson の分類(p.36, 図5-2)およびクリニカルシナリオ(p.72, 表11-1)は心不全急性期の病態把握および治療法の決定に有用である．Nohria-Stevenson の分類は，うっ血所見と低灌流所見に着目した分類法で，本症例はうっ血所見あり(wet)，低灌流所見なし(warm)の，Profile B (wet & warm)と判断される．クリニカルシナリオ(CS)はおもに来院時の血圧に注目した分類法で，本症例は収縮期血圧が190 mmHg (140 mmHg 以上)であり，CS1に水分貯留が合併した病態と考えられる．

Answer 2　2

Question 3 続いて何を行うか？

1. 頭部 CT 検査
2. 非侵襲的陽圧換気(NPPV)
3. 硝酸薬の持続投与の開始
4. 緊急心臓カテーテル検査の準備
5. 心エコー検査

まず，低酸素血症に対して酸素の増量を行ったが，動脈血液ガス分析で二酸化炭素の貯留を認めたことから，非侵襲的陽圧換気(NPPV)を開始した．

また，Nohria-Stevenson の分類で「wet & warm」，CS 分類では CS1，水分貯留ありと判断されたことから，硝酸薬の持続投与を開始した．

12誘導心電図では ST 上昇は認めなかったが(図8-1 A)，さらなる心疾患精査のために心エコー検査はなるべく早いタイミングで施行する．心エコー図では両心房および左室の拡大，びまん性の壁運動低下(EF 26％)を認めた．心不全の原因ははっきりとは特定できないが，この時点で緊急心臓カテーテル検査の適応はない．このあとは血液検査での心筋逸脱酵素の結果もみながら判断する．

頭部 CT 検査の施行にあたっては，CT 室への移動が必要であり，バイタルサインが不安定な状態では患者から目を離す必要のある検査を行う判断に慎重であるべきである．本症例では緊急頭部 CT 検査の適応はないと判断される．

Answer 3 2，3，5

救急外来での初期治療後，患者は心疾患集中治療室(CCU)へ入室し，上記治療が継続され，第4病日には一般床へ転床となった．酸素は適宜漸減され，また点滴の減量とともに，経口治療薬としてビソプロロールとカンデサルタンを少量から開始，漸増された．

Question 4 原因疾患鑑別のために何が必要か？

1. 詳細な病歴聴取および身体診察
2. 心臓カテーテル検査
3. 運動負荷検査
4. タリウム負荷運動負荷心筋シンチグラフィ
5. 24時間ホルター心電図

急性心不全症例では，来院時には患者本人からの詳細な病歴の聴取や全身の診察は困難であることが多いため，入院後，患者の全身状態を考慮しながら適宜行う．本症例では頭頸部診察にて眉弓部の膨隆，口唇の肥大，巨舌，下顎の突出という特徴的な顔貌を認めた．昔の写真と比較したところ，50代より顔貌の変化が出現していた．また四肢の診察で両手指，両足指の

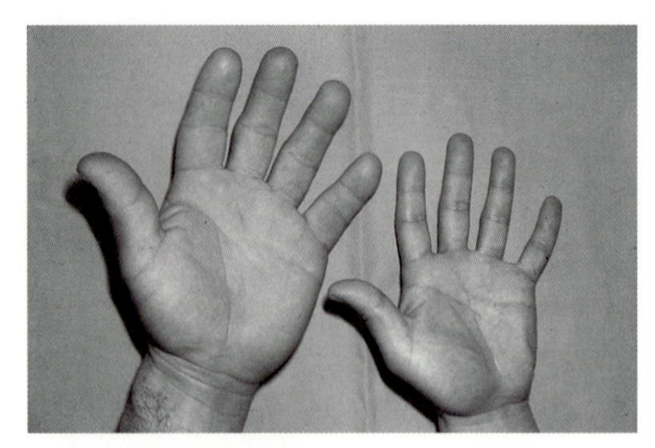

図8-2　両手指の診察
本症例(左)では健常人(右)と比較して，両手指の皮膚の肥厚・肥大を認めた．(東京大学医学部附属病院　腎臓・内分泌内科　伊東伸朗先生提供)

皮膚の肥厚・肥大(図8-2)を認めた．

一方で，心疾患の検索，とくに虚血性心疾患を除外するためには冠動脈の評価が欠かせない．最近は冠動脈 CT や心臓 MRI も頻用されるが，本症例では心臓カテーテル検査(冠動脈造影)が施行され，明らかな冠動脈の狭窄所見は認められなかった．

運動負荷検査や負荷心筋シンチグラフィは，原疾患やその重症度が不明であるため，積極的には行われない．また，現在明らかな不整脈や胸部症状を認めていないため，24時間ホルター心電図も適応外である．

Answer 4　1，2

Question 5　続いて行う検査はどれか？

1. 血中成長ホルモン値の測定
2. 頸動脈エコー検査
3. 下垂体 MRI 検査
4. フロセミド負荷試験
5. 75 g 経口ブドウ糖負荷試験

理学所見から先端巨大症(先端肥大症)が疑われたため，血中成長ホルモン(GH)，ソマトメジン C を測定したところ，それぞれ13.87 ng/mL (基準値 0.01～3.607)，297 ng/mL (基準値 42～250)とともに高値であった．下垂体 MRI (ガドリニウム造影)の T1強調画像で下垂体に径10 mm ほどの低信号を呈する腫瘤を認め，下垂体腺腫と考えられた(図8-3)．75 g 経口ブドウ糖負荷試験(75 g OGTT)にて GH 分泌の過剰を認め，先端巨大症と診断された．心不全の慢性期管理と並行して，内分泌内科にて先端巨大症に対する治療が開始された．

なお，現時点で頸動脈エコー検査とフロセミド負荷試験を積極的に行う理由はない．

Answer 5　1，3，5

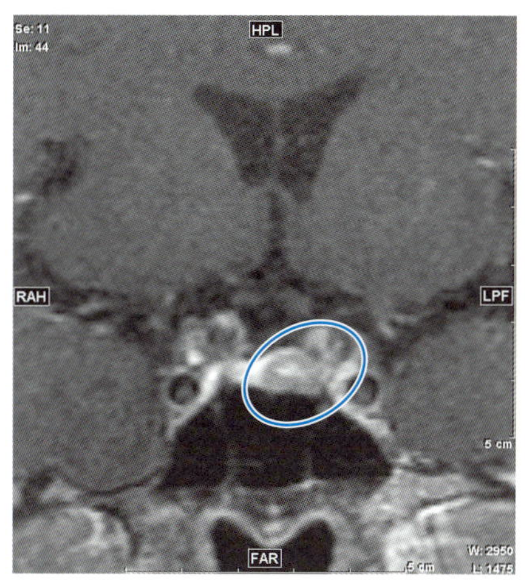

図8-3　下垂体 MRI 画像(ガドリニウム造影) T1強調画像

ガドリニウム造影の T1強調画像で，下垂体腺腫と考えられる，径10 mm ほどの低信号を呈する腫瘤を認める．

その後の経過

心不全治療は奏功し，退院時の心エコー検査では EF 58％と心機能の改善を認めた．その後も心不全増悪を認めていない．また先端巨大症に対する治療として，患者希望も考慮したうえで，放射線療法(ガンマナイフ)と薬物療法〔オクトレオチド(サンドスタチン®)〕が選択された．現在は外来での経過観察(外来フォローアップ)にて血液検査上 GH 値，ソマトメジン C 値は良好にコントロールされている．

本症例のポイント

本症例は心不全発症を契機に先端巨大症(先端肥大症)を診断された症例である．先端巨大症の発症率は10万人あたり5～20人程度，先端巨大症に心不全を合併する率は全症例の3％程度と報告されており，比較的まれな病態といえる．一方で，先端巨大症をはじめとする内分泌疾患に伴う二次性心筋症は，原疾患の治療により心機能の改善が期待できる数少ない病態のひとつであり，見逃さないよう，つねに注意を傾けておくことが肝要である．

(石田純一　　分担編集：牧　尚孝)

9. 脚気心

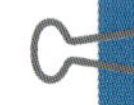

症 例 40歳男性

主 訴 呼吸困難

現病歴

来院の前日から呼吸困難を自覚し，来院当日には朝から全身倦怠感が出現した．社内のトイレで倒れていたところを同僚に発見され，当院へ救急搬送された．特記すべき既往や病歴はないようだが，これ以上の病歴聴取は困難であった．

身体所見

身長168 cm，体重72 kg．来院時はスーツ姿．意識レベル JCS（Japan Coma Scale）0，顔面蒼白，体温36.8℃，心拍120/分，救急隊のモニターでは洞調律，血圧76/50 mmHg，呼吸数20/分，酸素マスク5L 投与下で SaO_2 90％．明らかな外傷を認めない．両側肺呼吸音異常なし．明らかな心雑音は聴取せず．下腿に浮腫あり，冷感は明らかでない．

Question 1 この時点でまず何を行うか？

1. 緊急カテーテル治療の手配をする
2. 詳細な神経所見を含めて，丁寧に全身の診察を行う
3. 病歴を細かく聴取する
4. 血行動態の確保に努める
5. 人手を集める

一見してショックバイタルだとわかる．たとえ循環器内科医であっても，一人で対応してはいけない．躊躇せず助けを呼んで，複数の医療従事者で対応すべきである．カテーテル検査がいつでもできるように連絡方法を確認しておくことは重要であるが，この時点で，カテーテル治療の手配をする必要はない．診断をつけるための詳細な問診や診察も重要であるが，本症例のようなショック患者の場合は，まずは循環動態の安定を最優先させるべきである．

末梢の静脈ラインを確保して急速補液とともに，ノルアドレナリン持続静注(0.05～0.25 γ)を開始した．同時に，リザーバーマスクを併用して酸素化に努めた．末梢確保とともに採血を行った．このとき，多めに確保して，追加検査にも対応できるようにしておくべきである．用手で患者の脈を確認して，循環動態の確保を随時確認することもできる．ここでは，酸素化が保てないために人工呼吸を開始した．

Answer 1 4，5

Question 2 本症例のショックは以下のいずれと考えられるか？

1. 循環血漿量減少性ショック
2. 血液分布異常性ショック
3. 心原性ショック
4. 心外閉塞・拘束性ショック

一般に，ショックは図9-1のように4つに分類されるが，実際には一人の患者が複数のショック型を呈することが少なくない．

本症例においては，外傷や吐下血などの大量出血を示唆する所見はなく，明らかな循環血漿量の減少を示唆する所見は認めなかった．血流分布異常性ショックには，敗血症性ショック，アナフィラキシーショックなどがある．アナフィラキシーショックは患者にとって既知のアレルゲンがあるか，あるいはアレルゲンと疑われる物質への曝露があり，急性発症で皮膚(もしくは粘膜)症状，呼吸器症状(気道狭窄の症状)，腸管症状のいずれかを伴う．本症例ではアレルゲンと疑われる物質への曝露は不明だが，皮膚，呼吸器，腸管症状を伴っていなかったことから，アナフィラキシーショックは否定的と考えられた．発熱はなく，感染を示唆するような身体所見も認めなかったことから敗血症性ショックも否定的と考えられたが，末梢冷感を認めなかった点からは血液分布異常性ショックの要素が存在する可能性を残しておくべきと考えられた．

したがってこの時点では，心原性ショック，心外閉塞・拘束性ショックを念頭に，血液分布異常性ショックの可能性も考え，検査を進めた．

Answer 2 2，3，4

図9-2に，心電図，胸部 X 線撮影，心エコー検査の結果を示す．

(A) 循環血漿量減少性ショック（出血性ショックなど）

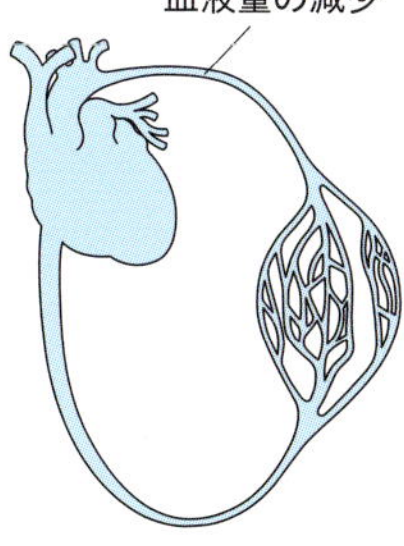

(B) 血液分布異常性ショック（アナフィラキシーショック，敗血症性ショックなど）

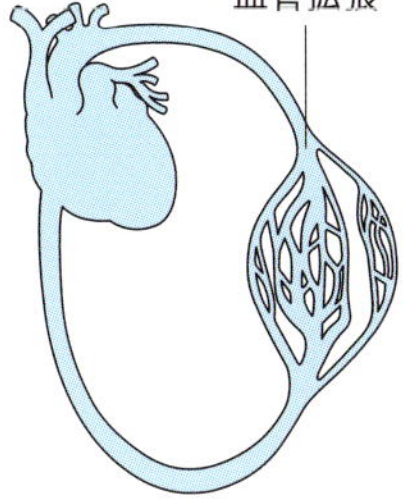

(C) 心原性ショック

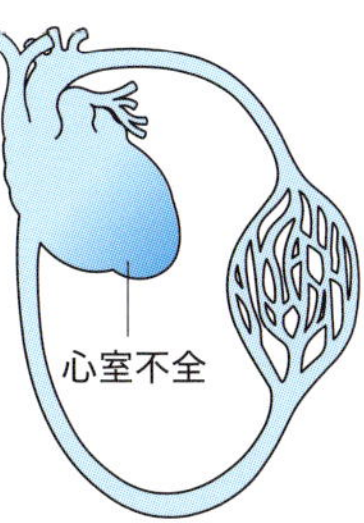

(D) 心外閉塞・拘束性ショック（心タンポナーデ，急性肺血栓塞栓症など）

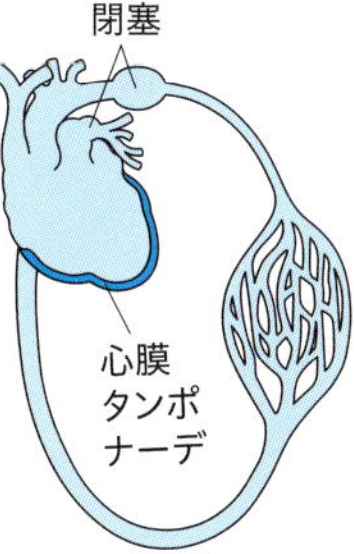

図9-1 ショックの分類

［Vincent JL and De Backer D : N Engl J Med, 369 : 1726-1734, 2013を一部改変］

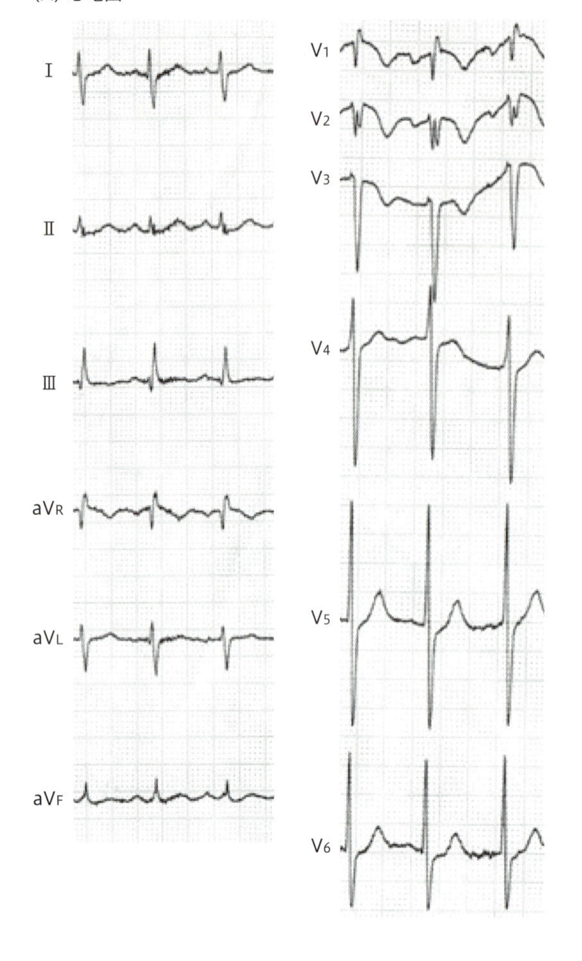

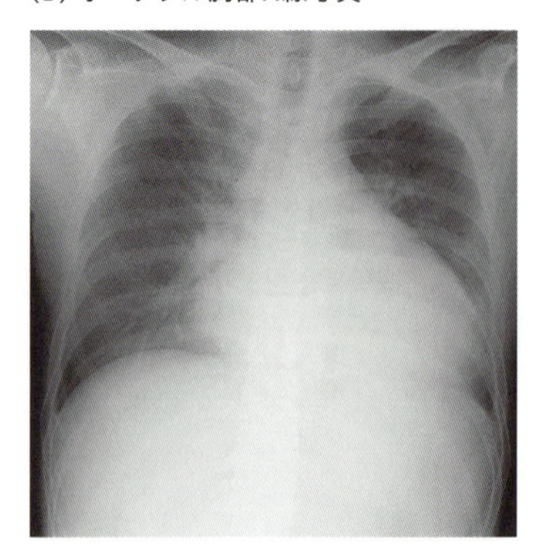

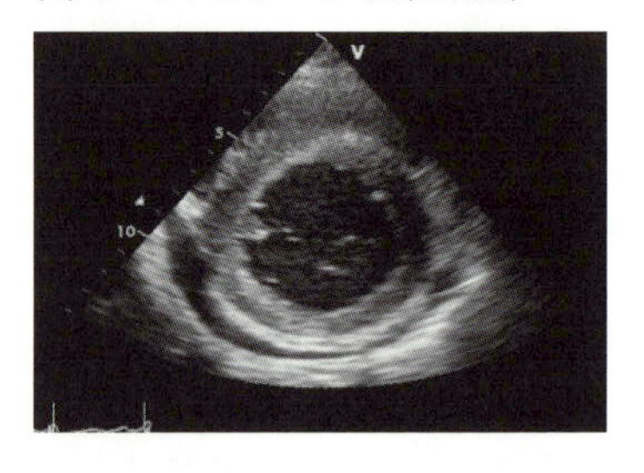

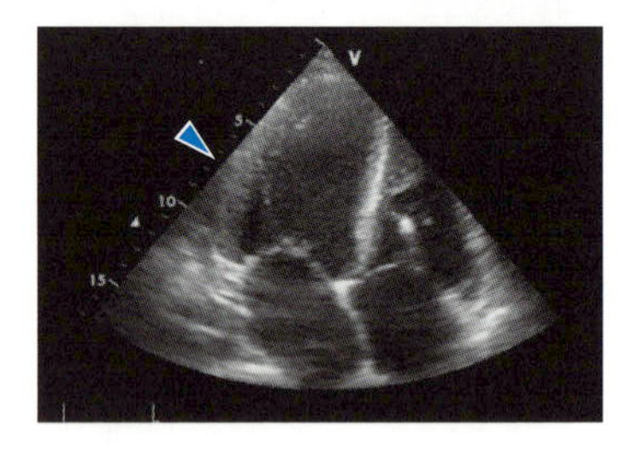

図9-2　来院時の心電図，胸部 X 線写真，心エコー検査
心エコー図では右心系の拡大(►)がみられた.

Question 3　検査結果から本症例は以下のいずれと考えられるか？

1. 急性冠症候群
2. 急性肺血栓塞栓症
3. 拡張型心筋症
4. 急性心筋炎
5. その他

心電図上，明らかな ST 変化は認められないため(図9-2 A)，急性冠症候群は否定的であるが，念のためトロポニンや H-FABP などを迅速検査項目に入れておくべきである．また，急性肺血栓塞栓症を示唆する，いわゆる S I QIIITIII パターン(p.336，図48-4)や右心負荷の所見も認めなかった．しかし，急性肺血栓塞栓症でも，かならずしも典型的な心電図所見を示すとは限らないので(SⅠQⅢTⅢパターンを示すのは，急性肺血栓塞栓症の20％程度とされる[1])，Dダイマー(D-dimer)は確認するべきであるし，造影CT検査も試行するべきであろう．緊張性気胸も心外閉塞・拘束性ショックを呈しうるため，迅速に除外すべき病態である．両側呼吸音を聴取しているので否定的ではあるが，ポータブル胸部X線撮影によって否定した(図9-2 B)．X線検査では，心拡大と軽度の肺うっ血像を認めた．

心原性ショック，心外閉塞・拘束性ショックを鑑別するには心エコー検査がきわめて有用である．心外閉塞・拘束性ショックの原因となるような，心タンポナーデや急性肺血栓塞栓症について検討したが，少量の心嚢水貯留を認めるものの，右室の虚脱はなく，右心系はむしろやや拡大していたことから，心タンポナーデは否定的と考えられた．三尖弁圧較差は22 mmHgと肺高血圧はなく，心エコー検査でも急性肺血栓塞栓症は否定的であった．局所壁運動異常はなく，心電図所見とあわせて，急性冠症候群も否定的である．カラードプラ法により弁の評価が可能であり，上腹部にプローブを当てて下大静脈の怒張・呼吸性変動の消失を認めれば，うっ血性心不全が疑われる．本症例は左室駆出率40％，全周性に壁運動の軽度低下が認められた．弁膜症は認めず，右心系が拡大していた(図9-2 C，D)．下大静脈は21 mmと拡張していたが，呼吸性変動はあった．左室拡張末期径は54 mmと正常範囲内であり，心室中隔厚・後壁厚が12/13 mmとやや厚いことから，典型的な拡張型心筋症は否定的であった．心筋はやや浮腫状にみえ，心嚢水も貯留していることから，心筋炎は鑑別候補として残った．心筋炎も早急に診断を確定させて治療すべき病態であり，鑑別のためにさらなる検査が必要である．

Answer 3 4，5

心エコー検査を行っているあいだに迅速採血の結果が出た(下線部はとくに注意すべき値)．貧血はなく，やはり循環血漿量減少性ショックは否定的と考えられた．Dダイマーの上昇はごく軽度で，ショックに陥るような急性肺血栓塞栓症はやはり否定的と考えられた．トロポニンⅠも陰性で，急性冠症候群も否定的であった．

WBC 8,700/μL	**Hb** 13.8 g/dL	**Plt** 14.4×10^4/μL	**Alb** 3.7 g/dL
TB 3.9 mg/dL	**TC** 96 mg/dL	**CK** 476 U/L	**CK-MB** 18 U/L
Cre 2.8 mg/dL	**Na** 128 mEq/L	**K** 5.1 mEq/L	**CRP** 2.3 mg/dL
PT 68％	**APTT** 30秒	**D-dimer** 0.8 μg/mL	**Glu** 80 mg/dL
BNP 990 pg/mL	**pH** 6.971	**Lac** 21 mmol/L	**トロポニンⅠ** (−)
H-FABP (−)			

Question 4 次にどの検査を追加するか？

1. 冠動脈造影検査＋冠動脈形成術
2. 血液培養検査
3. カテーテル検査による血行動態評価と心筋生検
4. 造影 CT 検査

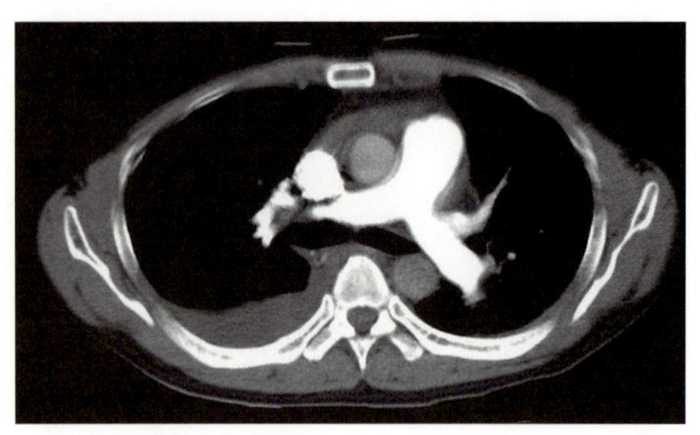

図9-3　胸部造影 CT 検査

心原性酵素の上昇を認めず，心電図と心エコー検査の所見から急性冠症候群は否定的と考えられるため，少なくとも冠動脈形成術を念頭に置いた冠動脈造影検査は不要である．また，ショックバイタルによる臓器障害を認めるが，やはり敗血症は積極的には考えにくい．血液培養は採取してもよいのかもしれないが，必須とはいえない．先にも述べたとおり，心電図，心エコー検査では，かならずしも急性肺血栓塞栓症の診断ができないことも多いので，念のため胸部造影 CT 検査を行ったが，少なくとも血行動態を破綻させるような中枢性の肺塞栓は認められなかった(図9-3)．

本症例では心筋炎が否定できないため，カテーテル検査による血行動態の評価と心筋生検を行った．通常，病理診断は1週間程度結果を待つが，心筋炎であった場合にはステロイド治療などを早急に検討したいため迅速で依頼した．重症心不全症例であると，しばしば心筋生検の追加が躊躇されることがあるが，経験のある施設であれば，むしろそのような症例において，診断を確定させるために，この時点で積極的に心筋生検を行っておくべきである．

カテーテル検査の結果，平均右房圧12 mmHg，肺動脈楔入圧24 mmHg，心係数3.0 L/分/m^2であり，拍出量は正常範囲であった．SvO_2 70 %と高値，体血管抵抗500 dynes/秒/cm^3(基準値800～1,200 dynes/秒/cm^3)と低値だった．

以上の結果，本症例は，血管抵抗の低下した高拍出性の心不全であること，貧血はなく，造影 CT 画像でシャント性疾患を認めないことから，高拍出性心不全を呈する「衝心脚気」を疑った．

Answer 4　3，4

その後の経過

「衝心脚気」を疑って，サイアミン(ビタミン B_1) 100 mg を静脈注射(iv)した．サイアミン投与後，血行動態はすみやかに改善し，翌日には静注カテコラミンから離脱可能だった．サイアミンはその後も1日3回 iv で投与を継続した．翌々日には抜管可能であった．サイアミン投与開始後に病理結果が出て，心筋炎を示唆する炎症細胞浸潤は認めず，間質は浮腫状ではあるものの，非特異的な所見であった．

サイアミン投与後に妻が来院し，患者はビール会社に勤務しており，毎日3 L 程度のビールを飲酒し，夕飯は飲酒だけで済ませる場合も多かったことが判明した．アルコール多飲はビタミン B_1を消費することから，この病歴はビタミン B_1低下の原因として合致する．1週間後，来院時血液検体から血中ビタミン B_1 は14 ng/mL と低値(基準値下限20 ng/mL)であったことが判明した．心臓リハビリや食事指導を行い，第20病日には独歩で退院可能であった．

本症例のポイント

- ショックバイタルの患者を診た場合，一人で対応を行わず，かならず医療スタッフを集めること．一刻を争う病態であるため，診断と同時に治療を行う．
- ショックバイタルの患者の鑑別診断は，見逃すと致命的な疾患を除外する作業を優先させる．
- ショックは循環血漿量減少性ショック，血液分布異常性ショック，心原性ショック，心外閉塞・拘束性ショックの4つに分類されるが，実際には一人の患者が複数のショック型を呈することが少なくないことに注意すべきである．本症例でも，心原性ショックを主体として，一部に血液分布異常性ショックの要素を含んでいるものと考えられたことが鑑別診断をするうえで重要なポイントとなった．
- 古くて新しい疾患である「脚気」は疑わなければ診断できない．近年増加しつつある疾患であり，ショック患者では頭の片隅に入れておくこと．本症を疑った場合，ビタミン B_1 の投与を躊躇しない．本症例のように，その特徴的な病歴は，しばしば来院直後には聴取できないことがあることも認識しておくべきである．

column 高拍出性心不全とは？

そもそも「心不全」とは何か？　簡単そうで難しい質問である．心臓が弱って収縮能が落ちている状態？　いや，収縮能が保持された拡張障害主体の心不全というものも存在する．心臓は全身に血液を送り出す「ポンプ」機能を担っているので，「心不全」とは「ポンプ機能不全」ともいえる．何をもって機能不全で，何をもって機能不全でないのか？　全身の臓器に十分な血液量を供給できなければ「機能不全」なのである．したがって，貧血状態で血液が薄くなっていたり，甲状腺疾患などで全身臓器の代謝が亢進していたり，脚気などで末梢血管が拡張していたり，シャントがあって末梢臓器までうまく血液が行き渡らない状態では，心臓の拍出は高まっていても「相対的に」有効血流が不足しているといえる．このような心不全をとくに，高拍出性心不全とよぶ．心不全かどうかは，需要と供給のバランスによって決定されるともいえる．

かつては国民病として蔓延していた脚気であるが，現在は，まれな疾患となっている．しかし，高度に精製された米や他の炭水化物を常食とする途上国の人たちや，アルコール中毒患者に対しては，脚気を念頭に置くことが必要である．脚気心以外に高拍出性心不全をきたす代表的な疾患としては，甲状腺中毒症，貧血，シャント疾患，Paget 病，敗血症などがある．

（今村輝彦　　分担編集：牧　尚孝）

文献

1）Punukollu G, et al. : Am J Cardiol, 96 : 450-452, 2005.

10. CRT-Dで治療した症例

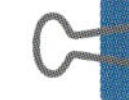

症 例　48歳男性

主 訴 呼吸困難

現病歴

6カ月前から労作時呼吸困難を自覚していた．徐々に呼吸困難が増悪し，安静時にも自覚するようになった．起坐呼吸をきたしたため，近医を受診したところ，気管支炎の疑いにより抗菌薬を処方されたが，改善なく，他院にて急性心不全の診断を受け，入院となった．

入院時の心電図にて完全左脚ブロックを認め，左室駆出率（LVEF）10％程度と，著明な心収縮力の低下を認めた．拡張型心筋症（DCM）が疑われ，薬物療法の導入がなされたものの，入院翌日に心室頻拍（VT）から心室細動（VF）に至り，心肺蘇生を施行，40分後に蘇生された．さらに，気管内挿管，人工呼吸管理下において冠動脈造影（CAG）を施行したところ，虚血性心疾患（IHD）は否定され，拡張型心筋症の診断に至った．大動脈内バルーンパンピング（IABP），低体温療法を経て，後遺症なく回復した．

カテコラミンによる薬物療法継続のうえ，さらなる加療目的にて当院転院となった．

当院転院時に12誘導心電図検査（図10-1）を行った．

転院後，ドブタミン継続下にて大動脈内バルーンパンピング（IABP）を離脱しえた．その後，カテコラミン漸減，中止を試みたが，離脱には至らなかった．

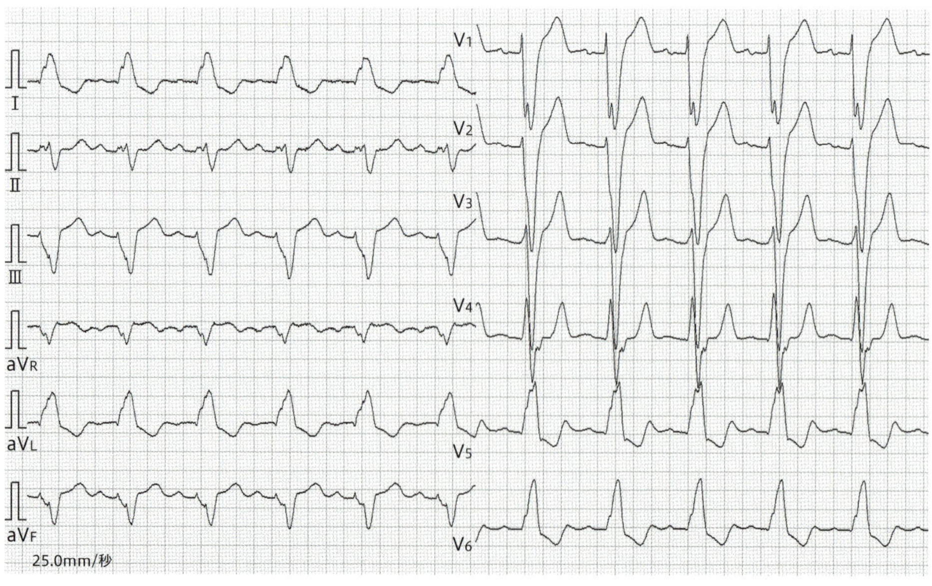

図10-1　転院時12誘導心電図

Question 1 本症例における心不全重症度はいずれか？

1. NYHA 心機能分類Ⅰ度
2. NYHA 心機能分類Ⅱ度
3. NYHA 心機能分類Ⅲ度
4. NYHA 心機能分類Ⅳ度

心不全の程度や重症度を示す分類には NYHA (New York Heart Association) 心機能分類(表10-1)，急性心筋梗塞時の Killip 分類，血行動態指標による Forrester 分類(p.36，図5-2)などがあげられる．本症例は拡張型心筋症を基礎心疾患とする急性心不全と診断され，心疾患のため，いかなる身体活動も制限され，カテコラミン依存状態であり，心不全症状が安静時にも存在することを意味する．したがって NYHA 分類Ⅳ度に該当する．

Answer 1 4

Question 2 本症例において心臓再同期療法(CRT)の適応として該当する所見は何か？

1. NYHA 心機能分類Ⅳ度
2. 完全左脚ブロック
3. QRS 幅 217 msec
4. 洞調律
5. 左室駆出率 10%

心不全においては心室内伝導障害，心房心室同期不全，心室内同期不全，心室間同期不全が生じやすい．これらを改善する治療法が，両室ペーシングによる心臓再同期療法 cardiac

表10-1 NYHA (New York Heart Association) 心機能分類

Ⅰ度	身体活動に制限はない心疾患患者．日常的な身体活動では，著しい疲労，動悸，呼吸困難，または狭心痛を生じない．
Ⅱ度	軽度の身体活動の制限がある心疾患患者．安静時には問題がない．日常的な身体活動により，疲労，動悸，呼吸困難，または狭心痛を生じる．
Ⅲ度	高度な身体活動の制限がある心疾患患者．安静時には問題がない．日常的な身体活動よりも軽い活動で，疲労，動悸，呼吸困難，または狭心痛を生じる．
Ⅳ度	症状によりあらゆる身体活動の実行に差し障りのある心疾患患者．安静時にも心不全や狭心症の症状が生じている．身体活動により症状が増悪する．

Ⅱ度を，Ⅱs 度：軽症(身体活動に軽度制限のある場合)と，Ⅱm 度：中等症(身体活動に中等度制限のある場合)に分ける場合もある．

出典：The criteria committee of the New York Heart Association. Nomenclature and criteria for diagnosis of diseases of the heart and great vessels. 9th edition, p.253-256, Little, Brown & Co. 1994.

resynchronization therapy (CRT)である．多くの大規模臨床試験において CRT の有用性が報告されているが，すべての心不全で有効というわけではなく，その適応について判断する必要がある．

1) わが国における心臓再同期療法（CRT）の適応

CRT 有効性の予知指標として，左室駆出率(LVEF)低下，QRS 幅が重要と考えられている．日本循環器学会「不整脈の非薬物療法ガイドライン(2011年改訂版)」[1]では，CRT-P (ペーシング機能のみの CRT)のクラスⅠ適応として，「①最適の薬物療法でも NYHA クラスⅢまたは通院可能な程度のクラスⅣの慢性心不全を呈し，左室駆出率35％以下，QRS 幅120 msec 以上で，洞調律の場合」と規定されている．クラスⅡa 適応として，「①最適の薬物療法でも NYHA クラスⅢまたは通院可能な程度のクラスⅣの慢性心不全を呈し，左室駆出率35％以下，QRS 幅120 msec 以上で，心房細動を有する場合，②最適の薬物療法でも NYHA クラスⅢまたは通院可能な程度のクラスⅣの慢性心不全を呈し，左室駆出率35％以下で，徐脈に対してペースメーカが植込まれ，または予定され，高頻度に心室ペーシングに依存するかまたはそれが予想される場合」と規定されている．

2) 欧米における心臓再同期療法（CRT）の適応

一方，米国〔米国心臓学会財団・米国心臓協会・米国不整脈学会(ACCF/AHA/HRS)〕のガイドライン[2]と欧州心臓病学会(ESC)のガイドライン[3]では，左脚ブロックに重きが置かれており，米国では左脚ブロックかつ QRS 幅150 msec 以上をクラスⅠ，左脚ブロックかつ QRS 幅120～149 msec をクラスⅡa の適応とし，欧州では左脚ブロックかつ QRS 幅120 msec 以上をクラスⅠの適応としている点にも留意する必要がある．MADIT-CRT 試験[4]では，QRS 幅130 msec 以上の症例において，左脚ブロックで CRT の長期生存率改善が認められるものの，右脚ブロックやそのほかの心室内伝導障害では効果は明らかでなかった．

3) 本症例における心臓再同期療法（CRT）の適応検討

本症例は，左室駆出率10％，完全左脚ブロック，QRS 幅217 msec，洞調律という点では，クラスⅠ適応に該当する．また，***Question 1***で述べたとおり，NYHA 心機能分類は心不全重症度を示す指標であり，本症例は NYHA 心機能分類Ⅳ度である．しかしながら，カテコラミン依存状態であり，通院可能な状態とはいえない．本来のガイドライン上では，カテコラミンを漸減，中止し，通院可能な状態となって初めてクラスⅠ適応となる．

Answer 2 2，3，4，5

Question 3	**本症例において植込み型除細動器(ICD)の適応に該当する所見は何か？**

1. 心室細動
2. 持続性心室頻拍
3. 左室駆出率10％
4. 余命12カ月以上
5. NYHA 心機能分類Ⅳ度

心臓突然死は心不全死と並んで心疾患患者の主要な死因であり，その発生を未然に防ぐことは生命予後の改善に，きわめて重要である．植込み型除細動器 implantable cardioverter defibrillator（ICD）は心疾患の種類や，一次予防，二次予防にかかわらず，生命予後を改善する最も有効な治療法のひとつである．適応については，一次予防，二次予防を分けて考える必要があり，本症例はすでに心室頻拍から心室細動に至っているため二次予防と判断できる．

1）植込み型除細動器（ICD）による二次予防

ICD による二次予防については，日本循環器学会「不整脈の非薬物治療ガイドライン」では，クラスⅠ適応として，「①心室細動が臨床的に確認されている場合，②器質的心疾患に伴う持続性心室頻拍を有し，以下の条件を満たすもの，1）心室頻拍中に失神を伴う場合，2）頻拍中の血圧が80 mmHg 以下，あるいは脳虚血症状や胸痛を訴える場合，3）多形性心室頻拍，4）血行動態の安定している単形性心室頻拍であっても薬物療法が無効または副作用のため使用できない場合や薬効評価が不可能な場合，あるいはカテーテルアブレーションが無効あるいは不可能な場合」と規定されている．クラスⅡa 適応として，「①器質的心疾患に伴う持続性心室頻拍がカテーテルアブレーションにより誘発されなくなった場合，②器質的心疾患に伴う持続性心室頻拍を有し，臨床経過や薬効評価にて有効な薬剤が見つかっている場合」と規定されている．

2）植込み型除細動器（ICD）による一次予防

一方，ICD による器質的心疾患を有する患者に対する一次予防については，ガイドラインではクラスⅠ適応として，「①冠動脈疾患または拡張型心筋症に基づく慢性心不全で，十分な薬物治療を行っても NYHA クラスⅡまたはクラスⅢの心不全症状を有し，かつ左室駆出率35％以下で，非持続性心室頻拍を有する場合，②NYHA クラスⅠで冠動脈疾患，拡張型心筋症に基づく左室機能低下（左室駆出率35％以下）と非持続性心室頻拍を有し，電気生理検査によって持続性心室頻拍または心室細動が誘発される場合」と規定されている．クラスⅡa として，「①冠動脈疾患または拡張型心筋症に基づく慢性心不全で，十分な薬物治療を行っても NYHA クラスⅡまたはクラスⅢの心不全症状を有し，左室駆出率35％以下の場合」と規定されている．

3）本症例におけるICDおよびCRTの適応検討

本症例では，心室細動が確認されたことにより，二次予防のクラスⅠ適応であるが，そのほかの要素として，器質的心疾患に伴う持続性心室頻拍，左室駆出率10％も適応条件に合致する．一次予防の場合，ICD の適応において NYHA 心機能分類Ⅳ度は該当しない．これは，ICD の一次予防効果を確認するために多くの前向き大規模臨床試験が施行されているが，いずれも左室駆出率の低下，または NYHA 心機能分類Ⅱ度・Ⅲ度の心不全を対象としたことに起因する．

一方，心臓再同期療法（CRT-P 植込み），および両室ペーシング機能付き植込み型除細動器（CRT-D）植込みについては，通院可能な程度の NYHA 心機能分類Ⅳ度を適応に含めている．一般に NYHA 心機能分類Ⅳ度の患者は，生命予後そのものが悪いことが示唆されている．COMPANION 試験[5]では，対象者のうち NYHA 心機能分類Ⅳ度であった217人について検討を加えているが，CRT-P/CRT-D 植込み群では心不全による死亡や入院が薬物治療群に比して抑制されたものの，総死亡については CRT の優位性を認めなかった．このため，CRT が適応となる NYHA 心機能分類Ⅳ度とは6カ月以上の余命があると判断される通院可能な程度とされている．そのほかの臨床試験でも，強心薬などの持続注射を受けていない NYHA 心機能分類Ⅳ度の症例が対象となっている.

本症例では, 転院当初はカテコラミン依存の NYHA 心機能分類Ⅳ度であり, ガイドラインにおいては, CRT-D 植込みについてクラスⅠ, クラスⅡa には該当しない. しかしながら, そのほかの項目, とくに完全左脚ブロックであること, QRS 幅217 msec と著明に延長していることから, 有用性が示唆され, 余命は12カ月以上を期待できると判断し, CRT-D の適応と判断した.

Answer 3 1, 2, 3, 4

CRT-D 植込み術

入院28日めに CRT-D 植込み術を施行した.

冠静脈洞を逆行的に造影し, 左室後側壁に良好な分枝を認め, 同部位に左心室リードを挿入した.

Question 4 心臓再同期療法(CRT)における左心室リードの不適部位はどこか?

1. 基 部
2. 中間部
3. 心尖部

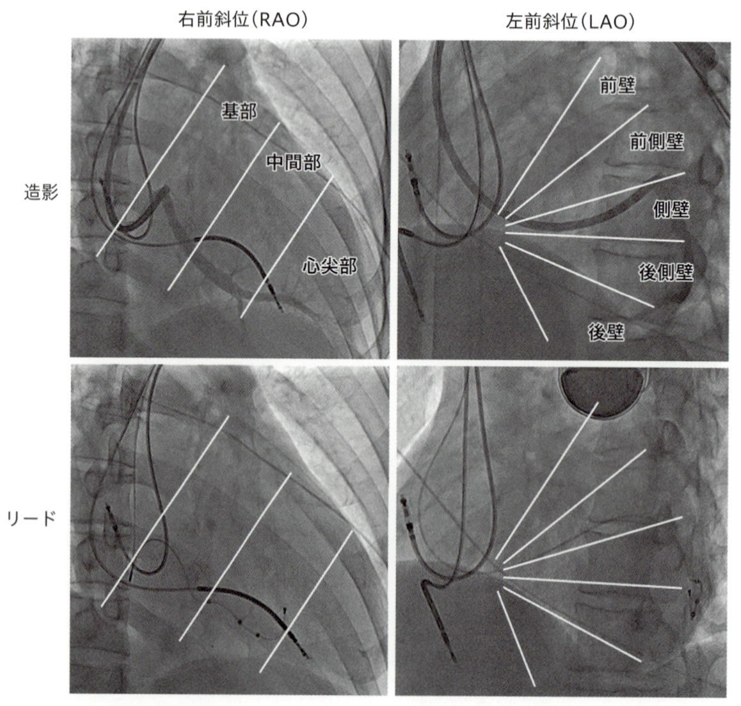

図10-2 CRT-D 植込み
冠静脈洞造影および左心室リード挿入位置.

MADIT-CRT 試験において，左心室リードの位置を右前斜位(RAO)で基部，中間部，心尖部，左前斜位(LAO)で前壁，側壁，後壁に分類したところ(図10-2)，心尖部へのリード挿入において有意に死亡率が増加し，非心尖部では有意差を認めないと報告された．一方，標的血管の径により近位ではリード挿入が浅くなり，脱落のリスクが高くなるおそれがあった．現在では各社の製品とも多極リードを用い，リード脱落を回避しつつ，より基部側でのペーシング，また横隔神経刺激の回避が可能となっている．

Answer 4 3

本症例では，左心室後側壁中間部からのペーシングを施行しえた(図10-2，下段)．

CRT-D 植込み後の経過

CRT 後の心電図では，QRS 幅は178 msec と短縮した(図10-3)．経胸壁心エコー検査を行うと，左室駆出率の改善は乏しかったものの，明らかに左室非同期は改善し，僧帽弁閉鎖不全症(MR)についても中等度から軽度に改善した．

カテコラミンを漸減しつつ，β遮断薬を漸増し，CRT-D 植込み術後43日めにはカテコラミンを中止しえた．CRT-D 植込み前後の胸部 X 線写真においても心胸郭比(CTR)の縮小を認めた(図10-4)．

本症例は，薬物治療の調整，心臓リハビリテーションを経て，CRT-D 植込み術後61日めに退院となった．以後は外来通院を継続し，NYHA 心機能分類III度まで改善している．

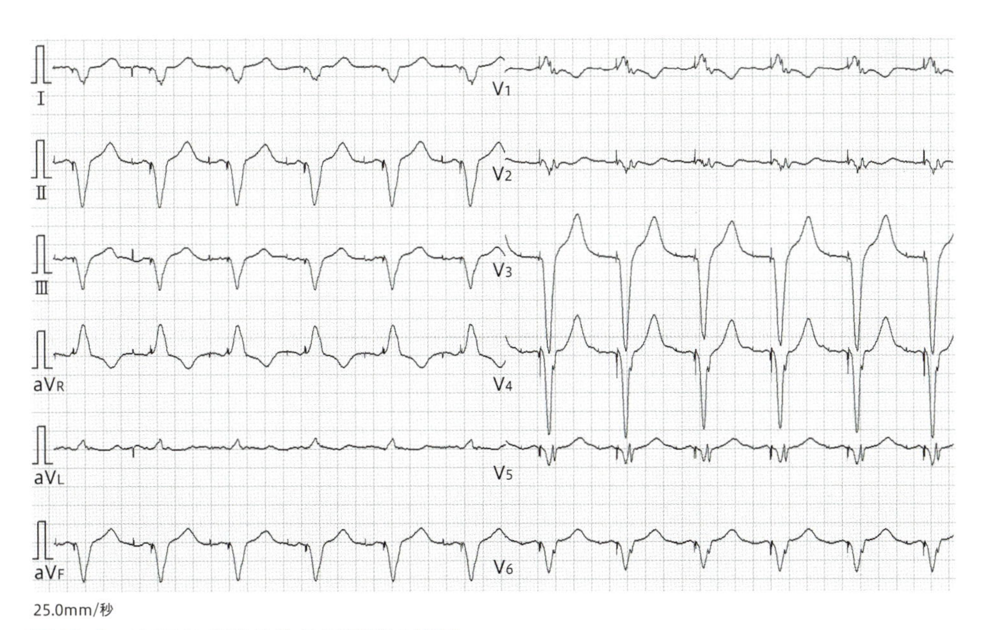

図10-3 CRT-D 植込み後の12誘導心電図
転院時に217 msec であった QRS 幅が，178 msec まで短縮している．

(A) 転院後胸部X線写真

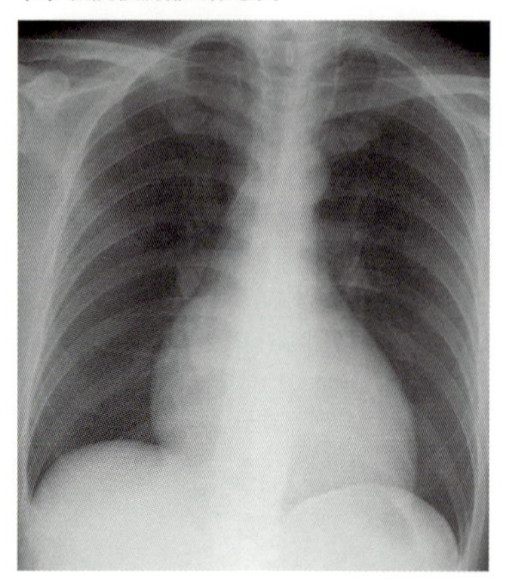

(B) CRT-D植込み後胸部X線写真(正面, 側面)

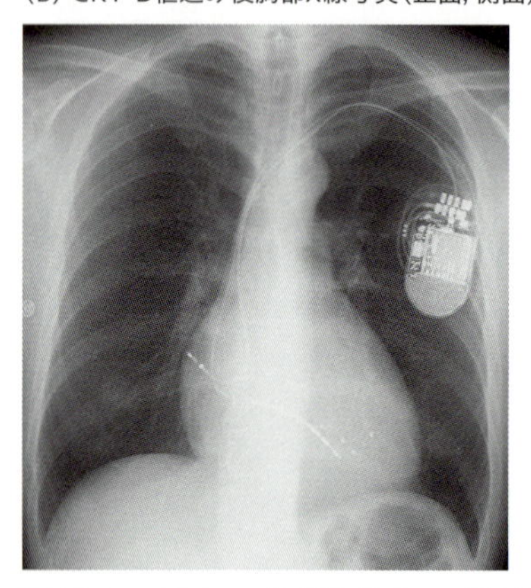

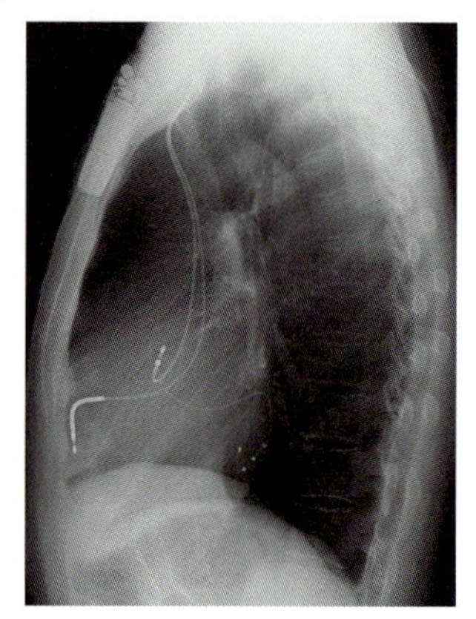

図10-4　CRT-D 治療前後の X 線写真

本症例のポイント

- CRT-D の適応を判断する条件として, NYHA 心機能分類, 左室駆出率(LVEF), QRS 幅が重要であり, さらに洞調律, 左脚ブロックがよい適応である.
- MIRACLE ICD Ⅱ, MADIT-CRT といった大規模臨床試験の結果を経て, 軽症心不全に対する心臓再同期療法(CRT)の有用性が言及され, とくに, QRS 幅 150 msec 以上, NYHA 心機能分類Ⅱ度の例で有意であった. 左室容積と左室駆出率の改善, 心不全入院の抑制が示唆され, 逆リモデリングを介して心不全や病態の進行を抑制する効果が期待されるが, 長期予後への影響は今後の課題である.
- NYHA 心機能分類Ⅰ度あるいはⅡ度といった軽症心不全, 一方の NYHA 心機能分類Ⅳ度といった重症心不全においても, CRT が有用である群が存在すると考えられるが, 画一的な見解には至っていない. したがって, 個々の症例について費用対効果の点からも適応を慎重に判断する必要がある.
- 心不全の予後に対する CRT-P と CRT-D の効果は同程度であるとされる一方, CRT-P は心臓突然死には関与しないともいわれる. COMPANION 試験では, 生存率においては CRT-P に比べ CRT-D の有用性が示されている. CRT による催不整脈作用も示唆され, その機序はまだ十分解明されていないが，CRT による左室心外膜ペーシングによる影響とみられており，長期予後改善のためには CRT-P ではなく，CRT-D を積極的に検討すべきであるといわれている．

（小島敏弥　　分担編集：牧　尚孝）

文献

1）日本循環器学会 ほか：不整脈の非薬物療法ガイドライン（2011年改訂版），2011. http://www.j-circ.or.jp/guideline/pdf/JCS2011_okumura_h.pdf（2017年8月現在）
2）Tracy CM, et al.：J Am Coll Cardiol, 60：1297-1313, 2012.
3）Brignole M, et al.：Eur Heart J, 34：2281-2329, 2013.
4）Moss AJ, et al.（MADIT-CRT Trial Investigators）：N Engl J Med, 361：1329-1338, 2009.
5）Lindenfeld J, et al.：Circulation, 115：204-212, 2007.

11. 急性心筋炎，急性心不全

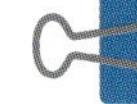

症 例　60歳女性

主 訴 胸部不快感，腹痛，嘔気

現病歴

慢性心房細動で定期外来に通院中の患者である．心機能は維持されており，ワルファリン，ジゴキシンを服用中であった．

来院 1 週間前から腹痛，食欲不振，嘔気があり，3 日前に近医内科を受診した．感染性胃腸炎の診断で整腸剤，制吐剤の処方を受けていた．しかし，受診後も症状の改善に乏しく，嘔気に加えて下痢が出現した．さらに，当院受診日の朝より，胸のもやもやする感じを認めたため，救急外来を受診した．

身体所見 意識清明，血圧 110/72 mmHg，心拍 80/分・不整，体温 36.5℃，SpO_2 95％（酸素 2 L/分），半坐位での頸静脈怒張の所見あり．

胸部：呼吸音 ラ音なし，心雑音なし

腹部：下腹部自発痛，圧痛あり

四肢：末梢冷感なし，両側下腿浮腫（＋/＋）

来院時の検査所見は次のとおりである．

1) 心電図検査

心拍80/分，完全右脚ブロック，V_1～V_4誘導で QS パターン，ST 上昇(図11-1)．

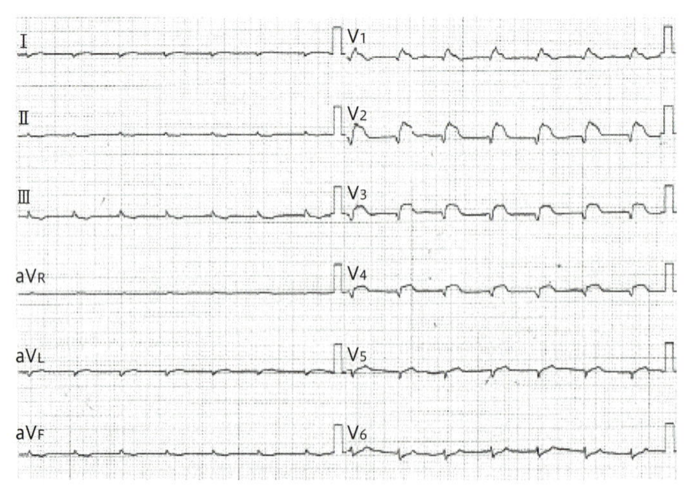

図11-1　来院時12誘導心電図

2) 心エコー検査

心筋壁浮腫状，心嚢水貯留少量あり，前壁中隔の壁運動低下あり（図11-2），左室駆出率(LVEF) 40％程度.

3) 胸部X線撮影

心拡大あり，軽度肺うっ血あり（図11-3).

4) 血液検査

下線部はとくに注意すべき値を示す.

〈血 算〉	**WBC** 5,500/μL	**RBC** 313×10^4/μL↓	**MCV** 101.6 fL↑	**MCH** 36.1 pg↑
	MCHC 35.5％↑	**Hb** 11.3 g/dL	**Hct** 31.8％↓	**Plt** 12.8×10^4/μL↓
〈生 化〉	**BUN** 21.4 mg/dL↑	**Cre** 0.91 mg/dL	**AST (GOT)** 111 U/L↑	
	ALT (GPT) 30 U/L	**LD** 417 U/L↑	**Amy** 52 U/L	**CK** 378 U/L↑
	CK-MB 76 U/L↑	**ALP** 371 U/L↑	**T-Bil** 0.4 mg/dL	**TP** 5.6 g/dL↓
	Alb 2.8 g/dL↓	**CRP** 17.39 mg/dL↑	**Na** 134 mEq/L↓	
	K 5.3 mEq/L↑	**Cl** 87 mEq/L↓	**UA** 4.3 mg/dL	**迅速トロポニンT** (+)
〈凝 固〉	**PT-INR** 2.49	**APTT** 40.4秒↑	**D-dimer** 0.5μg/mL 以下	
〈血 糖〉	**Glu** 129 mg/dL↑	**HbA1c**(NGSP) 5.1％		

(A) 短軸像拡張期

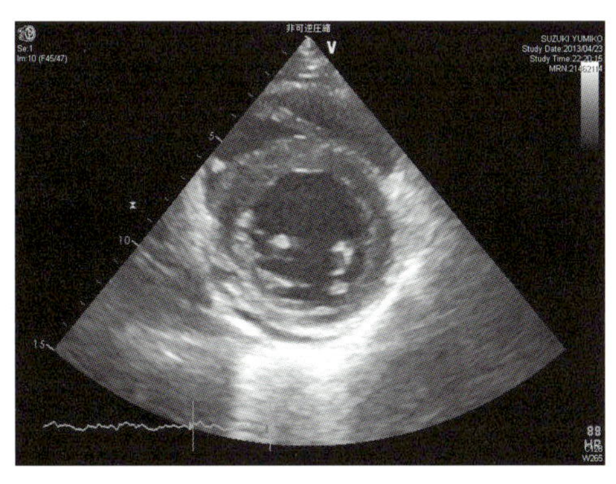

(B) 短軸像収縮期

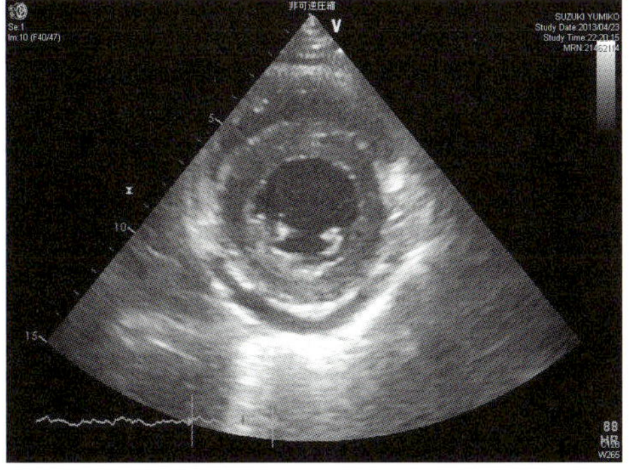

図11-2 来院時ポータブル心エコー図

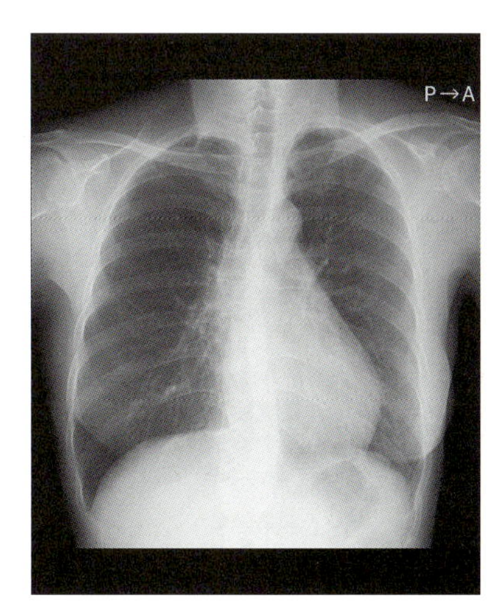

図11-3 来院時胸部X線写真

Question 1 この時点で行うべき介入として，優先度の低いものはどれか？

1. 冠動脈造影
2. 硝酸薬投与
3. 利尿薬投与
4. 非侵襲的陽圧換気(NPPV)開始
5. 強心薬投与

来院後バイタルサインは維持されており，胸痛ははっきりしないものの，心電図，心臓超音波検査(心エコー検査)からは急性前壁中隔心筋梗塞が強く疑われる．採血データ上も心筋逸脱酵素の上昇を認め，急性冠症候群 acute coronary syndrome (ACS)の除外は必須である．したがって，早期に冠動脈造影(CAG)を実施すべきである．

急性心不全の初期対応を決定するうえでの分類方法として，Nohria-Stevenson 分類によるリスク層別化(p.36，図5-2)，またはクリニカルシナリオ(CS)による入院後早期治療の決定が有用である(表11-1)．本症例は，身体所見上は体液貯留傾向を認めているが，低灌流の所見

表11-1 心不全急性期におけるクリニカルシナリオ(CS)

CS1	CS2	CS3	CS4	CS5
収縮期血圧(SBP) ＞140 mmHg	SBP 100～140 mmHg	SBP ＜100 mmHg	急性冠症候群	右心不全
• 急激に発症する • 主病態はびまん性肺水腫 • 全身性浮腫は軽度：体液量が正常または低下している場合もある • 急性の充満圧の上昇 • 左室駆出率は保持されていることが多い • 病態生理としては血管性	• 徐々に発症し体重増加を伴う • 主病態は全身性浮腫 • 肺水腫は軽度 • 慢性の充満圧，静脈圧や肺動脈圧の上昇 • その他の臓器障害：腎機能障害や肝機能障害，貧血，低アルブミン血症	• 急激あるいは徐々に発症する • 主病態は低灌流 • 全身浮腫や肺水腫は軽度 • 充満圧の上昇 • 以下の2つの病態がある ①低灌流または心原性ショックを認める場合 ②低灌流または心原性ショックがない場合	• 急性心不全の症状および徴候 • 急性冠症候群の診断 • 心臓トロポニンの単独の上昇だけではCS4に分類しない	• 急激または緩徐な発症 • 肺水腫はない • 右室機能不全 • 全身性の静脈うっ血所見
治療				
• NPPVおよび硝酸薬 • 容量過負荷がある場合を除いて，利尿薬の適応はほとんどない	• NPPVおよび硝酸薬 • 慢性の全身性体液貯留が認められる場合に利尿薬を使用	• 体液貯留所見がなければ容量負荷を試みる • 強心薬 • 改善が認められなければ肺動脈カテーテル • 血圧＜100 mmHgおよび低灌流が持続している場合には血管収縮薬	• NPPV • 硝酸薬 • 心臓カテーテル検査 • ガイドラインが推奨するACSの管理：アスピリン，ヘパリン，再灌流療法 • 大動脈内バルーンパンピング	• 容量負荷を避ける • SBP ＞90 mmHgおよび慢性の全身性体液貯留が認められる場合に利尿薬を使用 • SBP ＜90 mmHgの場合は強心薬 • SBP ＞100 mmHgに改善しない場合は血管収縮薬

SBP：収縮期血圧，NPPV：非侵襲的陽圧換気，ACS：急性冠動脈症候群

を認めない．低灌流の存在は，血圧の低下，代謝性アシドーシス，ビリルビン値・クレアチニン値の上昇，意識混濁などにより示唆される．心不全の治療として硝酸薬・利尿薬の使用は考慮されるが，強心薬・血管収縮薬の使用の優先度は高くないと考えられる．非侵襲的陽圧換気 non-invasive positive pressure ventilation（NPPV）は，呼吸困難の緩和，うっ血の改善のため使用を考慮してよい．

Answer 1　5

血液検査の結果では電解質異常と炎症所見があり，リスクは高いと考えられたが，緊急で心臓カテーテル検査を施行したところ，冠動脈造影検査では，冠動脈閉塞，および狭窄は認められなかった．

冠動脈造影の結果，器質的冠動脈閉塞は認められなかったことより，急性心筋梗塞は否定的であった．鑑別診断としては，急性心筋炎，たこつぼ型心筋症，急性心膜炎，拡張型心筋症 dilated cardiomyopathy（DCM）を背景とした心不全増悪などがあげられるが，本症例は心不全・心電図変化に先行して消化器症状を認めており，病歴上は急性心筋炎が疑われる．

Question 2　確定診断のために，とくに有用と考えられる検査はどれか？

1. 複数箇所の心内膜生検
2. 造影 CT 検査
3. 心臓造影 MRI 検査
4. 血液培養
5. 血清検体保存

1) 急性心筋炎の診断の要点

心筋炎の症状としては，心不全症状(70％にみられる)や胸痛・不整脈の出現の感度が高い．本症例のように，先行する感冒症状，消化器症状が認められることが多いが，無症状で経過することもある．

心電図所見で最も感度が高いのは，ST-T 波変化の出現である．心筋内の炎症はあらゆる不整脈の基質となるため，心電図所見も多彩である．房室ブロックや心室内伝導障害，R 波減高，低電位差，上室性不整脈，心室性不整脈などいずれも観察されうる．心エコー検査では，局所性またはびまん性の壁運動障害，心筋壁の浮腫状変化や心嚢水を認める．血液検査では，心筋逸脱酵素の上昇を認める．とくにトロポニン T は早期から感度・特異度が高い．

急性期には数時間単位で劇的に所見が変動することがあるため，これらの項目は経時的に観察する必要がある．

2) 急性心筋炎の原因と確定診断

心筋炎の原因はウイルス感染が最も多く，インフルエンザウイルス，コクサッキーB 群ウイルス，RS ウイルス，C 型肝炎ウイルスなど，原因となるウイルスも多岐にわたる．感染症以外にも，薬物，放射線，膠原病，サルコイドーシス，妊娠などを契機とすることもある．

心筋炎の確定診断のためには，心内膜生検で組織像(心筋細胞への炎症細胞浸潤，心筋細胞の断裂・融解，間質の浮腫)を示すことが必要である．心筋生検は偽陰性も多いが，急性期には感度が高く，早期の実施が望まれる．3箇所以上の検体採取が理想的である．

ペア血清(急性期と寛解期)でのウイルス抗体価の4倍以上の上昇は，ウイルス感染の証拠となる．PCR (polymerase chain reaction)法を用いて心筋組織からウイルスゲノムを検出することが直接的な心筋炎の証明となるが，測定の施設間差があり，標準的ではない．

画像検査では，MRI 検査にて T2強調画像で心筋浮腫を同定したり，ガドリニウム造影 T1画像で反応性充血部を同定することが，炎症部位の特定につながる(Lake Louise Consensus Criteria)．^{99m}Tc-ピロリン酸シンチグラフィの集積も診断に有用とされる．

造影 CT 検査は塞栓症状があれば考慮するが，追加の情報は多くないと考えられる．また，細菌感染が原因の心筋炎はあるものの，菌血症が疑われない状態での血液培養検査の意義は乏しい．

Answer 2 1，3，5

入院後の経過

カテーテル検査室で心内膜組織を採取して，検査を終了した．心筋炎の疑いで救急病棟に入院し，経過観察することとなった．血圧の持続的なモニタリングと頻回の採血を想定し，右橈骨動脈に動脈圧ラインを挿入した．

採血データをフォローアップしたところ，心筋逸脱酵素は上昇傾向にあった．入院3時間後の検査値は以下のとおりであった．

BUN 25.5 mg/dL ↑	**Cre** 1.11 mg/dL	**AST (GOT)** 134 U/L ↑	**ALT (GPT)** 38 U/L
LD 516 U/L ↑	**CK** 382 U/L ↑	**CK-MB** 83 U/L ↑	**T-Bil** 0.4 mg/dL
Na 130 mEq/L ↓	**K** 4.9 mEq/L		

入院6時間後の血液検査の結果は以下のとおりであった．

BUN 30.0 mg/dL ↑	**Cre** 1.39 mg/dL ↑	**AST (GOT)** 157 U/L ↑	**ALT (GPT)** 50 U/L ↑
LD 532 U/L ↑	**CK** 441 U/L ↑	**CK-MB** 106 U/L ↑	**T-Bil** 0.4 mg/dL
Na 128 mEq/L ↓	**K** 5.4 mEq/L		

入院8時間後，モニター上で心拍30台/分の徐脈，血圧60 mmHg 以下とショックを呈し，間もなく心室細動となった．ACLS (advanced cardiovascular life support)に沿った蘇生処置を開始し，電気的除細動，アドレナリン1 mg 静注1回で自己心拍再開となった．心拍再開後の心エコー検査では心嚢水の増加はなく，左室はびまん性に壁運動が高度に低下しており，左室駆出率(LVEF)は10％程度まで低下していた．さらに，40台/分の徐脈が遷延した．

Question 3 この状況で適切と考えられる処置・治療はどれか？

1. 一時的ペーシング挿入
2. ステロイド大量投与
3. 強心薬投与
4. 経皮的心肺補助装置，大動脈内バルーンパンピング挿入
5. オセルタミビル投与

本症例では短時間で心臓のポンプ失調をきたしており，心筋炎の劇症化と考えられる．また，データ上の心筋逸脱酵素の上昇遷延は，活動性の炎症による進行中の心筋破壊を示唆する．さらに，短時間での腎機能低下と電解質異常の出現は臓器低灌流の出現を示唆する．心筋炎に対する特異的な治療を考慮する前に，まず循環動態の維持が必須である．

心筋炎の急性期には心筋細胞壊死と炎症物質により，心機能障害がもたらされる．典型的な経過の場合，炎症が1～2週間持続したのちに回復期に入るため，炎症回復までの血行動態の集中管理が重要である．以下2点に大きく分けて考える．

1) 心機能低下・血行動態破綻に対する介入

急性期には心原性ショックや致死的不整脈を呈する重篤な病態に短時間で陥ることも想定される．ただし多くの場合，心機能回復が見込めるため，循環動態維持のためには，一般的な利尿薬，カテコラミン薬の使用に加え，一時的ペーシング，大動脈内バルーンパンピング intra-aortic balloon pumping (IABP)，経皮的心肺補助装置 percutaneous cardiopulmonary support (PCPS)を含めた機械的サポートを躊躇しないことが重要となる．

心ポンプ失調による臓器灌流低下をきたしている状況では，PCPS 挿入の適応となる．具体的には，尿量の低下，混合静脈血酸素飽和度(SvO_2)の低下(60％未満)，代謝性アシドーシス，血清ビリルビン値やクレアチニン値の上昇などがめやすとなる．初期流量として3～3.5L/分程度の高流量の補助を行うが，後負荷の増大を避け，溶血などの合併症を避けるため，最低限の流量に抑えることも重要である．IABP は後負荷の軽減，離脱時のサポートの目的に PCPS と併用されることが多い．

高度の炎症が持続する場合や，PCPS で循環サポートが十分でない場合は，左室補助装置 left ventricular assisting device (LVAD，左室補助人工心臓)も含めた，より長期管理が可能な体外循環装置への切り替えも考慮する．

2) 心筋炎の原因に対する介入と炎症の抑制

心筋炎の原因として最も多いのはウイルス性であるが，有効な抗ウイルス薬は開発されていない．

ヒト心筋炎症例を対象とした大規模臨床試験では，ステロイド投与は生命予後や心機能を改善させなかったため，心筋炎の臨床診断のみではステロイド投与は行わないのが一般的である(急性心筋炎の急性期におけるステロイド投与の推奨度はクラスⅡa，劇症型心筋炎においてもクラスⅡb である)．ただし，ステロイドが有効な心筋炎も一部存在し，ケースバイケースでリスクとベネフィットの兼ね合いを考慮して使用を検討することも多い(p.76，column参照)．

免疫グロブリン製剤は，とくに難治性の症例で，マクロファージの抑制性 Fc 受容体への結合による炎症反応の抑制，また中和抗体によるウイルス駆除を期待して投与されるが，大規模

臨床試験での有用性の証明には至っておらず，費用対効果も問題があり，保険収載はなされていない．

Answer 3 1，3，4

カテーテル検査室に入室後，気管内挿管のうえ両側鼠径部から PCPS および IABP を挿入し，体血圧維持目的にカテコラミン持続投与を開始した．入院翌日には血清の心筋トロポニン T 値のピークアウトが確認された．また，心内膜組織の病理検査の結果（図11-4）が到着し，心筋炎に矛盾しないと考えられた．

病理検査結果（図11-4）においては，組織学的に，心内膜下から心筋細胞間にリンパ球主体の炎症細胞浸潤がみられる．好中球も混在するが，好酸球はみられない．心筋細胞の幅は 20～30 μm 程度であるが，核の大小不同がみられる．錯綜配列はみられず，沈着症を疑う所見もみられない．

column 特殊な病態の心筋炎

ステロイド投与が有効である特別な心筋炎を，以下に2つあげる．ただし，これらは心筋生検によってしか確定診断を得ることができない点をよく念頭に置く必要がある．特異的な治療が存在しない急性心筋炎において，ステロイドが有効なこれらの病態をとらえることは非常に意義があるといえる．

① 巨細胞性心筋炎

心筋生検検体で，病変部に単核球の浸潤に加え，多核巨細胞が出現する心筋炎である．病理上，サルコイドーシスとの鑑別が重要となるが，サルコイドーシスでは複数臓器を侵される点，組織検査上，非乾酪性肉芽腫を認める点が判断するポイントとなる．本疾患では右心室まで広範に侵され，多彩な不整脈を呈し，劇症の経過をとることが多いとされる．

【治療法】

後ろ向きの報告から，巨細胞性心筋炎に対してステロイド，免疫抑制薬の有効性が示唆されている．

【処方例】

メチルプレドニゾロン 1 g/日 3日間，その後，プレドニゾロン 40 mg/日，漸減し，5 mg/日．

大量免疫グロブリン療法 1.0～2.0 g/kg 静注 2日間．

② 好酸球性心筋炎

心筋に好酸球が浸潤し，さらに好酸球顆粒に含まれる毒性物質〔ECP（eosinophilic cationic protein）〕により心筋障害が生じる．原因は特発性が最も多いが，アレルギー，寄生虫感染，薬剤などが契機となることもある．

末梢血の好酸球増加は伴わないこともある．心筋生検で，心筋細胞に好酸球の浸潤と好酸球顆粒，心筋細胞の融解を認めることが確定診断となる．予後はさほど悪くないが，死亡に至る例も存在する．

【治療法】

心症状を有する場合，プレドニゾロン 30 mg/日，好酸球数をめやすに漸減する．

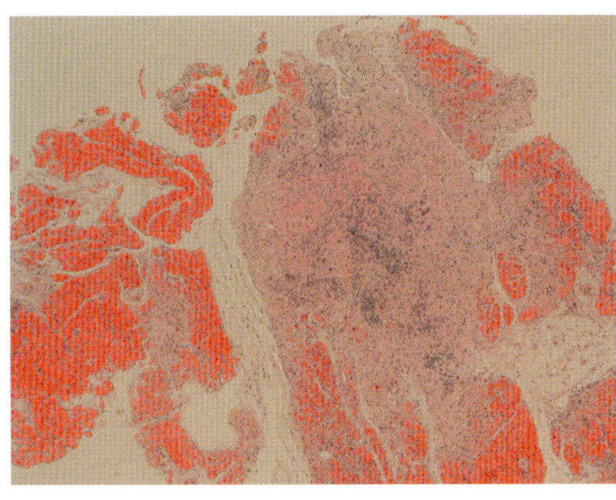
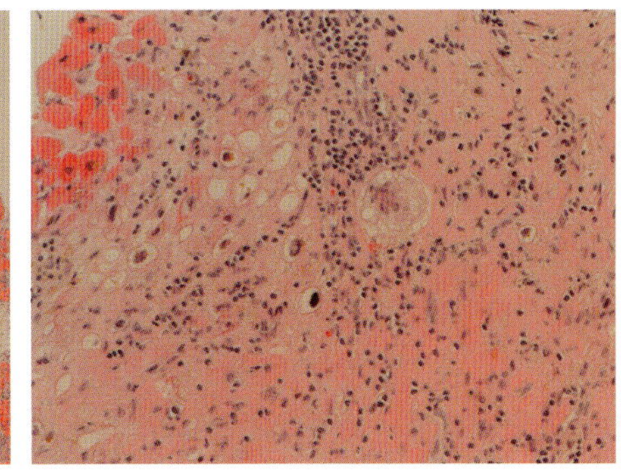

図11-4　心筋生検の病理検査結果

第3病日には自己脈の回復と血圧の上昇がみられ，PCPS の流量漸減を開始した．第5病日に PCPS および IABP から離脱し，第7病日に抜管が可能となった．

第10病日には強心薬から離脱でき，第14病日には心機能はほぼ正常化していた．第20病日に退院となった．

Question 4　退院時の処方内容，治療指導として優先されるものはどれか？

1. 非ステロイド性抗炎症薬(NSAIDs)
2. アルコール摂取の制限
3. β遮断薬
4. アンジオテンシン変換酵素阻害薬(ACE 阻害薬)
5. ジギタリス製剤

急性期の循環動態が改善したら，慢性期の心保護作用に期待して，アンジオテンシン変換酵素阻害薬(ACE 阻害薬)およびβ遮断薬の投与を開始する．心不全の急性期を脱したが，心機能低下が残存する場合，慢性期には心筋の炎症の遷延，リモデリングに伴う慢性心不全・不整脈の発症に注意し，長期に経過観察を行うことが重要である．

回復期には，多量のアルコール摂取や運動は控えるように推奨されている．抗炎症効果を期待しての非ステロイド性抗炎症薬 non-steroidal anti-inflammatory drugs (NSAIDs)投与は，心筋障害を悪化させる報告もあり，勧められない．

ジギタリス製剤が心筋炎後の心不全に有効であるというエビデンスはなく，炎症期にはむしろその催不整脈作用を嫌って避けられる傾向にある．

Answer 4　2，3，4

その後の経過

本症例では，退院後もカルベジロール，エナラプリルの処方が継続され，最初の半年は2カ月ごと，以降は6カ月ごとの心エコー検査によりフォローアップされた．退院後2年が経過し，心機能は正常範囲内を維持し，心不全兆候なく経過している．

本症例のポイント

- 心不全症状を示し，心筋逸脱酵素の上昇を伴う患者では，急性心筋炎を念頭に置く．心筋炎は時間単位で病態が急激に変化するため，急な循環動態の変化や不整脈の出現に留意し，血液検査や心電図を含めて，こまめに経過観察を行う．
- 診断の確定と特異的な治療の可能性の模索のため，複数箇所からの心内膜下生検を考慮する．
- 急激に循環動態が破綻する場合は，機械的循環補助の導入も躊躇しない．IABP や PCPS だけでなく，長期の補助人工心臓を要する症例もあり，自施設で実施できないときは，早めに他の医療機関と連携する．
- 消化器症状から心筋炎を発症することが多いため，注意が必要である．

（伊藤正道　　分担編集：網谷英介）

文献

1）日本循環器学会ほか 編：急性および慢性心筋炎の診断・治療に関するガイドライン（2009年改訂版），2009. http://www.j-circ.or.jp/guideline/pdf/JCS2009_izumi_h.pdf（2017年8月現在）

12. 閉塞性肥大型心筋症

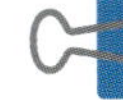

症 例　60歳男性

主 訴 労作時呼吸困難

現病歴

5年前から職場の健康診断で心電図異常を指摘されていたが，無症状のため精密検査を受けたことはなかった．1年ほど前から労作とは関係なく胸部圧迫感が出現することがあったが，30分ほどで自然に軽快するため様子をみていた．数カ月前から労作時の息切れを自覚するようになったため，精査目的に受診した．

家族歴 心疾患や突然死なし

既往歴 特記事項なし

生活歴 喫煙歴：なし，アルコール：機会飲酒．

身体所見 身長170 cm，体重63 kg，血圧136/72 mmHg，脈拍62/分・整，SpO_2 98%(room air)，両肺呼吸音正常，胸骨左縁第4肋間に最強点を有する駆出性収縮期雑音を聴取，頸静脈怒張なし，下腿浮腫なし，四肢冷感なし．

血液検査の結果を示す(下線部はとくに注意すべき値)．

WBC 5,200/μL	**Hb** 12.9 g/dL	**T-Bil** 0.9 mg/dL	**AST** 24 U/L
ALT 13 U/L	**CK** 110 U/L	**BUN** 14.6 mg/dL	**Cre** 0.71 mg/dL
Na 140 mmol/L	**K** 4.7 mmol/L	**T-Cho** 212 mg/dL	**HDL-Cho** 63.2 mg/dL
TG 107 mg/dL	**CRP** 0.03 mg/dL	**HbA1c** 5.8%	**BNP** <u>355.7 pg/mL</u>
D-dimer 0.3μL/mL			

Question 1　この時点でまず何を行うか？

1. 心電図検査
2. 心エコー検査
3. 呼吸機能検査
4. 胸部 X 線撮影
5. 胸部 CT 検査

労作時呼吸困難をきたす疾患は心疾患と呼吸器疾患に大別される．心疾患として，虚血性心疾患 ischemic heart disease (IHD)・高血圧性心疾患・心臓弁膜症・心筋症・不整脈などを鑑別する必要があるが，胸痛を，息切れ・呼吸困難感と表現する患者もいるため，まずは緊急性を要する疾患かどうかを判断することが最も重要である．そのため，血圧や経皮的酸素飽和度(SpO_2)など，バイタルサインを確認するとともに，心電図検査を行い，急性冠症候群 acute coronary syndrome (ACS)の評価をすべきである．また，心不全徴候の有無を判断するため，胸部 X 線写真にて心胸郭比(CTR)や肺うっ血・胸水の有無を確認する必要がある．さらに，左室収縮能や局所壁運動異常の評価，心雑音精査のため心臓超音波検査(心エコー検査)は必須である．

呼吸器疾患としては慢性閉塞性肺疾患 chronic obstructive pulmonary disease (COPD)が鑑別疾患にあげられるが，本症例では喫煙歴がなく，聴診上の呼吸音も異常はないため可能性は低いと考えられる．

Answer 1　1，2，4

▶ 本症例の検査結果は以下のとおりであった．

1) 胸部X線写真

心胸郭比49％，肺うっ血像なし，CPA (costophrenic angle) sharp.

2) 心電図検査

心拍53/分，正常洞調律，高電位差，ストレイン型の ST-T 変化を認める(図12-1).

3) 心エコー検査

左室駆出率(LVEF) 70％，局所壁運動低下なし，非対称性中隔肥厚 asymmetric septal hypertrophy (ASH)ならびに僧帽弁収縮期前方運動 systolic anterior movement (SAM)が観察された(図12-2)．左室流出路圧較差64 mmHg，推定右室収縮期圧(RVSP) 36 mmHg.

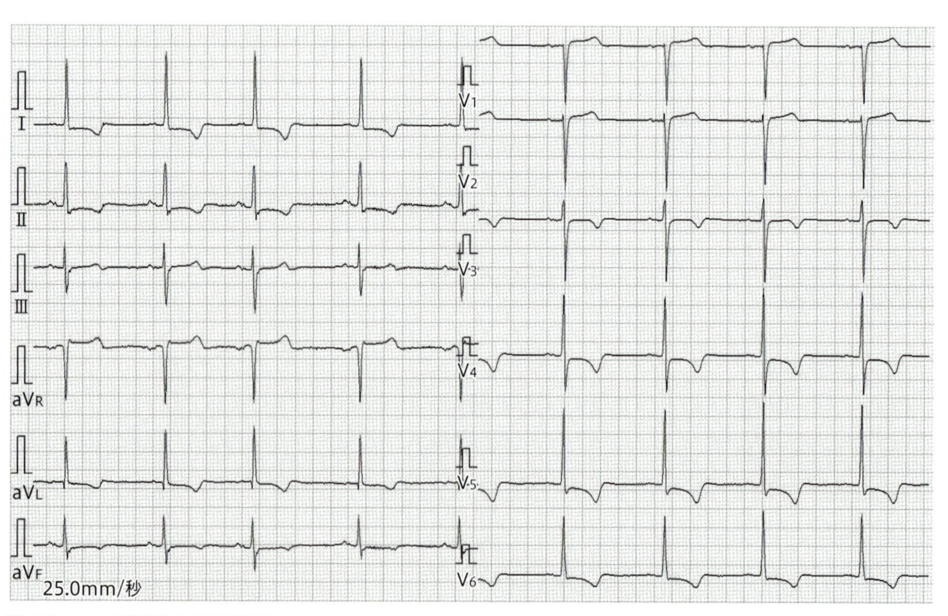

図12-1　12誘導心電図検査
高電位とストレイン型の ST-T 変化を認める.

(A) 非対称性中隔肥厚(ASH)

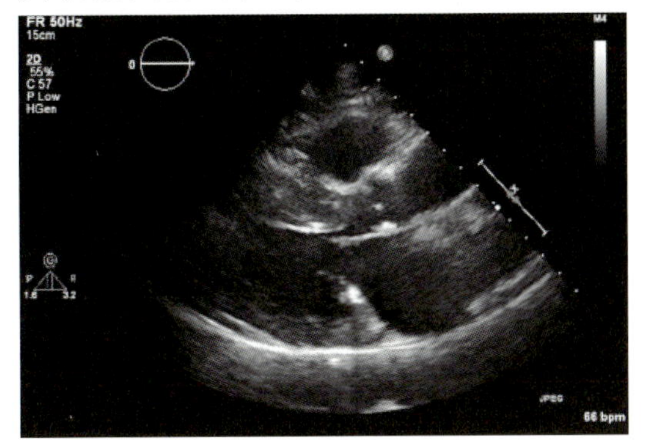

(B) 僧帽弁の収縮期前方運動(SAM)

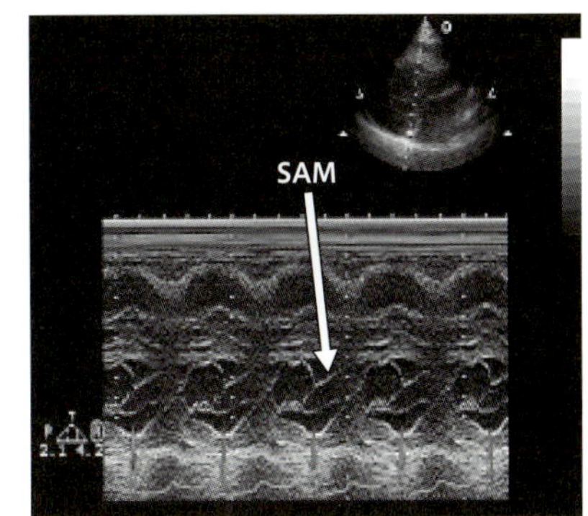

(C) 左室流出路血流速波形

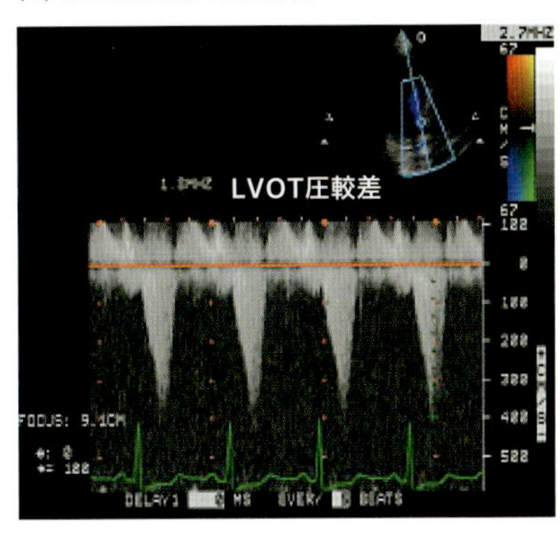

図12-2　心エコー検査
左室流出路血流速波形(C)は心尖部アプローチにより連続波ドプラ心エコー法で記録した．流速4 m/秒から圧較差は64 mmHg と計算される．

Question 2　検査結果から本症例は以下のいずれと考えられるか？

1. 大動脈弁狭窄症
2. 労作性狭心症
3. 閉塞性肥大型心筋症
4. 拡張型心筋症
5. 慢性血栓塞栓性肺高血圧症

心エコー上の左室駆出率は70％と保たれており，拡張型心筋症 dilated cardiomyopathy (DCM)は否定的と考えられる．また，心エコー検査にて弁膜疾患を疑う所見はなく，大動脈弁狭窄症 aortic stenosis (AS)も否定的である．右心系の拡大や推定右室収縮期圧の著しい上昇も認めず，慢性血栓塞栓性肺高血圧症 chronic thromboembolic pulmonary hypertension (CTEPH)の可能性も低い．心電図検査で認めるストレイン型 ST-T 変化は左室肥大を示唆する所見であり，前出の心エコー所見(ASH，SAM)とあわせて，本症例は閉塞性肥大型心筋症 hypertrophic obstructive cardiomyopathy (HOCM)であると考えられる．しかし，ここまでの結果では労作性狭心症の可能性は完全には否定できないため，さらなる検査が必要である．

Answer 2 3

Question 3 次にどの検査を追加するか？

1. 心臓カテーテル検査
2. 造影 CT 検査
3. ホルター心電図
4. 電気生理学的検査
5. 造影心臓 MRI 検査

労作性狭心症の鑑別のため，冠動脈の評価が必要である．冠動脈 CT 検査でもよいが，冠動脈造影(CAG)は日本循環器学会「肥大型心筋症の診療に関するガイドライン(2012年改訂版)」上クラスⅠの適応とされており[1]，また，二次性心筋症鑑別のための心内膜下生検を行うことを考慮すると，カテーテル検査が有用である．カテーテル検査では心内圧の直接測定により左室内圧較差をより詳細に評価することもできる．

閉塞性肥大型心筋症では，心房細動，心室性期外収縮 premature ventricular contraction (PVC)，非持続性心室頻拍 non-sustained ventricular tachycardia (NSVT)など，多彩な不整脈が出現し，失神発作や突然死，心原性塞栓症の原因となるため，ホルター心電図での評価が重要である．

電気生理学的検査(EPS)は，心肺停止後蘇生例ではクラスⅠの適応だが，突然死の予測・リスク評価としての意義は確立しておらず，本症例では不要と考えられる．

心臓 MRI 検査は心エコー図では描出困難な症例での肥厚部位の同定に有用である．また，ガドリニウム造影剤を用いた造影 MRI 検査(図12-3)では，遅延造影効果 late gadolinium enhancement (LGE)により，心筋線維化の評価が可能である．LGE と心室頻拍 ventricular tachycardia (VT)や左室収縮能低下などとのあいだに有意な関連性があると報告されており，LGE は独立した予後推定因子である可能性が示唆されている．

Answer 3 1，3，5

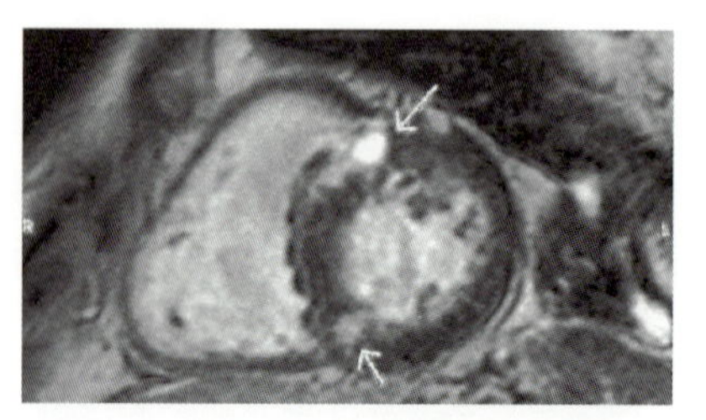

図12-3 ガドリニウム造影剤を用いた造影 MRI 検査
心室中隔の右室付着部で LGE 陽性(→)である．

その後の経過

カテーテル検査にて冠動脈疾患は否定され，心内膜下心筋生検にて二次性心筋症も除外，閉塞性肥大型心筋症と診断できた．ホルター心電図では致死的な心室性不整脈は認めず，造影MRI 検査でも広範な LGE はなかった．激しい運動や脱水を避けることなどの生活指導を行うとともに，圧較差の軽減を目的として薬物療法を開始した．ガイドライン上はβ遮断薬，Ca チャネル拮抗薬(ベラパミル，ジルチアゼム)，Ⅰa 群抗不整脈薬(ジソピラミド，シベンゾリン)がクラスⅠの適応とされている[1,2]．本症例は，ビソプロロール5 mg/日，ベラパミル120 mg/日の内服により左室流出路圧較差は29 mmHg に軽減し，自覚症状が改善した．

本症例のポイント

- 胸部症状・呼吸困難感を訴える患者を診た場合，まずは緊急性を要する疾患を鑑別することが重要である．
- 一般的には虚血性心疾患の精査のために運動負荷検査を行うことも多いが，閉塞性肥大型心筋症や大動脈弁狭窄症など流出路狭窄を疑う症例に対して運動負荷は禁忌であり，まずは聴診や心エコー検査であらかじめ評価をしてから精査をすすめる必要がある．
- 肥大型心筋症の基本的な病態は，心肥大に基づく左室拡張能低下である．通常，左室内腔の拡大はなく，左室収縮は正常か過大である．
- 心不全症状は拡張障害や相対的な心筋虚血などに起因する左室充満圧上昇が原因と推測され，圧較差の軽減により症状が改善することが多い．
- 血管拡張薬や亜硝酸薬の投与は危険を伴い，血圧低下や圧較差の増悪などをきたす可能性がある．

column 閉塞性肥大型心筋症に対する非薬物療法

肥大型心筋症はまれな心疾患ではなく，頻度は500人に1人といわれている．閉塞性肥大型心筋症に対する治療は薬物療法が中心だが，非薬物療法としては次の3つがある．いずれも適応は，最大限の薬物療法下でも NYHA (New York Heart Association)心機能分類Ⅲ～Ⅳ度で，左室内圧較差が安静時または運動時に50 mmHg 以上の薬剤抵抗性の症例と考えてよい．

①外科的治療〔心筋切開術・心筋切除術・僧帽弁置換術(MVR)〕

左室流出路の拡大と僧帽弁収縮期前方運動(SAM)の解除を目的としている．非薬物療法のうち最も歴史は古く，欧米では難治性閉塞性肥大型心筋症への確立した治療となっているが，経皮的中隔心筋焼灼術 percutaneous transluminal septal myocardial ablation (PTSMA)が導入されて以来，実施例は減少している．

②経皮的中隔心筋焼灼術(PTSMA，中隔枝塞栓術)

外科的手術に代わりうる治療として施行例が増加している．肥厚した中隔心筋を灌流する冠動脈に高濃度エタノールを注入し，局所的に壊死させ，左室流出路狭窄を解除する治療である．完全房室ブロックを除けば重篤な合併症は少ないとされ，外科的手術との優劣が注目されているが，長期予後は明らかにはなっていない．

③DDD ペーシング

閉塞性肥大型心筋症に対する非薬物療法としては比較的低侵襲であることから，一時期多くの症例に行われた．右室心尖部ペーシングにより心室中隔収縮の dyssynchrony を起こすことで，圧較差が軽減される効果がある．しかしながら，最近の報告では自覚症状や運動耐容能の改善が長期的には維持されないとされている．徐脈で十分な薬物療法ができない症例や外科的手術のリスクが高い症例には考慮すべき治療法と考えられる．

（大関敦子　　分担編集：網谷英介）

文献

1）日本循環器学会ほか 編：肥大型心筋症の診療に関するガイドライン（2012年改訂版），2012. http://www.j-circ.or.jp/guideline/pdf/JCS2012_doi_h.pdf（2017年8月現在）

2）Elliott PM, et al.：2014 ESC Guidelines on diagnosis and management of hypertrophic cardiomyopathy. Eur Heart J, 35：2733-2779, 2014.

13. 拡張型心筋症，慢性心不全

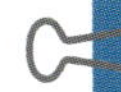

症 例　39歳男性

主 訴 労作時呼吸困難

現病歴

患者は生来健康であったが，37歳ごろより労作時の息切れを自覚していた．近医を受診し，胸部 X 線写真で心拡大を認めたことから心不全疑いと診断されたが，精査を受けることなく利尿薬による対症療法のみ受けていた．

39歳の冬，徐々に症状が増悪し，平地歩行でも息切れを自覚するようになったため，総合病院の循環器内科へ紹介受診した．

身体所見

来院時，身長173 cm，体重78 kg で，平時より3 kg 体重が増加していた．

血圧114/84 mmHg，心拍105/分，SpO_2 95％(room air)．心音はⅢ音を聴取し，心雑音は聴取せず，呼吸音は清であった．下腿浮腫はみられなかった．

検査所見

胸部 X 線写真では心胸郭比(CTR) 53％と心拡大があり，肺うっ血像を認めた．肋骨横隔膜角は両側鋭であった．心電図は，洞性頻脈で左軸偏位，左脚ブロックを認めた．血液検査では，BNP 値が536.1 pg/mL と上昇していた．

以上の所見から，うっ血性心不全と診断し，精査・加療目的に入院となった．

既往歴 特記事項なし．

▶ 以下に心臓超音波検査(心エコー検査，図13-1)および血液検査の結果を示す(下線部はとくに注意すべき値)．

(A) 拡張期

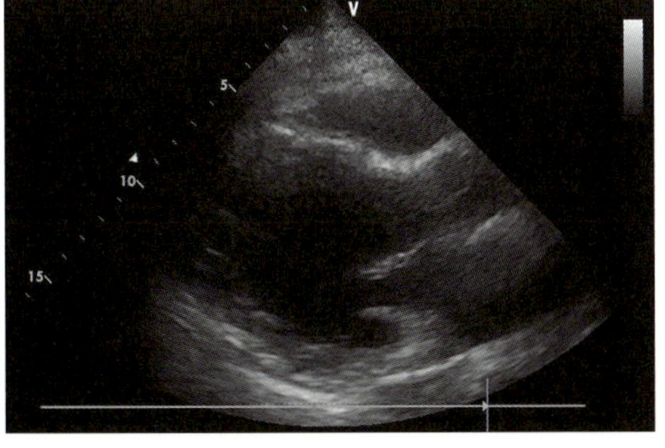

(B) 収縮期

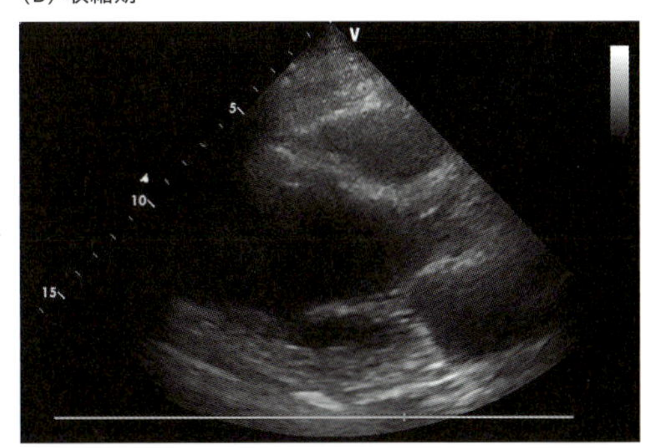

図13-1　来院時の心エコー図(胸骨左縁左室長軸断面像)

1) 心エコー検査

Ao 34 mm	**LA** 50 mm	**IVST** 8 mm	**PWT** 10 mm
LVDd/LVDs 73/62 mm	**EF** 28%（Teichholz）	diffuse hypokinesis	**RVDd** 24 mm
LV inflow E 60 cm/秒	**A** 63 cm/秒	**DcT** 133 msec	**IVS base e'** 3.2 cm/秒
E/e' 18.7	mild MR	AR（−）	trivial TR
IVC 15 mm	呼吸性変動あり		

2) 血液検査

WBC 8,500/μL（**Baso** 0.4%，**Eos** 0.5%，**Mono** 9.4%，**Lym** 18.1%，**Neu** 71.6%）

Hb 13.5 g/dL	**Plt** 26.5×10^4/μL	**Alb** 4.5 g/dL	**LDH** 180 U/L
AST 19 U/L	**ALT** 11 U/L	**γ-GTP** 41 U/L	**T-Bil** 0.7 mg/dL
BUN 10.5 mg/dL	**Cre** 0.88 mg/dL	**Na** 140 mEq/L	**K** 3.9 mEq/L
Cl 101 mEq/L	**UA** 6.8 mg/dL	**CK** 56 U/L	**CRP** 0.03 mg/dL
BNP 536.1 pg/mL	**Glu** 107 mg/dL	**HbA1c** 5.5%	**T-Cho** 210 mg/dL
HDL 54 mg/dL	**TG** 181 mg/dL		

Question 1 心エコー検査の結果の解釈として正しいものはどれか？

1. 病態は慢性的に進行した可能性が高い
2. 下大静脈径が拡大しておらず，心不全は否定的である
3. 三尖弁逆流は軽度であり，肺高血圧は否定できる
4. 左心不全優位の病態が示唆される
5. 心機能低下の原因として，structural heart disease は否定的である

心不全患者を診療するうえで，背景心疾患と現在の血行動態を把握することが重要である．心エコー検査はこの2つの情報を得るうえで非常に有用であり，積極的に施行し正確に解釈することが望ましい．

まず背景心疾患に関して，心エコー検査で弁膜症など明らかなものがなければ，structural heart disease（構造的心疾患）は否定的と考えてよいだろう．本症例は高度の左室・左房拡大を認めており，病態は慢性的に進行した可能性が高いと考えられる．今後，問診や心臓カテーテル検査の結果なども含め，左室拡大・壁運動低下をきたす疾患の鑑別を行っていくこととなる．続いて血行動態に関しては，右心カテーテル検査が最も正確な検査であるが，エコー検査でも非侵襲的に血行動態が推測可能である．三尖弁逆流の血流速度は，肺高血圧 pulmonary hypertension（PH）の診断に非常に有用であるが，三尖弁逆流がない場合や，ごく微量である場合は，推定肺動脈圧は測定できず，肺高血圧の否定はできない．下大静脈径は右房圧の上昇，右心不全の有無を判断するうえで有用であるが，下大静脈の拡張がなくても心不全の否定はできない．本症例では，僧帽弁流入血流減速時間の短縮，E/e' の増大がみられ，左房圧の上昇が示唆され，左心不全優位の病態が示唆される．

Answer 1 1，4，5

Question 2 心機能低下の原因追求のため，重要な問診はどれか？

1. アルコール摂取の状況
2. 喫煙歴
3. ペットの飼育歴
4. 心疾患や突然死の家族歴
5. 化学療法による治療歴

代表的な左室収縮障害の原因疾患やそのほかの心不全の原因疾患として，表13-1，表13-2に示すような疾患をあげる必要がある．虚血性心疾患 ischemic heart disease（IHD）は，心機能低下の最も頻度の多い原因であり，喫煙歴を含めた動脈硬化のリスク因子の状況や狭心症状の有無はかならず把握する必要がある．二次性心筋症の診断にも問診が重要であり，アルコール摂取状況や化学療法の治療歴も確認する必要がある．女性の場合は，出産との関連も把握する必要がある．特発性心筋症には，家族性に発生するものもあり，心疾患や突然死の家族歴も把握する必要がある．そのほかには，健診などでの心電図所見の推移も原因疾患や病態の推移を推測するうえで非常に有用である．

Answer 2 1，2，4，5

本症例には既往歴はとくになく，これまで，高血圧，糖尿病，脂質異常症の指摘もなかった．20歳から受診時まで1日20本の喫煙歴，週5回ビール500 mL の飲酒習慣があった．祖父母がともに70歳代後半で心疾患を指摘されたとのことだが，遺伝性心筋症を疑うような心疾患や突然死の家族歴はなかった．

虚血性心疾患，二次性心筋症の除外のため，心臓カテーテル検査を行ったところ，冠動脈に

表13-1 代表的な左室収縮障害の原因疾患

虚血性心疾患		
structural heart disease		弁膜症，先天性心疾患
心筋症	特発性心筋症	特発性拡張型心筋症（DCM），拡張相肥大型心筋症，不整脈原性右室心筋症（ARVC）など
	二次性心筋症	頻脈誘発性心筋症，アルコール性心筋症，心筋炎，好酸球性心筋炎，たこつぼ型心筋症，心アミロイドーシス，心サルコイドーシス，心 Fabry 病，産褥心筋症，薬剤性心筋症，ミトコンドリア心筋症，末端肥大症など

表13-2 そのほかの代表的な心不全の原因疾患

- 後負荷増大（高血圧性心疾患，褐色細胞腫，末端肥大症）
- 肺高血圧症（PH）
- 心膜疾患（心タンポナーデ，収縮性心外膜炎）
- 拘束型心筋症
- 不整脈性〔頻脈性（甲状腺機能亢進症など），徐脈性〕
- 高拍出量性（甲状腺機能亢進症，貧血，脚気，敗血症，動静脈シャントなど）

有意な狭窄はなかった．左室心筋生検では，炎症細胞の浸潤やアミロイド沈着などの二次性心筋症の所見はなく，心筋の線維化など非特異的な所見にとどまった．そのほか，血液検査〔内分泌検査(甲状腺ホルモン，成長ホルモン，カテコラミン)，抗核抗体，ビタミン B_1 など〕や身体所見でも二次性心筋症を疑う所見は認めなかった．胸部高分解 CT 検査，全身ガリウムシンチグラフィ，心臓 MRI 検査でも心サルコイドーシスを示唆するような所見を認めず，拡張型心筋症 dilated cardiomyopathy (DCM) と診断された．

Question 3 この時点で導入すべき治療として適切なものはどれか？

1. ピモベンダン(経口強心薬)の内服
2. β遮断薬の服用
3. 飲酒を控えるよう指導
4. 塩分制限を行うよう指導
5. トルバプタン(バソプレシン V_2 受容体阻害薬)の内服

慢性心不全の治療は，①原因疾患〔または増悪因子(表13-3)〕に対する治療，②リモデリング予防や予後改善のための治療，③呼吸・循環動態の適正化のための治療をそれぞれ意識し，行うことが望ましい．本症例のような DCM では，①の原因疾患に対する特異的な治療はない．

②のリモデリング予防や予後改善のための治療には，β遮断薬，ACE 阻害薬〔またはアンジオテンシンⅡ受容体拮抗薬(ARB)〕，アルドステロン拮抗薬があげられ，本症例に限らず慢性心不全の患者へは，診断した時点でこれらの導入を検討することが望ましい．ただし，いずれの薬剤も，血圧低下や心不全増悪，電解質異常などの副作用があり，導入・増量後は，注意深く患者の状態を観察し，継続の可否を判断する必要がある．とくにβ遮断薬に関しては，容量依存性の効果が報告される一方で，急激な導入・増量は容易に心不全の増悪をきたすことから，積極的かつ慎重な調整が望まれる．

最後に③の呼吸・循環動態の適正化のための薬物療法は，おもに利尿薬となるが，塩分や水分の自己管理も治療の重要な軸となる．慢性心不全の治療には高いアドヒアランスが重要であることを説明し，塩分制限や服薬遵守を指導する．アルコールはアルコール性心筋症の原因であるだけでなく，慢性心不全増悪の誘因として頻度の多いものであるため，控えるように指導する．後述するが，ピモベンダンやトルバプタンはときに心不全において有効であるが，予後

表13-3　代表的な慢性心不全の増悪因子

- 治療に関するコンプライアンス低下
  →怠薬など
- 体液量過剰
  →過食，塩分・水分過剰摂取，アルコール過飲，過剰輸液，Na 貯留薬(ステロイド，エストロゲン，NSAIDs など)服用，腎機能低下など
- 心負荷増大
  →高血圧，過労・ストレス，感染，手術，貧血，妊娠，甲状腺疾患など
- 薬物による心機能低下(β遮断薬，Ca チャネル拮抗薬，ドキソルビシンなど)

改善効果などは示されておらず，心不全治療の第一選択ではない．

Answer 3 2，3，4

慢性心不全に対し，ループ利尿薬(フロセミド20 mg)，β遮断薬(カルベジロール 15 mg)，ACE 阻害薬(エナラプリル5 mg)，アルドステロン拮抗薬(スピロノラクトン25 mg)を順次導入し，退院となった．40歳の春に心不全の増悪をきたし再入院したが，塩分制限などの生活指導により退院可能であった．

しかし，44歳時に施行した心エコー検査では，LVDd/LVDs 81/68 mm，EF 33％と，徐々に左室拡大，心機能低下が進行し，100～150 pg/mL で推移していた BNP 値も300 pg/mL 前後で推移するようになった．BNP 値の上昇とともに，運動耐容能が徐々に低下し，同年春，明ら

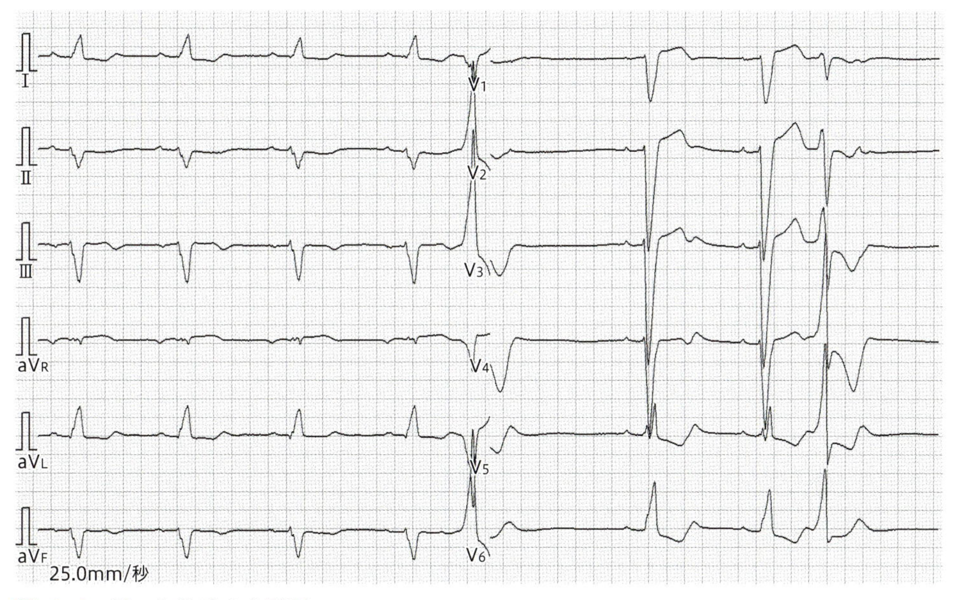

図13-2　再々入院時の心電図

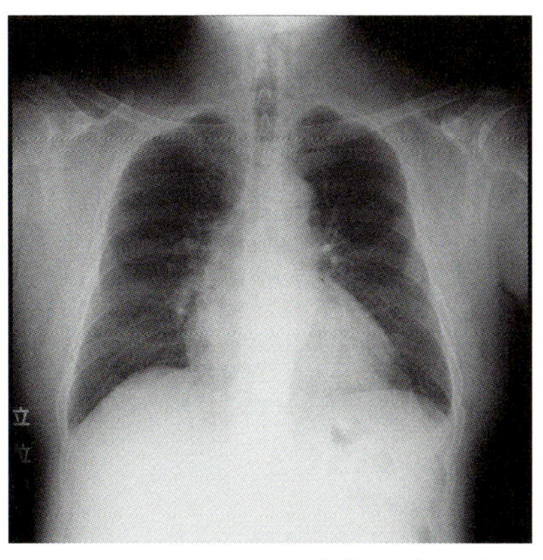

図13-3　再々入院時の胸部 X 線写真

かな誘因なく，慢性心不全急性増悪で3度めの入院となった．

入院時の心電図(図13-2)，X 線写真(図13-3)を示す．

Question 4	**本症例のように，適切な加療にもかかわらず増悪を繰り返す慢性心不全症例に対し，追加を考慮すべき治療法はどれか？**

1. トルバプタン(バソプレシン V_2受容体阻害薬)の服用
2. 抗凝固療法の導入
3. アミオダロンの服用
4. 心臓再同期療法(CRT)
5. ピモベンダン(経口強心薬)の服用

慢性心不全の加療には，服薬遵守や塩分制限などの高いアドヒアランスの維持が重要だが，本症例のように適切な加療にもかかわらず，心不全の増悪を繰り返す症例も存在する．

経口強心薬のピモベンダンや，バソプレシン V_2受容体阻害薬のトルバプタンは，予後改善効果などは示されていないものの，本症例のように慢性心不全増悪による入退院を繰り返すような症例では心不全の増悪頻度を減らすことがしばしば経験され，症例報告も蓄積されてきている．心臓再同期療法 cardiac resynchronization therapy (CRT)は心筋リモデリングにより生じる心室間同期不全を改善させることで，心機能を改善させる治療法である．運動耐容能，QOL の改善と，入院回数，死亡率の低下などが報告されているが，responder と non-responder の存在が知られており，本症例のように左脚ブロックの症例や QRS 幅が広い症例が responder のことが多い．そのほか，重症心不全に対する治療としては，順応性自動制御換気 adaptive servo-ventilation (ASV)があり，心機能改善，入院回数の低下などが報告されているが，収縮不全型慢性心不全患者において，心血管死亡率を増加させるとの報告もあり，今後の研究が待たれる．

抗凝固療法やアミオダロンは，それぞれ心不全の経過中に左室内血栓，心房細動，心室性不整脈が生じた際に導入されることとなるが，繰り返す心不全増悪自体の治療ではない．

Answer 4　1，4，5

その後，内服薬としてピモベンダン，トルバプタンを追加し，一時退院した．しかし，2カ月後に再度心不全増悪で入院となったため，44歳の夏に両室ペーシング機能付き植込み型除細動器(CRT-D)を植込んだ．以降，1年間入院することなく経過するも，45歳の秋ごろより BNP 値が徐々に上昇し，400 pg/mL 前後で推移した．運動耐容能も徐々に低下し，体重も徐々に減少した．

46歳春，明らかな誘因なく，心不全増悪で入院した．循環動態の維持にカテコラミン持続点滴を必要とし，1カ月かけてカテコラミンから離脱するも，NYHA (New York Heart Association) 心機能分類 Ⅲ～Ⅳ 度の自覚症状が残存した．心移植適応の検討を目的として，大学病院へ転院となった．

Question 5 心移植に際し，除外条件となるものは以下のどれか？

1. 糖尿病の合併
2. 未治療の大腸がんの合併
3. 維持透析の必要な腎不全
4. 60歳以上
5. 虚血性心疾患

本症例のようにDCMの一部は進行性であり，予後不良である．慢性心不全患者の重症度を理解するうえで，BNP値や運動耐容能の推移を把握しておくことが重要である．血清Na値や，腎機能，肝機能などの臓器障害の有無なども予後因子として知られている．重症心不全では，筋力低下などを反映し，体重減少がみられることがあり，体重の減少にも留意する必要がある．本症例のように難治性の患者を診療する際には，わが国における心臓移植の適応，状況において理解しておくことが望ましい．心肺運動負荷試験(CPX)は，重症心不全患者の予後をよく反映することが知られており，最高酸素摂取量(peak $\dot{V}O_2$) < 14 mL/kg/分が心移植適応のひとつの重要な指標として用いられている．そのほか，わが国における心臓移植レシピエントの適応基準を表13-4に示す．悪性腫瘍の合併や不可逆的な腎機能障害は絶対的除外条件とされる．インスリン依存性糖尿病は相対的除外条件とされるが，糖尿病の合併自体が除外条件とはならない．年齢は65歳未満が望ましいとされる．また，虚血性心疾患も心移植の適応となる．

Answer 5 2，3

Question 6 心移植についての説明として，正しいものはどれか？

1. わが国で心移植を受けるには，日本循環器学会 心臓移植委員会への申請を行い，適応の承認を得る必要がある
2. わが国の心移植待機日数は，現在約1年間である
3. わが国の心移植後の5年生存率は70％程度である
4. わが国で心移植を受けた人の約半数は強心薬や補助人工心臓などの治療に依存したstatus 1の人である
5. 心移植を受ければ心不全から離脱できるため，合併疾患がなければ薬物療法すら不要となる

心移植を受けるには，まず日本循環器学会 心臓移植委員会へ申請を行い，心移植以外の治療法が無効であるか，除外基準がないかなどの審議のすえ，適応の承認を得る必要がある．心移植後は，順調にいけば心不全から離脱でき，リハビリののちに社会復帰も可能となるが，拒絶反応を抑えるために生涯の免疫抑制療法と定期検査〔心筋生検，冠動脈造影(CAG)〕が必要である．心移植後の5年生存率は，国際心肺移植学会レジストリの報告によると約70％とされるが，わが国では約90％と非常に良好な成績が得られている．心臓移植の適応をとった患者は医学的緊急度によって分類され，補助人工心臓 ventricular assist device (VAD)，大動脈内

表13-4　心臓移植レシピエントの適応

- **心臓移植の適応は以下の事項を考慮して決定する**
  1. 移植以外に患者の命を助ける有効な治療手段はないのか？
  2. 移植治療を行わない場合，どの位の余命があると思われるか？
  3. 移植手術後の定期的(ときに緊急時)検査とそれに基づく免疫抑制療法に心理的・身体的に十分耐え得るか？
  4. 患者本人が移植の必要性を認識し，これを積極的に希望すると共に家族の協力が期待できるか？

  などである
- **適応となる疾患**

  心臓移植の適応となる疾患は従来の治療法では救命ないし延命の期待がもてない以下の重症心疾患とする．
  1. 拡張型心筋症，および拡張相の肥大型心筋症
  2. 虚血性心筋疾患
  3. その他(日本循環器学会および日本小児循環器学会の心臓移植適応検討会で承認する心臓疾患)
- **適応条件**
  1. 不治の末期的状態にあり，以下のいずれかの条件を満たす場合
     a. 長期間またはくり返し入院治療を必要とする心不全
     b. β遮断薬およびACE阻害薬を含む従来の治療法ではNYHA Ⅲ度ないしⅣ度から改善しない心不全
     c. 現存するいかなる治療法でも無効な致死的重症不整脈を有する症例
  2. 年齢は65歳未満が望ましい
  3. 本人および家族の心臓移植に対する十分な理解と協力が得られること
- **除外条件**
  1. 絶対的除外条件
     a. 肝臓，腎臓の不可逆的機能障害
     b. 活動性感染症(サイトメガロウイルス感染症を含む)
     c. 肺高血圧症(肺血管抵抗が血管拡張薬を使用しても6 wood 単位以上)
     d. 薬物依存症(アルコール性心筋疾患を含む)
     e. 悪性腫瘍
     f. HIV (human immunodeficiency virus)抗体陽性
  2. 相対的除外条件
     a. 腎機能障害，肝機能障害
     b. 活動性消化性潰瘍
     c. インスリン依存性糖尿病
     d. 精神神経症(自分の病気，病態に対する不安を取り除く努力をしても，何ら改善がみられない場合に除外条件となることがある)
     e. 肺梗塞症の既往，肺血管閉塞病変
     f. 膠原病などの全身性疾患
- **適応の決定**

  当面は，各施設内検討会および日本循環器学会心臓移植委員会適応検討小委員会の2段階審査を経て公式に適応を決定する．心臓移植は適応決定後，本人および家族のインフォームドコンセントを経て，移植患者待機リストにのった者を対象とする．

  医学的緊急性については，合併する臓器障害を十分に考慮する．
- 付記事項

  上記適応症疾患および適応条件は，内科的および外科的治療の進歩によって改訂されるものとする．

出典：日本循環器学会 心臓移植委員会：心臓移植レシピエントの適応, 2013.
http://www.j-circ.or.jp/hearttp/HTRecCriteria.html (2017年8月現在)

バルーンパンピング intra-aortic balloon pumping (IABP)，人工呼吸やカテコラミンの持続点滴が必要な患者は status 1，それ以外の待機患者は status 2と分類される．status 1の患者が優先的に心移植を受けることとなるが，わが国における成人では，status 1での心移植待機期間は1,000日以上であり，今後はさらに長くなると考えられる．これは米国の約60日と比較してきわめて長く，圧倒的なドナー不足がわが国の問題となっている．米国では心移植を受けた患者のうち status 1は約60％と報告されるが，このような背景もあり，わが国で心移植を

受けた患者はほぼ全例が status 1の患者である．

Answer 6　1

その後の経過

大学病院転院初日より，新規の心房細動が出現したことを契機に，心不全が急激に悪化し，IABP による循環動態管理が必要となった．除外条件がないことを確認し，転院32日目に心移植登録を完了した．転院35日に植込み型 LVAD (left-ventricular assist device，左室補助人工心臓) 装着手術を施行した．術後，血行動態は安定し，転院65日目に退院した．現在，自宅で心移植待機中である．

本症例のポイント

- わが国における心不全の患者数は100万人以上とも推定され，循環器内科医のみでなく，一般の診療医にもその診療機会は多い．
- 慢性心不全は基本的に治癒することがなく，患者は生涯を通じた治療が必要となる．
- 治療には塩分制限などの食事療法や多量の薬剤の服薬遵守などが含まれ，患者教育・生活指導を含めた医師患者関係の構築が必要であり，診療する医師の技量の問われるところである．
- 拡張型心筋症(DCM)は，原因不明の左室収縮機能低下，左室拡大をきたす疾患群である．さまざまな病態の入り混じった疾患群であり，その重症度，進行速度，治療への抵抗性は患者ごとに大きく異なる．
- DCM の診断の際，特異的治療の存在する二次性心筋症との鑑別は，見逃しが治療の機会を逸することに直結するため，とくに慎重を期す必要がある．
- DCM を含め重症心不全症例の一部は予後不良であり，心移植の適応となることがある．そのため，重症例の診療にあたる際は，わが国における心移植の状況を理解しておくことが望ましい．

（許沢佳弘　　分担編集：網谷英介）

14. 拘束型心筋症

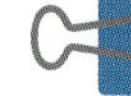

症 例 20歳女性

主 訴 労作時の息切れ

現病歴

小学１年生（6歳）のときに心電図異常を指摘され，近医での精査により（非閉塞性）肥大型心筋症 hypertrophic cardiomyopathy（HCM）と診断された．精神的な発達に異常はなかった．その後，徐々に息切れを自覚するようになり，18歳ごろには平地歩行が困難になった．心エコー検査では収縮能は保たれているわりに，息切れが強く，BNP も高値を推移するようになったため，原因精査のため入院となった．妹も同様の心筋症と診断されている．

身体所見 身長 136 cm，体重 31 kg，血圧 84/52 mmHg，脈拍 63/分・整，SpO_2 100％（room air）．呼吸音正常，心雑音なし，過剰心音なし，肝脾腫なし，下腿浮腫なし，皮疹なし．

内服薬 フロセミド 40 mg/日，スピロノラクトン 50 mg/日，カルベジロール 5 mg/日，エナラプリル 10 mg/日．

▶ 血液検査の結果を示す（下線部はとくに注意すべき値）．

〈血 算〉	**WBC** 6,000/μL	**RBC** 439×10^4/μL	**Hb** 14.3 g/dL	**Plt** 21.3×10^4/μL
〈生化学〉	**TP** 8.2 g/dL	**Alb** 5.1 g/dL	**LD** 227 U/L	**AST（GOT）** 31 U/L
	ALT（GPT） 16 U/L	**γ-GTP** 39 U/L	**T-Bil** 1.1 mg/dL	**T-Cho** 133 mg/dL
	HDL-C 52.3 mg/dL	**cLDL-C** 67 mg/dL	**TG** 68 mg/dL	**BUN** 10.0 mg/dL
	Cre 0.48 mg/dL	**Na** 135 mEq/L	**K** 3.6 mEq/L	**Cl** 97 mEq/L
	Ca 10.0 mg/dL	**UA** <u>7.6 mg/dL</u>	**CK** 58 U/L	**CRP** 0.06 mg/dL
	甲状腺ホルモン，副腎皮質ホルモンは正常範囲内			
〈血 糖〉	**Glu** 78 mg/dL	**HbA 1 c**（NGSP）5.3％		
〈その他〉	**BNP** <u>556.2 pg/mL</u>			
〈尿所見〉	異常所見なし			

▶ 胸部 X 線写真（図 14-1 A），および12誘導心電図（図 14-1 B）による検査を行った．

また，経胸壁心エコー検査（図 14-1 C）では，心室中隔壁0.9 cm，左室後壁厚0.7 cm，左室拡張末期径3.4 cm，左室収縮末期径2.4 cm，EF（Teichholz）58％，壁運動異常なし，E 波36.2 cm/秒，A 波44.3 cm/秒，E/A 0.82，DcT 82 msec，e'（septal，中隔側）＝3.3 cm/秒，a'（septal）＝8.3 cm/ 秒，E/e' ＝11.3（lateral，側壁側）/11.0（septal），推定右室収縮期圧（RVSP）39 mmHg であった．

(A) 胸部単純X線写真

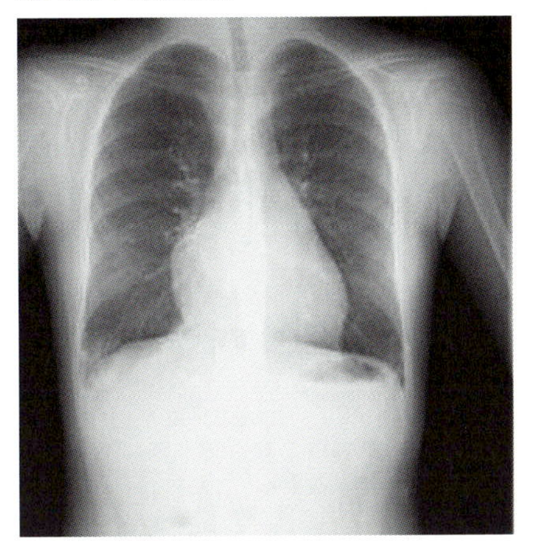

(B) 12誘導心電図

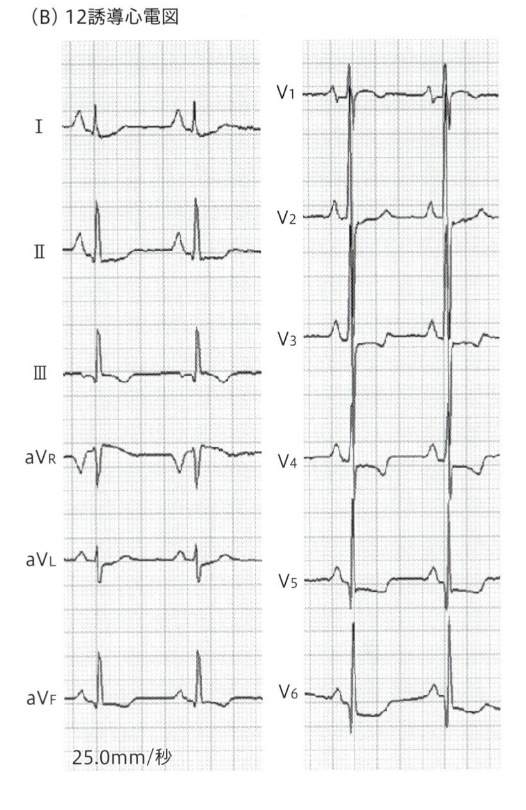

(C) 経胸壁心エコー検査(心尖部四腔像)

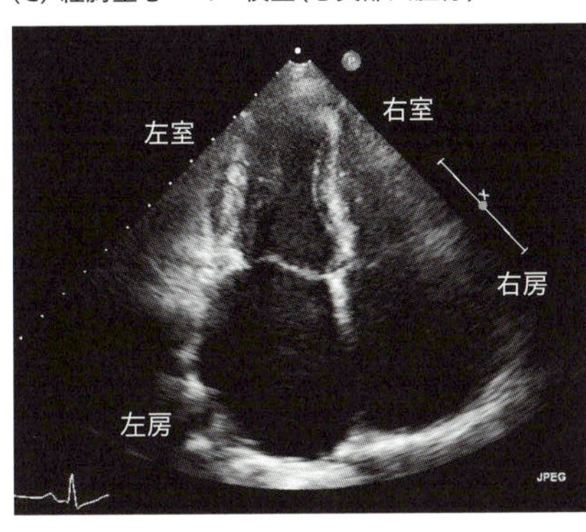

図14-1　入院時の検査結果

Question 1　本症例の検査所見の解釈として不適当なものはどれか？

1. 低ナトリウム血症の原因として，副腎不全，甲状腺機能低下などがないか確認すべきである
2. X 線写真では右第2弓が拡大しており，右房の拡大が疑われる
3. 心電図では，ST の低下と両心房拡大を認める
4. 心エコー図では，心房の拡大はあるが，拡張能の低下は軽度にとどまる
5. 心エコー図で心外膜の石灰化や肥厚はない

低ナトリウム血症の原因として，副腎不全，甲状腺機能低下を考慮することは正しい．慢性心不全患者に合併する低ナトリウム血症の多くは，利尿薬によるナトリウム(Na)喪失や，抗利尿ホルモン(ADH)の分泌亢進による希釈が原因であるが，副腎不全，甲状腺機能低下症，偽性低ナトリウム血症などを除外する必要がある．当症例では検査結果から，これらの疾患は否定的であり，利尿薬や ADH の影響が疑われた．

胸部 X 線写真(図14-1 A)で右第2弓(右房に相当)の拡大がみられ，右房圧の上昇を示唆している．

12誘導心電図(図14-1 B)では ST の低下がみられ，Ⅱ，Ⅲ，aV_F 誘導で P 波高が2.5 mm 以上なので，右房拡大があるといえる．また，Ⅱ誘導で P 波の幅が3 mm 以上，かつ V_1 誘導の P 波の陰性部分の“幅(mm)×高さ(mm)”が1を超えており，左房も拡大している．

心エコー検査によると，左室拡張能の指標である E 波減衰速度(DcT)と僧帽弁輪後退速度(e' 波)はそれぞれ82 msec (20歳女性の正常値140～200 msec)，3.3 cm/秒(20歳女性の正常値10～14 cm/秒)と著明に低下しており，左房の著明な拡大があることから，拡張能は高度に低下していることがわかる．左房容量の増加は，左室拡張末期圧が慢性的に上昇していることを示唆している．ただし，慢性心房細動でも心房のリモデリングにより心房が拡大し，本症例のようなエコー形態を示すことがあるので，注意を要する．

また，心エコー図(図14-1 C)で心外膜の石灰化や肥厚はみられなかった．心外膜に石灰化を伴う場合は，結核性心膜炎や収縮性心膜炎を疑うが，石灰化があるからといってかならずしも収縮性心膜炎の病態があるとは限らない．

Answer 1 4

Question 2 鑑別疾患として可能性が低いものをすべて選べ．

1. 拘束型心筋症
2. 心アミロイドーシス
3. 拡張相肥大型心筋症
4. 収縮性心膜炎
5. 不整脈原性右室心筋症(ARVC)

病歴や心エコー検査の結果からすでにある程度の鑑別疾患が絞られているが，収縮能が比較的保たれ，拡張能が強く障害される疾患としては，一般的に表14-1のような疾患があげられる．

心アミロイドーシスでは，通常，左心室壁の肥厚がみられ，左室収縮能はびまん性に低下し，心エコー図所見が本症例と異なる．拡張相肥大型心筋症は，左室の拡大と左室収縮能の低下がみられるため，本症例では考えにくい．

不整脈原性右室心筋症 arrhythmogenic right ventricular cardiomyopathy (ARVC)は右室の拡大を伴い，右心不全や右室起源の心室性不整脈が問題となり，本疾患とは臨床像が異なる．

Answer 2 2，3，5

表14-1に示すような疾患を鑑別するために，冠動脈造影(CAG)と両心カテーテルによる圧測定，および左室心筋生検を施行した．

1) 冠動脈造影検査

冠動脈狭窄なし．

2) 両心カテーテル検査

動脈圧78/15 mmHg．平均右房圧12 mmHg，右室拡張末期圧16 mmHg，平均肺動脈圧

表 14-1　拘束型心筋症の分類

Ⅰ．特発性拘束型心筋症
Ⅱ．二次性拘束型心筋症
- 1)浸潤性
  - サルコイドーシス
  - Gaucher 病
  - Hurler 病
- 2)蓄積性
  - ヘモクロマトーシス
  - Fabry 病
  - 糖原病
- 3)家族性
  - 肥大型心筋症
- 4)その他
  - 糖尿病性心筋症
  - 強皮症
  - 心内膜心筋線維症
  - 放射線療法後
  - 化学療法後(アントラサイクリン系抗腫瘍薬など)

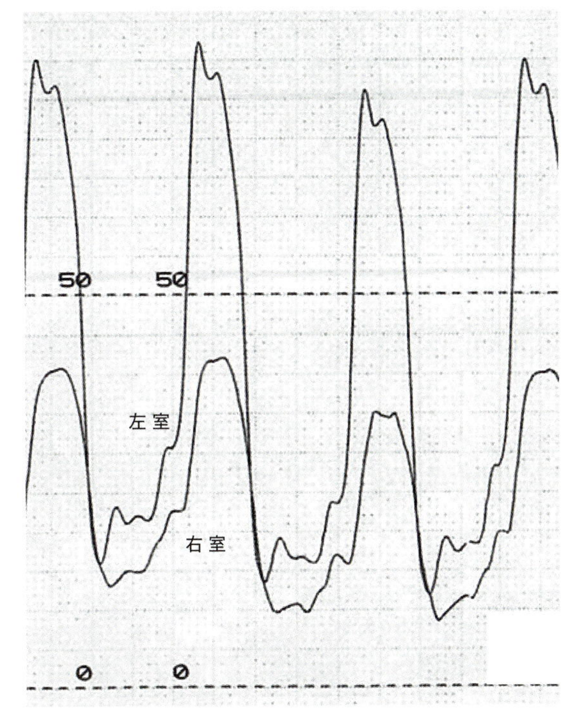

図 14-2　カテーテルによる両心室の圧波形
奇脈(吸気による左室圧の 10 mmHg 以上の低下)はなかった．

(mPAP) 24 mmHg．平均肺動脈楔入圧(mPAWP) 22 mmHg，左室拡張末期圧 25 mmHg．心拍出係数(Fick/Thermo) 2.06/2.17 L/分/m^2．両心室の圧波形(図 14-2)．

3) 左室心筋生検

- 光学顕微鏡像：心筋細胞の肥大と錯綜配列，間質の線維化を認める．炎症細胞の浸潤はなし．
- 電子顕微鏡像：異常沈着物なし．核膜やミトコンドリアの形態異常なし．

Question 3　検査所見の解釈として誤っているものを選べ．

1. 左室圧は dip and plateau 型の圧波形パターンで，拡張障害を示している
2. 心筋生検所見より，肥大型心筋症と考えて間違いない
3. 両心圧の拡張期等圧化や奇脈などがないので，収縮性心膜炎の可能性は低い
4. 右室・左室ともに拡張末期圧が高いので，利尿薬の増量が必要である
5. 中等度以上の三尖弁閉鎖不全がある場合，Thermodilution 法による心拍出係数は Fick 法より高値を示すことがある

カテーテル検査でみられる dip and plateau 型の圧波形パターンは左室圧の拡張障害を示している．収縮性心膜炎に特徴的な所見であるが，しばしば拘束型心筋症でもみられる．

一方，心筋生検所見でみられた心筋細胞の肥大や錯綜配列は，虚血性心筋症や拡張型心筋症 dilated cardiomyopathy (DCM)にもみられ，かならずしも肥大型心筋症に特異的な所見では

ない．収縮性心膜炎と拘束型心筋症は，拡張障害を呈する点で似ているが，前者では両心房および心室が1つの固いコンパートメントに閉じこめられているため，拡張期圧の等圧化がみられる点が特徴的である．また，中等度以上の三尖弁閉鎖不全があると，逆流による熱希釈のため，実際よりも流量が多く見積もられ，Thermodilution 法による心拍出係数が高値を示すことがある．

Answer 3　2

表14-1に示すような二次性の拘束型心筋症の検索を行ったが，目立った所見はなかった．なお，遺伝子検査では，心筋トロポニン遺伝子の変異がみつかった．

肥大型心筋症の拡張相への移行期をみている可能性も考えられたが，血行動態や，各種検査所見から特発性拘束型心筋症 idiopathic restrictive cardiomyopathy（特発性 RCM）と診断した．

Question 4　治療方針として望ましいものはどれか？　以下から1つ選べ．

1. 両室ペーシング機能付き植込み型除細動器（CRT-D）植込み
2. 心移植
3. 左室補助装置（LVAD，左室補助人工心臓）装着
4. アンジオテンシン変換酵素阻害薬（ACE 阻害薬）増量
5. β遮断薬増量

特発性拘束型心筋症は心移植以外に有効な治療法はないのが現状である．しかし，わが国における心移植待機期間は平均3年と長く，待機期間に血行動態が破綻する例をいかに移植まで維持してもっていくかが問題となっている．

左室補助装置 left ventricular assist device（LVAD，左室補助人工心臓）は，拡張型心筋症や虚血性心筋症などにおいては，心臓移植の待機までの橋渡し療法（bridge to transplantation）になりうるが，拘束型心筋症に対しては成績が悪い．これは，小さな左室では脱血不良を起こしやすいこと，術後に右心不全が顕在化して両心補助人工心臓（BiVAD）が必要になることなどがおもな原因と考えられている．

Answer 4　2

診断後の経過

心移植登録を勧めたところ，当初は家庭の事情などで移植医療に後ろ向きであった．しかし，外来にて経過観察を行いながら，少しずつ説明を続けていく過程で徐々に同意が得られ，心移植登録を行うことになった．その後，間もなく心不全を繰り返すようになり，静注強心薬への依存的な病態に陥った．入院での待機期間は3年に及んだが，ドナーが現れ，心移植は成功した．現在は経過観察のため外来に通院中である．

拘束型心筋症の診断

特発性拘束型心筋症は非常にまれで，わが国では1998年の時点で300例の報告があるのみである．二次性はアミロイド心筋症が多い．心不全症状が出現すると非常に予後が悪い．

最近になり，特発性拘束型心筋症の原因遺伝子としてトロポニンなどのサルコメア構成タンパク質の異常がみつかっており[1]，カルシウム感受性の亢進という肥大型心筋症の一部の病態とのオーバーラップも考えられているが，病因は依然として不明である．

2005年に発表された特発性心筋症調査研究班による「心筋症：診断の手引きとその解説」に

表14-2 特発性拘束型心筋症の診断の手引き

1. 主要項目

基本病態

基本病態は左室拡張障害であり，

①硬い左室（stiff left ventricle）の存在

②左室拡大や肥大の欠如

③正常または正常に近い左室収縮機能

④原因（基礎心疾患）不明

の4項目が診断の必要十分条件である．

2. 診断の参考事項

1）疫学

拡張型心筋症や肥大型心筋症に比較してまれな疾患である．

2）家族歴

家族内に拘束型心筋症や肥大型心筋症を認めることがある．

3）自覚症状

呼吸困難，浮腫，動悸，塞栓症．

4）他覚所見

著明なⅣ音（洞調律症例）．

5）心電図

特異的な心電図所見はない．しかし，しばしばP波異常，上室期外収縮，心房細動，軽度の左室肥大，非特異的ST-T変化を認める．

6）胸部X線

軽症例では心陰影が正常，進行すれば左房拡大，さらに病期が進めば左室を除く左房，右房および右室拡大および肺うっ血を認める．

7）心エコー

左室拡大および壁肥厚なく，左室壁運動が正常または正常に近いにもかかわらず，左室流入速波形に拘束型を認める．すなわち，パルスドプラ法で拡張早期波（E波）増高，E波と心房収縮期波（A波）のピーク流速比増大（E/A > 2），E波減速時間（DcT）短縮（< 150 msec），等容弛緩時間（IRT）短縮（< 70 msec）などが参考になる．通常，左房または両心房拡大や右室拡大があり，重症例では三尖弁逆流を認める．また，左室流入速波形に呼吸性変動のないことが収縮性心膜炎との鑑別に有用である．

8）心臓カテーテル検査

左室拡張障害の指標として，左室のa波増高，左室拡張末期圧上昇，左室最大陰性dP/dt低下，左室圧下降時定数（τ）延長などが参考になる．また，左室圧曲線にsquare root signを認めることがある．

9）心筋シンチグラフィ

心筋血流シンチグラフィで灌流欠損をみることがある．心プールシンチグラフィでは最大充満速度（peak filling rate）の低下や最大充満速度到達時間（time to peak filling）の延長などが拡張障害の指標になる．

10）心筋組織所見

しばしば，心筋間質の線維化，心筋細胞肥大，心筋線維錯綜配列，心内膜肥厚を認める．

11）鑑別診断

収縮性心膜炎，心アミロイドーシスや心内膜心筋線維症との鑑別が必要である．また，明らかな肥大を伴わない肥大型心筋症および高齢者心との鑑別が困難なことがある．

3. 診断時の注意点

まれな疾患であるため見逃しやすい．左室収縮機能が正常またはほぼ正常であるにもかかわらず心不全徴候を認める症例では，本症を疑って診断を進めることが重要である．

出典：厚生労働省難治性疾患克服研究事業 特発性心筋症調査研究班：心筋症・診断の手引きとその解説，p.51-60, 2005.

よると，拘束型心筋症は，①硬い左室(stiff left ventricle)，②左室拡大や肥大の欠如，③正常または正常に近い左室収縮能，④基礎疾患が不明と診断条件が定義され，診断のめやすとして**表14-2**のようなものが提唱されている[2)].

確立した診断基準はないのが現状だが，基本的な考え方としては，心エコー検査やカテーテル検査などで上記の①～③を証明し，病歴聴取や血液検査，病理所見などからほかの疾患を除外し，総合的に診断する．なお，拘束型心筋症に特徴的な病理所見はない．また，線維化の程度は拡張能の程度とかならずしも相関しないといわれている．収縮性心外膜炎との鑑別については，p.147の**表21-1**を参照されたい．

本症例のポイント

- 拘束型心筋症は，正常または正常に近い左室収縮能を有するが，左室拡大や肥大を欠き，硬い左心室を特徴とする疾患である.
- 心エコー検査で年齢不相応の拡張障害と著明な心房の拡大をみたら，拘束型心筋症を疑う必要がある.
- 診断は，右心カテーテル検査や心筋生検などから他の疾患を除外することで行われる.

（中田　亮　　分担編集：網谷英介）

文献

1）Parvatiyar MS and Pinto JR : Biochim Biophys Acta, 1850 : 365-372, 2015.
2）寺崎文生，北浦泰：拘束型心筋症．心筋症・診断の手引きとその解説 厚生労働省難治性疾患克服研究事業 特発性心筋症調査研究班，2005.

15. 不整脈原性右室心筋症

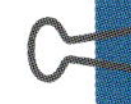

症 例　21歳男性

主 訴　動悸，呼吸困難

現病歴

患者は大学4年の学生．高校生のときに心電図異常を指摘されて心臓の検査を受けたことがあるが，その後，とくに治療はしていなかった．

来院当日の朝，自宅で喫煙した後から動悸および呼吸困難が出現し，自分で救急車を要請した．救急隊現着時には，意識清明，血圧 98/68 mmHg，脈拍 220/分，呼吸数 24/分，酸素飽和度 (SpO_2) 98%，体温 36.6℃，心電図モニターでは QRS 幅の広い頻拍が持続しており，当院に救急搬送された．

身体所見

来院時には，意識は清明，呼吸苦の訴えあり．呼吸音は異常なし，心雑音は聴取せず，頸静脈怒張や浮腫は認めなかった．

▶ 来院時の12誘導心電図を示す(図15-1)．

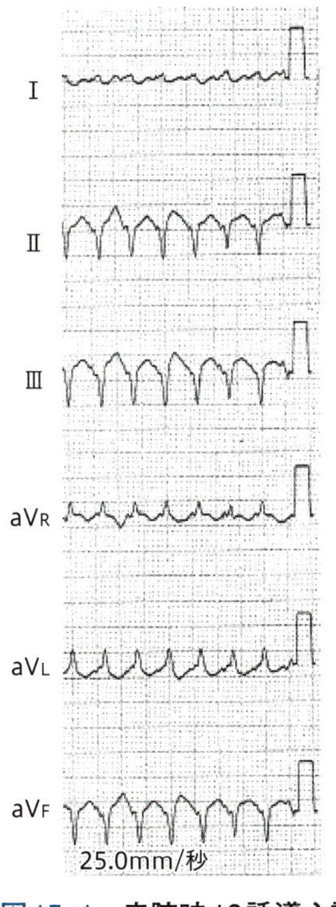

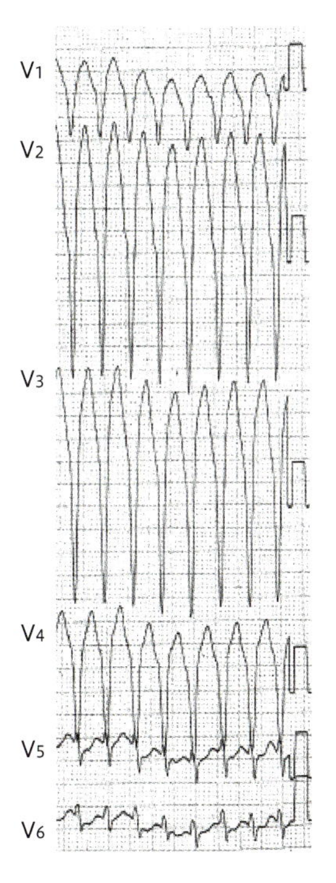

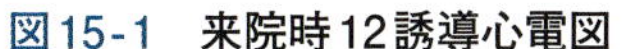

図15-1　来院時12誘導心電図

Question 1 まず何を行うか？

1. リドカイン静注
2. ベラパミル静注
3. アデノシン静注
4. アミオダロン静注
5. 同期下電気ショック

12誘導心電図(図15-1)からは，QRS幅の広い頻拍であり，その波形は左脚ブロック型・上方軸であることがわかる．右室起源の心室頻拍 ventricular tachycardia (VT)が第一に考えられるが，上室頻拍 supraventricular tachycardia (SVT)の可能性も否定できない．しかし，この場で最も重要なのは，この頻拍が心室頻拍か上室頻拍かという鑑別をすることではなく，症状と徴候から病態が安定か不安定かを判断することである．意識は清明だが，心拍は200/分を超えており，呼吸困難の症状を伴っている．したがって，不安定な頻拍と考えて対処した方がよい．症状や徴候が不安定な頻拍に対しては，上室頻拍であろうが心室頻拍であろうが，同期下電気ショックを迅速に行うべきである．患者の意識がある場合は，静脈麻酔薬を投与したうえで同期下電気ショックを行う．

抗不整脈薬としてのアミオダロンやリドカインの静注は，頻拍の再発を予防する目的で行ってもよいが，不安定な頻拍に対して最初に行うべき処置ではない．左室起源の特発性VT(右脚ブロック型・上方軸)にはベラパミルが奏効し，右室流出路起源の特発性VT(左脚ブロック型・下方軸)にはアデノシンが有効な可能性があるが，この症例の頻拍は左脚ブロック型・上方軸であり特発性VTの可能性は低い．

Answer 1 5

本症例では，1回の同期下電気ショックによって洞調律となった．洞調律時の12誘導心電図を示す(図15-2)．

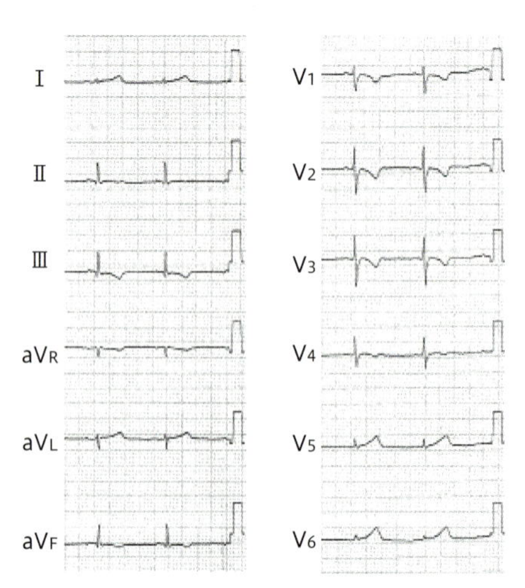

図15-2 洞調律時の12誘導心電図

Question 2　次に何を行うか？

1. 既往歴の詳細について前医に問い合わせる
2. 家族歴を聴取する
3. 血液検査
4. 心エコー検査
5. 冠動脈造影検査

洞調律時の12誘導心電図(図15-2)では，Ⅱ，Ⅲ，aV_F，V_1～V_4誘導に陰性 T 波を認める．QT 延長はみられない．既往歴として，高校生のときに心電図異常を指摘されて心臓の検査を受けたことがわかっている．高校生のときから何らかの心疾患があった可能性が高く，その具体的な内容について調べることはきわめて重要である．また，若年で頻脈性不整脈を発症しており，心疾患や突然死の家族歴を聴取することは今後のリスク評価のためにも必須である．電解質異常や酸塩基平衡異常は頻脈性不整脈の原因のひとつであり，血液検査はもちろん必要である．加えて，心臓にどのような形態的異常があるか評価することはきわめて重要であり，そのためにはまず心臓超音波検査(心エコー検査)をすべきである．頻脈性不整脈の原因として心筋虚血によるものの可能性は否定できないが，緊急冠動脈インターベンションを要する虚血性心疾患の可能性は低いと考えられ，したがって，この時点で冠動脈造影(CAG)を開始する必要性はない．

Answer 2　1，2，3，4

既往歴の詳細について前医に問い合わせたところ，以下の情報が得られた．6年前(高校1年時)，学校心臓病検診の心電図で，Ⅱ，Ⅲ，aV_F，V_1～V_3誘導の陰性 T 波を指摘されたことから，前医を紹介受診した．心エコー検査では心臓の形態的な異常は認めず，ホルター心電図では心室期外収縮 premature ventricular contraction (PVC) が24時間で1,116回みられたが，運動負荷心電図では負荷中に心室期外収縮が消失した．これらの検査結果から心疾患の特定はできず，定期的に検査を行いながら経過観察する方針だったが，その後の受診はなかった．以上の情報から，6年前から同様の心電図異常があり，心室期外収縮が比較的高頻度にみられていたことがわかる．

患者本人に家族歴を聴取したところ，両親兄弟に心疾患や突然死はいなかった．また薬は何も使用していないとのことだった．心エコー検査の結果を示す(図15-3)．血液検査では電解

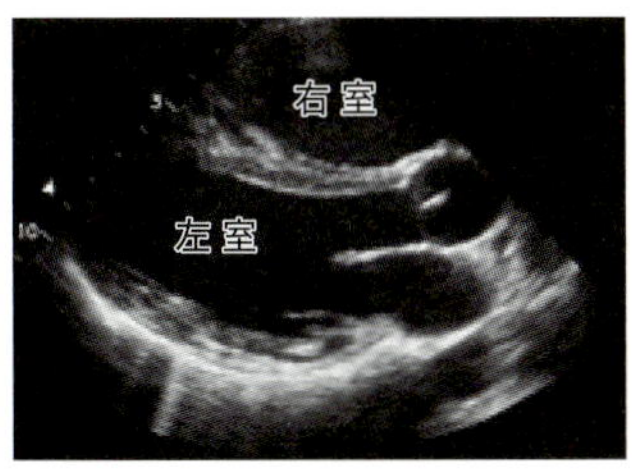

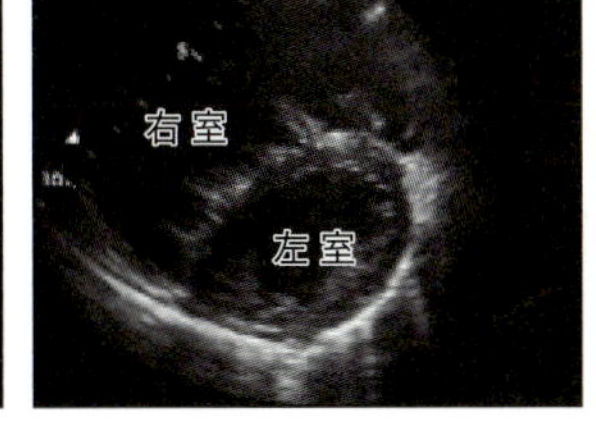

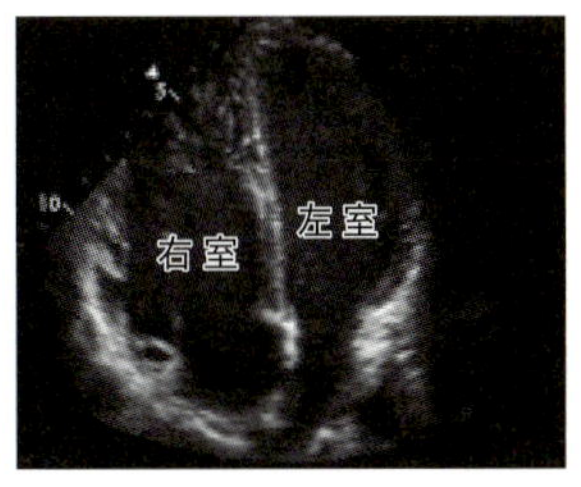

図15-3　心エコー図

質や酸塩基平衡の異常はみられず，ほかにも特記すべき所見は認めなかった．

Question 3 これまでの検査および問診結果より，追加すべき検査はどれか？

1. 加算平均心電図
2. 心臓 MRI 検査
3. 運動負荷心筋シンチグラフィ
4. 電気生理学的検査(EPS)
5. 心筋生検

心エコー図(図15-3)からは，一見して右室の著明な拡大があることがわかる．また，右室自由壁の一部の壁運動消失も認めたが，左室拡大や左室壁運動異常の所見はみられなかった．頻拍が左脚ブロック型＋上方軸であったこととあわせて，不整脈原性右室心筋症 arrhythmogenic right ventricular cardiomyopathy (ARVC)の可能性が高いと考えられる．

ARVC の診断には，Task Force による2010年改訂診断基準[1)]が用いられる(表15-1)．「Ⅰ．右室の機能障害および形態異常」，「Ⅱ．心筋組織所見」，「Ⅲ．再分極異常」，「Ⅳ．脱分極・伝導異常」，「Ⅴ．不整脈」，「Ⅵ．家族歴」の6つのカテゴリーの大項目2つ，あるいは大項目1つおよび小項目2つ，あるいは小項目4つを満たせば確定診断となる．本症例では，「Ⅲ．再分極異常」(右側前胸部誘導 V_1～V_3あるいはそれを越えた誘導での陰性 T 波)，「Ⅴ．不整脈」(左脚ブロック型・上方軸の非持続性あるいは持続性 VT)の大項目2つの診断基準を満たすが，これだけで満足せず，念のため ARCV 以外の鑑別疾患を考えることも重要である．主要な鑑別疾患としては，右心拡大をきたす先天性心疾患，心筋炎，心サルコイドーシス，拡張型心筋症 dilated cardiomyopathy (DCM)，右室流出路起源の特発性 VT があげられるだろう．また，ARVC は突然死に至る場合もあり，診断と並行してリスク評価を行うことも重要である．

加算平均心電図は ARVC 診断の一助となり，加算平均心電図による遅延電位陽性は ARVC の診断基準「Ⅳ．脱分極・伝導異常」の小項目のなかのひとつである．心臓 MRI 検査は心エコー検査とともに心臓の形態学的な評価をするのに適しており，心エコー図または心臓 MRI による右室の局所壁運動異常(壁運動消失や奇異性壁運動)，右室拡大，全体的な右室収縮障害の所見は，ARVC の診断基準「Ⅰ．右室の機能障害および形態異常」の大項目および小項目に含まれている．心臓 MRI の遅延造影の所見が ARVC の早期病変のマーカーになるかに関してはまだ確立していない．電気生理学的検査(EPS)は ARVC の診断基準には含まれておらず，診断のために必須の検査ではないが，来院時の QRS 幅の広い頻拍が上室頻拍ではなく心室頻拍であることの確認と，将来カテーテルアブレーションを行うことを想定した場合の治療前情報として役立つ．心筋生検はほかの心筋症との鑑別に有用なことがある．右室自由壁の心筋組織標本で，線維化を伴い，残存心筋細胞が60%未満あるいは60～75%である所見が，ARVC の診断基準「Ⅱ．心筋組織所見」の大項目あるいは小項目となっている．ただし，ARVC では右室自由壁や心尖部の壁厚が病変のために菲薄化していることが多く，右室自由壁からの心筋生検は穿孔のリスクを伴う．一方，右室中隔からの心筋生検は進行例でなければ感度が低い．

運動負荷心筋シンチグラフィは心筋虚血の評価に有用であるが，本症例は主要な冠危険因子

表15-1　2010年改訂 ARVC 診断基準(要約)

Ⅰ．右室の機能障害および形態異常	
大項目	心エコーで • 右室の局所壁運動異常(壁運動消失，奇異性壁運動，心室瘤) • かつ以下の1つ(拡張末期) 傍胸骨長軸像で右室流出路32 mm 以上，傍胸骨短軸像で右室流出路36 mm 以上，fractional area change 33％以下 心臓 MRI で • 右室の局所壁運動異常(壁運動消失，奇異性壁運動，非同期右室収縮) • かつ以下の1つ 右室拡張末期容量110 mL/m^{2}以上(男性)，100 mL/m^{2}以上(女性)，右室駆出率40％以下 右室造影で • 右室の局所壁運動異常(壁運動消失，奇異性壁運動，心室瘤)
小項目	心エコーで • 右室の局所壁運動異常(壁運動消失，奇異性壁運動) • かつ以下の1つ(拡張末期) 傍胸骨長軸像で右室流出路29～32 mm，傍胸骨短軸像で右室流出路32～36 mm，fractional area change 33～40％ 心臓 MRI で • 右室の局所壁運動異常(壁運動消失，奇異性壁運動，非同期右室収縮) • かつ以下の1つ 右室拡張末期容量100～110 mL/m^2 (男性)，90～100 mL/m^2 (女性)，右室駆出率40～45％
Ⅱ．心筋組織所見	
大項目	• 右室自由壁の心筋組織標本で，線維化を伴い形態計測解析で残存心筋細胞が60％未満
小項目	• 右室自由壁の心筋組織標本で，線維化を伴い形態計測解析で残存心筋細胞が60～75％
Ⅲ．再分極異常	
大項目	• 右側前胸部誘導 V_1～V_3あるいはそれを越えた誘導で陰性 T 波(14歳以上で，QRS 120 ms 以上の完全右脚ブロックがない場合)
小項目	• V_1～V_2あるいは V_4～V_6で陰性 T 波(14歳以上で，完全右脚ブロックがない場合) • V_1～V_4で陰性 T 波(14歳以上で，完全右脚ブロックがある場合)
Ⅳ．脱分極・伝導異常	
大項目	• 右側前胸部誘導 V_1～V_3でイプシロン波
小項目	• QRS 110 ms 未満で，加算平均心電図の3つの遅延電位陽性基準のうち1つ以上が陽性 • 完全右脚ブロックがなく，V_1～V_3の S 波谷から QRS 終末までの QRS 終末伝播時間が55 ms 以上
Ⅴ．不整脈	
大項目	• 左脚ブロック型・上方軸の非持続性あるいは持続性 VT
小項目	• 左脚ブロック型・下方軸または不定軸の非持続性あるいは持続性 VT • ホルター心電図で24時間あたり500回以上の心室期外収縮
Ⅵ．家族歴	
大項目	• 一親等親族が本診断基準で ARVC と診断 • 一親等親族が病理解剖または外科手術で ARVC と診断 • ARVC に関連する遺伝子異常を有する
小項目	• 一親等親族が本診断基準を満たすことができないが ARVC が疑われる • 一親等親族が35歳未満で ARVC が疑われる突然死 • 二親等親族が病理学的または本診断基準によって ARVC と診断

出典：Marcus FI, et al.：Circulation, 121：1533-1541, 2010.

がなく，心筋虚血の可能性はきわめて低いと考えられ，負荷心筋シンチグラフィの有用性は低い．また，ARVC は，運動が病態の進展および頻脈性不整脈の誘発と関連すると考えられており，運動制限を指導する必要がある疾患である．したがって，運動負荷試験は検査のリスクが高い．

Answer 3　1，2，4，5

心電図モニター管理をしながら経過観察していたところ，来院2時間後に心拍数210/分の持続性 VT が再発した．呼吸困難の症状を伴っており，静脈麻酔薬を投与したうえで同期下電気ショックを行ったところ，洞調律に戻った．

Question 4　どのような薬物治療を開始するか？

1. Na チャネル遮断薬
2. Ca チャネル拮抗薬
3. β遮断薬
4. ソタロールまたはアミオダロン
5. 薬物投与せずに経過観察

ARVC で心室細動または持続性 VT の既往がある症例は突然死のリスクが高く，二次予防として植込み型除細動器 implantable cardioverter defibrillator（ICD）の植込みが勧められる．本症例も持続性 VT が出現しており，突然死の予防のために ICD 植込みが望ましい．ARVC 症例で突然死の一次予防として ICD 植込みの適応となる高リスク群はまだ確立していないが，若年の症例，失神の既往がある症例，広範な右室病変がある症例，左室機能障害がある症例は高リスクと考えられており，ICD 植込みを考慮する．抗不整脈薬が ARVC の突然死リスクを下げる効果は示されていないが，ICD 作動を減らす目的で抗不整脈薬を投与することは広く行われている．ARVC に対してはソタロールまたはアミオダロンが最も有効な抗不整脈薬として勧められている．アミオダロンは静注で開始することも可能である．すでに述べたように，ARVC では運動が病態進展および頻脈性不整脈と関連していると考えられており，交感神経活性を抑制する効果から，β遮断薬もしばしば ARVC 症例に投与される．Na チャネル遮断薬や Ca チャネル拮抗薬の有効性は低く，第一選択としては用いられない．同日に2度の持続性 VT が出現しており，薬物投与せずに経過観察するのは望ましくないと考えられる．

Answer 4　3，4

その後の経過

まずアミオダロン静注を開始（初めに125 mg を10分間で急速投与，引き続き50 mg/時で6時間投与，さらに25 mg/時で42時間投与）したうえで，2日後からソタロール（80 mg・分2）およびカルベジロール（5 mg・分1）の内服を開始した．入院後に施行した検査の結果は次のとおりであった．

1) 加算平均心電図

遅延電位陽性(図15-4).

2) 心臓MRI検査

右室自由壁の一部の壁運動消失，右室拡張末期容量 152 mL/m^2，右室駆出率(RVEF) 30％(ARVC の診断基準「I．右室の機能障害および形態異常」の大項目を満たす，表15-1)，左室拡張末期容量 81 mL/m^2，左室駆出率(LVEF) 57％(左室容量および左室収縮機能は正常)，右室自由壁および左室側壁の脂肪変性，右室自由壁・中隔および左室側壁の遅延造影.

3) 電気生理学的検査 (EPS)

右室心尖部からの3連期外刺激によって左脚ブロック型・上方軸の持続性 VT が誘発，上室頻拍は誘発されず.

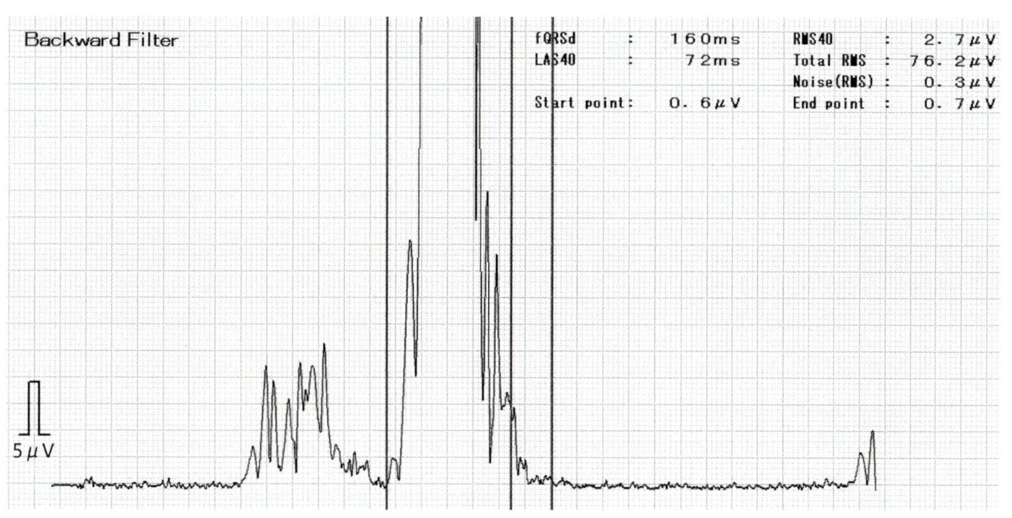

図15-4　加算平均心電図
fQRS (filtered QRS duration) 160 ms，LAS40 (low amplitude signal duration of terminal QRS < 40μV) 72 ms，RMS40(root-mean-square voltage of terminal 40 msec) 2.7μV で，遅延電位陽性基準の3ついずれも陽性.

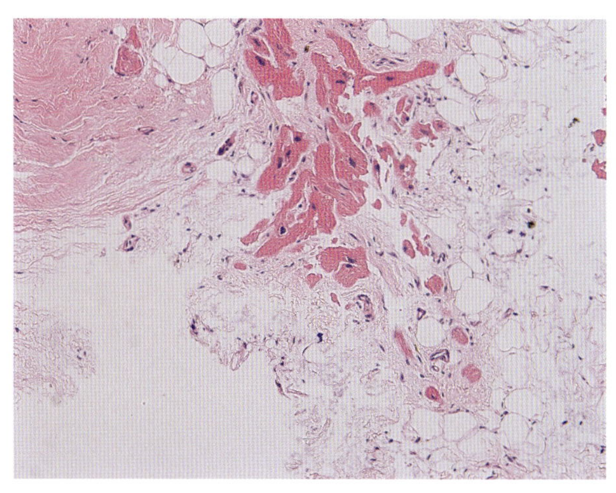

図15-5　心筋生検

4) 心筋生検（右室中隔から採取）

心筋間質の線維化および脂肪組織への置換，心筋細胞は軽度萎縮から軽度肥大が混在，ごく軽度のリンパ球主体の炎症細胞の浸潤（図15-5）.

これらの検査結果を総合して，本症例は左室機能障害や炎症細胞浸潤が主体となる心疾患や先天性心疾患ではなく，ARVC と確定診断した．さらに，持続性 VT があったことから突然死リスクが高いと考えられ，二次予防として ICD 植込みを施行した.

4カ月後，ソタロールおよびβ遮断薬の薬物治療を継続しているにもかかわらず，持続性 VT が再発し，ICD のショック作動により停止した．カテーテルアブレーションは，抗不整脈薬と同様に ARVC の突然死リスクを下げる効果はないが，心室性不整脈を抑制して ICD 作動を減少させる効果がある．本症例でも，薬物治療中の持続性 VT 再発に対してカテーテルアブレーションを施行した．まずは右室心内膜側から，後日心外膜側アプローチによって，右室に複数存在する VT 基質に対して高周波通電を行った．心内膜側から計4回，心外膜側から1回アブレーションを行い，その後1年間，持続性 VT による ICD 作動は認めなかった.

本症例のポイント

- 頻脈性不整脈の患者を診た場合，まずは症状と徴候から病態が安定か不安定かを判断し，不安定な頻拍に対しては迅速に同期下電気ショックを行う.
- 頻脈性不整脈の患者を診た場合，突然死の家族歴を聴取することを忘れてはならない.
- 頻脈性不整脈の患者を診た場合，右室拡大または右室壁運動異常があれば不整脈原性右室心筋症（ARVC）の可能性が高いが，他疾患を鑑別することも忘れてはならない.
- ARVC と診断した患者には運動制限を指導する必要がある.
- ARVC で突然死リスクが高いと考えられる患者には ICD 植込みが勧められる．抗不整脈薬やカテーテルアブレーションは，突然死リスクを下げる効果は示されていないが，ICD 作動を減少させるのに有用である.

（加茂雄大　　分担編集：網谷英介）

文献

1) Marcus FI, et al. : Circulation, 121 : 1533-1541, 2010.

16. 心アミロイドーシス

症 例 72歳男性

主 訴 労作時呼吸困難

現病歴

16年前より高血圧，脂質異常症のため薬物療法を開始し，7年前に狭心症のため右冠動脈に冠動脈形成術(PCI)を施行された既往がある．2年前より労作時呼吸困難を認めるも，自制内であったため，とくに精査は受けていなかった．徐々に呼吸困難は増悪し，2カ月前より駅の階段をのぼることができなくなり，1週間前より平地歩行でも休むことが多くなったため，当院循環器内科に紹介受診となった．安静時にはとくに症状を認めなかった．

身体所見

身長168 cm，体重67.5 kg，体温36.5℃，血圧98/60 mmHg，心拍80/分．心雑音は聴取せず，両側肺呼吸音異常なし．軽度の両側下腿浮腫を認めるほか，特記事項なし．

既往歴

55歳：高血圧，脂質異常症(56歳より薬物療法を開始している)

65歳：狭心症(PCI での血行再建を施行)

70歳：手根管症候群

家族歴 特記事項なし．

前医処方薬 アスピリン 100 mg・分1，プラバスタチン 5 mg・分1，エナラプリル 2.5 mg・分1，ファモチジン 20 mg・分1．

▶ 受診時に X 線撮影(図16-1)，および心電図検査(図16-2)を行った．

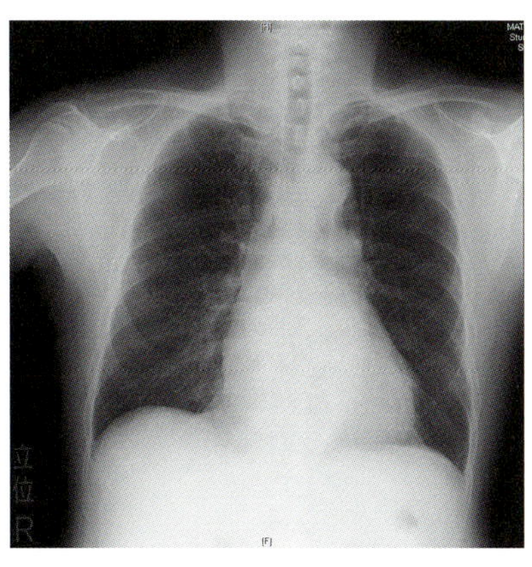

図16-1 受診時胸部 X 線写真
心拡大を認める．

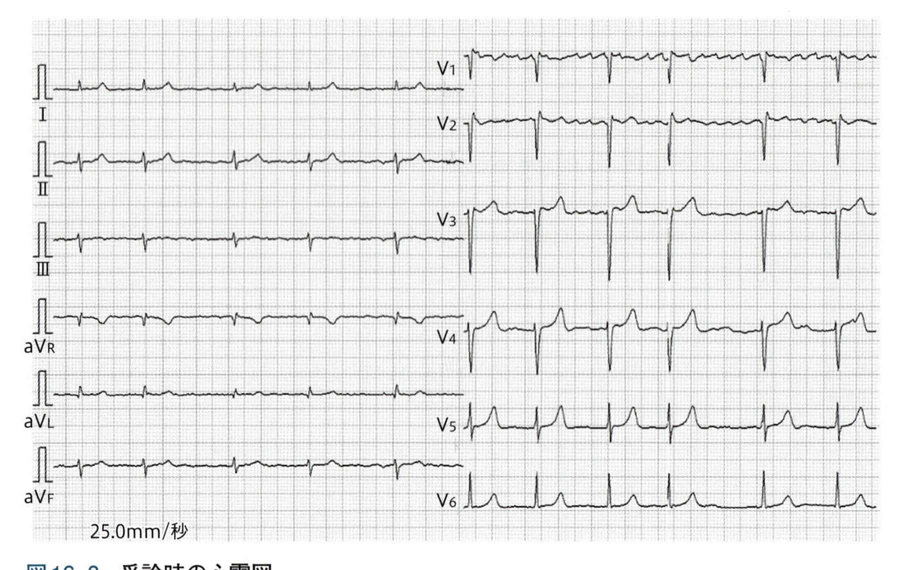

図16-2　受診時の心電図
心房細動，肢誘導低電位差，R 波増高不良を認める．

Question 1　外来診察室で得たここまでの情報より，次に何を行うか？

1. 緊急冠動脈造影（緊急 CAG）検査の手配
2. 心エコー検査での評価
3. 冠動脈 CT 検査または心筋シンチグラフィでの虚血の評価
4. 血算，腎機能，心筋逸脱酵素，BNP などの血液検査の依頼
5. 心電図をモニターしながらの硝酸薬の投与

この時点で2つのポイントが重要である．狭心症の既往があり，診察室では症状はないものの，心電図上で R 波増高不良があるため，まず1点めとして，急性疾患〔急性冠症候群 acute coronary syndrome（ACS）や肺血栓塞栓症など〕を否定することが重要である．この患者を帰してよいのか？ という問いに対しての判断材料が必要である．

2点めは，以上の判断を比較的早く行えることが重要である．この観点から心エコー検査での評価は重要であり，右室拡大，左室壁運動異常や左室の形態などを簡便に評価でき，かつ，さほど時間を必要としない．また同時に，血液検査で心筋逸脱酵素などの異常の有無を評価することは重要である．本症例において，緊急カテーテル検査は上記の2つの検査を終えてから判断しても遅くはない．また，冠動脈 CT 検査や心筋シンチグラフィによる虚血の証明を得ることは重要であるが，ACS か否かという問いに対しては，結果が出るまでに時間がかかりすぎるうえに，患者に負荷などをかけられないため，最適ではなくその後の手段と考える．最後に硝酸薬の投与であるが，症状が診察中にあれば考慮してもよいが，本症例は安静時に症状はなく，血圧も低いため，適切ではない．

Answer 1　2，4

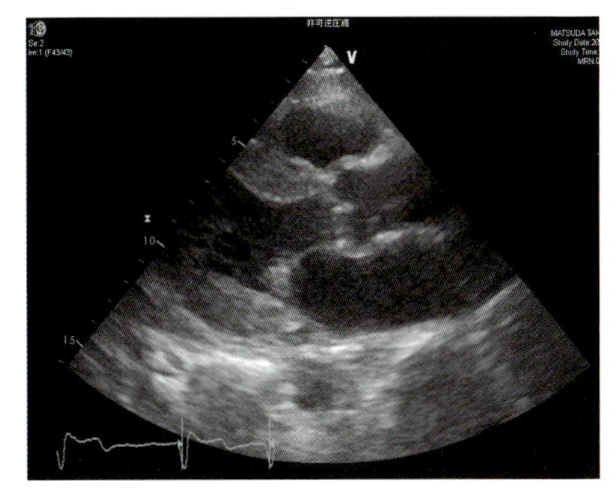

図16-3　心エコー図(長軸像)
全周性の壁肥厚(13 mm)および左房拡大を認める.

患者のプロファイルをみると，心電図異常(心房細動，低電位差，R 波増高不良)，胸部 X 線写真上の心拡大，軽度の下腿浮腫と低血圧を認めている．少なくとも何かしらの循環不全を認めており，NYHA (New York Heart Association)心機能分類ではⅢ度程度である．急性疾患の鑑別を進めつつ，肝機能，腎機能，甲状腺機能，心(肺)機能，血液疾患の有無などを評価することが重要である．

さて，心エコー図では右心系の拡大や左室壁運動異常は認めず，左室駆出率(LVEF)は53％と正常下限であった(図16-3)．また，左室心筋は全周性に13 mm と軽度肥大傾向であり，左房拡大を認めていた．僧帽弁閉鎖不全は軽度であったが，そのほかの弁疾患は認めなかった．ただし，E/e' は28と高値であり，左室充満圧上昇を示唆していた．

本症例の血液検査では，循環不全を説明できるそのほかの検査異常は認めず，心筋逸脱酵素も有意な値ではなかった．ただし，BNP 値が296 pg/mL と高値を示していた．これらの結果より，急性疾患の明らかな証拠はないと判断できる．

このような患者像は比較的よく遭遇することがある患者像ではないだろうか？ つまり，非特異的な所見と拡張障害中心の心不全があり，釈然としない印象である．

現時点で明らかな異常をまとめると，以下のとおりである．

①心電図異常(心房細動，肢誘導低電位差，R 波増高不良)
②胸部 X 線写真での心拡大
③BNP 異常値
④心エコー図上軽度の左室肥大(ただし13 mm 程度)，左房拡大，そして E/e' 高値

Question 2　この時点で考えられる心疾患はどれか？

1. 虚血性心疾患
2. 肥大型心筋症
3. 高血圧性心疾患
4. 蓄積性(浸潤性)心筋症
5. たこつぼ型心筋症

虚血性心疾患を現時点では完全に否定できないため，本症例は入院精査となった．しかし，冠動脈造影(CAG)検査では有意な冠動脈狭窄を認めず，さらなる精査が必要であった．肥大型心筋症 hypertrophic cardiomyopathy (HCM)は，左室肥大のわりに心電図での高電位差がないことや，家族歴がなく，やや高齢であるため，本症例では否定的である．高血圧性心疾患としても，心電図上の左室肥大がないことや，血圧が低値である点で病態とそぐわず，最終的にはすべての疾患の可能性が否定されれば考える程度のものである．たこつぼ型心筋症としては，壁運動異常がなく，左室の軽度肥大があり，強い誘因となるストレスがないことなどから，本症例では否定的である．また，(高齢)女性に発症しやすいこととも合致しない．

一方で，蓄積性心筋症は，軽度の心肥大と拡張障害が中心の心不全を呈していることより，十分に考慮する必要のある疾患である．とくにアミロイドーシスは，本症例では確実に視野に入れなければならない疾患である．蓄積性心筋症には，そのほかに Fabry 病などがあるが，年齢的にもう少し早い時点で発症する点が合わない．外来で非特異的な心不全を呈する症例にはかならずアミロイドーシスを鑑別診断に入れておくことが重要である．

心アミロイドーシスといえば，granular sparkling sign といわれているキラキラとしたエコー図所見がある．しかし近年，早期診断のためあまり肥大が著明でない状態や，エコー図自体の gain の調整性能向上もあり，かならずしも granular sparkling sign が特徴的であるとはいえない．心アミロイドーシスは拡張障害の方が有用であり，とくに長軸方向の strain をみることで，肥大型心筋症などとの鑑別に有用であると報告されている[1)]．

Answer 2　1，4

アミロイドーシスは全身，または局所にアミロイドが沈着することが病因であり，沈着するアミロイド構成タンパク質の種類で分類されている．とくに循環器内科医にとっては，全身性アミロイドーシスに遭遇する可能性があるため，疾患の認識が重要である．アミロイドーシスの診断で最も重要なことは，まずは疑うことである．

心臓に沈着するアミロイドタンパク質は25種類以上あるといわれており，心アミロイドーシスは，形質細胞異常に伴う免疫グロブリンの軽鎖(light chain，L 鎖)に由来する免疫グロブリン性アミロイドーシス(L 鎖由来のため AL アミロイドーシスとよぶ)と，トランスサイレチン transthyretin (TTR)由来の ATTR アミロイドーシスがほぼ大半を占める．わずかに二次性アミロイドーシス(血清アミロイド A に由来する AA アミロイドーシス)や，その他のアミロイドーシスがある．AL アミロイドーシスの50%に心症状を呈するといわれており，一方，AA アミロイドーシスでは5%以下といわれている．このため，心アミロイドーシスは，ほぼ AL アミロイドーシスか ATTR アミロイドーシスの鑑別となる．心アミロイドーシス患者は，進行すると全身性にアミロイド沈着による症状を認め，とくに心肥大と拡張不全主体の心不全症状を呈し，予後不良な疾患である．

AL アミロイドーシスは異常形質細胞による多発性骨髄腫に伴うものと原発性のものに分けられるが，原発性は AL アミロイドーシスの80%を占める．AL アミロイドーシスは，免疫グロブリンの light chain がアミロイドとなり，各臓器に沈着し，多彩な症状を呈するが，とくに心障害は予後に大きく関与する．アミロイドの沈着は ATTR アミロイドーシスと比べ比較的進行が早いため，病期が進行した症例では依然として予後不良であり，早期治療の重要性が高まっている．

一方，ATTR アミロイドーシスは，遺伝性(hereditary) ATTR アミロイドーシスと TTR 遺伝子異常のない野生型 ATTR アミロイドーシスに分けられる．野生型 ATTR アミロイドーシスは老人性全身性アミロイドーシス senile systemic amyloidosis (SSA) ともよばれており，1980年代より，アミロイド構成タンパク質が野生型 TTR であり，高齢者に多いことが知られている．遺伝性 ATTR アミロイドーシスは比較的若年で発症し，その遺伝子異常により phenotype が異なり，神経におもに沈着する家族性アミロイドポリニューロパチー familial amyloid polyneuropathy (FAP) と，わが国ではまれな，心臓におもに沈着する家族性アミロイド心筋症 familial amyloid cardiomyopathy (FAC) が知られている．野生型 ATTR アミロイドーシスは意外と多いと考えられている．80歳以上の剖検心臓の約12～25％に TTR の沈着が認められており，少数例での報告だが，90歳以上のフィンランド人において野生型 ATTR アミロイドーシスの発症頻度は37％とある．AL アミロイドーシスと比較して，野生型 ATTR アミロイドーシスは壁肥厚と拡張障害が同程度でも，予後がよりよいことが報告されている．しかし，野生型 ATTR アミロイドーシスの進行は緩徐であるが，平均余命は5年といわれており，決して予後良好な疾患ではない．

Question 3 本症例でアミロイドーシスを示唆する所見は何か？

1. 心エコー図での拡張障害中心の心不全
2. 心電図での低電位差，心房細動
3. 手根管症候群の既往
4. 高齢，男性

まず所見で最も大切なのは“心電図では低電位なのに，心エコー図では心肥大傾向にある”ことである[2]．これは見た目では肥大していても電位は高くないという情報であり，肥大型心筋症や高血圧性心疾患と合致しない臨床上非常に有用な情報である．蓄積性心筋症，とくに心アミロイドーシスに比較的特異的な所見である．物質の異常蓄積により肥大心は拘束性障害を呈し，心筋拡張能障害となり，左房拡大から心房細動を発症しやすい．

また，ATTR アミロイドーシスには手根管症候群が先行することが知られており，ひとつの重要な所見である．本症例は以前は高血圧であったが，ATTR アミロイドーシスでは中等度以上の重症度では血圧が低くなる．さらに，循環器内科医が遭遇する野生型 ATTR アミロイドーシスは，高齢の男性に多い傾向にある．

Answer 3 1～4すべて

本症例ではアミロイドーシスを疑い，心筋生検(図16-4)を行ったところ，Congo Red 染色で赤褐色を，偏光顕微鏡下で apple green を示し，アミロイドの沈着は決定的となった．並行して骨髄検査も行ったが異常を認めなかった．生検組織は抗 TTR 抗体での免疫染色で陽性を示し，TTR 遺伝子異常がないことを確認し，野生型 ATTR アミロイドーシスとの診断に至った．

(A) Congo Red染色

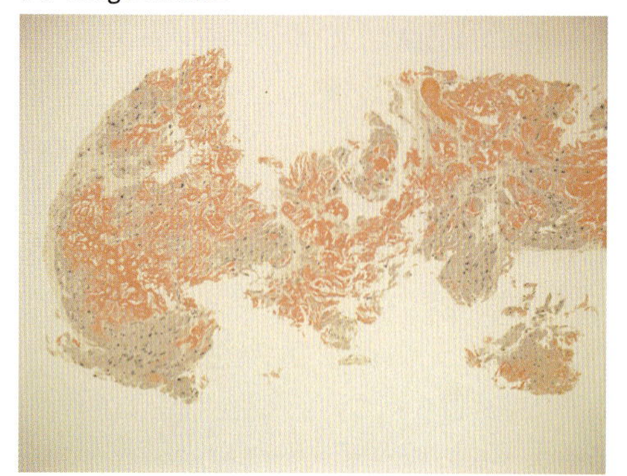

(B) 抗TTR抗体染色

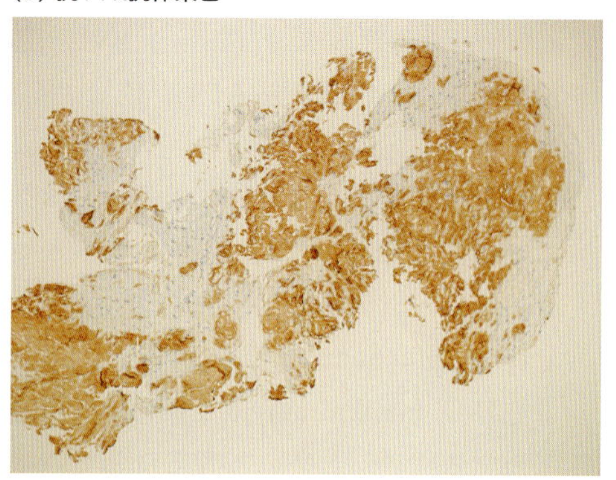

図16-4　心筋生検

Question 4　以下の文章で正しいのはどれか？

1. 心臓 MRI 検査での遅延造影効果(LGE)陽性は，AL アミロイドーシスと ATTR アミロイドーシスを鑑別するのに有用である
2. ATTR アミロイドーシスでは，形質細胞疾患を併発していることがある
3. 心エコー検査の2-dimensional speckle-tracking imaging で長軸像にみられる strain の低下が AL アミロイドーシスと ATTR アミロイドーシスの鑑別に有用である
4. 巨舌は野生型 ATTR アミロイドーシスではよく合併する

心臓 MRI 検査において，心アミロイドーシスは遅延造影効果 late gadolinium enhancement (LGE)陽性となるが，これは AL アミロイドーシスと ATTR アミロイドーシスを鑑別するのに役立つものではなく，鑑別における特異的な LGE 所見はない．また，形質細胞疾患を併発していると AL アミロイドーシスの可能性が高いが，ATTR アミロイドーシスでも形質細胞疾患を併発していることがあり，形質細胞疾患の有無のみで AL アミロイドーシスと診断はできない．心エコー図による長軸像(longitudinal)での strain の低下は心アミロイドーシスに特異的といわれているものの，AL アミロイドーシスと ATTR アミロイドーシスを鑑別することは難しい．

一方で，^{99m}Tc-DPD (^{99m}Tc-3,3-diphosphono-1,2-propanodicarboxylic acid)心筋シンチグラフィは，海外では AL アミロイドーシスと ATTR アミロイドーシスを鑑別するのに有用で，uptake があれば ATTR アミロイドーシスと診断できるとの報告がある[3]．わが国ではピロリン酸心筋シンチグラフィがその代用として用いられるが，感度特異度は ^{99m}Tc-DPD 心筋シンチグラフィより落ちるとの報告がある．

巨舌はアミロイドーシスの症状として教科書には書かれているが，野生型 ATTR アミロイドーシスでは合併することは少ない．

Answer 4　2

その後の経過

軽度の心肥大と拡張障害が強い心不全患者を診たら，心アミロイドーシス（とくに野生型ATTRアミロイドーシス）を鑑別診断にあげることが重要である．以前は介入できる治療法が肝移植のみで，高齢者の場合は利尿薬などの対症療法で経過観察としていたが，近年ATTRアミロイドーシスにはさまざまな治療法が開発されており，早期診断・治療が重要なキーワードである．本症例には抗凝固療法と，心不全治療を行った．TTRは肝臓で産生され，四量体で安定しており，これらの結合が崩れることがアミロイドタンパク質へ進む律速段階といわれている．このため，本症例はTTR結合を安定化する薬であるジフルニサル（保険適応外）を外来で検討する方針となった．

本症例のポイント

- 高齢者の拡張障害による心不全症例は，かならず心アミロイドーシスを鑑別診断に入れること．心電図所見での低電位差と，心房細動は，各論的な重要なサインである．
- 心アミロイドーシスは予後が悪いことを念頭に置き，早期診断・治療が大切である．
- 心アミロイドーシスの治療は近年大きく進歩しており，予後改善を見込める可能性がある．

column トランスサイレチン四量体の安定化を標的とした薬物治療

肝臓で生成されるトランスサイレチン（TTR）は通常，四量体で安定しているが，遺伝的または後天的な理由で，不安定な単量体を経て変性アミロイドとなることがATTRアミロイドーシスの病態である．近年，遺伝性ATTRアミロイドーシスにおいて，TTRを四量体に安定化させるタファミディス（タファミジス）がわが国でも使用され，効果をあげている．この薬剤は理論的には野生型ATTR心アミロイドーシスにも有効と考えられるが，2017年8月現在ではわが国で未承認（臨床試験中）のため，承認された治療法が確立されていない．そのうえ，タファミディスは高価で，年間2,000万円以上の費用がかかり，医師主導の研究では継続が困難である．一方で，新規治療薬と類似の分子構造をもつ非ステロイド性抗炎症薬（NSAIDs）であるジフルニサルがTTR四量体を安定化させる作用によって遺伝性ATTRアミロイドーシスに治療効果があったと報告された．また，*in vitro* であるが，野生型ATTRアミロイドーシスのTTR四量体解離を抑制することも報告されており，近年では野生型ATTRアミロイドーシスにも効果をもつ可能性が期待されている．しかしながら，ジフルニサルはわが国内では販売中止となっており，かつ，アミロイドーシスには保険適応がない．

（高橋政夫）

文献

1) Phelan D, et al. : Heart, 98 : 1442-1448, 2012.
2) Murtagh B, et al. : Am J Cardiol, 95 : 535-537, 2005.
3) Perugini E, et al. : J Am Coll Cardiol, 46 : 1076-1084, 2005.

17. 心サルコイドーシス

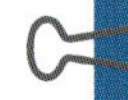

症 例　58歳女性

主 訴 ふらつき

現病歴

生来健康で，通院や内服はしておらず，毎年健康診断を受けている．至近の健康診断で初めて心電図異常および心胸郭比(CTR) 58％と心拡大を指摘されていたが，未精査であった．受診当日は，起床時より頻回にふらつきを自覚したため，救急外来を受診した．

身体所見

受診時，意識清明，ふらつきの症状は消失しており，体温36.6℃，血圧108/62 mmHg，脈拍61/分・不整，呼吸数16/分，SpO_2 98％ (room air)であった．顔色に異常を認めず，眼瞼結膜に貧血を認めず，頸静脈の怒張は認めなかった．両肺呼吸音に異常を認めず，心尖部を最強点とするLevine 分類Ⅱ/Ⅵの汎収縮期雑音を聴取した．末梢の冷感はなく，末梢動脈拍動触知は良好で左右差を認めず，両下腿に浮腫を認めた．頸部表在リンパ節は触知せず，左鼠径部に小指頭大のリンパ節を触知した．

来院時の胸部X線写真(図17-1)，心電図(図17-2 A)を示す．検査時には，ふらつきの症状は消失したままであった．

病歴聴取，バイタルサインの確認，採血検査を行い，結果を待つあいだに，ふらつきの訴えがあった．ふらつきの症状を認めた際に再び施行した心電図(図17-2 B)も示す．

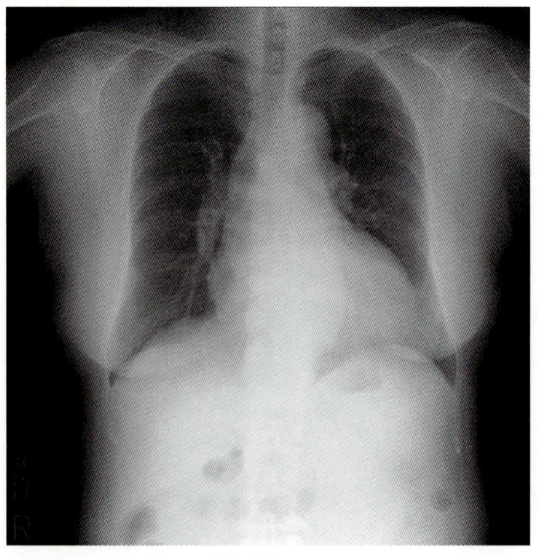

図17-1　胸部X線写真
心拡大が認められる．

(A) 受診時12誘導心電図

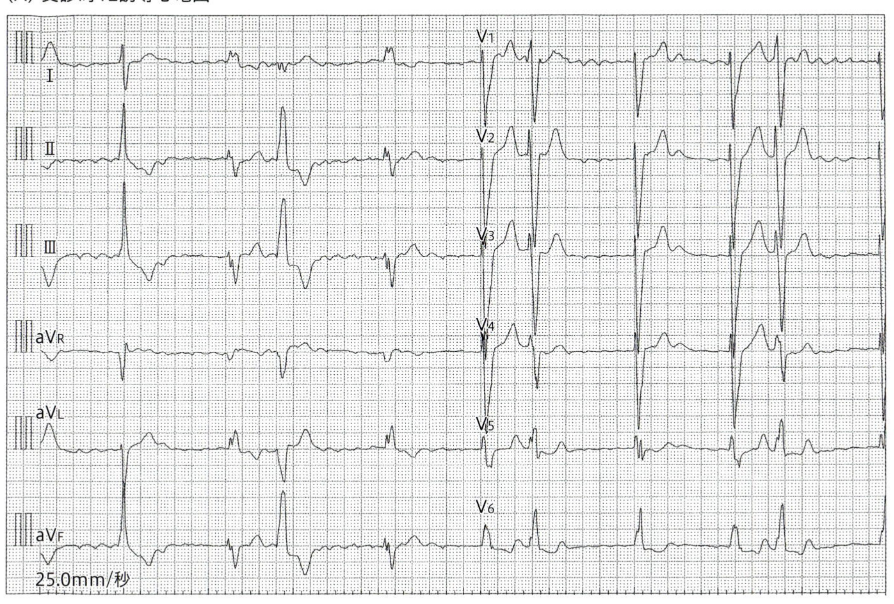

(B) 有症状時12誘導心電図

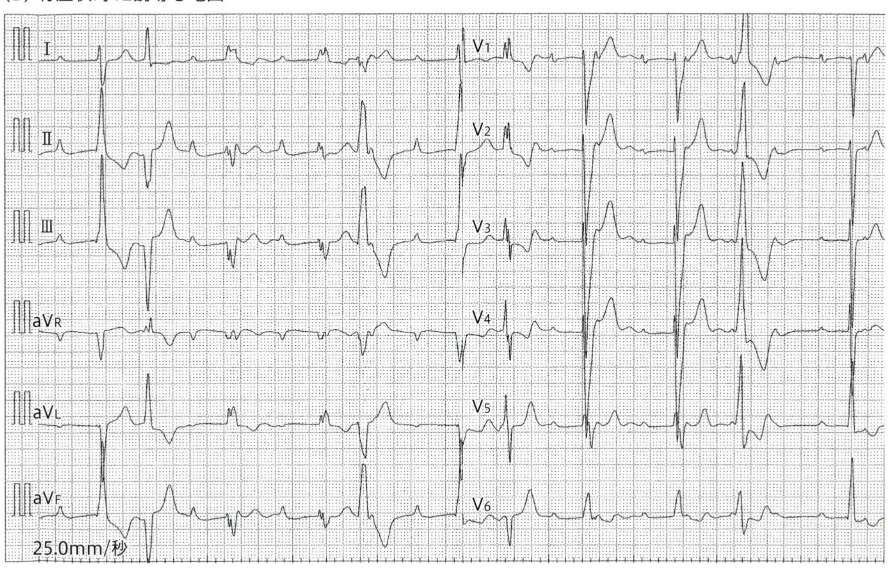

図17-2　12誘導心電図

Question 1	この時点でまず何を行うか？

1. リドカインの静注投与
2. 心臓マッサージ
3. 電気的除細動の準備
4. 一時的ペーシングリード挿入の準備
5. 緊急カテーテル治療の準備

来院時のバイタルサインは保たれており，当初は心房細動(図17-2 A)およびそれによる心不全(胸部 X 線写真にみられる心拡大と両下腿浮腫)が疑われた．さらに，心房細動の原因として僧帽弁閉鎖不全症 mitral regurgitation (MR)の存在が聴診所見より頭に思い浮かび，経胸壁心エコー検査を考慮していれば，初期対応としては十分である．しかし，症状の出現および心電図の変化により状況は一変する．有症状時の心電図(図17-2 B)は完全房室ブロックであり，①モニター装着，②人員の確保，③末梢血管確保，④循環動態の安定化を図る必要がある．

有症状時の心電図(図17-2 B)では，レート 115/分程度の P 波が確認できるが，QRS 波と乖離しており，完全房室ブロックの心電図波形である．心室拍数は53/分程度であり，意識は保たれている．心室期外収縮 premature ventricular contraction (PVC)が散見され，心電図上では最大2連を認める(肢誘導波形の1拍めと2拍め)．リドカインは心室期外収縮や心室頻拍 ventricular tachycardia (VT)といった心室性不整脈に使用するが，高度房室ブロックの際の投与は心停止を起こす可能性があるため，基本的に禁忌となる．

また，意識は清明で，症状の訴えができていることから，この時点で心臓マッサージは行ってはいけない．左室収縮能や全身状態にもよるが，心室補充調律でも心拍が40/分程度あれば意識が保たれることが多い．

発症時間が明確で，持続が48時間以内の心房細動であれば電気的除細動を試みるが，有症状時の心電図(図17-2 B)では P 波があり，除細動の適応はない．ただし，除細動器には体外ペーシング機能が備わっているため，心拍数が低下して意識状態が悪化した場合に備えて，体外ペーシングの準備をしておくことは必要である．

房室ブロックでは，ブロック部位が下部であればあるほど心室の補充調律も下部から出るため，補充調律拍数が不安定となる．したがって，完全房室ブロックなど高度房室ブロックでは，失神(Adams-Stokes 発作)や心不全をきたしやすい．ゆえに，高度房室ブロックの場合，ほとんどのケースで，原因精査や原疾患に対する治療のあいだ，バックアップとして一時的ペーシングリードを挿入する．

完全房室ブロックの原因精査として冠動脈造影(CAG)検査は必須である．しかし，まずは血

表17-1　経胸壁心エコー計測値

	計測値	基準値
大動脈径	28 mm	22～35 mm
左房径	47 mm	25～39 mm
左室中隔壁厚	11 mm	7～11 mm
左室後壁厚	8 mm	7～11 mm
左室拡張末期径	64 mm	38～54 mm
左室収縮末期径	51 mm	22～38 mm
左室駆出率(Teichholz 法)	41%	55% 以上
左室駆出率(Simpson 法)	27%	
左室壁運動	びまん性に低下 (局所壁運動異常なし)	

行動態の安定化を図る必要があり，現時点で緊急カテーテル治療を検討するのは時期尚早である．

Answer 1　4

経胸壁心エコー計測値(表17-1)および画像所見(図17-3)，心臓カテーテル検査(左室造影および冠動脈造影所見，図17-4)，血液検査所見(表17-2)を示す．

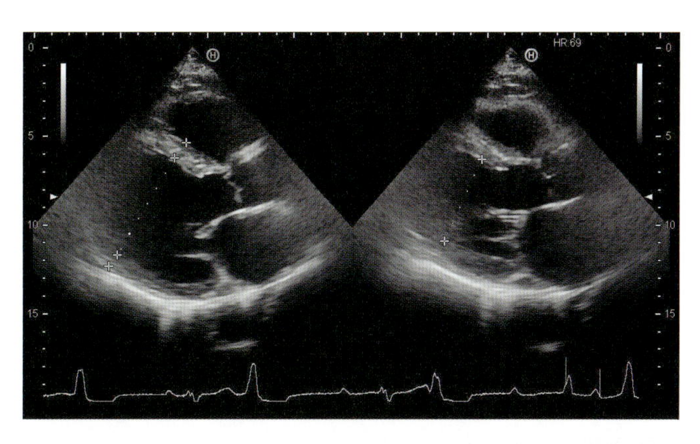

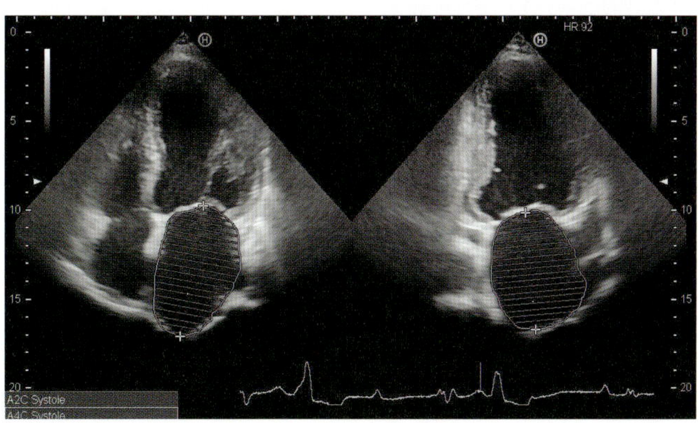

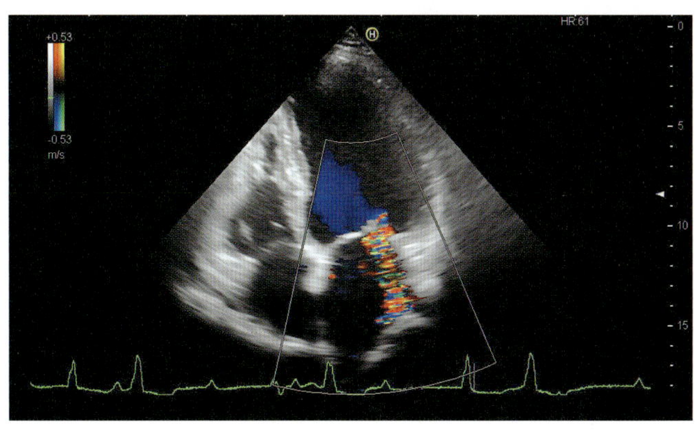

図17-3　経胸壁心エコー図所見

左室の著明な拡大および収縮能の低下を認めた．左室壁は，中隔11 mm，後壁8 mm と，明らかな菲薄化は認められず，壁運動も全体的に高度化しており，明らかな局所壁運動異常を認めなかった．左室の拡大に伴い中等度の僧帽弁逆流を認めた．

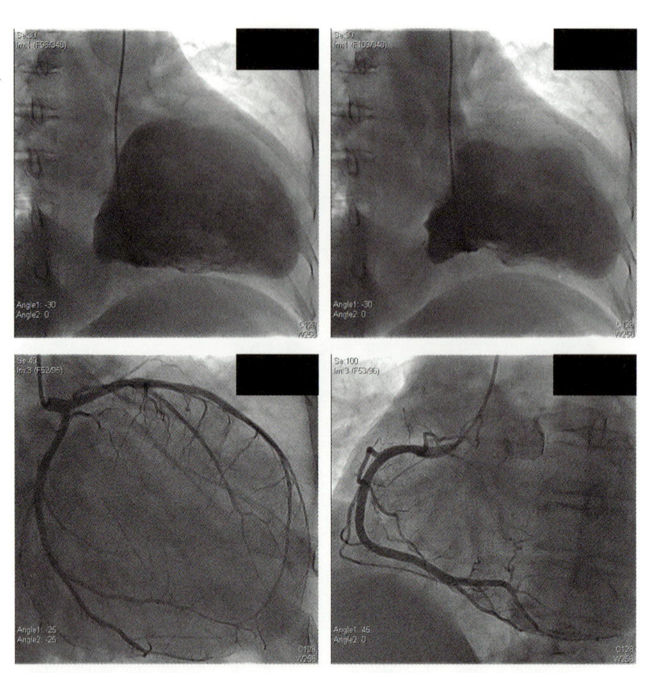

図17-4　心臓カテーテル検査（左室造影および冠動脈造影所見）
左室造影では，全周性に高度の壁運動低下を認め，前側壁および下壁に収縮期膨隆（dyskinesis）を認めた．

表17-2　採血検査所見

検査項目	計測値	基準値
白血球数〔/μL〕	5,800	3,500～9,200
赤血球数〔×10⁴/μL〕	490	384～488
血色素〔g/dL〕	15.0	11.3～15.5
ヘマトクリット〔%〕	42.9	34.4～45.6
血小板数〔×10⁴/μL〕	13.7	15.5～36.5
総蛋白〔g/dL〕	7.3	6.3～8.1
アルブミン〔g/dL〕	4.0	3.9～4.9
LDH〔U/L〕	176	125～237
AST〔U/L〕	15	9～38
ALT〔U/L〕	14	4～36
総コレステロール〔mg/dL〕	199	129～232
LDL コレステロール〔mg/dL〕	142	70～139
HDL コレステロール〔mg/dL〕	50.5	40～99
中性脂肪〔mg/dL〕	90	29～188
尿素窒素〔mg/dL〕	11.2	9～21
クレアチニン〔mg/dL〕	0.64	0.40～0.90
Na〔mEq/L〕	139	132～148
K〔mEq/L〕	3.7	3.5～4.9

検査項目	計測値	基準値
CK〔U/L〕	23	44～166
CRP〔mg/dL〕	0.06	0.00～0.30
TSH〔μU/mL〕	1.54	0.38～4.31
fT4〔ng/dL〕	1.25	0.82～1.63
fT3〔pg/mL〕	2.3	2.1～3.8
PT〔%〕	81	82.0～150.0
APTT〔秒〕	27.6	25.5～36.1
HbA1c（NGSP）〔%〕	5.7	4.6～6.2
BNP〔pg/mL〕	527.7	0.0～18.4
抗核抗体	（－）	（－）～（±）
抗カルジオリピン抗体（aCL-IgG）〔U/mL〕	8	0～10
ds-DNA〔U/mL〕	1.9	0.0～15.0
IgG〔mg/dL〕	1,590	870～1,700
ACE〔U/L〕	1.1	8.3～21.4
sIL-2R〔U/mL〕	255	127～582
リゾチーム〔μg/mL〕	6.8	5.0～10.2

Question 2 本症例で鑑別にあがる疾患は何か？　2つ選べ.

1. 急性心筋梗塞
2. ジギタリス中毒
3. 拡張型心筋症（DCM）
4. 心サルコイドーシス
5. 急性心筋炎

完全房室ブロックをみたときに鑑別すべき疾患を表17-3に示す．最も多いのは原因不明の特発性であるが，房室ブロックに限らず，虚血性心疾患 ischemic heart disease（IHD）による不整脈の症例数は非常に多い．そのほかに臨床で比較的多くみられるのは薬剤性である．十分な服薬歴の聴取が重要であり，高齢者に漫然とジギタリス製剤やβ遮断薬が投与されているケースでは，一時的ペーシングおよび薬剤の中止で回復することが多い．

急性心筋梗塞では，心電図変化（該当領域における ST 上昇および対側での ST 低下），血液検査所見の異常（白血球上昇および CK，CK-MB，AST，LDH といった心筋逸脱酵素の上昇），冠動脈造影で冠動脈の狭窄または途絶などの所見を認める．本症例では，いずれの所見も認めていない．

病歴聴取により内服している薬剤はなく，低カリウム血症や心電図におけるジギタリス中毒を疑う波形（ST 盆状降下）は認めず，ジギタリス中毒を積極的に疑う必要はない．

拡張型心筋症 dilated cardiomyopathy（DCM）としては比較的壁厚が保たれているものの，冠動脈に器質的狭窄を認めず，心エコー検査でびまん性に壁運動が低下しており，著明な左室拡大および収縮能低下を認めるため，拡張型心筋症は鑑別すべきである．

比較的若年（50代女性）で冠動脈病変を認めない高度房室ブロックを認めた場合には，拡張型心筋症とともに心サルコイドーシスを鑑別すべきである．本症例では心エコー検査で中隔基部の壁厚が保たれている（やや肥大気味）点からも，積極的に念頭に置いて次の検査を組む必要

表17-3　完全房室ブロックの原因疾患

頻度	原因	原因となる疾患および薬剤・治療例
50%	特発性	原因不明，加齢など
40%	虚血性心疾患	急性心筋梗塞，不安定狭心症
10%	心筋疾患	拡張型心筋症，心サルコイドーシス，心アミロイドーシス
	薬剤性	I群・III群抗不整脈薬，β遮断薬，Ca チャネル拮抗薬，ジギタリス製剤
	電解質異常	高カリウム血症
	神経筋疾患	筋ジストロフィー
	先天性心疾患	房室中隔欠損症
	心臓手術後	大動脈弁置換術
	感染症	心内膜炎，ジフテリア
	膠原病	

がある．

急性心筋炎の原因として多いのはウイルス感染で，とくに有名なのはエンテロウイルス(コクサッキーB 群)であるが，ゲノム解析が進み，アデノウイルスやパルボウイルス B19も高率に認めることが判明している．いずれにしても，ウイルス感染性の急性心筋炎であれば，多くの場合，感冒症状や消化器症状が先行し，血液検査所見でも心筋逸脱酵素(CK，CK-MB，AST，LDH)の上昇や白血球および CRP 上昇を認める．心電図では高度房室ブロックのほかに，ST-T 異常や期外収縮・頻拍などの不整脈も出現することがある．

Answer 2　3，4

Question 3　追加すべき検査として不適当なものはどれか？

1. 心臓ガドリニウム造影 MRI 検査
2. 薬剤負荷心筋タリウムシンチグラフィ
3. ガリウム(^{67}Ga citrate)シンチグラフィ
4. リンパ節生検
5. 心筋生検

1) 拡張型心筋症と心サルコイドーシスの鑑別

表17-4に拡張型心筋症の診断基準，表17-5にサルコイドーシスの診断基準を示す．拡張型心筋症は左室の拡大と収縮能の低下を認める病態であるが，診断確定は他疾患の除外による．

サルコイドーシスの組織診断では，有名な所見である肺門部リンパ節の肉芽腫を認める頻度は90％以上といわれているが，存在した場合の症状発症頻度はまれであるといわれている(つ

表17-4　拡張型心筋症の診断基準

1)　左室のびまん性収縮障害および左室拡大を特徴とする疾患群
2)　WHO/ISFC の特定心筋疾患(下記)を除外する

【WHO/ISFC の特定心筋疾患】
虚血性心筋疾患
弁膜性心筋疾患
高血圧性心筋疾患
炎症性心筋疾患(心筋炎など)
代謝性心筋疾患
- 内分泌性：甲状線中毒性，甲状線機能低下症，副腎皮質不全，褐色細胞腫，末端肥大症，糖尿病など
- 蓄積性：ヘモクロマトーシス，グリコーゲン蓄積症(ハーラー病，ハンター病)，レフスム病，ニーマン・ピック病，ハンド・シュラー・クリスチャン病，Fabry 病，モルキオ・ウールリッヒ病など
- 欠乏性：カリウム欠乏，マグネシウム欠乏，栄養失調(貧血，脚気，セレニウム欠乏)，家族性地中海熱など

全身性心筋疾患：膠原病，サルコイドーシス，白血病，肺性心など
筋ジストロフィー：デュシェンヌ型，ベッカー型，強直性筋萎縮症など
神経・筋疾患：フリードライヒ失調症，ヌーナン症候群など
過敏性，中毒性疾患：アルコール性心筋症，薬剤性，放射線性など
産褥性心筋疾患

出典：厚生労働省難治性疾患克服研究事業 特発性心筋症調査研究班：心筋症・診断の手引きとその解説，2005.

表17-5 サルコイドーシスの診断基準

【組織診断群】
全身のいずれかの臓器で壊死を伴わない類上皮細胞肉芽腫が陽性であり，かつ，既知の原因の肉芽腫および局所サルコイド反応を除外できているもの．
ただし，特徴的な検査所見および全身の臓器病変を十分検討することが必要である．
【臨床診断群】
類上皮細胞肉芽腫病変は証明されていないが，呼吸器，眼，心臓の3臓器中の2臓器以上において本症を強く示唆する臨床所見を認め，かつ，特徴的検査所見の5項目中2項目以上が陽性のもの．

〈臨床所見〉
呼吸器：
1）両側肺門部リンパ節腫脹(BHL)
2）CT/HRCT 画像で気管支血管周囲間質の肥厚やリンパ路に沿った多発粒状影
眼：
1）肉芽腫性前部ぶどう膜炎
2）隅角結節またはテント状周辺虹彩前癒着
3）塊状硝子体混濁
4）網膜血管周囲炎および血管周囲結節
5）多発するろう様網脈絡膜滲出斑または光凝固斑様の網脈絡膜萎縮病巣
6）視神経乳頭肉芽腫または脈絡膜肉芽腫
心臓：
1）主徴候
高度房室ブロックまたは持続性心室頻拍，心室中隔基部の非薄化または心室壁の形態異常，左室収縮不全または局所的心室壁運動異常，^{67}Ga citrate シンチグラムまたは F18 FDG PET での心臓への異常集積，ガドリニウム造影 MRI における心筋の遅延造影所見
2）副徴候
心室性不整脈，脚ブロック，軸偏位，異常 Q 波のいずれかの所見，心筋血流シンチグラムにおける局所欠損，心内膜心筋生検で単核細胞浸潤および中等度以上の心筋間質の線維化

〈特徴的な検査所見〉
1）両側肺門リンパ節腫脹
2）血清アンジオテンシン変換酵素(ACE)活性高値または血清リゾチーム値高値
3）血清可溶性インターロイキン-2受容体(sIL-2R)高値
4）^{67}Ga citrate シンチグラムまたは F18 FDG PET における著明な集積所見
5）気管支肺胞洗浄検査でリンパ球比率上昇，CD4/CD8比が3.5を超える上昇
（上記5項目中2項目以上が陽性）

日本サルコイドーシス/肉芽腫性疾患学会：サルコイドーシスの診断基準と診断の手引き－2015, 2015. http://www.jssog.com/www/top/shindan/shindan2-1new.html (2017年8月現在)をもとに作成.

まり偶発的に胸部 CT 検査などで発見されるケースが多い)．心筋生検では，陽性率は低く，生存例の10％程度といわれているが，認めた場合の症状発症頻度は高い．同様に，表在リンパ節における肉芽腫は15％と陽性率は低いが，認めた場合の症状発症頻度は高い．また，血液検査所見で有名なアンジオテンシン変換酵素(ACE)活性高値や血清カルシウム値高値については陽性率が40％未満と低いことが報告されている．

診断の契機は，30％が検診や他疾患精査中に偶発的に発見されたものであり，50％は眼症状で発見されている．したがって，心筋生検や血液検査所見で特徴的な所見が得られなくとも，全身臓器を精査することが重要である．

2）鑑別に必要な検査

心臓ガドリニウム造影 MRI 検査における遅延造影効果(LGE)は，拡張型心筋症でも心サルコイドーシスでも認める所見であるが，その分布や性状によって診断の助けとなることがある．また，心筋生検を行う際の生検部位の決定にも有用となる．ペースメーカや植込み型除細動器

付き心臓再同期療法(CRT-D)を導入したのちは，一部の機種を除いて MRI 検査を行うことができなくなるため，早期の段階で検討すべき検査である.

薬剤負荷または運動負荷心筋タリウムシンチグラフィは，安定狭心症の心筋虚血ならびにバイアビリティの存在をみる検査である.

ガリウム(^{67}Ga citrate)シンチグラフィは，腫瘍・炎症シンチグラフィともいわれる．悪性リンパ腫や悪性黒色腫の病変の広がり，不明熱の精査としての感染・炎症病変の検索，サルコイドーシスの全身病変の検索に有用な検査である.

リンパ節生検および心筋生検については，すでに述べたとおり，拡張型心筋症の確定診断はほかの心筋疾患の除外によるものであるため，心筋生検は必須の検査となる．しかし，生検可能部位は心筋心内膜側であり生検範囲もごく微小な範囲となるため，特異的な病理所見を得られる可能性は低い．本症例では，表在リンパ節のうち唯一左鼠径部リンパ節の腫大を認めており，採取検体も大きく，特異的な所見がある可能性が高いため，かならず生検すべきである.

Answer 3　2

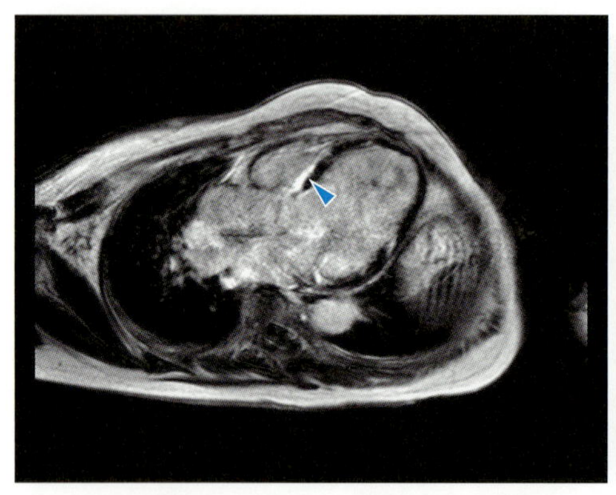

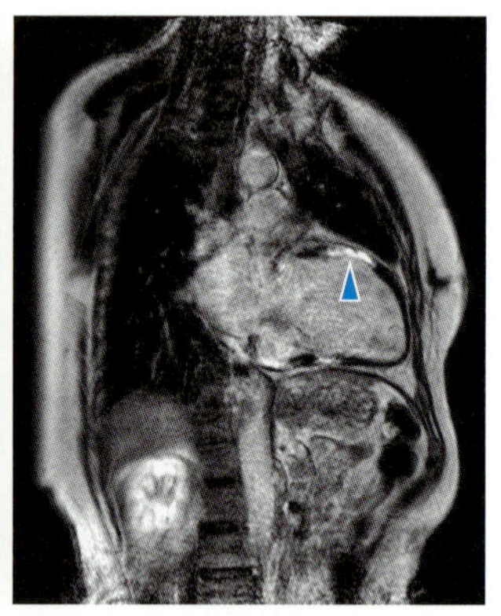

図17-5　心臓ガドリニウム造影 MRI 画像
心室中隔基部および側壁基部の心筋中層から外膜側にかけて遅延造影(►)を認める.

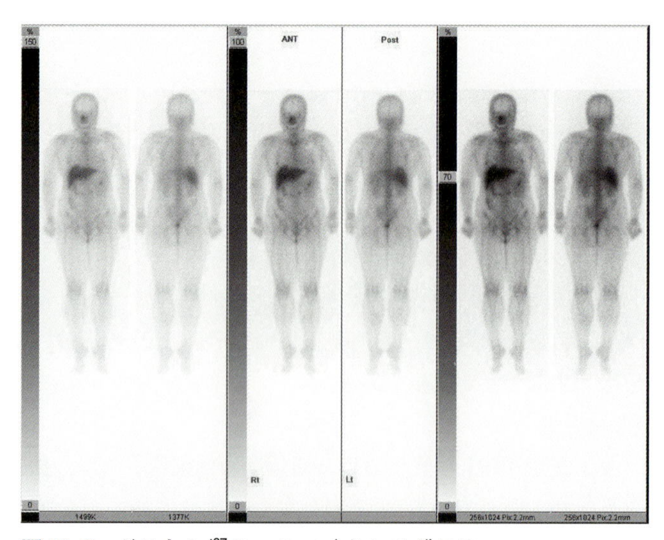

図17-6　ガリウム(^{67}Ga citrate)シンチグラフィ

(A) 心筋組織の光学顕微鏡像(20倍)

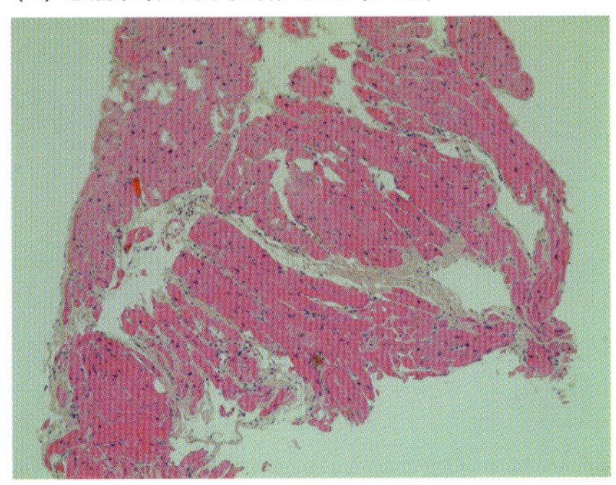

(B) 心筋組織の光学顕微鏡像(40倍)

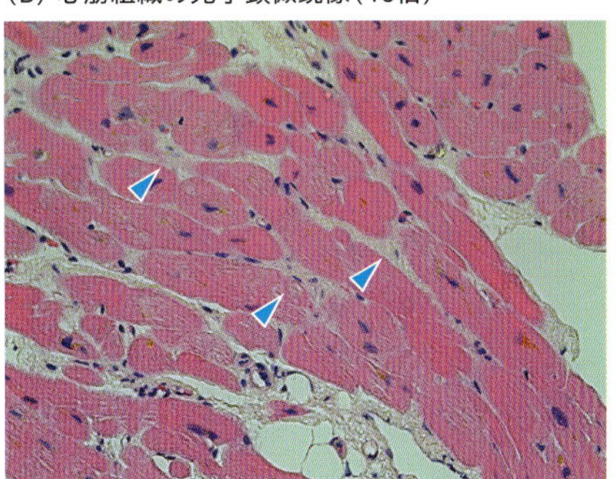

図17-7　心筋生検組織標本(HE 染色)

心筋細胞の一部に粗鬆化がみられるが，空胞変性や沈着物はみられない．心筋細胞周囲には軽度線維化がみられる(►)が，置換性の線維化はみられない．錯綜配列や炎症細胞浸潤はみられない．

(A) リンパ節組織の光学顕微鏡像(10倍)

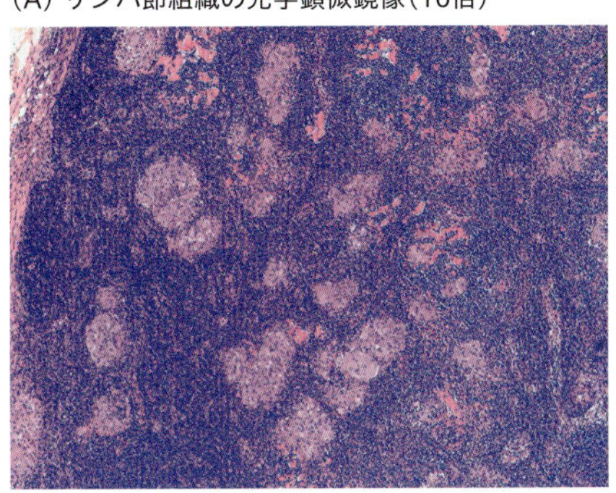

(B) リンパ節組織の光学顕微鏡像(40倍)

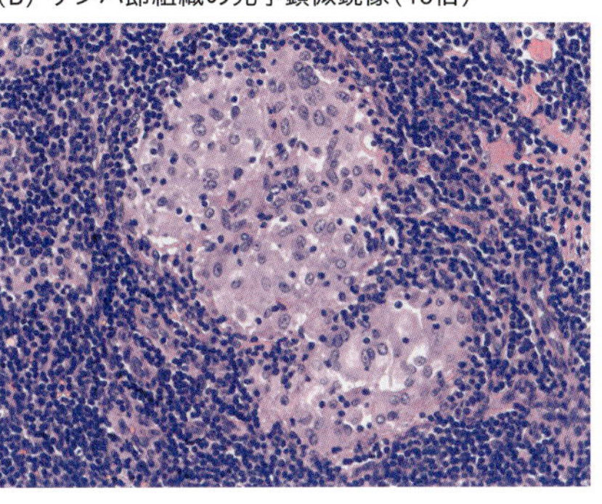

図17-8　左鼠径部リンパ節組織標本(HE 染色)

リンパ節のほぼ全体に多数の小型から中型の類上皮細胞肉芽腫が散在性に認められる．豊富な胞体を有する類上皮細胞の集簇化からなり，多核巨細胞も散見される．壊死は認められない．軽度のリンパ球浸潤を伴うが，そのほかの炎症細胞浸潤は乏しい．

心臓ガドリニウム造影 MRI 検査(図17-5)，ガリウムシンチグラフィ(図17-6)の結果，および，心筋生検組織標本(図17-7)，左鼠径部リンパ節組織標本(図17-8)を示す．

Question 4　今後の治療方針として適切なものはどれか？　2つ選べ．

1. 冠動脈形成術
2. 人工弁置換術
3. 植込み型除細動器付き心臓再同期療法(CRT-D)
4. ペースメーカ植込み術
5. ステロイド全身投与

心臓ガドリニウム造影 MRI 検査(図17-5)において遅延造影がみられた．ガドリニウムの遅延造影効果は虚血性心疾患や拡張型心筋症においてもみられる所見であるが，虚血性心疾患の場合には冠動脈支配領域に一致し，遠位に相当する心内膜側に造影効果を認める．拡張型心筋症では，心筋全体の心筋中層に広範に認めることが多い．サルコイドーシスでは，急性期には心筋はやや肥厚し，慢性期には菲薄化していることが多く，心室中隔基部，側壁，右室などの中層から外膜側に多発斑状に造影効果を認める．ガリウムシンチグラフィ（図17-6）では，肺門部リンパ節には明らかな集積増加を認めず，心筋生検組織標本（図17-7）では非特異的な線維化のみがみられ，類上皮細胞肉芽腫は認めていない．しかし，左鼠径部リンパ節組織標本（図17-8）で，典型的な類上皮細胞肉芽腫を認めた．ちなみに，実際には本症例では胸部CT検査も施行しているが，肺門部リンパ節腫脹は認めないものの，両肺に境界不明瞭な結節が散在しており，一部は粒状影の集簇のようにもみえ，肺野型サルコイドーシスの可能性を指摘されていた．以上の検査結果から，本症例は，心サルコイドーシス合併肺野型サルコイドーシス（組織診断群）の診断となる．

本症例では，冠動脈に狭窄病変は認めないため，冠動脈形成術は必要ない．また，僧帽弁閉鎖不全症を認めるが，左室拡大による二次的なものであり，人工弁置換術は根本治療とはならない．しかし，将来的に僧帽弁閉鎖不全症により心不全コントロールが不良になった場合には検討してもよい．

サルコイドーシス全体の予後としては3分の2以上が自然寛解するといわれているが，死亡例の原因として最大のものが不整脈および心不全である．したがって，心室性不整脈も散見され心機能が低下している本症例は，ペースメーカではなく植込み型除細動器付き心臓再同期療法（CRT-D）のよい適応となる．

心サルコイドーシスに対する治療として，心不全や不整脈に対する処置とともにステロイド全身投与が適応となる．ステロイド投与により心筋内の肉芽腫性炎症の進展を抑制する効果があり，早期から開始することにより心機能のさらなる低下や重症不整脈の発症を抑えるといわれている．通常はプレドニゾロン30 mgから開始し，2～4週ごとに5 mgずつ漸減し，5～10 mgで維持することが多い．

Answer 4　3，5

その後の経過

循環呼吸動態は保たれていたため，安静，酸素投与を行いながら全身精査を行った．確定診断後は，CRT-D導入により心不全は改善傾向となり，アンジオテンシン変換酵素阻害薬（ACE阻害薬）およびβ遮断薬を導入した．創部抜糸後，いったん退院し，リウマチ内科へ転科し，ステロイド全身投与の予定である．

本症例のポイント

- 有症状時の完全房室ブロックを見落とさず，循環動態の安定化を図ること．あわせて，高度房室ブロックをきたす基礎疾患や原因について想起する．
- 心サルコイドーシスと拡張型心筋症を鑑別するための検査を適切に選択する．
- 心機能が低下した心サルコイドーシス症例に対する適切な治療を行う．

（渡邉　綾　　分担編集：細谷弓子）

18. たこつぼ型心筋症

症 例 65歳女性

主 訴 胸部不快感

現病歴

来院数日前から身内の不幸や地震などの精神的ストレスが重なっていた．来院当日，買い物中に胸部不快感を自覚し近医を受診したところ，心電図異常を認めたため，当院へ救急搬送となった．意識清明．

身体所見 血圧135/100 mmHg，脈拍84/分・整，呼吸数30/分，体温36.0℃，SpO_2 98%，心尖部に収縮期駆出性雑音を聴取，肺音異常なし，下肢浮腫なし．

既往歴 高血圧

家族歴 特記事項なし．

来院時の心電図（図18-1 A）と心エコー図（図18-1 B），および血液検査所見を示す．

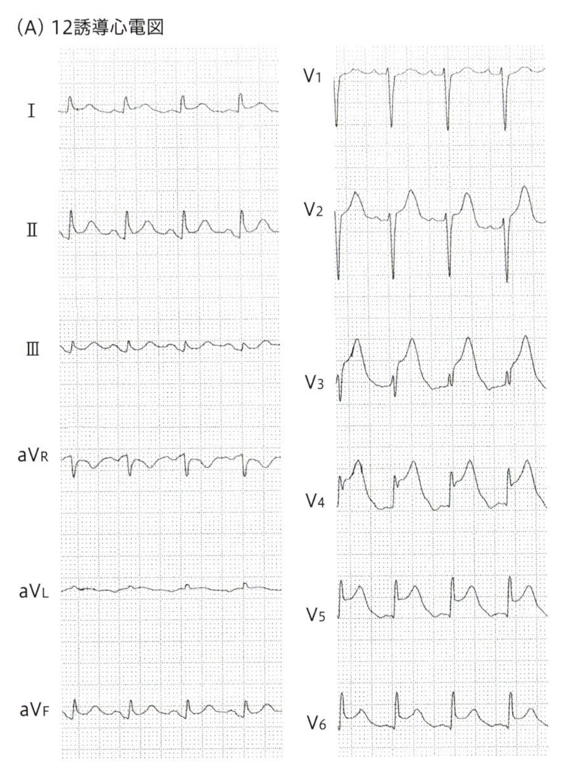

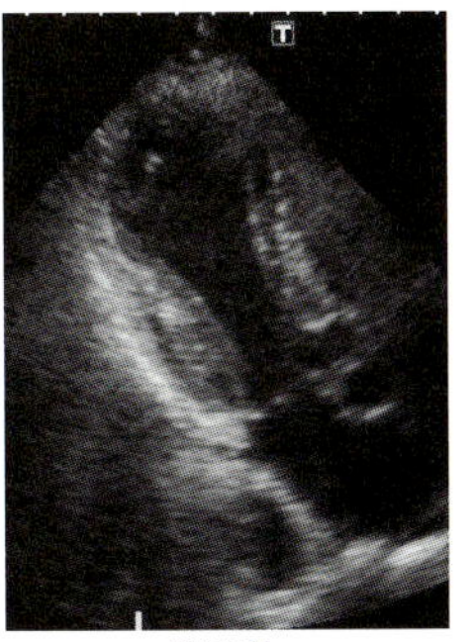

図18-1　来院時12誘導心電図と心エコー図

WBC 5,100/μL	**RBC** 456×10⁴/μL	**Hb** 13.8 g/dL	**Ht** 41.9%
Plt 23.2×10⁴/μL	**TP** 6.7 g/dL	**Alb** 4.0 g/dL	**CRP** 0.8 mg/dL
BUN 13.4 mg/dL	**Cre** 0.62 mg/dL	**AST** 32 U/L	**ALT** 21 U/L
LDH 219 U/L	**γ-GTP** 38 U/L	**CK** 170 U/L	**Na** 142 mEq/L
K 4.2 mEq/L	**Cl** 106 mEq/L	**LDL-C** 142 mg/dL	**HDL-C** 59 mg/dL
TG 82 mg/dL	**Glu** 120 mg/dL	**HbA 1 c** 5.3%	**BNP** 42.7 pg/mL
トロポニンI 1.53 ng/mL（基準値 0.03以下）			

Question 1 この時点で，まずどのような疾患群の可能性を考え，次に何を行うか？

1. 急性前壁心筋梗塞，たこつぼ型心筋症 → 緊急冠動脈造影（緊急 CAG）検査
2. 急性肺血栓塞栓症，急性大動脈解離 → 緊急造影 CT 検査
3. 心膜心筋炎，心サルコイドーシス → 入院のうえ，待機的心筋生検

閉経後女性で先行する精神的ストレス後に胸部症状を呈し，冠動脈の走行と一致しない広範囲の誘導に及ぶ ST 上昇，心エコー図における左室心尖部膨張などの所見から，たこつぼ型心筋症が第一に考えられる．

たこつぼ型心筋症症例の国内における検討では，女性の発症率は男性の7倍で，平均発症年齢は68歳とされる．本疾患の2/3は夏に発症し，冬に多くみられる急性冠症候群 acute coronary syndrome（ACS）とは対照的である．約2/3の症例で先行する精神的あるいは身体的ストレスのエピソードが確認され，女性においては精神的ストレス，男性においては身体的ストレスが誘因となることが多い．症状は胸痛や呼吸困難感など非特異的な胸部症状を呈することが多く，症状だけでは急性冠症候群との鑑別がしばしば困難である．

心電図では発症時に90％の症例で ST 上昇を認め，発症後48時間以内に T 波の陰転化や QT 延長が出現する．たこつぼ型心筋症典型例における最大の鑑別疾患は急性前壁心筋梗塞であるが，たこつぼ型心筋症に特徴的な所見として，鏡像変化がない，異常 Q 波がない，ST 上昇が V_1～V_3誘導よりも V_4～V_6誘導で顕著である，などの点があげられる．さらに急性期の場合，aV_R 誘導の ST 低下が認められ，かつ V_1誘導で ST 上昇が認められない場合は，90％の確率で急性前壁心筋梗塞との鑑別ができるとされる[1]．また亜急性期の心電図においては，aV_R 誘導で陽性 T 波が存在し，かつ V_1誘導で陰性 T 波を認めない場合は，94％の確率で亜急性前壁心筋梗塞再灌流後との鑑別が可能とされている．

心エコー検査では，急性期には左室心尖部膨張と基部の過収縮が最も特徴的な所見であり，左室流出路狭窄を伴う例では，僧帽弁の収縮期前方運動 systolic anterior movement（SAM）を認めることもある．なお，本症にはいくつかの亜型が存在し，心尖部が膨張する典型的なタイプは82％とされ，ほかに心室中部が膨張するもの（15％）や心室基部が膨張するもの（2％）なども存在するため，留意が必要である．

本症例では，典型的な発症経過と心電図などの検査結果から，90％以上の確率でたこつぼ型心筋症と診断できる．一方で可能性は低いものの，もし急性心筋梗塞であった場合には急性期の再灌流治療により予後改善が期待できるため，現在の診療ガイドラインにおいては緊急冠

(A) 緊急冠動脈造影

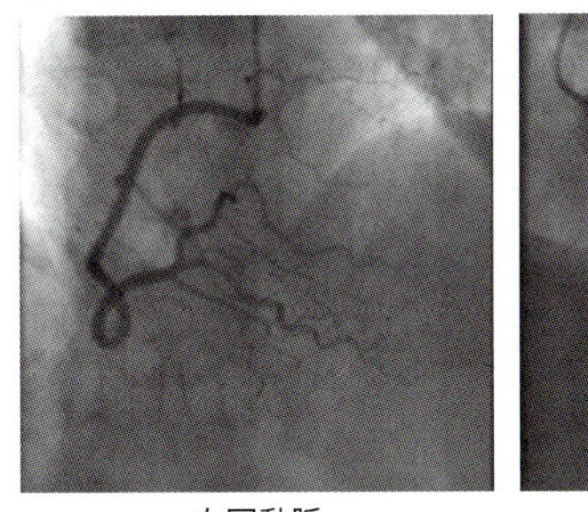

右冠動脈

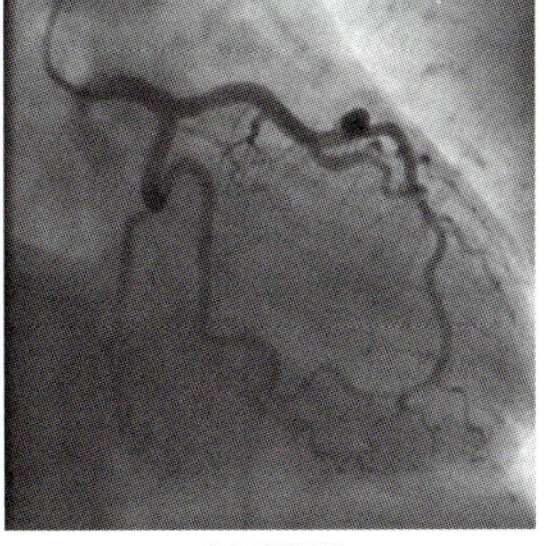

左冠動脈

(B) 左室造影

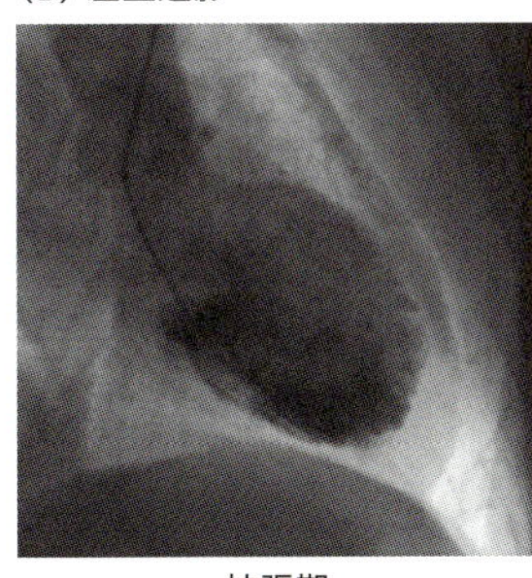

拡張期

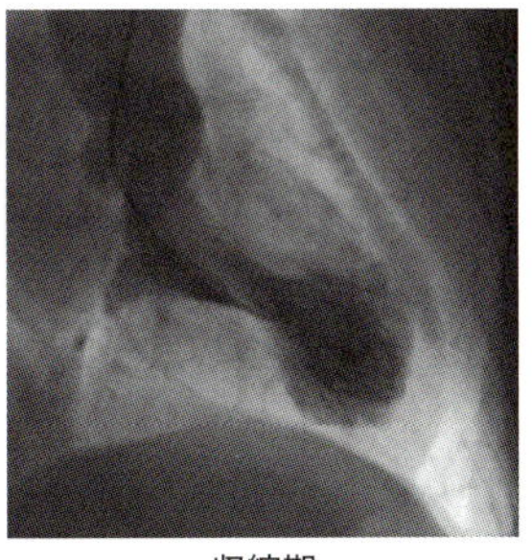

収縮期

図18-2　緊急冠動脈造影と左室造影

動脈造影(緊急 CAG)検査などによって冠動脈疾患の存在を除外することが推奨されている．したがって，本症例ではたこつぼ型心筋症を第一に疑い，急性前壁心筋梗塞の鑑別を目的に，入院のうえ，緊急 CAG を行った．

Answer 1　1

緊急 CAG (図18-2 A)では冠動脈に有意な病変を認めず，続いて行った左室造影(図18-2 B)では左室心尖部を中心とする壁運動低下と基部の過収縮を認めた．以上の結果から，本症例はたこつぼ型心筋症と診断した．

Question 2　次にとるべき対処は何か？

1. 急性心筋梗塞ではないので，通常の CAG 検査入院と同様，翌日の退院予約をする
2. 入院後はよくなる一方のはずなので，念のため数日様子をみたのち退院とする
3. 心不全，ショック，不整脈などの急性期合併症に備え，モニタリングを行いながら慎重に経過観察を行う

たこつぼ型心筋症はほとんどが1～2週間の経過で心機能が改善するため，一般に予後良好な疾患と考えられてきた．しかしながら，最近わが国や欧米から報告された大規模な疫学研究

からは，本疾患はかならずしも予後良好とはいえないことが明らかになってきている．急性心不全や不整脈，心内血栓や心破裂といった急性期合併症をきたすことがあり，入院中の死亡率は急性冠症候群とほぼ同等と報告されている．

たこつぼ型心筋症に伴う急性心不全は約20％の症例に生じるとされており，左室収縮障害や左室流出路狭窄による心室拍出量の低下から心原性ショックをきたす例も10％程度とされる．治療は通常の急性心不全治療と同様であるが，本疾患の発症に過剰なカテコラミン分泌が関与している可能性が考えられていることから，カテコラミンの使用は慎重にすべきと思われる．場合によっては大動脈内バルーンパンピング intra-aortic balloon pumping (IABP)や，経皮的心肺補助装置 percutaneous cardiopulmonary support (PCPS)などの補助循環装置の使用を考慮する．

不整脈は心室性，上室性，房室ブロックなどがいずれも5％程度の頻度で生じうるとされる．とくに，QT 延長が顕著となる発症後約3日間は危険な心室性不整脈をきたす可能性があるため，低カリウム血症や QT 延長を惹起する薬剤の使用には注意し，心電図にて慎重にモニタリングを行う．

心尖部の収縮低下から同部位に血栓を形成する例が4％程度に認められる．入院後の心原性脳梗塞による死亡例も報告されており，症例によっては抗凝固薬の使用が勧められる場合もある．心破裂はきわめてまれな合併症だが，致死的になることが多い．心破裂の予測因子としては，ST 上昇の遷延や CPK の高値が知られている．

たこつぼ型心筋症の急性期の死亡率は国内の報告で4.5％程度とされており，かならずしも低いとはいえない．死因は心破裂や心原性脳梗塞などとされる．欧米の大規模な疫学研究においても急性期の死亡率は4.1％程度で，同時に検討された急性冠症候群の急性期死亡率5.3％と，統計学的な有意差はみられなかったと報告されている[2]．

以上をふまえ，本症例においても入院後ヘパリンによる抗凝固療法を開始し，モニター心電図を装着のうえ，呼吸や循環のモニタリングを行いながら，心電図や採血などの検査を定時的に行い，慎重に経過を観察した．

Answer 2　3

入院後，発症時の ST 上昇はしだいに基線に戻ってきていた(図18-3 A)が，第3病日より来院時の症状とは異なる安静時胸痛発作が繰り返し出現した．症状出現時のモニター心電図波形(図18-3 B)では，最大10連発の不整脈を伴っていた(図18-3 C)．3分程度で症状と心電図異

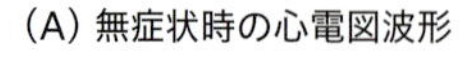

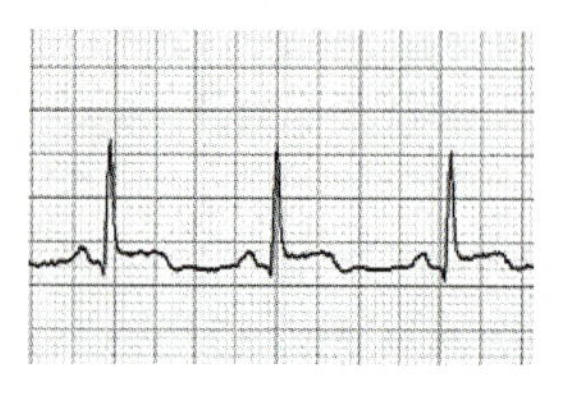

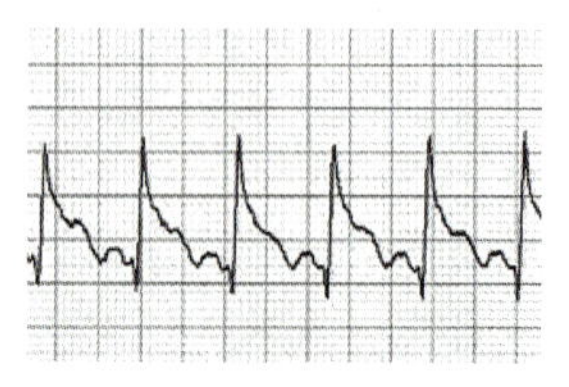

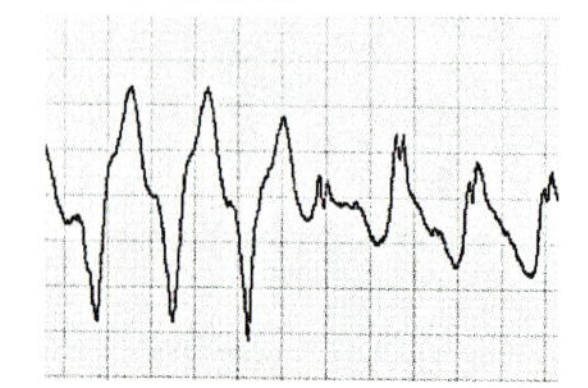

図18-3　第3病日の心電図

常のいずれも改善し，血圧などのバイタルサインに大きな変動は認めず，血液電解質所見に異常は認めなかった．

Question 3　検査結果から考えられる病態と対応は何か？

1. 急性冠症候群が疑われるので，再度緊急で冠動脈造影検査を行う
2. たこつぼ型心筋症の増悪に伴う不整脈と考え，抗不整脈薬を投与し，引き続き経過観察する
3. 冠攣縮性狭心症の合併も考え，冠血管拡張薬を開始する

胸痛発作の出現と同時に，心電図では著明なST上昇（図18-3 B）と非持続性心室頻拍 non-sustained ventricular tachycardia（NSVT，図18-3 C）の出現を認めており，臨床経過から冠攣縮性狭心症を併発したものと考え，冠血管拡張薬としてベニジピン（8 mg）内服とニコランジル持続点滴を開始した．発作翌日に冠血管拡張薬を休薬のうえ，冠動脈造影検査を施行したところ，アセチルコリン負荷にて冠攣縮が誘発され，冠攣縮性狭心症と診断した．冠血管拡張薬の開始後に胸痛発作は消失し，一過性ST上昇や非持続性心室頻拍もいっさいみられなくなった．心機能は約2週間の経過で著明に改善し，第18病日に退院となった．

なお，本症の3～5％程度に再発例を認めるが，現在のところ再発予防に有効な治療法は確立していない．また最近の報告では，最長10年の経過観察期間における本症の総死亡のリスクは年間5.6％と決して低くはなく，かならずしも長期予後は良好とはいえないことが報告されている[2]．現在のガイドライン上では本症に対して使用が推奨されている薬剤はないが，この報告では発症後1年の予後を改善させる因子としてアンジオテンシン変換酵素阻害薬（ACE阻害薬）やアンジオテンシンII受容体遮断薬（ARB）の使用があげられており，今後これらの薬剤の効果に対する前向き研究による検討が待たれる．

Answer 3　3

本症例のポイント

- たこつぼ型心筋症は病歴や心電図，心エコー検査を用いることで初診の段階でかなり診断に迫ることが可能である．
- 本症は一般に予後良好な疾患と考えられがちだが，急性期死亡率は急性冠症候群とほぼ同程度であることや，長期予後においても良好とはいえないことが明らかになってきている．本症の管理には急性期合併症への対処や再発予防を考慮して，慎重に診療にあたることが重要である．

（上田和孝　　分担編集：細谷弓子）

文献

1）Kosuge M, et al. : J Am Coll Cardiol, 55 : 2514-2516, 2010.
2）Templin C, et al. : N Engl J Med, 373 : 929-938, 2015.

19. 心Fabry病

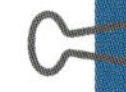

症例　38歳男性

主 訴 とくになし

現病歴

数年前より，勤務先の定期健康診断で心電図異常，左室肥大を指摘されていたが，とくに自覚症状はなかった．スポーツなどはとくにしていないが，駅の階段をかけのぼったり，小走りで数分間走ったりしても，何も症状はなかった．今年の健康診断でやはり心電図異常（左室肥大疑い）を指摘され，二次健診機関における心エコー検査により左室肥大の診断となり，精査加療目的で当院を受診した．

身体所見 身長175 cm，体重62 kg，意識清明，体温 36.4℃．胸部聴診：心雑音なし，肺雑音なし．脈拍 72/分，血圧 139/84 mmHg，左右差なし．腹部：平坦・圧痛なし．四肢異常なし．

家族歴 母親，母方の叔母，母方のいとこが心肥大を指摘されているようだが，詳細は不明．

本症例は原因不明の左室肥大の症例である．高血圧歴はないが，以前より心肥大を指摘されていた．診察において特記すべき所見はなかった．家族に心肥大を指摘された人が数人いる．

Question 1　この時点でまず何を疑うか？　考えられるものをすべて選べ．

1. 大動脈弁狭窄症
2. 肥大型心筋症
3. 心 Fabry 病
4. 高血圧性心疾患
5. 心アミロイドーシス

左室肥大は左室壁が肥厚している状態で，弁膜症や心筋疾患などさまざまな疾患が鑑別診断にあげられる．まず，簡便に行うことができる心臓超音波検査（心エコー検査）でスクリーニングを行う．さらに，適宜，胸腹部（心臓）CT 検査，心臓 MRI 検査などの画像診断も併用して鑑別に進める．また，これら左室肥大関連疾患では，ときに致死性不整脈を認めることがあるので，ホルター心電図検査を行うのがよい．

Answer 1　1～5すべて

(A) 胸部X線写真

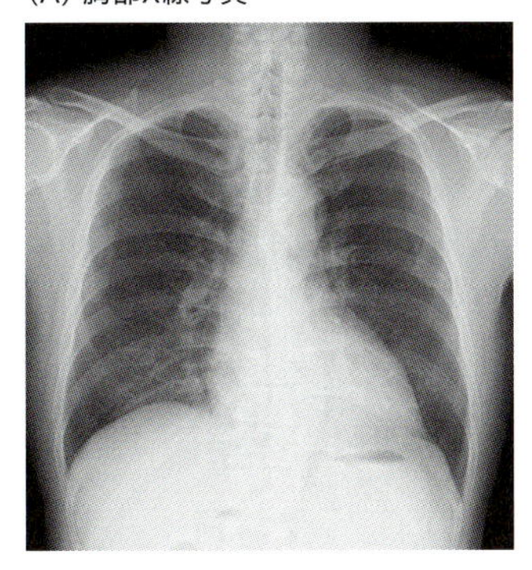

(B) 12誘導心電図

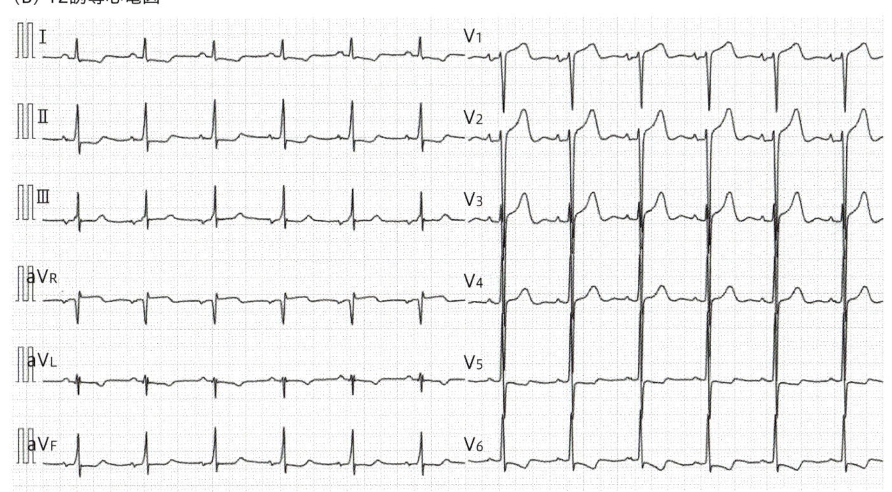

図19-1　胸部 X 線写真および12誘導心電図

▶ 受診時の検査結果を示す.

1) 胸部X線写真

心胸郭比(CTR) 48 %, 特記事項なし(図19-1 A).

2) 12誘導心電図

洞調律, 心拍75/分, II, aV_F, V_5〜V_6誘導でストレイン型 ST 低下, T 波陰転所見を認める(図19-1 B).

3) 血液検査

WBC 6,800/μL	**Hb** 14.2 g/dL	**Plt** 18.2×10^4/μL	**PT-INR** 0.97
TP 7.2 g/dL	**Alb** 3.9 g/dL	**T-Cho** 176 mg/dL	**HDL-Cho** 42 mg/dL
TG 134 mg/dL	**CK** 102 IU/L	**GOT** 24 IU/L	**GPT** 28 IU/L
LDH 245 IU/L	**ALP** 144 IU/L	**BUN** 23 mg/dL	**UA** 5.4 mg/dL
Cre 1.01 mg/dL	**eGFR** 89.4	**FBS** 102 mg/dL	**Na** 137 mEq/L
K 4.8 mEq/L	**Cl** 106 mEq/L	**Fe** 104 μg/dL	**CRP** 0.1 mg/dL
BNP 38.2 pg/mL			

甲状腺ホルモン，アンジオテンシン変換酵素(ACE)活性，血中リゾチーム，血清鉄値，尿中カテコールアミン値，血清アミロイド A 蛋白はいずれも異常なし．

4) 尿検査

pH 7.02，比重 1.014，蛋白(−)，糖(−)，ケトン(−)，潜血(−)．

5) 心エコー検査

大動脈基部径26 mm，左室径：拡張末期46 mm/収縮末期26 mm，心室中隔壁厚13 mm，左室後壁壁厚14 mm，LVEF：72％，E/A：0.98，DcT 255 ms，E/e'：19，右室壁厚4 mm，左房・右房異常なし，大動脈弁・僧帽弁・三尖弁に大きな異常なし(図19-2 A)．下大静脈径14/7 mm．心嚢液なし．

全周性に均一な左室肥大を認める．

6) ホルター心電図検査

単発の心室性不整脈を2,000回/日認めるが，そのほか問題となる所見なし．

7) 胸腹部CT検査

肺門部リンパ節腫脹なし，腹部に腫瘍など異常所見を認めず．

8) ガドリニウム造影剤を用いた心臓MRI検査

左室全周性の肥大を認めたが，明らかな造影遅延所見(左室線維化)は認めなかった(図19-2 B)．

本症例の左室肥大の原因として，スポーツはとくにやらないこと，高血圧の既往がなく，大動脈弁狭窄などの弁疾患もないことから，圧・容量負荷による左室肥大〔大動脈弁狭窄症(AS)など，高血圧性心疾患〕については否定的である．さらに，心エコー検査にて肥大型心筋症 hypertrophic cardiomyopathy (HCM)の特徴である左室壁の不均一な著しい肥大は認められず，心アミロイドーシスでみられる granular sparkling も認められなかった．二次性心筋疾患の鑑別診断目的で行った血液検査，各種画像検査にて異常所見を認めず，サルコイドーシス，ヘモクロマトーシス，褐色細胞腫，甲状腺機能異常などの二次性心筋症は否定的であることから，左室肥大の原因として心 Fabry 病を鑑別する必要があると考えた．

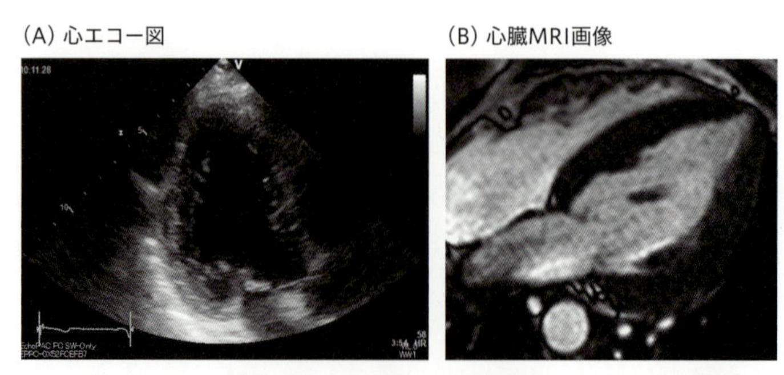

図19-2　心エコー検査および心臓 MRI 検査(ガドリニウム造影)

Question 2　心 Fabry 病を疑った病歴聴取や検査はどのように行えばよいか？

1. 常染色体優性遺伝疾患であることを念頭に置いた家系図の作成
2. 家系内の左室肥大，不整脈，弁膜症などの心疾患患者の確認
3. 患者本人の幼少期の四肢の疼痛・激痛，低汗症，皮膚の被角血管腫，腎機能障害などの病歴に関する聴取
4. 皮膚生検
5. 白血球中α-ガラクトシダーゼ A（GLA）酵素活性測定

Fabry 病とは，X 染色体上にあるα-ガラクトシダーゼ A（GLA）遺伝子の変異による GLA の活性低下や欠損によって，通常ならば GLA の働きで分解されるべきグロボトリアオシルセラミド globotriaosylceramide（Gb3）が細胞内ライソゾーム内へ異常蓄積することで引き起こされる疾患である．細胞内への蓄積は全身のさまざまな細胞に生じうるが，心筋細胞や腎臓ポドサイト podocyte は基本的に分裂増殖をしないことから，心腎障害は大きな問題で，とくに心肥大から心不全への進展は Fabry 病患者の予後を規定する重大な事象である．

1）Fabry病と心病変

Fabry 病には全身の臓器にわたって臨床症状を呈する古典型と，酵素活性が古典型より高く発症が遅い遅発型があり，一部の臓器のみに所見が限られる心 Fabry 病，腎 Fabry 病，神経 Fabry 病などに分けられるが，これらの境界は不明な点が多く，同じ遺伝子変異でもさまざまな病型をとることがある．古典型 Fabry 病では，幼少期から低汗症や，四肢末端痛があり，青年期になると腎機能障害が徐々に進展する．心臓に関しては，心室期外収縮 premature ventricular contraction（PVC，心室頻拍も含む）などの不整脈や，心肥大（左室のみならず右室や心房も含め）から，さらに進行すると左室は心筋線維化（とくに後側壁に多い）が出現し，左室収縮障害の進行から心不全に至る．また，血管内皮細胞への蓄積に伴って，冠動脈硬化による心筋虚血（心筋梗塞を含む），脳梗塞などを合併するほか，弁肥厚に伴った弁膜症もみられることがある．すべての症状がかならず出るわけではなく，また，症状の出方や時期についても個人差がある．Fabry 病患者国際レジストリである，FOS（Fabry Outcome Survey）のデータベースによると，Fabry 病患者における各症状の出現頻度は表19-1のとおりで，心血管死は Fabry 病の予後を決める最も大きな要因であることから，循環器的な管理が重要である．

心 Fabry 病は Fabry 病の一亜型とされており，心肥大および合併する弁膜疾患，不整脈のみを認めるもの，とされているが，経過中に心臓以外の症状を合併することもあり，古典型との境界は不明な点も多い．心 Fabry 病患者における，他臓器所見の詳細な確認が必要である．

2）心Fabry病の診断

心 Fabry 病の診断は，男性（ヘミ接合体）の場合は，心肥大などの心臓臓器障害所見に加えて，白血球 GLA 活性（2017年現在，わが国では株式会社エスアールエルにて検査可能，保険収載3,880点）の低下（10％以下）があれば，ほぼ診断確定となる．逆に，活性が正常であれば，本症は否定してよい．

より診断精度を高めるために，できれば心筋生検を行うことが望ましい（心臓に病変があることから，皮膚生検ではなく心筋生検が望ましい）．心筋細胞の淡明化・空胞変性が認められ，電子顕微鏡写真では，高い封入体を有する異常なライソゾームが多数認められ，層状構造が観

表19-1　Fabry 病患者国際レジストリ FOS データベースにおける症状，心疾患と死因

(A) Fabry 病の症状および異常所見

症 状	男 性		女 性	
	頻度〔%〕	発症年齢〔歳〕	頻度〔%〕	発症年齢〔歳〕
神 経	75	15.1	61	20.9
心	60	29.2	50	34.5
眼	58	29.2	49	31.9
消化器	57	22.2	45	26.8
皮 膚	66	20.0	37	30.8
聴 覚	56	29.0	44	33.3
腎	59	32.6	38	38.5
精 神	27	32.4	23	36.5
脳血管	25	31.3	21	36.4

(B) Fabry 病と心疾患

心イベント	男 性		女 性	
	頻度〔%〕	発症年齢〔歳〕	頻度〔%〕	発症年齢〔歳〕
心筋梗塞	0.80	51.3	1.6	59.3
伝導異常	12.1	37.4	6.7	45.4
ペースメーカ植込み	4.8	49.3	1.6	60
左室肥大	33.1	42	21.3	50.1
弁膜症	8.9	32.3	7.1	31.7

(C) Fabry 病の死因

死 因	男性〔%〕	女性〔%〕
心血管	40	41.7
脳血管	9.3	8.3
腎	8.0	8.3
感 染	6.7	0.0
消化器	4.0	0.0
悪性腫瘍	2.7	25.0
呼 吸	1.3	0.0
	1,422人中75人死亡	1,426人中12人死亡

察される．

次に行うことは，遺伝カウンセリングのうえ，GLA 遺伝子変異を確認することで，それができれば診断はより確実になる．一方，X 染色体を2本有する女性患者(ヘテロ接合体)の場合は，Gb3の蓄積した細胞と蓄積していない細胞がランダムに混在し，臓器症状の出現も男性より15年ほど遅れる．女性患者は血中 GLA 活性が正常であっても本症は否定できず，病理診断，遺伝子診断，家族内調査を組み合わせる必要がある．家族歴の聴取の際の原則は，父親が本症であれば娘はかならずヘテロ接合体であり，母親が本症の場合には息子も娘も50％の確率で遺伝している．逆に男性患者の母親は100％ヘテロ接合体であり，女性患者の場合は，父親か母親のどちらかが本症である可能性がある．できれば，可能性のある家族の詳細な検査，患者のピックアップが望まれる．

Answer 2 2，3，5

本症例の白血球 GLA 活性は7.9 nmol/h/mg protein と，対照(49.8～116.4)と比較してきわめて低値であることから，心 Fabry 病の診断となった．遺伝カウンセリングを行い，承諾のうえ，GLA 遺伝子配列を調べたところ，11,095番目の塩基(エキソン7)の G→A 変異〔373番めのアミノ酸のグリシン glycine (G)からセリン serine (S)への変異(G373S)〕が確認された．

Question 3 その後の治療はどのように進めればよいか？ 正しいものを選べ.

1. 難病申請を行う
2. 酵素補充療法を開始する
3. 酵素補充療法によって，病理所見の改善があれば，酵素補充療法は終了する
4. 女性患者であれば，酵素活性が半分保たれているので，酵素補充療法の適応ではない
5. 酵素補充療法は，ヒト遺伝子由来のものを投与するので副作用の心配はいらない

心 Fabry 病に対する治療として，「慢性心不全治療ガイドライン」に準じた通常の薬物治療，デバイス治療を行うべきであるが，それに加えて，酵素補充療法を開始する．酵素補充療法によって，血漿中，組織中の Gb3の著明な濃度低下が確認されており[1]，さらに，さまざまな症状の改善とともに，左室肥大の退縮や腎機能悪化速度の低下に関して多くの報告がある．現在，アガルシダーゼα(大日本住友製薬株式会社)，アガルシダーゼβ(サノフィ株式会社)の2種類の遺伝子組換え製剤が使用可能であり，2週間に1回外来にて2～3時間程度で点滴静脈内投与を行うが，薬剤費が1回100万円程度ときわめて高額であることから，指定難病申請(ライソゾーム病)，医療費助成による患者自身の医療費負担軽減効果は大きい．

なお，Fabry 病の心病変においては，左室肥大の進行とともに心筋線維化がみられ，致死的不整脈の原因ともなりうる[2]．心臓 MRI 画像で左室線維化が明らかである症例では，酵素補充療法による肥大退縮効果や左室機能改善効果は期待できないとの報告があることから，左室線維化が明らかになる前に診断し，酵素補充療法を開始することが重要である．一方，他臓器の合併症予防目的もあり，酵素補充療法は基本的には Fabry 病の診断がついた全症例で開始するべきである．タンパク製剤であり，アレルギー症状などに注意する必要があるが，副作用などがなければ，明らかに中止する理由はない(ただし，高額医薬品であることから，中止基準については2017年時点で検討中である)．

Answer 3 1，2

その後の経過

酵素補充療法を2週間に1回の通院で開始・継続した．定期的な心エコー検査，ホルター心電図検査，MRI などによる心臓画像検査を行って経過をみているが，とくに自覚症状やイベントも認めず，経過良好である．腎機能など心臓以外の Fabry 病の他臓器所見の合併の有無も定期的に確認する．

本症例のポイント

原因不明の左室肥大で家族的集積を認めた場合，Fabry 病を念頭に置いた問診・検査計画を立てることが大切である．

column　Fabry 病はまれな疾患ではない？

現在わが国において，Fabry 病で酵素補充療法を受けている患者数は700人程度とされている．FOS（Fabry Outcome Survey）データベースによると，Fabry 病患者の症状初発年齢は男性10.9±7.1歳，女性22.6±16.2歳であるのに対して，診断確定年齢は男性24.6±13.8歳，女性33.8±16.0歳と10年以上遅い．他疾患に誤診されていることが多く，リウマチ熱39％，関節炎15％，神経症13％，線維筋痛症7％，皮膚筋炎5％，肢端紅痛症5％，オスラー病5％，メニエール病3％などとされていたと報告されている．最近の新生児男児マススクリーニング研究では，イタリアにおいて3,200人に1人，台湾において1,250人に1人，わが国においても7,000～8,000人に1人の頻度で Fabry 病患者が存在する可能性が報告されている．原因不明とされていた若年性の脳血管疾患や腎透析患者を対象としたスクリーニングで，多くの Fabry 病患者が見つかってきており，左室肥大については，日本人左室肥大患者（左室壁厚13 mm 以上）の3％が心 Fabry 病だったとする報告[3]，英国において肥大型心筋症（HCM）とされていた患者の4％が心 Fabry 病だったとする報告などがある．現在わかっている患者数の10倍以上の多くの Fabry 病患者が見逃されている可能性があり，Fabry 病の診断は積極的に疑わなければ診断がつかないことに留意しなければならない．

（長谷川洋）

文献

1）Frustaci A, et al.：N Engl J Med, 345：25-32, 2001.
2）Hasegawa H, et al.：Circulation, 113：e720-721, 2006.
3）Nakao S, et al.：N Engl J Med, 333：288-293, 1995.

20. 急性心膜炎

症 例　37歳男性

主 訴 胸 痛

現病歴

来院３日前，自宅で横になってテレビを見ているときに，左前胸部の痛みを自覚した．その後も胸痛が持続し，咳嗽とともに増悪したため当院救急を受診した．

身体所見

身長 170 cm，体重 60 kg，特記すべき既往はなく，これまでに同様の胸痛を自覚することはなかった．体温 37.6℃，心拍 87/分，血圧 132/74 mmHg，呼吸数 18/分．両側肺呼吸音異常なし，明らかな心雑音も聴取せず．下肢の浮腫なく，冷感も明らかでない．受診時の心電図（図 20-1）を示す．

Question 1　この時点で，すべき対応はどれか？

1. 採血検査室，X 線検査室へ行って，検査をしてもらう
2. 心電図モニターを装着する
3. 心エコー検査を行う
4. カテーテル検査を行う

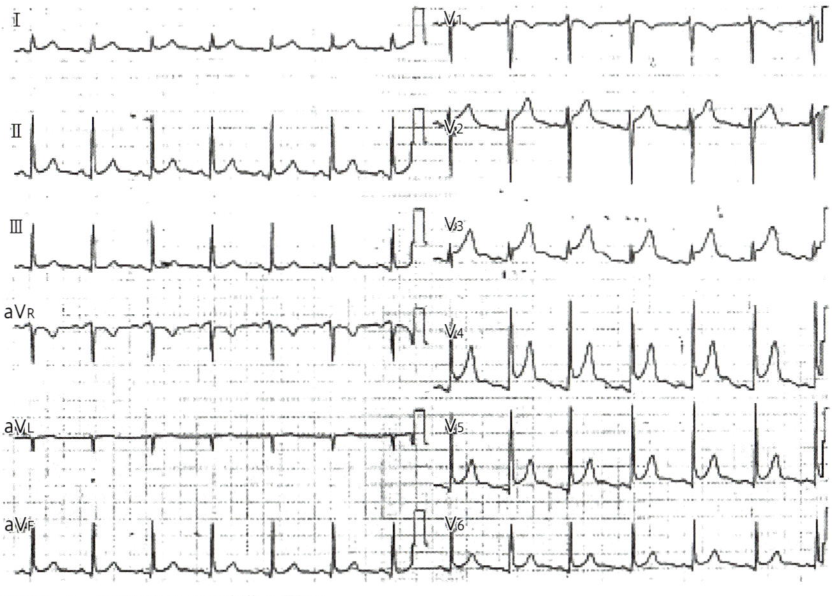

図20-1　来院時の12誘導心電図

胸痛で来院し，心電図変化を認めている症例では，検査室まで歩くことは禁忌である．ある程度の診断がつくまで，心電図モニターを装着し，医療従事者の管理できる状況にする必要がある．そのうえで，まず，急性心筋梗塞，急性大動脈解離，急性肺血栓塞栓症，特発性食道破裂など，緊急の対応を要する疾患を鑑別していく．具体的には，採血，X 線撮影，心臓超音波検査(心エコー検査)で診断を絞りつつ，診断に必要であれば，造影 CT 検査も行う．

Answer 1　2，3

▶ 引き続き，胸部 X 線撮影(図20-2 A)，心エコー検査(図20-2 B)を施行した．心エコー検査を行っているあいだに迅速採血検査の結果も出た．

WBC 10,200 /μL	**Hb** 13.9 g/dL	**Plt** 17.8 × 10^4 / μL	**Alb** 4.2 g/dL
AST 24 U/L	**ALT** 16 U/L	**CK** 173 U/L	**CK-MB** 10 U/L
トロポニンⅠ 0.08 ng/mL	**Cre** 0.9 mg/dL	**Na** 142 mEq/L	**K** 4.2 mEq/L
Cl 102 mEq/L	**CRP** 2.1 mg/dL	**Glu** 113 mg/dL	**BNP** 57 pg/mL
D-dimer 1.3 μg/mL			

(A) 胸部X線写真

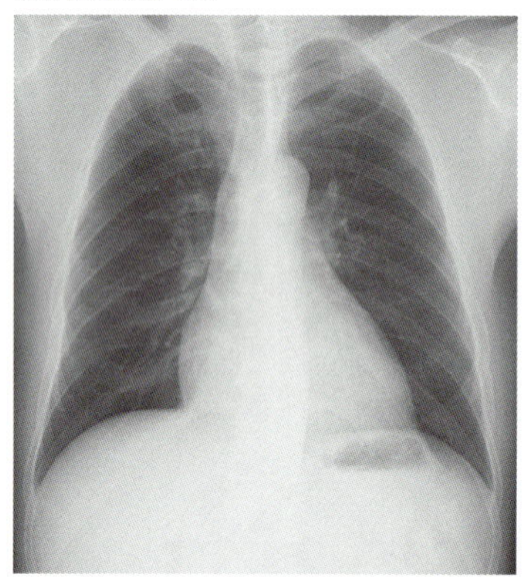

(B) 来院時心エコー検査所見

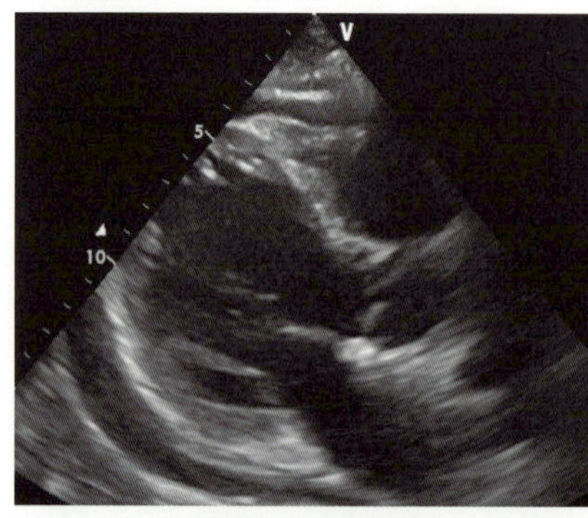

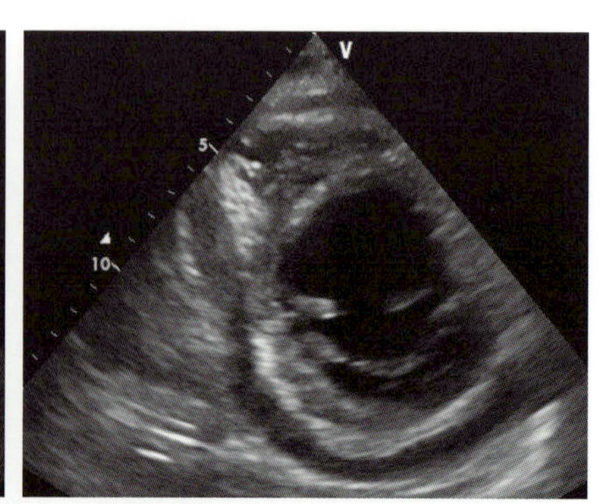

図20-2　来院時胸部 X 線写真と来院時心エコー検査所見
心エコー検査では左室壁運動に異常はなく，弁膜症を認めない．

Question 2 検査結果から，本症例は以下のいずれと考えられるか？

1. 急性心筋梗塞
2. 急性大動脈解離
3. 急性肺血栓塞栓症
4. 急性心膜炎

本症例では，3日前から胸痛があるものの心筋逸脱酵素の上昇は認めず，急性心筋梗塞は否定的である．急性心膜炎は心筋逸脱酵素の上昇を認めないことが多い．しかし，心筋炎を合併することもあり，35～50％の症例で心筋逸脱酵素の上昇を認めるとされている[1)]．急性大動脈解離，急性肺血栓塞栓症も，心筋への障害を認めれば，心筋逸脱酵素は上昇する．

急性大動脈解離，急性肺血栓塞栓症は，D ダイマー（D-dimer）が0.5 μg/mL 以下でほぼ除外できるとされている．しかし，胸痛で来院する症例は D ダイマーが0.5 μg/mL 以上であることも多く，本症例も，急性大動脈解離，急性肺血栓塞栓症をこの検査値のみで除外はできないが，参考となる項目であり，確認すべきといえる．

胸部 X 線写真（図20-2 A）では，急性大動脈解離を示唆する縦隔の拡大，急性肺血栓塞栓症を示唆する肺動脈の拡大などの所見は認めず，正常といえる．急性心膜炎では心拡大を呈することもあるが，300 mL 以上の心嚢液の貯留を伴う場合とされている[2)]．心エコー図（図20-2 B）では左室壁運動異常，弁膜症を認めず，心嚢液の貯留を認めている．

以上，採血検査，胸部 X 線撮影，心エコー検査の結果から，急性心筋梗塞は否定的で，急性大動脈解離，急性肺血栓塞栓症を完全には除外できないものの，急性心膜炎が最も適する疾患と考えられる．

ここで，来院時の心電図（図20-1）を検討すると，Ⅰ，Ⅱ，Ⅲ，aV_F，V_2～V_6誘導で ST 上昇と PR 部の下降を認め，aV_R 誘導で ST 低下と PR 部分の上昇を認めている．急性心筋梗塞では冠動脈の支配領域に一致した ST 上昇と対側領域での ST 低下を認めるが，本症例の ST 上昇は広範な誘導で認め，冠動脈支配に一致しない．急性心膜炎では，aV_R 誘導を除く広範な誘導で ST 上昇と PR 部の下降を認め，対側性変化を aV_R 誘導で生じることが急性心筋梗塞との鑑別に重要とされている．本症例は，心電図からも急性心膜炎が最も適切と考えられる．

Answer 2 4

ちなみに，急性心筋炎の心電図での PR 部分の低下は，心房にまで炎症が及んでいることを反映しており，82％の症例でみられるという報告がある．また，急性心膜炎での ST 上昇は，QRS と ST の接合部である J 点の上昇により上に凹型であることが多く，急性心筋梗塞でよくみられるドーム形（上に凸の）ST 上昇と異なることも鑑別のポイントとされている（図20-3）．

急性心膜炎の診断基準は，深呼吸・咳嗽・体動・臥位で増強する胸痛，心膜摩擦音，心電図異常，心嚢液貯留のうち，2つ以上を満たすことであり[2)]，本症例では胸痛，心電図異常，心嚢液貯留の3つを満たしている．以上から，急性心膜炎と診断できる．

なお，高調でひっかくような音である心膜摩擦音が経過中に聴取されるのは33～85％と報告によって異なる．心膜摩擦音の強度が分刻みで変化するため，報告の頻度が異なると考えら

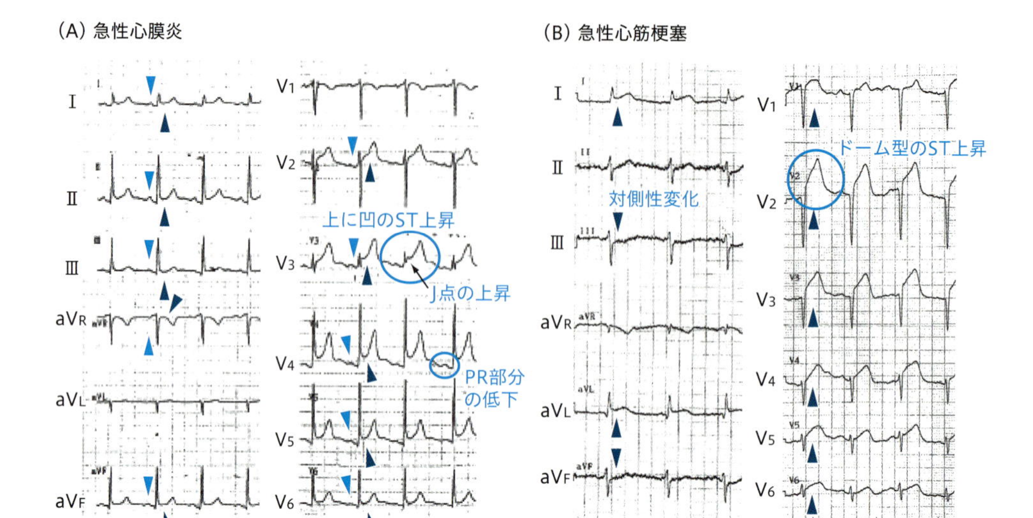

図20-3　急性心膜炎と急性心筋梗塞の心電図比較
►：PR 変化，►：ST 変化.

れる．収縮性心膜炎を疑う症例では，心膜摩擦音が聴取されやすい前かがみの体位で繰り返し聴診を行うことが大切である．

Question 3　この時点での治療方針は次のうちどれか？

1. アスピリン990 mg/日・分3を内服してもらい，1週間後に再診とする
2. レボフロキサシン500 mg/日・分1を内服してもらい，2週間後に再診とする
3. プレドニゾロン10 mg/日・分1を内服してもらい，1週間後に再診とする
4. 入院加療とする

38度以上の発熱，突然発症ではない亜急性の経過，大量の心嚢液，心タンポナーデの合併，1週間以上の非ステロイド性抗炎症薬(NSAIDs)内服が無効，のいずれかでも満たす場合には，入院での加療が勧められる．本症例は亜急性の経過で，比較的多くの心嚢液もあり，入院加療が妥当である．なお，心筋炎の合併，免疫不全，外傷，抗凝固薬の内服がある場合も入院加療を考慮すべきとされている．これらを満たさなければ，外来で非ステロイド性抗炎症薬を内服してもらい，1週間後にフォローすればよい．具体的には，アスピリン750～1,000 mg/日・分3，あるいはイブプロフェン600 mg/日・分3を内服することになる．アスピリンあるいはイブプロフェンでの加療は，症状や炎症反応の値を参考にしながら行い，1～2週間使用することが多いが，15～30％程度の症例で再発するとの報告がある．再発予防には，アスピリンあるいはイブプロフェンでの加療に，コルヒチン0.5 mg/日・分1(体重70 kg 以上では1 mg/日・分2)を併用することが有用である．初発の急性心膜炎では，コルヒチンは3カ月間の内服が推奨される[2]．

プレドニゾロンは，アスピリンが使用できない，あるいはアスピリンに抵抗性である場合に

考慮されるが，再発を増やすともいわれており，可能であれば使用を避けたい．抗菌薬は細菌性感染を示唆する所見があれば適応となるが，本症例では積極的に細菌感染を示唆する所見は認めない．

Answer 3　4

本症例は急性心膜炎の診断にて入院となった．アスピリン990 mg/日・分3と，コルヒチン0.5 mg/日・分1の内服加療を開始し，胸痛症状は翌日には改善を認めた．原因疾患検索のため，採血検査，CT 検査を追加した．

Question 4　一般に急性心膜炎をきたしうる疾患はどれか？

1. 尿毒症
2. 全身性エリテマトーデス(SLE)
3. 結 核
4. 悪性リンパ腫
5. 急性心筋梗塞後

急性心膜炎をきたしうる疾患は，感染性と非感染性に分けられる．感染性のものでは，細菌性感染，ウイルス性感染，結核などが原因となる．非感染性では，膠原病などの自己免疫性疾患，尿毒症・粘液水腫などの代謝性疾患，悪性腫瘍，外傷と多岐にわたる．本症例では，全身CT 検査で悪性腫瘍などの所見は認めず，追加の採血検査でも急性心膜炎をきたしうる原因疾患ははっきりとしなかった．心嚢穿刺はリスクが高いと判断し，心嚢液の性状は確認できなかったが，心嚢液を検査しても原因がわからないことは多い．

急性心筋梗塞では，1週間後以降に心膜炎を生じるドレスラー症候群 Dressler's syndrome をきたすこともあるが，急性心筋梗塞後の心嚢液貯留は，心破裂をまず念頭に置かなければならない．

Answer 4　1～5すべて

その後の経過

アスピリンとコルヒチンでの加療により，2週間後には心嚢液が消失し(図20-4)，炎症反応も陰性化したため，アスピリンは2週間の内服で終了とし，第15病日に退院となった．外来で下痢の訴えがあり，コルヒチンは1カ月間で中止としたが，その後再発は認めていない．

(A) 入院2週間後心エコー

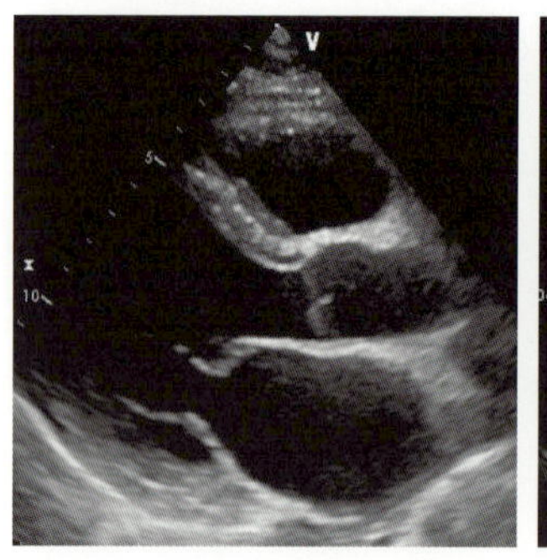

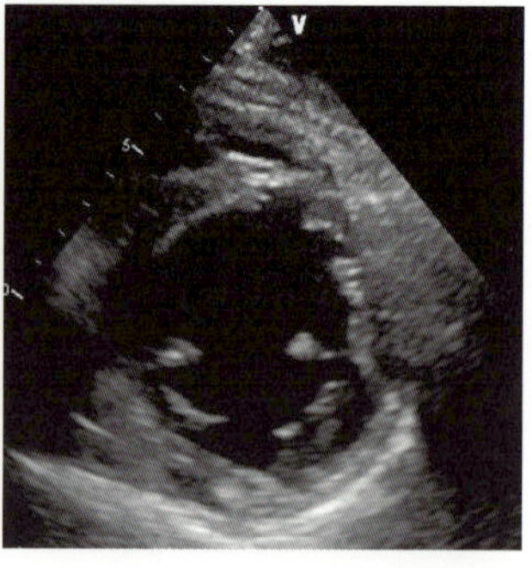

(B) 来院時心エコー(比較対照)

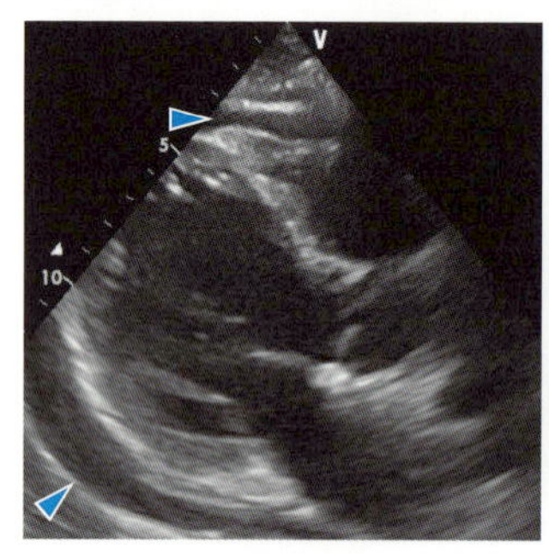

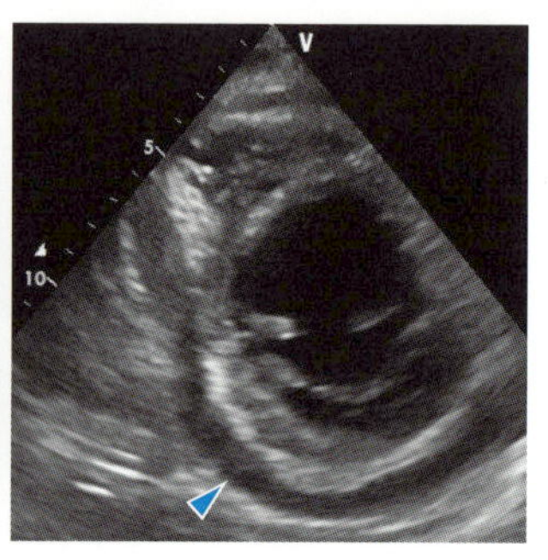

図20-4　入院加療後心エコー検査所見(来院時所見との比較)
来院時には心嚢液の貯留がみられていた(►).

本症例のポイント

- 胸痛の患者では，迅速な対応を要する急性心筋梗塞，急性大動脈解離，急性肺血栓塞栓症，特発性食道破裂などを鑑別にあげながら対応することが重要である.
- 急性心膜炎は，胸痛(深呼吸・咳嗽・体動・臥位で増強する)，心膜摩擦音，心電図変化(aV_R誘導を除く広範な誘導における ST 上昇と PR 部の下降)，心嚢液貯留のうち，2つ以上を満たすことが診断基準である.
- 治療はアスピリン，またはアスピリン＋コルヒチンとなるが，原因疾患があればそれに応じた加療が必要となるため，原因疾患の検索も必要である.
- 急性心膜炎は再発をきたすことが多い．初発の急性心膜炎でも，再発予防のために3カ月間のコルヒチン内服が推奨される．なお，再発例もアスピリン，またはアスピリン＋コルヒチンでの加療となるが，アスピリンは数週間以上，コルヒチンは6カ月以上と初発例より長期間の加療が推奨される.

(原　弘典　　分担編集：武田憲彦)

文献

1) Lange RA and Hillis LD : N Engl J Med, 351 : 2195-2202, 2004.
2) Adler Y, et al. : Eur Heart J, 36 : 2921-2964, 2015.

21. 収縮性心膜炎

症 例　55歳男性

主 訴 食思不振，下腿浮腫

現病歴

患者は生来健康で特記すべき既往のない55歳男性である．半年前に発熱・咳嗽を認め，近医で上気道炎と診断され，感冒薬を処方された．その後も微熱と咳嗽時の胸痛が続いたため，再び近医を受診したところ，胸膜炎と診断され，解熱・鎮痛薬の継続使用で症状は軽快した．ところが，1カ月前より食欲の低下ならびに下腿浮腫を認めるようになった．経過をみていたものの改善傾向がないため，当院内科外来を受診した．

身体所見

来院時，体温36.8℃，血圧110/60 mmHg，心拍96/分，呼吸数18/分，SpO_2 95％(room air)．坐位時にわずかな頸静脈怒張ならびに下腿に圧痕を伴う浮腫を認めた．詳細な問診をすると，最近労作時に軽い息切れ症状や咳嗽が出現していることが判明した．

Question 1　この時点で行うべき検査として不適切なものはどれか？

1. 血液検査・尿検査
2. 上部消化管内視鏡検査
3. 胸部X線撮影
4. 緊急心臓カテーテル検査
5. トレッドミルテスト

病歴より，労作時呼吸困難や浮腫が出現していることに注目すると，心不全をはじめとした体液貯留傾向となる疾患が疑われ，胸部X線撮影は必須である．鑑別診断として心原性疾患のほか，血液検査・尿検査による肝不全・腎不全の検索は必須であろう．食思不振を認めていることから消化管内視鏡検査を思い浮かべることもあるかもしれないが，浮腫もあることから，食思不振は右心不全の症状のひとつである可能性を考えるべきである．

心臓カテーテル検査に関しては，心不全の精査として，のちに必要となることは十分考えられるが，病歴から急性冠症候群 acute coronary syndrome (ACS)など緊急カテーテル検査を必要とする状況とは考えられない．また，労作時の息切れ症状はあるものの，胸部X線撮影や12誘導心電図，心臓超音波検査(心エコー検査)といった基本検査が済んでいない時点でのトレッドミルテストは危険も伴うため選択肢となりえない．

Answer 1　2，4，5

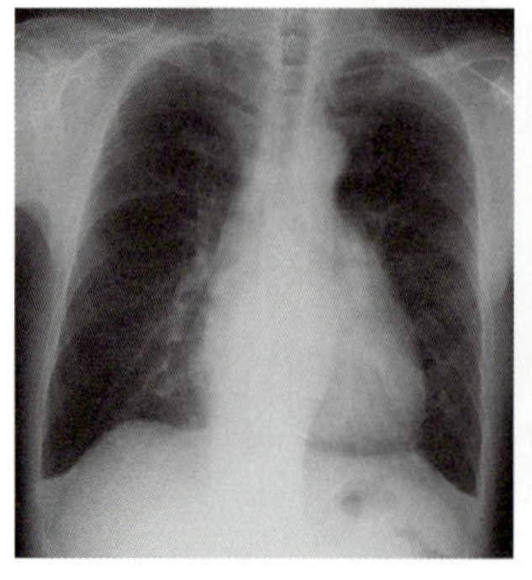
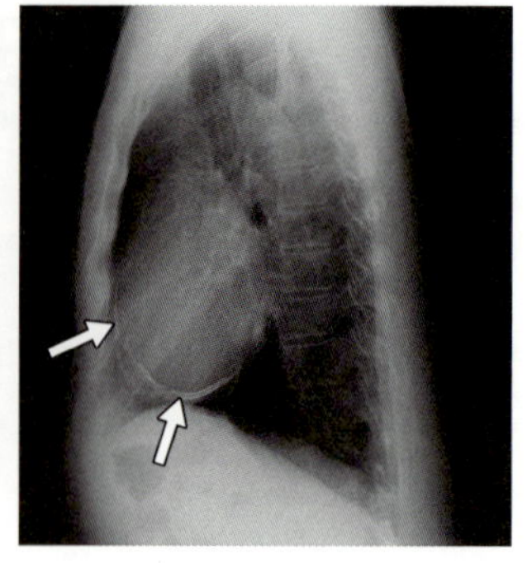

図21-1　胸部 X 線撮影
側面像で心外膜の石灰化(⇨)を認める.

本症例では，まず血液検査・尿検査と，胸部 X 線撮影を行った.

WBC 5,000/μL	**CRP** 1.1 mg/dL	**Hb** 13.1 g/dL	**Alb** 3.2 g/dL
AST 62 U/L	**ALT** 54 U/L	**PT-INR** 1.0	**Plt** 25×10^4/μL
BUN 16 mg/dL	**Cre** 0.8 mg/dL	**尿蛋白**（−）	**尿潜血**（−）

血液検査では，軽度の炎症反応を認めるものの，少なくとも活動性の高い感染症を疑う所見は認めなかった．ヘモグロビン値より，貧血もなかった．生化学・凝固検査では，軽度のアルブミン低下ならびに軽度の肝酵素上昇を認めたが，凝固能や血小板値は正常であり，肝硬変を疑う所見は認めなかった．また，BUN/Cre は16/0.8 mg/dL，尿蛋白と尿潜血は陰性と，腎疾患も否定的と考えられた.

胸部 X 線写真(図21-1)では，肺野には異常影を認めなかった．心胸郭比(CTR) 54％と軽度の心拡大を認めるとともに，両側の少量胸水貯留，側面像では心外膜の石灰化を認めた.

以上の所見より，本症例では心不全によるうっ血肝，ならびに蛋白漏出性胃腸症 proteinlosing gastroenteropathy (PLGE)を疑い，診察を追加した．追加の診察では吸気時の収縮期血圧の低下(奇脈)は明らかでなかったが，頸静脈の怒張が増悪するクスマウル徴候 Kussmaul sign を認めた．引き続いて12誘導心電図ならびに心エコー検査を行った.

Question 2	本症例で予想される，心電図・心エコー検査の検査所見はどれか？　2つ選べ.

1. 心房細動
2. ST 上昇
3. 心外膜の肥厚
4. 著明な心嚢液貯留
5. 拡張早期の右室虚脱

表21-1　心タンポナーデ，収縮性心膜炎，拘束型心筋症の鑑別

所見	心タンポナーデ	収縮性心膜炎	拘束型心筋症
心嚢液	+	−	−
心外膜の肥厚・石灰化	−	+	−
奇脈	+	−または軽度	−
クスマウル徴候	−	しばしば+	−
拡張末期心室内圧	左室=右室	左室=右室	左室>右室
dip and plateau	−	+	−
肺動脈収縮期圧〔mmHg〕	35～50	<50	>50

出典：佐久間聖仁，白土邦男：心外膜疾患．内科学 2分冊版，黒川 清ほか 編，p.475，文光堂，1999.

本症例では胸部 X 線写真(図21-1)で心外膜の石灰化を認めたことから，収縮性心膜炎の可能性を疑い，診察・精査を進めている．収縮性心膜炎は，心膜の肥厚・癒着・石灰化により心臓の拡張障害・心不全を引き起こす疾患である．また，急性心外膜炎の原因がすべて収縮性心膜炎の原因となりうる．以前は結核性心膜炎後の発症が多かったとされるが，最近では原因不明のものが半数以上を占めており，主として急性期に不顕性であったウイルス性心外膜炎が関与していることが多いのではないかと考えられている．文献的には，500例の急性心外膜炎を6年間追跡した研究で，1.8％に収縮性心膜炎を認めたという報告[1]がある．本症例では，半年前に上気道症状ののちに遷延性の咳嗽，咳嗽時胸痛が続いたことから，急性心外膜炎を合併していた可能性が示唆される．

収縮性心膜炎時に胸部 X 線検査で認められる所見としては，心拡大67％，胸水貯留83％，左房拡大85％，心外膜石灰化43％が知られており，心外膜石灰化は感度が低いものの収縮性心膜炎に特徴的な所見とされる[2]．また，本疾患で特徴的な所見のひとつである心膜肥厚に関しては，Talreja らの検討[3]によると，心外膜切除を行った収縮性心膜炎143症例のうち117症例(82％)に2 mm 以上の心膜肥厚の所見があったとされる．よって選択肢3の心外膜の肥厚は正解である．

収縮性心膜炎の鑑別疾患としては急性心外膜炎，心タンポナーデ，拘束型心筋症があげられる．参考として，収縮性心膜炎と類縁疾患の鑑別を表21-1に示す．心電図では，拡張障害に続く心房負荷の結果として，収縮性心膜炎の症例のうち，25～33％の症例で心房細動を認めるといわれている．そのほか，低電位や非特異的 ST 変化を示すこともあるが，収縮性心膜炎に特異的な所見は知られていない[4]．心外膜炎の急性期には V_1，aV_R 誘導を除く広範な誘導で ST 上昇を認めるが，本症例はすでに慢性期であり同所見は認めない．また，収縮性心膜炎では，一般に心膜の癒着・石灰化があることから，心嚢液は認めないことが多い．来院時の血圧は110/60 mmHg と循環動態は保たれており，心タンポナーデは否定的である．身体所見でも奇脈は否定的，クスマウル徴候は陽性であることから，収縮性心膜炎を第一に考える状況と思われる．

Answer 2　1，3

なお，収縮性心膜炎のなかには滲出性収縮性心膜炎という疾患概念が含まれるため，ここで解説する．滲出性収縮性心膜炎は血行動態から臨床的に定義され，その発症はまれとされる．そもそも，収縮性心膜炎では一般に心膜の癒着・石灰化があることから，心嚢液は認めないことが多いが，収縮性心膜炎症例のなかで臨床的に心タンポナーデとなり，かつ心嚢穿刺によっても右房圧の上昇が解除されず，血行動態が改善しない症例が存在する．Sagristà-Sauledaらは1,184例の心膜炎患者(収縮性心膜炎ではない)のうち，218例の臨床的タンポナーデと診断された群において，心嚢穿刺によって右房圧が50％以下あるいは10 mmHg 以下に下がらなかった症例を滲出性収縮性心膜炎と定義し，15症例が該当したと報告[5]している．

本症例では，検査の結果，12誘導心電図(図21-2 A)では心房細動ならびに非特異的 ST 変化を認めた．経胸壁心エコー検査(図21-2 B)では心外膜の肥厚を認めたものの，心嚢液は最

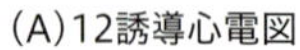

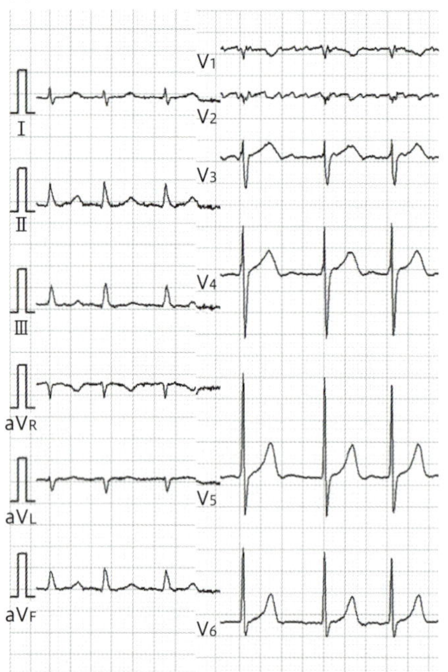

(B)経胸壁心エコー図

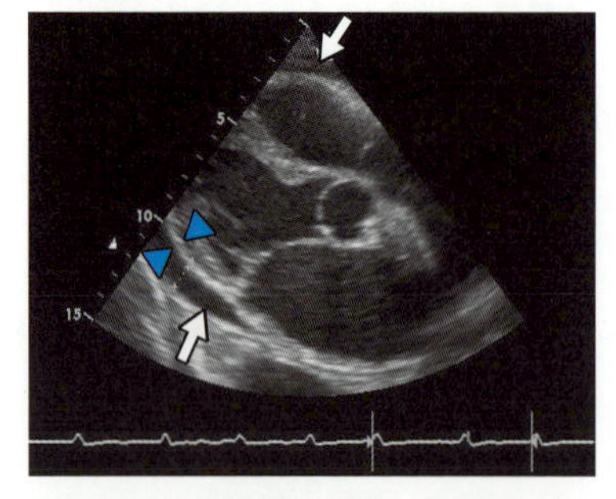

(C)胸部CT検査

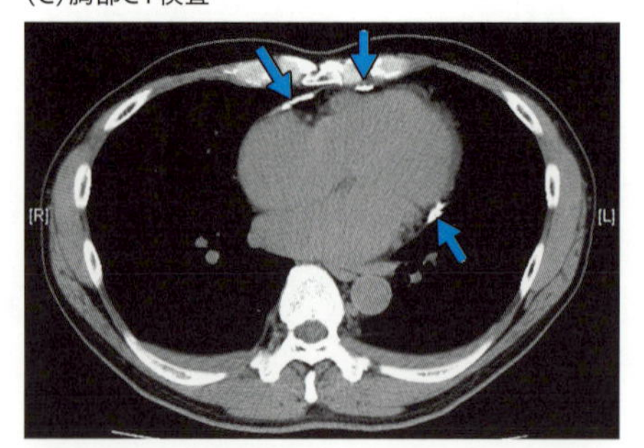

図21-2　12誘導心電図，経胸壁心エコー検査，胸部 CT 検査

(A)心房細動を認める．(B)心外膜の肥厚(►)ならびに最大1 cm の心嚢液(⇨)を認める．(C)心外膜の肥厚と石灰化(➡)を認める．

大でも1 cm 程度と生理的範囲内であった．有意な弁膜症や左室壁の肥大は認めず，左室収縮能は左室駆出率(LVEF) 55％と正常下限程度，両心房の軽度拡大ならびに三尖弁逆流から推定される右室収縮期圧(RVSP)は45 mmHg と上昇を認めた．なお，あわせて追加した胸部 CT 検査(図21-2 C)でも心外膜の肥厚と石灰化が確認された．

引き続き心臓カテーテル検査を行った．

Question 3　心臓カテーテル検査のうち診断に有用な検査はどれか？
理由も含めて考察せよ．

1. 冠動脈造影検査
2. 左室造影検査
3. 心内圧検査
4. 電気生理学的検査
5. 心筋生検

収縮性心膜炎では特徴的な心内圧をきたすため，右心カテーテル検査ならびに左室内圧検査は最も重要な検査となる．心内圧検査では，右房圧，右室拡張期圧，左室拡張期圧はほぼ等圧(15～18 mmHg)と上昇しており，拡張期両心室内圧は典型的な dip and plateau 型を示した(心内圧波形を図21-3に示す)．Fick 法ならびに熱希釈法を用いた心拍出係数は2.2～2.4 L/分/m^2と保たれていた．左室造影検査では左室拡張末期容積は正常からやや低下していたものの，左室駆出率は60％とほぼ正常であった．冠動脈造影検査では動脈硬化性変化は認めなかった．なお，文献的には，冠動脈造影検査において心外膜の肥厚を反映し，冠動脈が心表面ではなく心陰影内に描出され，拡張期に肥厚した心外膜に圧排される冠動脈影を認めることがあるとされる[2]．心筋生検に関しては，アミロイドーシスや好酸球性心筋炎など拘束型心筋症の原

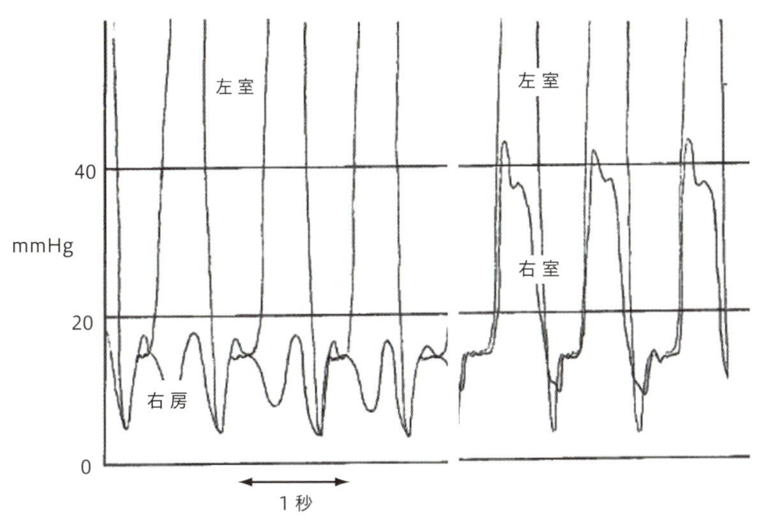

図21-3　心臓カテーテル検査で得られた心内圧波形

因疾患が同定された場合には，その鑑別に有用となることが知られている．

電気生理学的検査(EPS)は，現時点では本症例は心房細動を認めるのみであり，不要な検査と考えられる．

Answer 3 1，2，3，5

本症例は胸部 X 線撮影(図21-1)，胸部 CT 検査および心エコー検査(図21-2)，心内圧検査(図21-3)の結果をもとに，収縮性心内膜炎による心不全と診断した．

Question 4 本症例の初期治療としてまず始めるべき治療はどれか？

1. 利尿薬静脈内投与
2. 塩分制限
3. ドパミン製剤点滴
4. ジギタリス製剤点滴
5. 抗凝固療法

心不全治療の考え方の基本は，まずはやはり古典的な Forrester 分類(p.36，図5-2)に基づいて進めていくのが妥当であろう．その選択のなかで，不整脈，弁膜症，冠動脈狭窄への介入をどう組み込んでいくかがポイントとなってくると考える．

本症例は，比較的心拍出能は保たれているものの，うっ血を認める Forrester 分類Ⅱ群相当の症例であり，そこに心房細動が合併している状況である．初期治療としては，前負荷軽減目的に塩分制限ならびにフロセミド(ラシックス®，10 mg)の静脈内投与を開始した．また，心房細動を合併する心不全のため，心原性脳梗塞の予防目的に，活性化部分トロンボプラスチン時間(APTT) 45秒を目標にヘパリン10,000単位/日を併用した．初期治療への反応は比較的良好であり，2週間ほどの加療により胸部 X 線上の心拡大と下腿浮腫・食思不振は改善した．

心不全急性期の治療薬として昇圧ならびに利尿作用を狙ってドパミン製剤が選択されることがあるが，本症例は血圧が比較的保たれており，ドパミン製剤は心房細動の頻脈化を誘導するリスクもあることから，第一選択薬とはならないだろう．ジギタリス製剤に関しては，来院時心拍96/分と軽度の頻脈傾向を認めるものの，心収縮も保たれており，病態としても収縮障害ではなく拡張障害が主である本疾患では積極的には使用されない．

収縮性心膜炎の根治治療としては心膜切除術が知られており，手術成功例の90％で症状が改善し，50％の症例では完全に症状が消失するとされる．術後の5年生存率はおよそ80％程度といわれており，NYHA (New York Heart Association)心機能分類Ⅲ～Ⅳ度の症例，術前腎機能低下症例，心外膜後面などの切除困難例，放射線治療後心膜炎症例などが予後不良群とされる．本症例はこれらの予後不良因子を認めておらず，今後は外科的治療を検討していく方針となった．

Answer 4 1，2，5

本症例のポイント

- 食思不振や下痢などの消化器症状は右心不全の一症状である可能性を忘れない．また，軽度の息切れは，診察医が疑って問わなければ患者は自ら訴えないこともしばしばある．起坐呼吸が出現すればどんな医師でも心不全を疑うが，内科医(循環器内科医)の心得として，右心不全症状や初期の心不全症状も見逃さないように留意する．
- 収縮性心膜炎に特徴的な心外膜石灰化所見の感度は比較的低めである．胸部 X 線正面像では陰性でも，側面像で陽性になることも多い．初診の心不全症例では一度，胸部側面像も確認するようにする．
- 収縮性心膜炎の診断確定のためには心内圧検査が重要であるが，特徴的な所見がすべて出現するとは限らない．心エコー検査，胸部 CT 検査，左室造影，心筋生検など複数の検査を組み合わせて総合的に診断する必要がある．
- 心不全の治療では病態に沿った治療を行う．収縮性心膜炎は根治的治療が存在する数少ない心不全疾患のひとつである．

（山口敏弘　　分担編集：武田憲彦）

文献

1）Imazio M, et al. : Circulation, 124 : 1270-1275, 2011.
2）Braunwald's Heart Disease, 4 th ed., Saunders, 1992.
3）Talreja DR, et al. : Circulation, 108 : 1852-1857, 2003.
4）黒川 清 ほか 編：内科学 2 分冊版，文光堂，1999.
5）Sagristà-Sauleda J, et al. : N Engl J Med, 350 : 469-475, 2004.

22. 心タンポナーデ

症 例　56歳男性

主 訴 労作時動悸

現病歴

5年前より高血圧，脂質異常症の診断で勤務先の診療所に通院していた．4カ月ほど前から朝の出勤時に動悸を自覚するようになり，診療所から精査を勧められ当院初診外来を受診．心エコー検査では異常所見を認めなかったが，冠動脈 CT 検査にて左前下行枝と回旋枝に高度狭窄を認めたため，冠動脈造影検査を目的に入院となった．

冠動脈造影の結果，左前下行枝 #7に90％，回旋枝 #14に90％の狭窄を認め，同日に左前下行枝の病変に対し経皮的冠動脈インターベンション（PCI）施行．後日，回旋枝の病変に対する PCI を施行した．#14にステントを留置し，後拡張を行った時点から冷汗を伴った胸痛が出現．血圧76/60 mmHg，脈拍126/分，$SpO_2$96％（room air）と，血圧低下および頻脈を認めた．

検査所見

12誘導心電図では洞性頻脈，完全右脚ブロック，Ⅱ，Ⅲ，aV_F，V_4～V_6誘導の陰性 T 波を認めたが，明らかな ST 上昇は認めなかった（図22-1）．

既往歴 高血圧，脂質異常症（治療中）

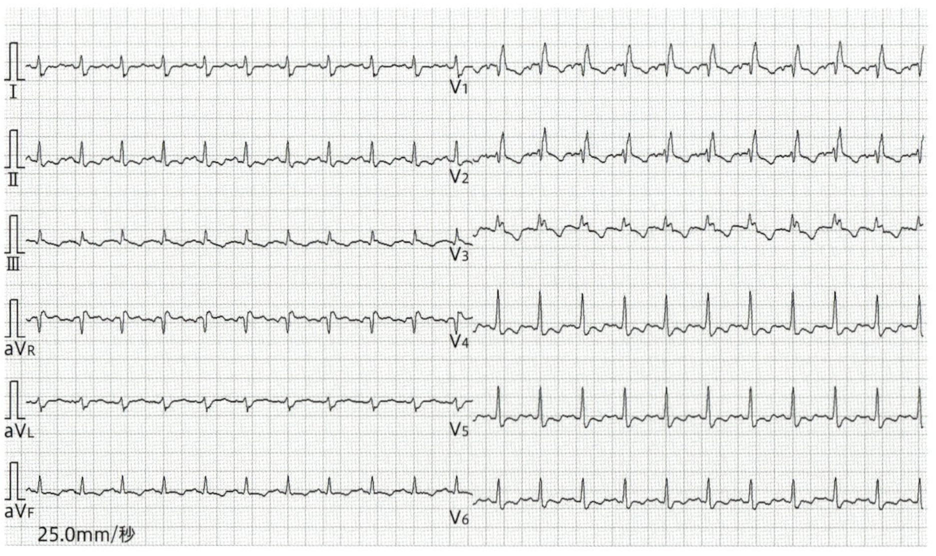

図22-1　12誘導心電図

Question 1 この時点で行うべき処置として不適切なものは何か？

1. 心エコー検査
2. 酸素投与開始
3. ヘパリン追加投与
4. 冠動脈の確認造影
5. 細胞外液の全開投与

カテーテル手技中に胸痛が出現し，ショックバイタルを呈している．救命のためには迅速な原因究明と対応が必要となる．まず急速補液，ノルアドレナリン投与，酸素投与にて循環動態の改善を図りながら，冠動脈造影検査，心臓超音波検査(心エコー検査)，血液検査を施行する．同時に術者以外の人手を集める．患者の頭側に一人配置し，意識レベルの低下や呼吸状態の変動につねに注意を払うことも重要である．

念頭に置くべき胸痛およびショックの原因としては，冠動脈の閉塞，冠攣縮，冠動脈穿孔による心タンポナーデ，穿刺部からの出血(とくに後腹膜血腫)に伴う出血性ショック，造影剤アレルギーなどがあげられる．冠動脈穿孔・穿刺部出血であった場合，ヘパリンの追加投与はさらに出血を助長する危険性が高いので，安易に行うべきではない．

Answer 1 3

心エコー検査では左室収縮能は正常に保たれており，壁運動異常も認めなかったが，全周性に10 mm 程度の心嚢液貯留を認めた(図22-2)．冠動脈造影では，回旋枝 #14，および前下行枝で，前回経皮的冠動脈インターベンション(PCI)を施行した部位を含め開存を確認できたが，#14の遠位側周囲に造影剤の血管外漏出を認めた．造影後に再度心エコー図を確認すると，心嚢液の貯留は12 mm とやや増大傾向を認めた．

緊急血液検査の結果を次に示す(下線はとくに注意すべき値を表す)．今回の穿刺は橈骨動脈から行っており，穿刺部位や上腕に明らかな皮下血腫は認めなかった．

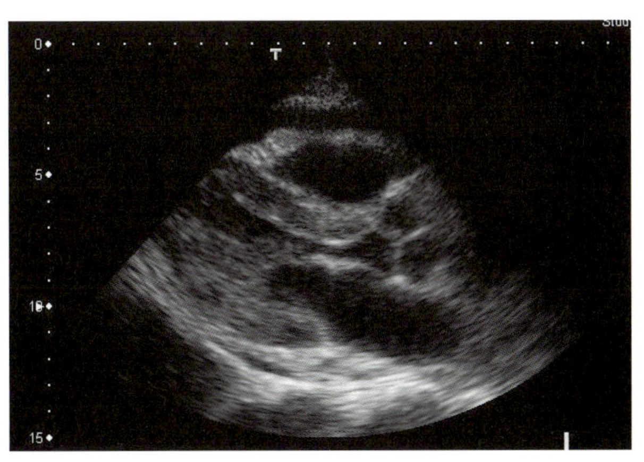

図22-2 心エコー図

WBC 12,200/μL ↑	**RBC** 365×10⁴/μL ↓	**Hb** 11.6 g/dL	**Hct** 36.1%
Plt 15.0×10⁴/μL ↓	**PT-INR** 1.25	**APTT** 185.0秒↑	
Alb 3.3 g/dL ↓	**LD** 289 U/L ↑	**AST (GOT)** 32 U/L ↑	**ALT (GPT)** 33 U/L
γ-GTP 14 U/L	**ALP** 181 U/L	**CK** 210 U/L ↑	**CK-MB** 16 U/L ↑
Amy 37 U/L ↓	**T-Bil** 1.0 mg/dL	**Ca** 8.1 mg/dL ↓	**IP** 2.3 mg/dL ↓
BUN 12.1 mg/dL	**Cre** 0.77 mg/dL	**UA** 5.2 mg/dL	**Na** 139 mmol/L
K 4.4 mmol/L	**Cl** 106 mmol/L	**CRP** 0.89 mg/dL ↑	

参考（入院時血液検査データ）

WBC 6,900/μL	**RBC** 457×10⁴/μL	**Hb** 13.9 g/dL	**Hct** 36.4%
Plt 19.6×10⁴/μL			

Question 2 次に検討すべき処置として不適当なものは何か？

1. 輸 血
2. プロタミン硫酸塩投与
3. 心嚢穿刺
4. perfusion balloon の使用
5. 硝酸薬持続投与

心エコー検査にてわずかであるが心嚢液貯留を認め，さらに増加傾向が疑われる．また，冠動脈造影にて造影剤の血管外への漏出を認める．これらは冠動脈穿孔の所見である．冠動脈穿孔の場合，心膜腔に急速に血液が流出し貯留するため，100 mL 程度の心嚢液貯留でも容易に心タンポナーデをきたしうる．急速補液，輸血，昇圧薬投与にて最低限の血圧を維持するよう努めながら perfusion balloon を用いて穿孔部を圧迫し，冠動脈穿孔の治療を試みる．また，PCI 中はヘパリン投与により出血が止まりにくい状況となっている．本症例でも血液検査にて活性化部分トロンボプラスチン時間(APTT)は185.0秒と著明に延長しており，ヘパリンの中和も止血には有効と考えられる．中和にはプロタミン硫酸塩が用いられることが多く，通常10～15 mg 程度を緩徐に静脈内投与するが，アナフィラキシー反応をきたすことがあり，とくにプロタミン含有のインスリン製剤投与歴がある症例では注意が必要である．

上記対処を行いながらバイタルサインと心エコー検査所見を頻回に確認し，血圧の改善が得られず心嚢液の増加を認めた場合は，心嚢穿刺を考慮する．出血が止まらない場合は緊急手術が必要となる場合もある．一方，冠動脈造影にて閉塞の所見はなく，硝酸薬持続投与は有効とは考えにくい．むしろ，血圧低下を助長する危険性が高く，本症例では避けた方がよい．

Answer 2 5

本症例では，急速補液，ノルアドレナリン投与開始後も収縮期血圧70 mmHg 台と改善が得られず，心エコーにて心嚢液の増加傾向も認めたため，冠動脈穿孔に対する処置と並行して心嚢穿刺を行った．心尖部からのアプローチとし，穿刺部を局所麻酔後に心エコーガイド下で18 G 留置針を用いて穿刺し，用手排液を行った．血性心嚢液を50 mL 吸引したところで血圧100/58 mmHg，心拍89/分と改善を認めた．さらに排液を試みたが吸引困難であり，心エコー上も心嚢液の著明な減少を認めた．冠動脈穿孔に対しては並行して perfusion balloon による圧迫を行っている．

Question 3 この後の処置として必要なものはどれか？ すべて選択せよ．

1. ノルアドレナリン増量
2. 排液ルートのクランプ
3. 大動脈内バルーンパンピング(IABP)挿入
4. 心エコーの再検
5. 橈骨動脈ラインの確保

心嚢穿刺および心嚢液ドレナージを行い，いったん心タンポナーデの解除を行うことに成功した．カテーテルの合併症などに伴う心タンポナーデの場合，少量の排液でも循環動態が著明に改善することが珍しくない．しかし，穿孔部分の治療が奏功しなければ，容易に心タンポナーデの再発をきたすため，穿刺針は安易に抜去せずに出血源の止血が得られるまでクランプして待機する．心エコー検査を頻回に再検し，心嚢液の再貯留がないことを確認する．

また，橈骨動脈ラインを確保し動脈圧を持続的にモニタリングすることによって，血圧の低下や奇脈(吸気時に収縮期血圧が10 mmHg 以上低下し，小脈になる現象．吸気時の左室拡張容積の低下により生じる)の出現を迅速に感知することが可能となる．心タンポナーデの状態が解除されれば，さらなる昇圧は急性期には不要である．むしろ止血が困難となる危険性があるので，昇圧剤の増量は避ける．

大動脈内バルーンパンピング(IABP)挿入は冠血流を増やし大動脈平均圧を上昇させる効果があるが，今回は冠動脈閉塞ではなく穿孔であり，必須ではないと考えられる．加えて，IABP 留置により抗凝固療法が必要となるため，再出血の危険性が増すことを考えると回避すべきであろう．

Answer 3 2，4，5

その後の経過

冠動脈穿孔に対し perfusion balloon による圧迫を施行したのち，再度，冠動脈造影を行ったところ，造影剤の漏出は消失したため止血が得られたものと判断された．心エコー検査でも心嚢液の再貯留は認めなかった．穿刺針を介してガイドワイヤーを挿入し，心膜腔内に排液用のドレーン留置を試みたが，ワイヤーがスムーズに進まず心室期外収縮(PVC)が頻発したため断念し，穿刺針は抜去した．CCU へ入室し，循環動態および心エコー検査による厳重な観察を行ったが血圧低下や心嚢液の再貯留は認めなかった．また，胸部 X 線写真にて，心拡大は認めなかったが左胸水の出現を認め，心嚢穿刺により心嚢液が胸腔内へ流入した可能性が疑われた．あわせて胸水の増加傾向がないか，貧血の進行がないかも観察を続けたが，いずれの兆候も認めなかったため，2日後に一般病棟へ帰室となった．

本症例のポイント

- 心タンポナーデの有無は心嚢液の量では判断できない．カテーテル治療中の合併症など，超短時間で心嚢液が貯留する場合はわずか100 mL 程度の心嚢液でも容易に心タンポナーデに至る．
- 心嚢穿刺は，気胸，出血，冠動脈穿刺などの重篤な合併症をきたしうる侵襲的な手技であることを認識する．急速補液や昇圧薬，出血源の対策などを行いながら循環動態を持続的に評価し，心嚢穿刺の適応，タイミングを慎重に判断する．高リスクの場合は外科的処置も考慮する．
- 1回の穿刺で心タンポナーデが解除されても油断してはならない．たとえ出血源の止血が得られたとしても，再貯留による心タンポナーデ再発は十分起こりうることと認識し，慎重な経過観察を行う．また，可能な限り心嚢ドレーンを留置することが望ましい．

column 刺すべきか刺さざるべきか

本章では心タンポナーデのなかでも最も緊急性の高い，一刻を争う事例を提示したが，日常臨床では数週間，なかには数カ月という長い時間をかけて心嚢液が貯留し，徐々に循環呼吸状態を逼迫する症例にもしばしば遭遇する．前述のように心嚢穿刺は侵襲的な処置であり，また，慢性的に貯留した心嚢液を穿刺排液したのちに(もちろん出血や気胸などの合併症なく完遂したにもかかわらず)容態が急変することもある．一方で，心タンポナーデによる循環不全もやはり致死的となるため，心タンポナーデの状態にあるかを正確に判断することが非常に重要となる．教科書的には Beck の三徴(血圧低下，頸静脈怒張，心音減弱)，クスマウル徴候，奇脈などがあげられているが，このうち急性の貯留か，慢性の貯留かにかかわらず判断の一助となるのは奇脈と思われる．また，心エコー検査にて心嚢液貯留を確認するだけでなく，右室壁の拡張期虚脱が診断の決め手となる．あわせて，E 波の呼吸性変動の増大なども参考となる(図22-3)．CT では心嚢液の局在などを見るのに便利であるが，しばしば心嚢液の貯留量が非常に過大評価されやすいので(図22-4)，かならず循環動態や心エコー所見を確認して判断する．

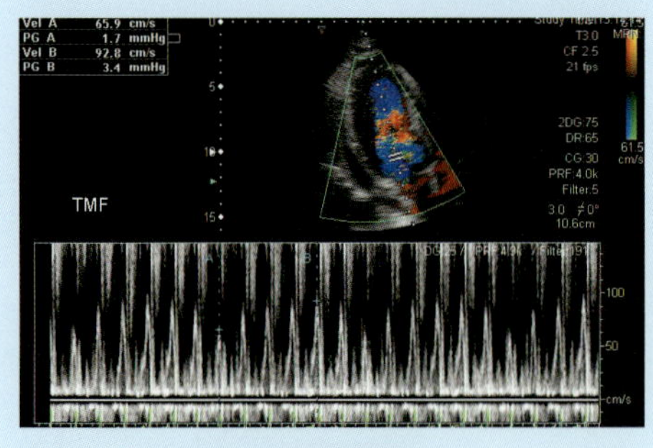

図22-3　E 波の呼吸性変動

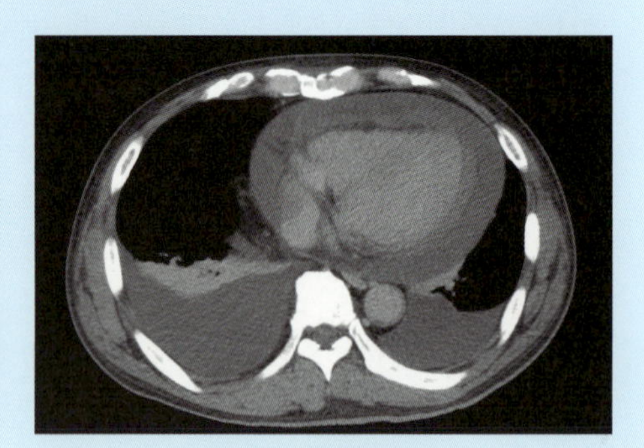
図22-4　CT での心嚢液貯留像

（細谷弓子）

23. 僧帽弁狭窄症

症 例 61歳女性

主 訴 労作時呼吸困難

現病歴

4歳時にリウマチ熱に罹患していた61歳女性である．登山を趣味としていたが，3カ月前ごろから坂道歩行で呼吸困難を生じるようになった．徐々に登山がつらくなったため，精査目的に当科を受診した．

既往歴 リウマチ熱（4歳）

身体所見 小柄やせ型．血圧104/48 mmHg，脈拍79/分・整，体温36.6℃，SpO_2 98％(room air)．聴診上，Ⅰ音亢進，心尖部最強点のLevine分類Ⅲ/Ⅵ程度の低調な拡張中期雑音，第4肋間胸骨左縁最強点の僧帽弁開放音を認める．呼吸音清明．

内服薬 なし

▶ 心電図検査(図23-1)および胸部X線撮影(図23-2)を行い，結果を確認した．

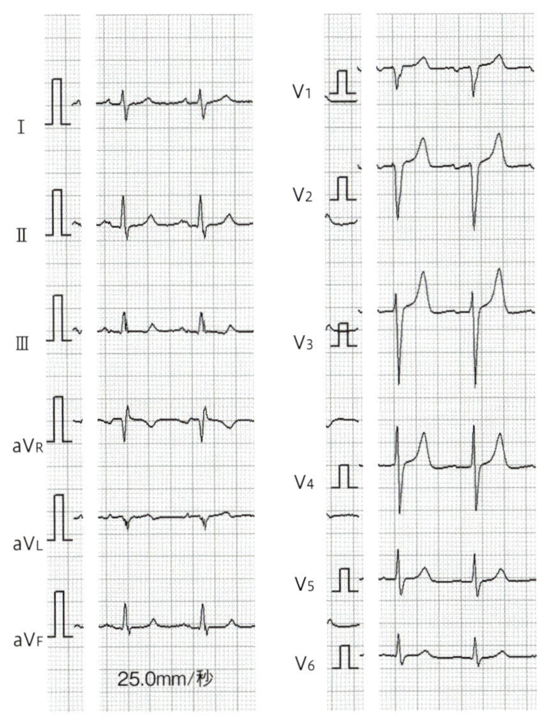

図23-1 当院入院時の12誘導心電図

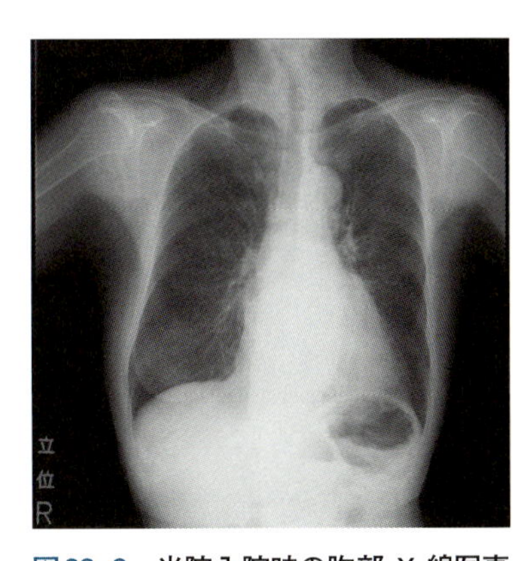

図23-2 当院入院時の胸部X線写真

Question 1　僧帽弁狭窄を疑う所見として正しいものはどれか？

1. Ⅰ音亢進
2. 脈圧の開大
3. 左室肥大
4. 心電図での右軸偏位
5. 胸部 X 線写真での気管分枝角の狭小化

この症例では，既往歴と身体所見に特徴がみられる．リウマチ熱は，A 群 β 溶血性連鎖球菌感染による咽頭炎の1～3週間後に発病する全身結合組織の炎症性疾患であり，感染後の免疫反応が心筋線維組織を場として炎症を生じ，弁膜症を引き起こすことが問題となる．弁尖のリウマチ性変化としては，弁の狭窄につながることが多い．

弁膜症は身体所見が特徴的であることが多い．今回の症例のように，Ⅰ音の亢進，僧帽弁開放音，心尖部の低調な拡張中期雑音(拡張期ランブル)の聴取は僧帽弁狭窄症 mitral stenosis (MS)に典型的である．僧帽弁狭窄症では，弁狭窄に伴い左房から左室への血液流入が障害され，心拍出量を保つために左房圧が上昇しており，左房-左室間の圧較差によって狭窄部を通過する血流は乱流となり，低調な雑音として心尖部で聴取される．これが拡張期ランブルである．また，左室圧が急峻に上昇してから僧帽弁が急激に閉鎖する結果，Ⅰ音が亢進する．さらに，僧帽弁の柔軟性が失われている影響も加わり，僧帽弁の開放時にも高調音が発生する．

僧帽弁狭窄症の12誘導心電図では，左房の圧負荷に伴う左房負荷所見がみられることが多い．具体的には，Ⅰ，Ⅱ誘導で幅の広い二峰性の P 波と，V_1誘導で後半の陰性部分の大きい二相性 P 波である．また，左室負荷はみられず，肺高血圧 pulmonary hypertension (PH)に引き続く右室負荷が中心となるため，心電図では右軸偏位を呈することが多い．僧帽弁狭窄症の胸部 X 線写真では，左房の拡大を反映して左第3弓突出，気管支分岐角度の開大を認める．今回の症例でも同様の所見を認めており，既往歴，身体所見もあわせて考えると，本症例では僧帽弁狭窄症が最も疑わしい．

Answer 1　1，4

本症例では，つづいて，心臓超音波検査(心エコー検査，図23-3)を行った．

Question 2　推定右房圧を3 mmHg として，疾患の重症度について正しいものを選べ．

1. 軽度僧帽弁狭窄＋高度僧帽弁逆流
2. 中等度僧帽弁狭窄＋軽度僧帽弁逆流
3. 中等度僧帽弁狭窄＋高度僧帽弁逆流
4. 軽度僧帽弁狭窄＋軽度僧帽弁逆流
5. 軽度僧帽弁狭窄＋中等度僧帽弁逆流

(A) 僧帽弁ドーミング像
(傍胸骨長軸像)

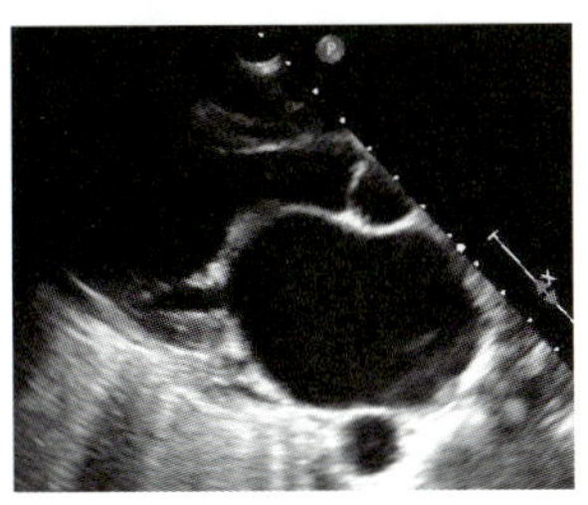

(B) カラードプラ画像
(傍胸骨長軸像)

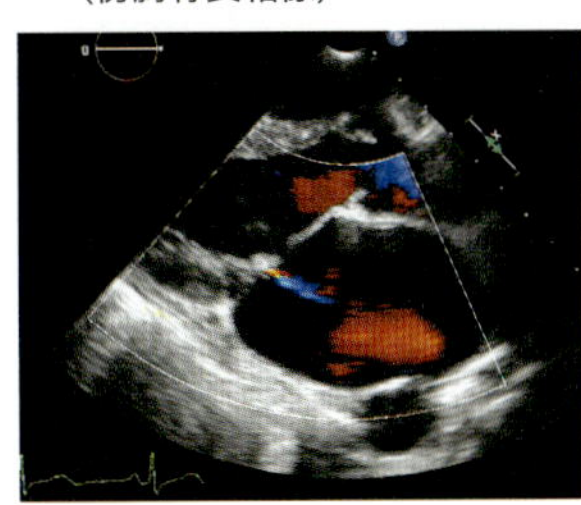

(C) 僧帽弁弁口面積評価
(傍胸骨短軸像)

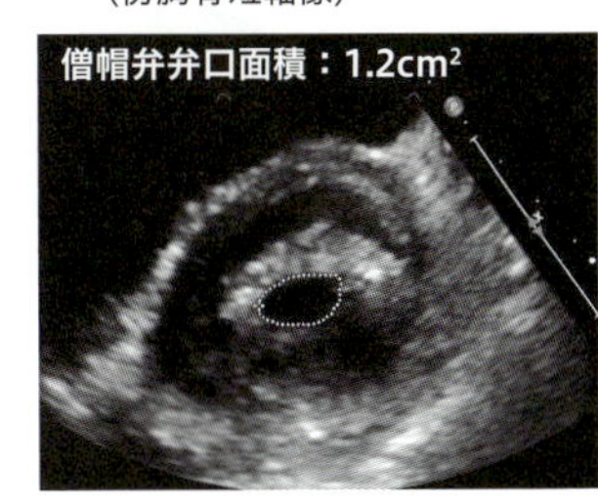

(D) 僧帽弁通過血流速度波形
(連続波ドプラ法)

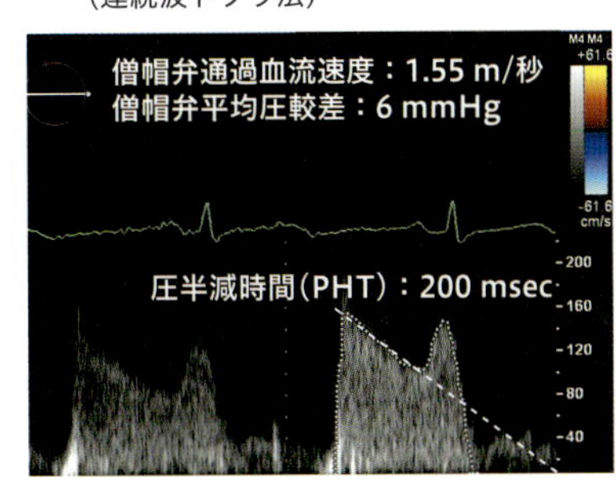

(E) 三尖弁逆流血流速度波形
(連続波ドプラ法)

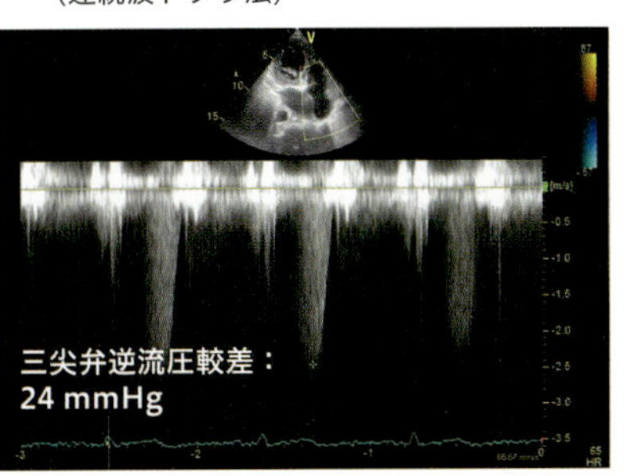

図23-3　当院初回経胸壁心エコー図
PHT：pressure half time

経胸壁心エコー検査は，弁膜症の診断に必須の検査である．この症例では，経胸壁心エコー検査上，左室は拡大も肥大もなく，収縮能は保たれており，明らかな壁運動異常も認めなかった．傍胸骨長軸像では，拡張期に僧帽弁のドーミングを認めた(図23-3 A)．左房は著明に拡大していたが，左房内に異常構造物は認めなかった．また，大動脈弁・僧帽弁はともに軽度の弁逆流を認めるも(図23-3 B)，交連癒合以外の明らかな異常構造物は認めなかった．傍胸骨短軸断面で僧帽弁口内周をトレースすることで得られた僧帽弁弁口面積は1.2 cm^{2}であった(図23-3 C)．

大動脈弁通過血流速度の上昇はなかったが，僧帽弁通過血流速度は1.55 m/秒，僧帽弁の平均圧較差は6 mmHg と上昇していた．圧半減時間 pressure half time (PHT)は200 msec であり，そこから計算された僧帽弁弁口面積は1.1 cm^{2}と低下していた(図23-3 D)．また，推定右房圧を3 mmHg として三尖弁逆流の圧較差を足すと，推定右室収縮期圧は27 mmHg であり(図23-3 E)，肺高血圧は認めなかった．僧帽弁狭窄症の重症度は，僧帽弁の平均圧較差，収縮期肺動脈圧，僧帽弁弁口面積で決められ[1)](表23-1)，今回の症例では重症度は中等度となる．

以上より，本症例の僧帽弁疾患は，中等度の僧帽弁狭窄症 mitral stenosis (MS)と軽度の僧帽弁逆流 mitral regurgitation (MR)ということになる．

Answer 2　2

表23-1　僧帽弁狭窄症の重症度分類

	軽 度	中等度	重 度
平均圧較差*〔mmHg〕	＜5	5～10	＞10
収縮期肺動脈圧〔mmHg〕	＜30	30～50	＞50
弁口面積〔cm^2〕	＞1.5	1.0～1.5	＜1.0

＊　弁口圧較差は血流量に依存し，弁狭窄の重症度を評価するために用いる際には心拍出量とともに評価しなければならない.

出典 : Bonow RO, et al. : ACC/AHA 2006 guidelines for the management of patients with valvular heart disease. J Am Coll Cardiol, 48 : e1-e148, 2006.

Question 3　**本疾患の治療方針を決めるための追加検査として有用な検査はどれか？**

1. ドブタミン負荷心エコー検査
2. 経食道心エコー検査
3. 心臓電気生理学的検査(EPS)
4. 運動負荷心エコー検査
5. 肺動脈造影

一般的に，僧帽弁狭窄症の侵襲的治療適応は僧帽弁弁口面積が1.5 cm^2以下で症状のある場合となる[1)]．一方で，症状がはっきりしない場合や，僧帽弁狭窄症の重症度が中等度以下で治療方針に迷う場合は，運動負荷心エコー検査が有用である．運動負荷心エコー検査では，負荷中の症状を確認することで症状の有無を明確にし，負荷中の僧帽弁圧較差上昇や肺高血圧の出現を評価できるという利点がある．今回の症例では，症状に比べて，重症度が中等度のうちでも比較的軽い方であった．そのため，負荷中の血行動態をはっきりさせることを目的として運動負荷心エコー検査を行った．

本症例では，エルゴメーターで25ワット(watt) 5分の運動負荷から始めた．50ワット 1分の時点で僧帽弁平均圧較差が12 mmHg まで上昇し(図23-4 A)，また，推定収縮期肺動脈圧も56 mmHg まで上昇した(図23-4 B)．これに伴い息切れも増悪し，本症例の症状は僧帽弁狭窄症によるものであることが確認された．

僧帽弁狭窄症の侵襲的治療法としては，カテーテルによる経皮的僧帽弁交連切開術 percutaneous transvenous mitral commissurotomy (PTMC)があるが，僧帽弁が PTMC に適しているかどうかについては，経胸壁心エコー検査で弁や弁下の形態を評価する必要がある．僧帽弁の形態評価法としては，Wilkins スコアが知られており，弁可動性，弁下部病変，弁の肥厚，石灰化のそれぞれについて1点から4点で評価を行い(表23-2)，8点以下であれば PTMC に適していると考えられる．この症例では，当院初回の経胸壁心エコー検査の時点で評価を行っており，Wilkins スコアは合計7点(弁の可動性 2点，弁化部組織の肥厚 1点，弁の肥厚 2点，石灰化 2点)であった．

左房内のうっ血の強い僧帽弁狭窄症では，高率に左房内血栓を合併するため，僧帽弁狭窄症症例ではつねに血栓塞栓症の早期発見と予防に努めなくてはならない．とくに心房細動合併例

(A) 僧帽弁通過血流速度波形の変化

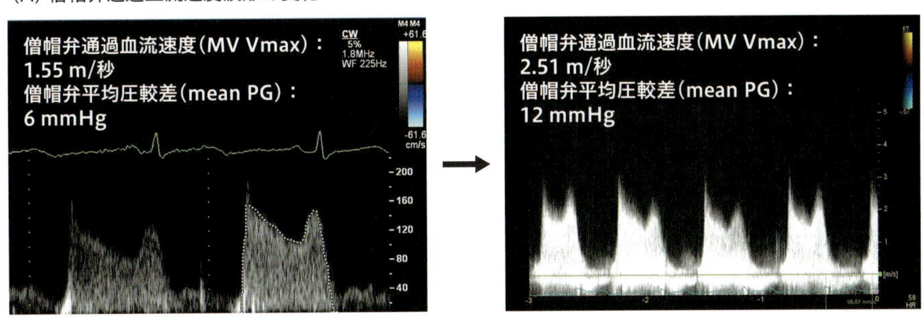

(B) 三尖弁逆流血流速度波形の変化

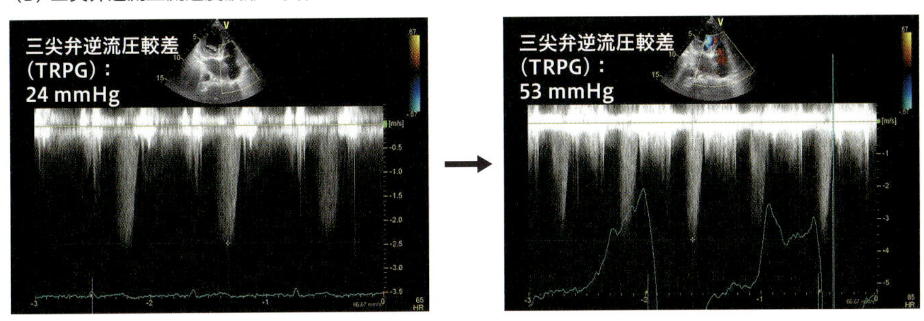

図23-4 運動負荷心エコー図
左側が安静時，右側が50ワット 1分負荷時の結果を表す．

表23-2 僧帽弁の形態評価(Wilkins スコア)

スコア	1点	2点	3点	4点
弁の可動性	わずかな制限	弁腹・弁輪部は良好	弁輪部可動性あり	ほとんど可動性なし
弁下部組織の肥厚	弁直下のみ	腱索1/3肥厚	腱索2/3肥厚	乳頭筋まで及ぶ
弁の肥厚	ほぼ正常(4～5 mm)	弁辺縁の肥厚(5～8 mm)	弁全体の肥厚(5～8 mm)	弁全体の強い肥厚(8 mm 以上)
石灰化	わずかに輝度上昇	弁辺縁の輝度上昇	弁腹まで輝度上昇	弁膜の大部分で輝度上昇

弁の可動性，弁下部組織の肥厚，弁の肥厚，石灰化のそれぞれについて1～4点に分類し，合計点を算出する．合計8点以下が経皮的僧帽弁交連切開術(PTMC)のよい適応である．

では，脳血栓塞栓症が致命的合併症となることがしばしばある．経食道心エコー検査は左房内血栓の評価に非常に有用であり，その検出率は100％近い．一方で，経胸壁心エコー検査による左房内血栓検出率は30～50％程度であり，経胸壁心エコー検査だけでは左房内血栓は否定できないと考えた方がよい．本症例で行った経食道心エコー検査では，左房・左心耳内に血栓は認めず，僧帽弁狭窄症以外の器質的異常も認めなかった．

心臓電気生理学的検査(EPS)，肺動脈造影は僧帽弁狭窄症の治療法を決めるうえでは有用でなく，ドブタミン負荷心エコーによる血行動態の変化については，臨床的意義は確立されていない．また，本症例では，冠動脈疾患をスクリーニングするために行われた冠動脈造影(CAG)

では，有意な冠動脈狭窄は認めなかった．

Answer 3 2，4

Question 4 治療方針として最も適切なものはどれか？

1. 薬物治療
2. 経皮的僧帽弁交連切開術（PTMC）
3. 冠動脈バイパス術（CABG）
4. 僧帽弁置換術（MVR）
5. 直視下交連切開術（OMC）

この症例は，有症候性の中等度僧帽弁狭窄症であり，さらに負荷心エコー検査で労作に伴う血行動態の悪化が証明されたことから，侵襲的治療の適応と考えられた．僧帽弁狭窄症の侵襲的治療法としては，外科的治療という選択肢もあるが，禁忌のない限りはカテーテルによるPTMCの適応を中心に考える．**表23-3**に示したように，PTMCのおもな禁忌は，左房内血栓や有意な僧帽弁逆流の合併である．PTMCの適応とならない場合は外科治療を検討するが，外科的治療法としては，僧帽弁置換術 mitral valve replacement（MVR）や直視下交連切開術 open mitral commissurotomy（OMC）などがある．僧帽弁逆流が軽度で僧帽弁の温存が可能と判断される場合にOMCが選択されることが多い．

本症例では，僧帽弁逆流は軽度のみであり，また，経胸壁心エコー検査による僧帽弁形態評価は8点以下と，僧帽弁の形態としてはPTMCに適している．さらに，冠動脈の有意狭窄や治療適応となりうる他弁膜症も認めず，左房・左心耳内血栓も認めなかったことから，PTMCが推奨される．

Answer 4 2

表23-3　経皮的僧帽弁交連切開術（PTMC）の原則禁忌

- 心房内に血栓がある症例
- 中等度以上の僧帽弁閉鎖不全症例
- 高度石灰沈着または両交連部に石灰沈着がみられる症例
- 高度大動脈弁逆流や，高度三尖弁狭窄または三尖弁逆流を伴う症例
- 冠動脈バイパス術が必要な冠動脈病変を有する症例

出典：Inoue K：J Thorac Cardiovasc Surg, 87：394-402, 1984.

その後の経過

この症例では PTMC を行った(図23-5). PTMC は，僧帽弁にバルーンを通過させ，狭窄弁口部分でバルーンを拡張させて癒合した交連を切開する方法である．術直前の心臓カテーテル検査で算出された僧帽弁弁口面積は0.9 cm^2，僧帽弁平均圧較差は13.4 mmHg であったが，術後はそれぞれ1.4 cm^2，4.6 mmHg へと著明に改善した．また，術後の僧帽弁逆流も軽度増悪のみにとどまった．

PTMC 後は主訴であった労作時呼吸困難症状も著明に改善し，登山を楽しむことができるようになった．

僧帽弁狭窄症の重症度については，心臓カテーテル検査と心エコー検査のあいだで結果に乖離が生じることがある．心エコー検査で圧較差を計算する簡易ベルヌーイの式にはさまざまな仮定が含まれているためであるが，心エコー計測値と臨床症状が合わない場合には，カテーテルで重症度を確認することもひとつの方法である．

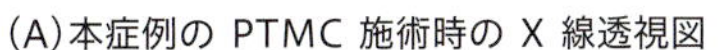
(A)本症例の PTMC 施術時の X 線透視図

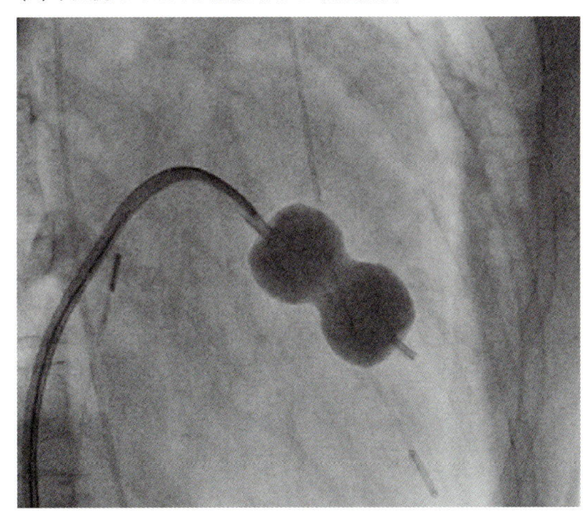

(B) PTMC の手順

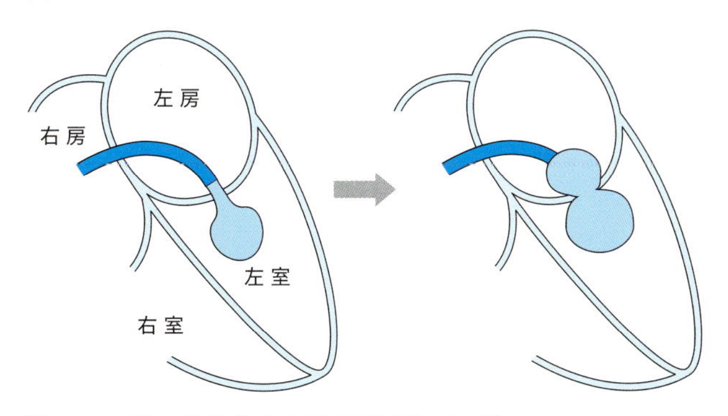

図23-5　経皮的僧帽弁交連切開術(PTMC)

右房から心房中隔穿刺にて PTMC 用のカテーテルを左房に挿入し，僧帽弁口を通して左室へ挿入する．その後，まず，バルーンの先端側を拡張し，そのバルーンを左房側に引き寄せ，僧帽弁口に固定した状態でバルーンの残りを拡張させる．これにより僧帽弁口を拡張させる．

本症例のポイント

僧帽弁狭窄症の診断のためには，まず，既往歴・身体所見により疾患を疑うことが重要である．僧帽弁狭窄症を疑ったら，経胸壁心エコー検査で重症度，弁形態を確認し，さらに，治療法決定のため，運動負荷による増悪の有無，冠動脈狭窄などのような合併症がないかの確認を行う．とくに血栓塞栓症はしばしば致命的合併症となるために，左房内血栓症の評価は重要である．運動負荷心エコー検査は，症状の確認や労作に伴う血行動態変化の評価に有用である．治療法としては，冠動脈狭窄や他の弁疾患がなく，また，僧帽弁の形態が適していれば PTMC が推奨されるが，PTMC が禁忌となる合併症がある場合や，形態が適していない場合は外科的治療が推奨される．

（廣川愛美　　分担編集：大門雅夫）

文献

1）日本循環器学会ほか 編：弁膜疾患の非薬物治療に関するガイドライン（2012年改訂版），2012. http://www.j-circ.or.jp/guideline/pdf/JCS2012_ookita_h.pdf（2017年8月現在）

24. 僧帽弁閉鎖不全症

症 例　46歳男性

主 訴 なし

現病歴

受診年の５月，健康診断で心雑音を指摘された．これまで自覚症状はとくになかったが，近医で心エコー検査を施行したところ，重症僧帽弁閉鎖不全を認めたため，精査加療目的で紹介受診となった．

Question 1 疾患と心雑音の組み合わせで誤っているものはどれか？

1. 収縮期駆出性雑音 － 大動脈弁狭窄症
2. 全収縮期雑音 － 僧帽弁閉鎖不全症
3. 拡張期逆流性雑音 － 大動脈弁閉鎖不全症
4. 連続性雑音 － 心室中隔欠損症
5. 拡張中期雑音 － 僧帽弁狭窄症

身体所見をとるうえで視診や触診とともに聴診は非常に重要である．とくに弁膜症においては心雑音の有無が診断のきっかけとなることが多く，その意義は大きい．胸骨右縁(大動脈領域)，胸骨左縁(肺動脈弁，大動脈弁，三尖弁領域)，心尖部(僧帽弁領域)の3箇所の聴診が必須である．

正常心音では，Ⅰ音(房室弁の閉鎖音)とⅡ音(動脈弁の閉鎖音)が聴取される．容量負荷によりⅢ音やⅣ音などの過剰心音が聴取されることもある．

収縮期駆出性雑音は，ほとんどが大動脈弁硬化症 aortic valve sclerosis や大動脈弁狭窄症 aortic stenosis (AS)により，閉塞性肥大型心筋症 hypertrophic obstructive cardiomyopathy (HOCM)でも聴取される．大動脈弁狭窄症は，高齢化社会となった現代では有病率も高く，進行性の疾患であり，重症例では突然死のリスクもあるため，聴診で聴き落とさないよう注意する．大動脈弁狭窄症の収縮期駆出性雑音は，頸部に放散するという特徴を有する．

僧帽弁閉鎖不全症 mitral insufficiency では，僧帽弁が閉じきらずに血液が逆流するため，心尖部においてⅠ音からⅡ音まで持続時間の長い全収縮期雑音が聴取される．左室の容量負荷によりⅢ音を聴取する場合もある．そのほかに全収縮期雑音を聴取する疾患としては，心室中隔欠損症 ventricular septal defect (VSD)があり，鑑別を要する．

なお，拡張期逆流雑音を聴取する代表的疾患は大動脈弁閉鎖不全症 aortic regurgitation (AR)で，灌水様ともいわれるⅡ音から続く高調な雑音が特徴的である．収縮期から拡張期へ持続する連続性雑音を聴取する疾患として動脈管開存症，冠動静脈瘻，バルサルバ洞動脈瘤破裂などがあり，拡張期雑音との鑑別が重要である．心室中隔欠損症も左室右室間に短絡があるが，拡張期には左室右室間の圧較差が小さいため主に収縮期雑音を聴取する．

拡張中期雑音は，ベル型の聴診器で聴取される低調な雑音で拡張期ランブルともよばれ，僧帽弁狭窄症 mitral stenosis (MS)の心雑音として知られる．重症僧帽弁閉鎖不全症では，拡張期に僧帽弁を通過する血流量が増えるために相対的な僧帽弁狭窄症となり，しばしば拡張期ランブル(Carey Coombs 雑音)を聴取する．

Answer 1 4

本症例は入院時には，血圧130/85 mmHg，心拍82/分・整，室内気(room air)で SpO_2 99％であり，労作時呼吸困難などの自覚症状はなかった．身体診察上，頸静脈怒張はなく，心尖部において全収縮期雑音および拡張中期雑音を聴取した．下腿浮腫は認めなかった．あわせて，胸部 X 線撮影(図24-1 A)，心電図(図24-1 B)，経胸壁心臓超音波検査(心エコー検査，図24-2)を行った．

また，血液検査も行った(下線部はとくに注意すべき値を示す)．

WBC 6,600/μL	**Hb** 12.5 g/dL	**Plt** 20.3×10⁴/μL	**LDH** 214 U/L
AST 16 U/L	**ALT** 11 U/L	**T-Bil** 0.7 mg/dL	**T-Cho** 176 mg/dL
LDL-C 117 mg/dL	**TG** 170 mg/dL	**BUN** 13.2 mg/dL	**Cre** 0.93 mg/dL
Na 141 mEq/L	**K** 4.3 mEq/L	**Cl** 105 mEq/L	**CRP** 0.05 mg/dL
Glu 84 mg/dL	**HbA1c** 5.6％ (NGSP)	**BNP** 53.2 pg/mL	

(A) 胸部 X 線写真

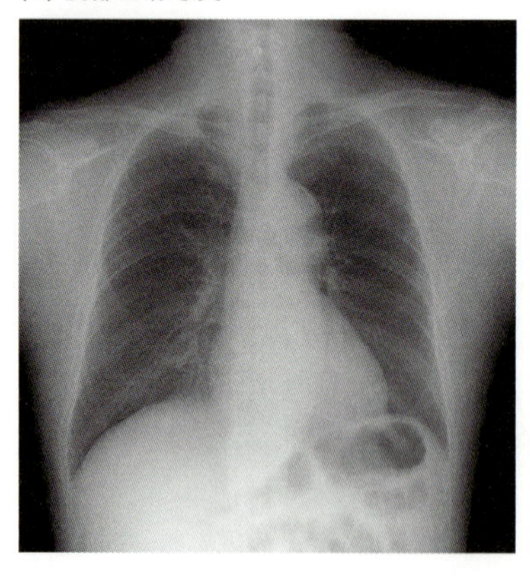

(B) 12 誘導心電図

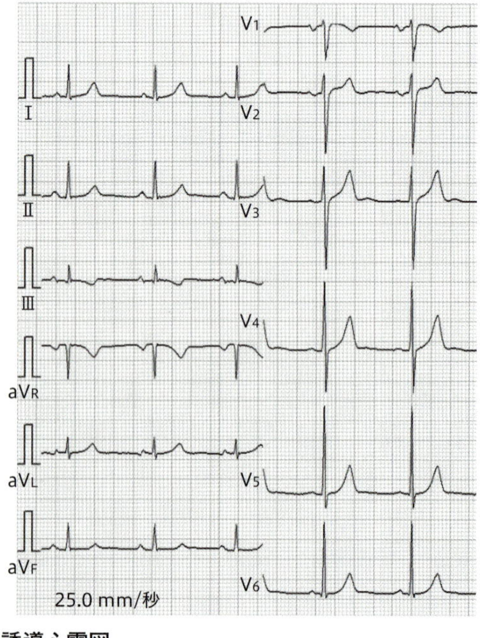

図24-1 来院時の胸部 X 線写真と 12 誘導心電図

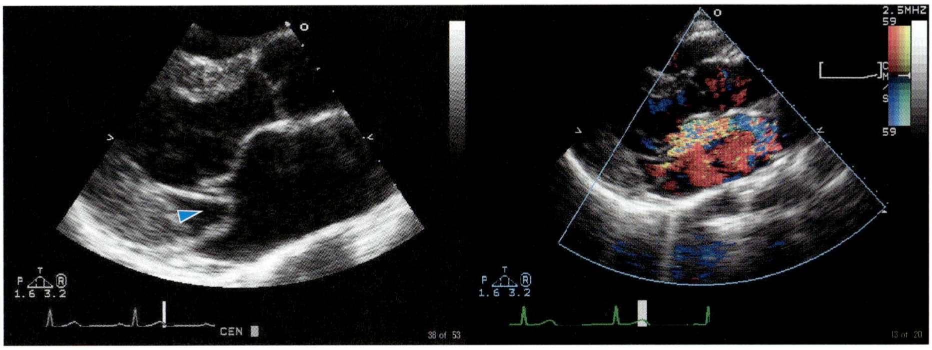

図24-2　経胸壁心エコー図
僧帽弁の後尖(►)が大きく左房側へ逸脱し(左図，動画24-1)，同部位から左房側へ大きな逆流ジェットが生じている(右図，動画24-2)．動画の閲覧方法は巻頭 p.x「動画のダウンロードにつきまして」を参照されたい．

血液検査では，うっ血肝を疑うような肝酵素上昇は認めず，心不全評価のマーカーとされる脳性ナトリウム利尿ペプチド(BNP)は軽度上昇していた(参考として正常値は18.4 pg/mL 以下)．BNP は心室由来のホルモンで，心室の壁ストレス増加により血中濃度が増加することが知られており，心不全の診断に有用である．また，胸部 X 線画像上では心陰影の拡大や肺うっ血像は認めず，心電図は洞調律であった．経胸壁心エコー検査では，僧帽弁後尖の逸脱による重症僧帽弁閉鎖不全を認めた．ほかに弁膜症などの器質的異常は認めなかった．左室駆出率(LVEF)は63％と良好，左室拡張末期径63 mm，左室収縮末期径44 mm，左房径39 mm で，肺高血圧 pulmonary hypertension (PH)は認めなかった．

Question 2　本症例に対して，次に検討すべき検査はどれか？

1. 経食道心エコー検査(TEE)
2. 運動負荷心電図
3. 心臓カテーテル検査
4. 冠動脈 CT 検査
5. 胸部単純 CT 検査

経胸壁心エコー検査で重症弁膜症が示唆されたら，次は治療方針決定のための詳細な評価が必要となる．本症例のような，弁自身の変性により弁逆流が生じているものを一次性(器質的)僧帽弁閉鎖不全とよび，これに対して弁自身に異常がなく左室心筋が原因で弁逆流が生じるものを二次性(機能的)僧帽弁閉鎖不全とよぶ．両者はそれぞれ手術適応の基準が異なるため，注意が必要である．

本症例では，高度僧帽弁逆流 mitral regurgitation (MR)と左室の拡大を認めるため，手術適応を検討しなくてはならない．僧帽弁の手術は人工弁置換術が中心であったが，外科領域の技術の進歩により，多くの症例で自己弁を温存した弁形成術が可能となった．僧帽弁形成術 mitral annuloplasty (MAP)症例では，術後の予後が弁置換術より優れていることが知られる

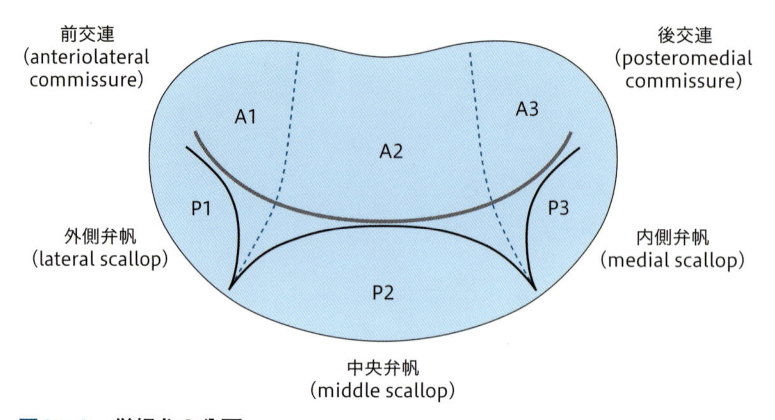

図24-3　僧帽弁の分画

左房からみた外科医の視点で前尖を A1～A3，後尖を P1～P3，交連部を前交連(AC)，後交連(PC)に分類する．

ようになり，逆流が重症で僧帽弁形成術が可能な症例では，より積極的な外科手術の適応がある．すなわち，僧帽弁閉鎖不全症の手術適応を考えるうえでは，弁形成術が可能かどうかを知ることが重要なポイントになる．

弁形成術の可否を考えるうえで，経食道心エコー検査は重要な役割を果たす．経食道心エコーは，経胸壁心エコーに比べてノイズが少なく空間分解能が高いため，逸脱部位や範囲を詳細に評価することが可能である．さらに最近は3D 経食道心エコーが普及してきており，弁形態をリアルタイムでより視覚的に把握できるようになったため，外科医にとって弁形成術が可能かどうかの手術戦略をたてるうえでも欠かせない情報源となる．僧帽弁は，前尖および後尖，交連部からなる(図24-3)．後尖は前交連側から P1，P2，P3の3つの弁尖に分けられ，前尖はそれぞれ対応する部位が同様に A1，A2，A3と分けられる．前尖の病変は後尖に比べて形成術が難しいことが多く，また病変の数や範囲が大きいほど形成術の成功率は低くなる．

運動負荷心電図は，運動耐容能を客観的評価することができるために，弁膜症の手術適応を検討するうえで有用である．しかし，症状の出現がおもな予後不良因子であるほかの弁膜症に比べ，僧帽弁閉鎖不全症では，無症状のまま左室拡大や心機能が低下して予後不良となることが多いことが知られている．したがって，僧帽弁閉鎖不全症では，無症状でも左室拡大や軽度の左室駆出率の低下を認めれば手術適応となるため，ほかの弁膜症に比べて運動負荷心電図の有用性は低い．

心臓カテーテル検査では，右心カテーテル検査で肺動脈圧や肺動脈楔入圧などの血行動態評価を行い，左心カテーテル検査で冠動脈や左室機能，僧帽弁閉鎖不全症の重症度に関する情報を得ることができる．侵襲的な検査であるが，開心術を行う前に知っておくべき情報を得るために重要な検査である．冠動脈 CT 検査で冠動脈病変の合併を評価することが必要な場合もあるが，心臓カテーテル検査の方が，血行動態評価もあわせて行うことができ，また，CT 検査は，高度石灰化病変の場合には評価に苦慮することがある．胸部単純 CT 検査も，肺や縦隔，心臓周囲の情報を得るために重要であるが，本症例の治療方針を考えるうえでは，第一選択で行う検査とはいえない．

Answer 2　1，3

(A) 3D経食道心エコー

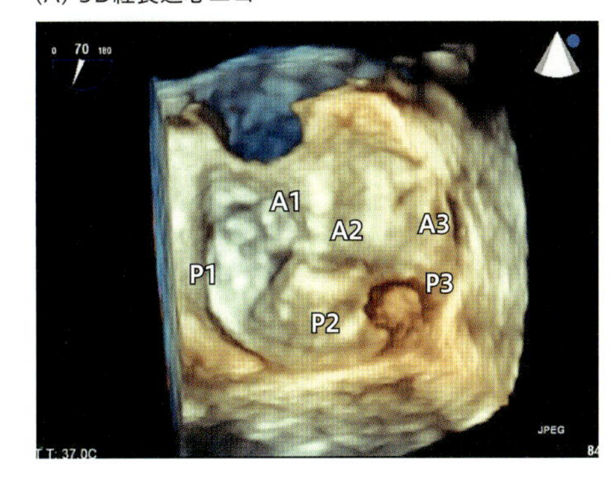

(B) 断層像

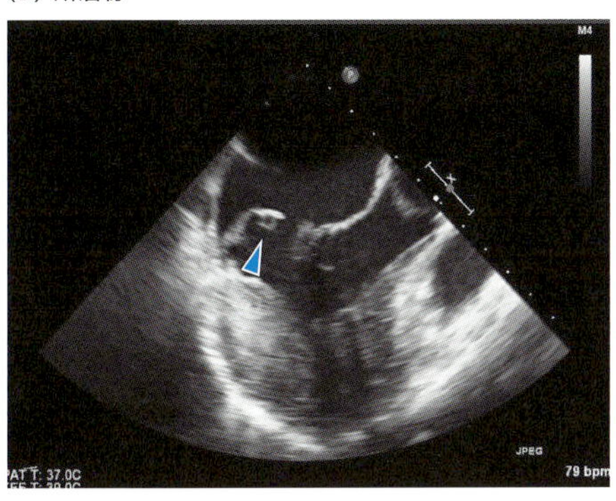

(C) カラードプラ像

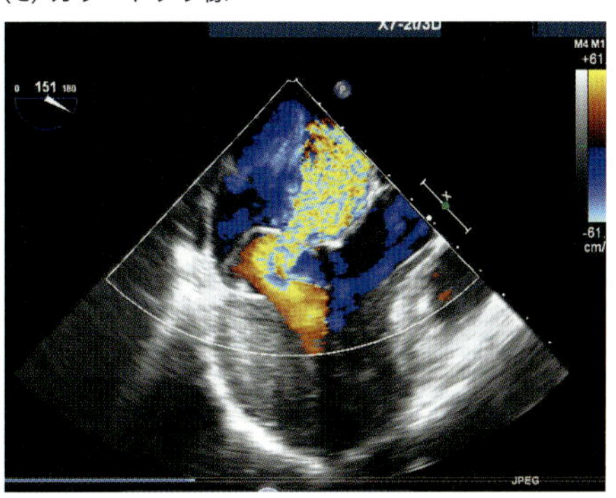

図24-4　経食道心エコー画像

3D 経食道心エコーでは，外科医の術中の視点と同じ左房側から僧帽弁をみることが可能で，全体的に僧帽弁が逸脱気味であるが，とくに後尖の P2が大きく逸脱しているのがわかる(A)．断層像(B)では後尖 P2が大きく左房側に逸脱しており(►)，カラードプラ像(C)では同部位から高度の僧帽弁逆流が生じている．

本症例で3D を含む経食道心エコー検査を施行したところ，僧帽弁全体に軽度の逸脱を認めたが，とくに後尖 P2の逸脱が大きく，おもな逆流弁口となっており，同部位から前尖方向に向かって沿うように偏位して吹く逆流ジェットを認めた(図24-4)．弁の硬化所見などはみられず，逸脱部位を修復すれば形成術が成功する見込みが高いと判断された．

Question 3　本症例の治療方針はどうするか？

1. 無症状のため経過観察とし，定期的に心エコー検査を含めた臨床評価を行う
2. β遮断薬などの内科治療を行う
3. 弁形成術を考慮する
4. 弁置換術を考慮する
5. 症状が出現したらまた受診するよう伝える

自覚症状の出現が手術適応を決めるおもな要素である大動脈弁狭窄症や僧帽弁狭窄症と異なり，僧帽弁閉鎖不全症では，重症であれば無症候であっても心機能低下が進行して予後不良と

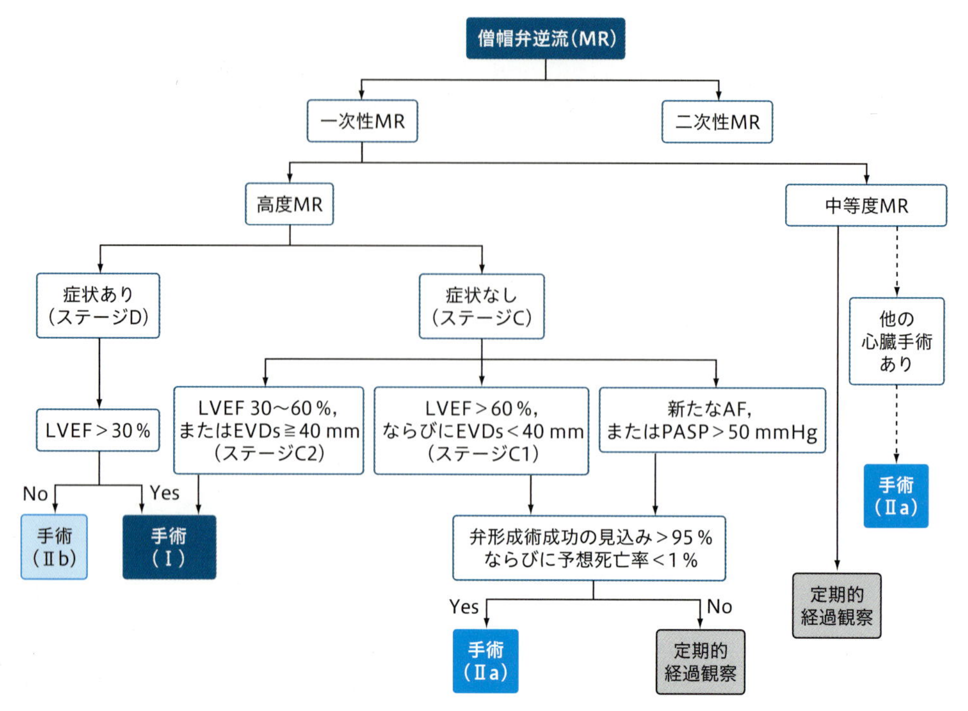

図24-5　器質的慢性重症僧帽弁閉鎖不全症に対する治療指針

［Nishimura RA, et al. : J Am Coll Cardiol, 63 : 2438-2488, 2014を一部改変］

なることがある[1]．また，手術時期を逸して心機能低下が進行すると，術後に十分な心機能回復が得られないことがある．そのため，重症僧帽弁閉鎖不全症では，心機能低下や左室拡大がみられた場合は手術適応を検討する必要がある．

1）僧帽弁閉鎖不全症の手術適応

手術のめやすとなる左室駆出率(LVEF)低下の基準は60％以下となっている[2]．この数字は，左室駆出率50％をめやすとしている大動脈弁狭窄症や大動脈弁閉鎖不全症に比べて高いが，それには理由がある．僧帽弁閉鎖不全症では逆流が大動脈よりも低圧系の左房に向かうため，見かけ上の左室駆出率は実際の収縮力よりもよくみえる．そのため，僧帽弁閉鎖不全症の術後は術前よりも左室駆出率が低下することが多い．ゆえに，術後の左室収縮能を正常に維持するためのめやすが左室駆出率60％となっているのである．

米国心臓病学会(ACC)および米国心臓協会(AHA)による重症僧帽弁閉鎖不全症の治療ガイドライン(2014年版)[2]では，正確な重症度評価をしたうえで，左室駆出率，左室と収縮末期径，弁形成術が高い確率で見込めるか，肺高血圧症の出現，心房細動の出現が重要な適応判断項目となっている(**図24-5**，弁膜症のステージについてはp.187の**表26-1**の定義を用いる)．

2）本症例の適応判断

本症例の場合は，無症候の重症僧帽弁閉鎖不全症であり，左室駆出率(LVEF)＞60％と心機能は保持されているが，左室収縮末期径≧40 mmと左室拡大を認める．この収縮末期径は，術後の心機能維持の重要なめやすとなることが知られているため，日本循環器学会「弁膜疾患の非薬物治療に関するガイドライン(2012年改訂版)」上で，弁形成術または弁置換術に対してクラスⅠの適応となっている．したがって本症例では，この左室収縮末期径だけでクラスⅠの手術適応となるうえ，さらに，前述のとおり，経食道心エコー検査の結果，弁形態が弁形成術に適していると判断されたために，弁形成術を行うこととなった．

弁置換術は弁形成術が困難な場合の選択肢であるが，人工弁を用いるため，耐久性の問題があるほか，感染症や血栓塞栓症のリスクは高く，まずは弁形成術が可能かどうかを慎重に検討する．

自覚症状の有無が治療方針に大きく影響する大動脈弁疾患や僧帽弁狭窄症とは違い，重症僧帽弁閉鎖不全症は無症候でも予後不良のため，治療介入のタイミングを逃さないように注意する．なお，慢性心不全に対して有効なβ遮断薬を含め，僧帽弁閉鎖不全症に対する薬物治療のエビデンスは少なく，確立された内科治療はない．

Answer 3　3

column　僧帽弁閉鎖不全症に対するカテーテル治療：Mitral Clip® とは

弁膜症治療の基本は外科的手術であるが，年齢や合併症，左室駆出率(LVEF)が低下している症例など，開胸リスクの高い症例に対する低侵襲の治療法として，カテーテルを用いた治療法が開発されている．大動脈弁狭窄症に対する経カテーテル弁置換術はすでにわが国でも広まった治療法であるが，僧帽弁閉鎖不全症に対するカテーテル治療も海外では広まりつつある．

そのなかの Mitral Clip® というデバイスを用いた治療法は，心房中隔経由でデバイスを僧帽弁まで進めて僧帽弁前尖と後尖をクリップではさみ込むものである．僧帽弁口は二分したかたちとなるが，前尖と後尖の接合が改善され，僧帽弁閉鎖不全の治療に有用である(図24-6)．

対象となる疾患は，僧帽弁逸脱症と機能的僧帽弁逆流であり，弁の硬化変性を伴うリウマチ性は適応外である．2008年に欧州で認可され，現在は欧州を中心に使用されているが，わが国でも2015年秋より治験が開始されている．

治療成績については，術後1カ月時点での自覚症状の改善度は開心術に比べて Mitral Clip® 群で優れていたが，4年後のフォローアップにおいては再手術を要する例が多く，有効性は開心術には及ばなかった．今後は僧帽弁閉鎖不全症でもこのような治療法がさらに進歩し，開心術のリスクが高い症例にも治療の恩恵がもたらされることが期待される．

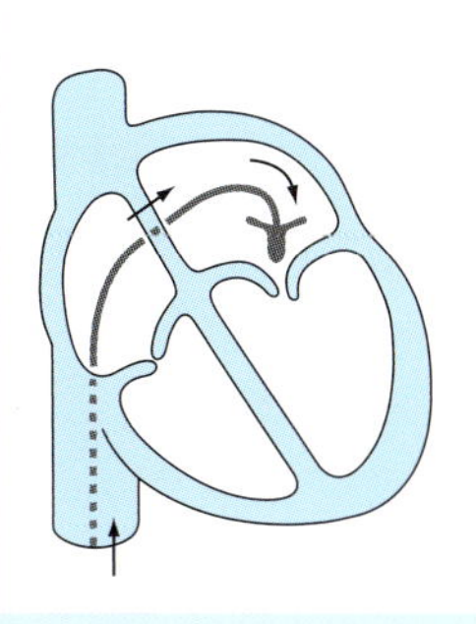
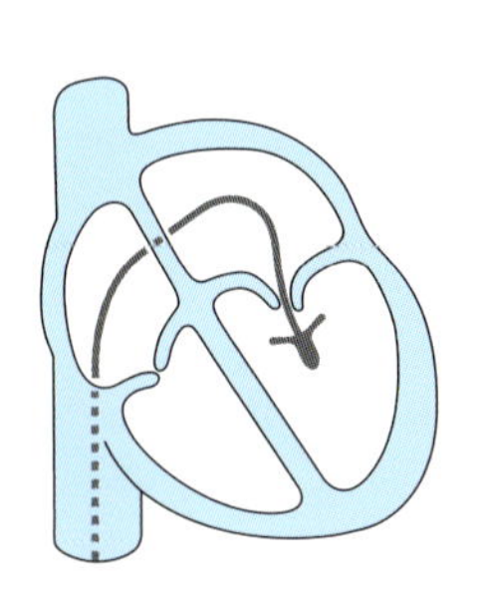
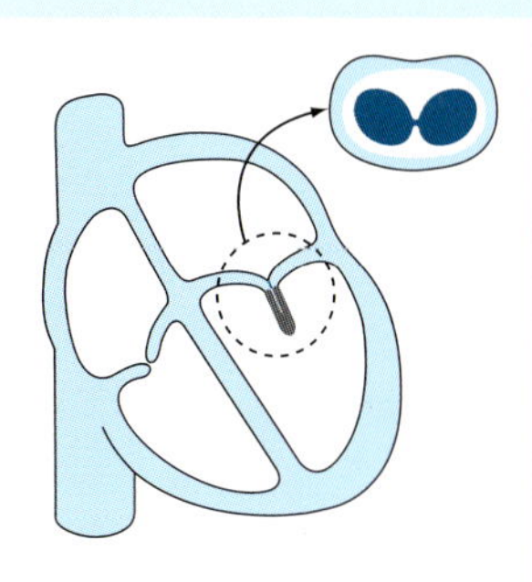

図24-6　Mitral Clip® による治療手順

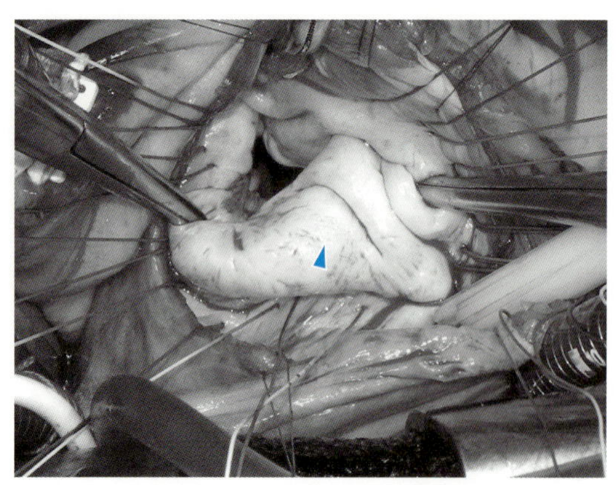

図24-7　左房側からみた僧帽弁の術中写真
後尖 P2が大きく逸脱しており（►），術前の3D 経食道心エコーの所見（図24-4 A）が正しかったことがわかる．

その後の経過

本症例には僧帽弁形成術が施行された．術中の僧帽弁の所見は，経食道心エコー検査の術前診断のとおりであり（図24-7），後尖 P2が肥厚・逸脱していたため，逸脱部位を三角切除法で切除し，再縫合して形成し，さらに人工リングを弁輪部に縫着して手術を終了した．

術後経過は良好で，術後7日目に心エコー検査を施行したところ，僧帽弁閉鎖不全は消失しており，左室収縮末期径は36 mm と縮小した．左室駆出率は49 %と軽度に低下していたが，僧帽弁逆流が減少した影響と考えられた．第11病日に独歩退院した．

本症例のポイント

- 身体診察の一環で聴診は欠かせない．漫然と聴くのではなく，疾患を見つける気持ちで集中して聴くこと．
- 弁膜症の評価には，種々のモダリティのなかでもとくに心エコー検査が有用である．
- 重症僧帽弁閉鎖不全症は，無症候であっても予後不良の疾患である．しっかり重症度評価を行うことで，治療介入のタイミングを逃さず，予後改善にもつながる．

（澤田直子　　分担編集：大門雅夫）

文献

1）Enriquez-Sarano M, et al. : N Engl J Med, 352 : 875-883, 2005.
2）Nishimura RA, et al. : J Am Coll Cardiol, 63 : 2438-2488, 2014.

25. 大動脈弁狭窄症

症 例 75歳女性

現病歴

10 年前に心雑音を契機に施行された心エコー検査で，初めて軽度の大動脈弁狭窄症（平均圧較差 17 mmHg）を指摘された．大動脈弁狭窄症は，1 年前には中等度〔平均圧較差 30 mmHg，大動脈弁口面積 1.3 cm^2，左室駆出率（LVEF）63 %〕，半年前には高度（平均圧較差 29 mmHg，大動脈弁口面積 0.7 cm^2，LVEF 29 %）に進行し，急速な進行が認められていた．また，半年前から来院時までに約 10 kg の体重増加があった．

来院日の朝，起床後から咳嗽，喘鳴が出現した．なんとなく体調の悪いまま夕方になり，再度咳嗽が出現した．そのころから胸苦しさも出現したため救急要請し，救急外来受診となった．

身体所見

来院時には，血圧 180/100 mmHg，心拍 110～120/分．胸部 X 線写真では肺門部に軽度の肺血管陰影増強を認めているが，胸水貯留は認めず，全身性浮腫は軽度で，心エコー図による下大静脈径は 12/4 mm（呼気 / 吸気）と，体液量はほぼ正常と考えられた．

Question 1 救急外来でまず行う治療はどれか？

1. 硝酸薬を投与
2. Ca チャネル拮抗薬を投与
3. 酸素投与
4. 安 静
5. 緊急カテーテル治療

本症例は，外来通院中に急激に進行していた大動脈弁狭窄症 aortic stenosis（AS）の患者で，クリニカルシナリオ 1（CS1. クリニカルシナリオについては p.72 の表 11-1 を参照されたい）の急性心不全をきたしている．CS1 に対しては硝酸薬や Ca チャネル拮抗薬による降圧が適応となるが，高度大動脈弁狭窄症の患者は心拍出量が低下していることが多く，不用意な硝酸薬投与による血管拡張や前負荷の軽減により，適正な血圧が維持できなくなる可能性がある．そのため，血管拡張薬の投与には慎重にならないといけない．

本症例においては，肺水腫が軽度であることから酸素療法と補液で経過をみたところ，血圧 180/100 mmHg → 130/60 mmHg 前後，心拍 110～120/分 → 100/分に改善した．利尿・降圧はせず経過をみたところ，徐々に心不全は改善傾向となった．

Answer 1 3，4

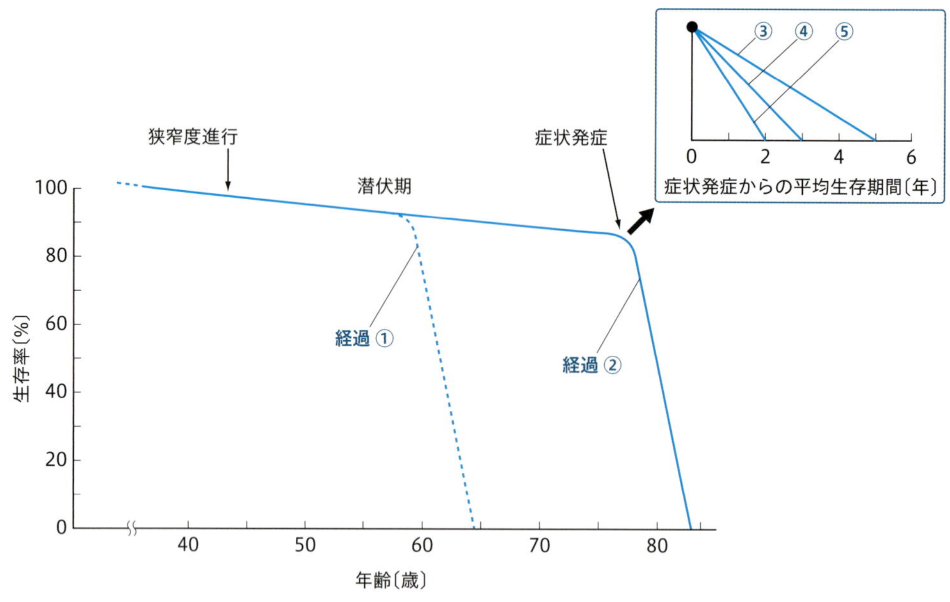

図25-1　大動脈弁狭窄症の自然歴

〔Carabello BA : Circ Res, 113 : 179-185, 2013を一部改変〕

本疾患の自然歴と症状について，図25-1に示した．次の問いに答えよ．

Question 2　図25-1の①～⑤の経過を示す要因は何か？　正しい組み合わせを選べ．

1. ①加齢による退行変性，②リウマチ性・二尖弁，③狭心症，④失神，⑤心不全
2. ①加齢による退行変性，②リウマチ性・二尖弁，③心不全，④狭心症，⑤失神
3. ①リウマチ性・二尖弁，②加齢による退行変性，③狭心症，④失神，⑤心不全
4. ①リウマチ性・二尖弁，②加齢による退行変性，③心不全，④狭心症，⑤失神
5. ①リウマチ性・二尖弁，②加齢による退行変性，③失神，④心不全，⑤狭心症

大動脈弁狭窄症の三大原因は，加齢による退行変性，リウマチ熱による炎症，先天性二尖弁である．近年は炎症によるものが減少し，加齢による退行変性が増加している．大動脈弁狭窄症の原因を患者年齢別に検討した結果では，70歳以上では，退行変性48％，二尖弁27％，炎症性23％の割合であるのに対して，70歳未満では，二尖弁50％，炎症性25％，退行変性18％と，若い年齢層で二尖弁の占める割合が高い．

1968年の Braunwald の報告では大動脈弁狭窄症の自然歴は図25-1の①のようであったが，近年はリウマチ性が減って加齢による退行変性が主になっているため，症状発症までが15年くらい伸び，②のようになっている．そのため，大動脈弁狭窄症の治療対象になる患者がより高齢となり，合併症も多く，外科手術適応が難しいケースが増えている．

症状が出現してからの高度大動脈弁狭窄症の予後は不良であり，海外の報告では，狭心症が出現してからの平均余命は5年，失神の出現からは3年，心不全の出現からは2年とされてい

る．死因として多い突然死は，主としてこれらの症状のある患者にみられ，一方で，無症状の患者でも年間約1％に達する．したがって，これらの症状のある高度大動脈弁狭窄症症例では可及的早期に手術を行うというのが一般的である．また，無症状であっても血行動態的に高度な大動脈弁狭窄症(最高血流速度4.0 m/秒以上)を生じている症例では，本疾患が進行性であるために2年以内に心事故を発生することが多く，注意深い経過観察を必要とする．無症状かつ軽度ないし中等度の大動脈弁狭窄症においては，手術自体のリスクと人工弁に起因する合併症の発症のバランスを考慮して，通常は内科的に経過観察を行う．

Answer 2 3

Question 3 治療方針決定のため，心不全の改善後に行うべき検査はどれか？

1. 心臓カテーテル検査
2. ドブタミン負荷心エコー検査
3. 負荷心筋シンチグラフィ
4. トレッドミル運動負荷試験
5. 胸部・腹部・骨盤造影 CT 検査

1) 外科的手術・カテーテル治療の可否の検討

高度大動脈弁狭窄症の末期は，心不全増悪による入院・退院を繰り返し，徐々に入院までの期間が短くなり，やがて死に至る．状態が上向いた時点で何らかの治療介入をはかる必要がある．治療法の適応を検討するための検査として，心臓カテーテル検査による冠動脈疾患の有無，外科的手術の可否を判断するための呼吸機能検査などの検査は必須となる．また，2013年10月からは，後述する経カテーテル大動脈弁留置術 transcatheter aortic valve implantation (TAVI)がわが国でも施行可能となり，外科的手術の適応のない高度大動脈弁狭窄症にとって福音となった．TAVI のアプローチの検討のため，胸部から大腿動脈までの評価も必要となる．

2) 大動脈弁狭窄症の重症度の評価

大動脈弁狭窄症の重症度を表25-1に示す．弁口面積1 cm^{2}以下かつ平均圧較差(mPG) 40 mmHg 以上のものが高度大動脈弁狭窄症で治療適応となるが，本症例の圧較差は29 mmHg

表25-1　大動脈弁狭窄症の重症度分類

指 標	軽 度	中等度	高 度
血流速度〔m/秒〕	＜3.0	3.0～4.0	≧4.0
平均圧較差*〔mmHg〕	＜25	25～40	≧40
弁口面積〔cm^2〕	≧1.5	1.0～1.5	＜1.0
弁口面積係数〔cm^2/m^2〕			＜0.6

＊　弁口圧較差は血流量に依存し，弁狭窄の重症度を評価するために用いる際には心拍出量とともに評価しなければならない．

出典：Bonow RO, et al.：ACC/AHA 2006 guidelines for the management of patients with valvular heart disease. J Am Coll Cardiol, 48：e1-e148, 2006.

と低い．しかし，大動脈弁の圧較差は1回心拍出量に依存するため，左室駆出率(LVEF)が低下した重症例では，1回心拍出量が小さいために弁口面積に比べて圧較差が低くなり，大動脈弁狭窄症が軽症と過小評価される場合がある．逆に，大動脈弁狭窄症が軽度でも，LVEF が低下した患者では，小さな拍出量のために弁が十分に広がらず，弁口面積が小さく見積もられることもある(重症と間違えられやすい)．これは偽性高度大動脈弁狭窄症とよばれる．

LVEF が低下した大動脈弁狭窄症の重症度診断と収縮予備能の評価には，ドブタミン負荷心エコー検査が有用である．ドブタミン負荷により左室壁運動が改善し，心拍出量が20％以上増加するものは収縮予備能が保たれているということになる．すなわち，心機能低下の原因となっている高度大動脈弁狭窄症を治療すれば，収縮能改善が期待できるということである．また，ドブタミン負荷により心拍出量が増加した状態で圧較差が上昇し，かつ弁口が小さいままの場合には真の高度大動脈弁狭窄症(true AS)と診断される．逆に，ドブタミン負荷で心拍出量が増えたときに弁口が広がり，弁口面積が0.3 cm^2以上増加して最終的に1 cm^2以上になれば，機能的大動脈弁狭窄症と診断される．これは，心拍出量が低いためうまく弁が開かないだけで，真の大動脈弁狭窄症の重症度は軽度，つまり偽性大動脈弁狭窄症(pseudo AS)ということになり，低心機能の原因は大動脈弁狭窄症以外の心筋症や併存する冠動脈疾患などである．この偽性高度大動脈弁狭窄症では，弁置換を行っても心機能回復が見込めないために，弁置換の適応とはならない．

高度大動脈弁狭窄症で圧較差が低く見積もられる患者は，LFLG AS (low flow low gradient AS)とよばれる．LFLG AS には① classical low EF AS (true AS)，② pseudo AS，③ paradoxical AS の3種類がある．true AS と pseudo AS はすでに述べたとおりである．paradoxical AS は LVEF が良好で，小さな弁口にもかかわらず圧較差が小さな群であり，左室肥大などで左室腔が小さく，動脈硬化が進行して増大した後負荷があるために心拍出量が小さいことなどが原因とされる．paradoxical AS は人工弁置換の対象とせず経過観察されることが多かったが，予後が悪く，大動脈弁狭窄症の進行した病型として認識すべきであると報告され[1]，この疾患概念が注目を浴びた．しかしながら，paradoxical AS が本当に予後不良の病型かどうかについてはいまだに議論の余地があり[2]，一定の結論が得られていないのが現状である．いずれにせよ，LVEF が正常でも心拍出量が低下している状態では，LFLG AS がありうることを認識することは重要である．

Question 3 の選択肢に含まれる大動脈弁狭窄症に対する運動負荷試験は，運動耐容能や症状を見きわめるという点では有用であるが，pseudo AS の鑑別には役立たない．

Answer 3　1，2，5

▶ 本症例の心不全はその後よくコントロールされ，各種精査施行が可能となった．ドブタミン負荷心エコー画像(**図25-2**)，造影 CT 画像(**図25-3**，**図25-4**)，および各種術前精査の結果(**表25-2**)を確認した．

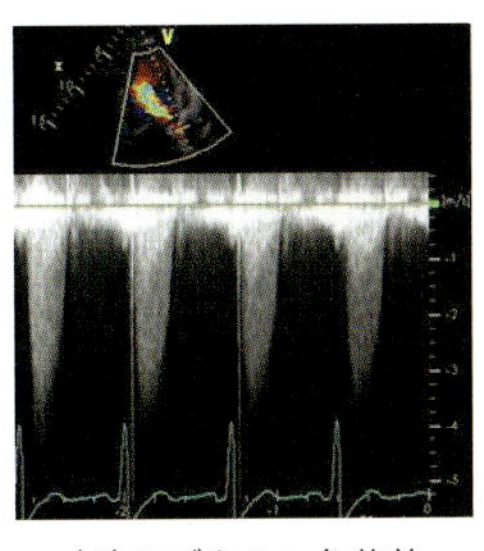

(A) ドブタミン負荷前
弁通過速度＝3.3 m/秒
平均圧較差＝29 mmHg
弁口面積 0.7 cm²
EF 38 %
1回心拍出量係数 30 mL/m²

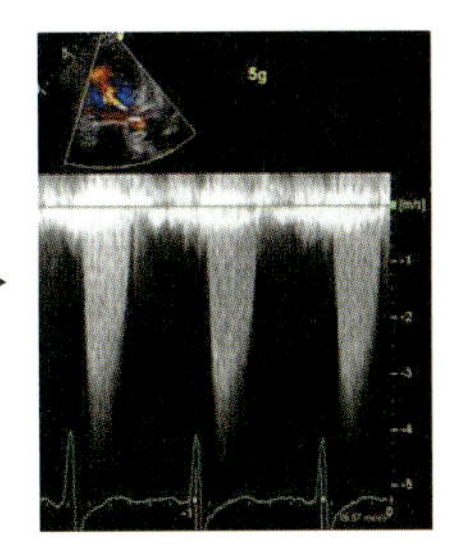

(B) ドブタミン5 γ 負荷後
弁通過速度＝4.3 m/秒
平均圧較差＝40 mmHg
弁口面積 0.7 cm²
EF 48 %
1回心拍出量係数 40 mL/m²

図25-2　偽性大動脈弁狭窄症の鑑別，収縮予備能を評価するためのドブタミン負荷心エコー検査

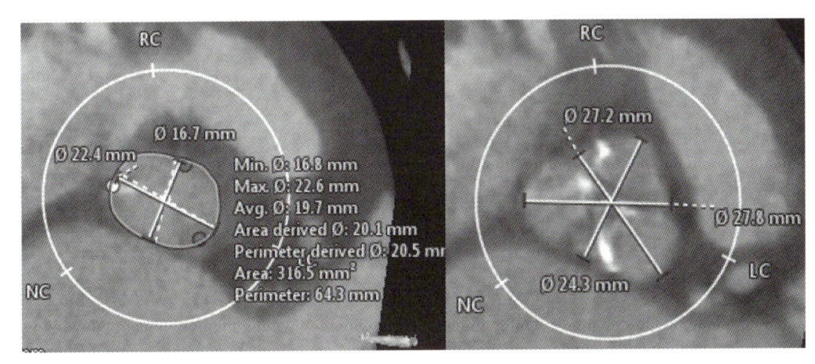

図25-3　造影 CT 画像

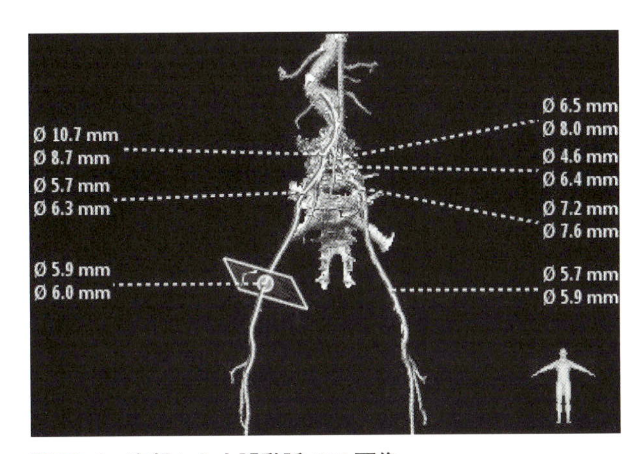

図25-4　胸部から大腿動脈 CT 画像

表25-2　本症例の術前精査結果

呼吸機能検査：FEV_1 1.29L，$FEV_{1.0\%}$ 60.7 %
ドブタミン負荷心エコー検査(図25-2)：ドブタミン5 γ 負荷で，左室収縮能改善，左室容積は縮小．弁通過速度は3.3 m/秒 → 4.3 m/秒に上昇．
冠動脈造影(CAG)検査：冠動脈に有意狭窄はなし．
造影 CT 検査(図25-3，図25-4)：大動脈弁輪面積 316.5 mm²，弁輪径 16.7 × 22.4 mm
STS スコア＊1 8.2 %，EuroSCORE＊2 24.98 %，EuroSCORE II 20.2 %

一般的に STS スコア 8 %以上，EuroSCORE 20 %以上は外科的手術のハイリスク群．
＊1　STS スコア(The Society of Thoracic Surgeons' risk models score)：米国胸部外科学会による心臓手術周術期リスクスコア
＊2　EuroSCORE (European System for Cardiac Operative Risk Evaluation)：欧州心臓手術リスク評価システム

Question 4 本症例で最適と考えられる治療法はどれか？

1. 外科的大動脈弁置換術(SAVR)
2. 経カテーテル大動脈弁留置術(TAVI)
3. 経カテーテル大動脈弁バルーン形成術(BAV)
4. 薬物療法のみ

ドブタミン負荷心エコー検査にて，LVEF が改善して圧較差が増大しているにもかかわらず，弁口は0.7 cm^2で変化がなかったことから，本症例は真性大動脈弁狭窄症(true AS)と診断された．そこで，外科的大動脈弁置換術 surgical aortic valve replacement (SAVR)または経カテーテル大動脈弁留置術 transcatheter aortic valve implantation (TAVI)の適応と考えられた．

大動脈弁狭窄症の治療の基本は外科的大動脈弁置換術である．まず，外科的手術が施行可能かを検討するが，本症例には慢性閉塞性肺疾患(COPD)があり，全身麻酔のハイリスク例で，STS スコア8.2％，EuroSCOREⅡ 20.2％と，外科的手術リスク評価もハイリスクとされた．STS スコア，EuroSCOREⅡは，ともに心臓血管外科領域における手術のリスク解析モデルである．オンライン上で，年齢，性別，腎機能，肺疾患や糖尿病の有無，既往などの患者背景，手術術式，緊急手術かどうか，など複数項目を入力することで算出できる[3,4]．

TAVI の適応を表25-3に示す．絶対的な基準ではないが，一般的に STS スコア8％以上，EuroSCOREⅡ20％以上は外科的手術のハイリスク群と考えられ，TAVI のよい適応と考えられる．また，外科的手術が中等度リスクでも何らかの理由で手術適応とならない場合〔胸部放射線治療後，高度大動脈石灰化，高齢(85歳以上)，フレイル(脆弱性)が高い〕も TAVI の適応が検討される．カテーテル治療専門医，心臓外科専門医，イメージング専門医，心臓麻酔専門医などからなる「ハートチーム」による協議で，個々の患者に最適な治療を選択する．

経カテーテル大動脈弁バルーン形成術 balloon aortic valvuloplasty (BAV)は，ほとんどが半年以内に大動脈弁が再狭窄する姑息的治療で，第一選択とはならない．BAV を繰り返し施行しても大動脈弁狭窄症は治らないため予後は改善されず，なおかつ手技リスク(術後30日死亡率が1～2％)があるにもかかわらず，BAV 施行後も本疾患患者における突然死のリスクは不変である．しかし，TAVI が導入され，BAV は橋渡しの役割としての有用性が見直されている．低左心機能，内科的にコントロールできない心不全，感染，認知症が大動脈弁狭窄症によるものである可能性がある場合など，すぐに TAVI を施行せず BAV を先行し，状態改善をはかることで，TAVI や SAVR を施行することが可能となる場合がある．ただし，BAV の直後に大動脈弁閉鎖不全(AR)が生じて血行動態が破綻するリスクもあるので，TAVI や SAVR が視野に入らない患者では施行すべきでない．BAV は TAVI の手技中の前拡張としても施行され，BAV によるバルーン拡張時の大動脈弁逆流の具合から適切な弁のサイズを選択するのにも有用である．

現在，わが国で使用可能な TAVI 生体弁は，バルーン拡張弁である Edwards 社の SAPIEN® と Medtronic 社の CoreValve®がある．TAVI のアプローチは，Edwards SAPIEN®は経大腿動脈，経心尖部，Medtronic CoreValve®は経大腿動脈，経上行大動脈，経鎖骨下動脈がある．

本症例は外科手術のハイリスク例と考えられることから TAVI の適応と考えた．腹部大動脈瘤，shaggy aorta (著明な粥状硬化性病変を伴う大動脈のこと．shaggya aorta 内でのカテー

表25-3　TAVIの適応

TAVIの適応(非解剖学的)	
クラスⅠ	1. 通常のAVRが手術不可能(inoperable)とされる患者.〈レベルB〉
クラスⅡa	1. 通常のAVRがhigh riskと判断される患者.〈レベルB〉 2. EuroSCOREやSTSスコアにて評価困難な併存症(肝硬変,極度なfrailty, porcelain aortaなど)にてAVRがhigh riskと判断される患者.〈レベルC〉
クラスⅡb	1. 通常のAVRがinoperable, high riskと判断される患者への緊急TAVI.〈レベルC〉
クラスⅢ	1. 非心臓疾患での予後が1年以内と見込まれる患者.〈レベルA〉 2. 慢性維持透析患者.〈レベルC〉 3. 感染性心内膜炎患者.〈レベルC〉 4. 通常のAVRがintermediate riskと判断される患者.〈レベルC〉 5. 通常のAVRがlow riskもしくはextreme high riskと判断される患者.〈レベルC〉
TAVIの適応(解剖学的)	
クラスⅠ	1. 経胸壁もしくは経食道心エコーに加えて心電図同期マルチスライスCTによる大動脈基部評価(弁輪径計測を含む).〈レベルB〉 2. Thin slice造影CTを用いたアクセスルートの評価(血管径,粥状硬化性病変,蛇行).〈レベルC〉 3. 術中透視画像に加え,経食道心エコーによるデバイスの位置,心機能,およびデバイス植込み後の人工弁機能評価.〈レベルB〉
クラスⅡa	1. 経食道心エコーによる大動脈基部評価(弁輪径計測を含む).〈レベルB〉
クラスⅡb	1. 血管内エコーによるアクセスルートの評価.〈レベルC〉 2. カテーテル的血管造影によるアクセスルートの評価.〈レベルC〉
クラスⅢ	1. 18mm未満または29mm以上の弁輪径を有する(現状デバイスで).〈レベルA〉 2. 心腔内血栓を有する.〈レベルC〉 3. 血行再建を要する臨床的重症冠動脈病変を有する.〈レベルC〉 4. 解剖学的に冠動脈閉塞のリスクが高い.〈レベルC〉 5. 上行大動脈に高度粥状硬化性病変を有する.〈レベルC〉

TAVI:経カテーテル大動脈弁植込術,AVR:大動脈弁置換術,CT:コンピュータ断層撮影
出典:日本循環器学会ほか編:先天性心疾患,心臓大血管の構造的疾患(Structural heart disease)に対するカテーテル治療のガイドライン, p.68, 2014.

テル操作は,壁在粥状硬化巣の崩壊により,粥腫内の微細なコレステロール結晶が流出して,全身臓器に塞栓を起こす危険性がある)がみられ,大腿動脈も小さめで,経大腿動脈アプローチは困難と考えられたが,慢性閉塞性肺疾患(COPD)があり,低LVEFで,挿管・全身麻酔を要する経心尖部アプローチもハイリスクと考えられた.ハートチームの協議の結果,局所麻酔下での経大腿動脈アプローチが選択された.ハートチームとは,循環器内科医,心臓血管外科医,麻酔科医,看護師,放射線技師,臨床工学技士,理学療法士などのリハビリテーションの専門職,ソーシャルワーカーなど,多職種の人々が横断的に1つのチームとして,さまざまな循環器疾患の診療にあたるシステムである.とくにTAVIは,ハイブリッド手術室でのインターベンション医と外科医と内科医による共同手術であり,ハートチームの良好なチームワークがなければ施行できない.

本症例は,治療後に心不全症状は改善し,経過良好で第7病日に独歩で無事退院した.

Answer 4　2

本症例のポイント

- 大動脈弁狭窄症の患者に対して安易な硝酸薬投与は避けるべきである.
- 大動脈弁狭窄症の症状をきたしてからの予後は不良である. 症状のある高度大動脈弁狭窄症の症例では, 可及的早期に手術を行う.
- LVEF が低下した大動脈弁狭窄症患者では, ドブタミン負荷心エコー検査を施行し, 真の高度大動脈弁狭窄症が存在するかを診断するとともに, 収縮予備能を評価する.
- 大動脈弁狭窄症に対する治療は, 外科的大動脈弁置換術が標準であるが, 外科手術ハイリスク症例については, TAVI の適応を検討する.

column

経カテーテル大動脈弁留置術(TAVI)

大動脈弁狭窄症は, リウマチ性が減って, 高齢者の石灰化変性によるものが主になっており, p.174の ***Question 2*** の大動脈弁狭窄症の自然歴で示したとおり, 今日では症状の発現までが15年くらい伸びている. そのため, 大動脈弁狭窄症の治療対象になる患者に80歳以上の高齢者が多くなり, 合併症も多く, 外科手術適応が難しいケースが増えている. いくつかの報告の横断的検証から, 30～40％の循環器科医が有症状の重症大動脈弁狭窄症患者の大動脈弁置換術を敬遠して, 保存的治療をしているというデータがある. 経カテーテル大動脈弁留置術(TAVI)は, こういった高齢重症大動脈弁狭窄症の患者にとって大きな福音となった. 外科的治療が困難な症例がよい適応とされる.

表25-4　TAVI のレジストリー試験

試験名	使用 TAVI 生体弁	患者数	EuroSCORE /STS スコア	30日死亡率	1年死亡率	脳梗塞 (Minor/Major)	血管合併症	新規ペースメーカ植込み
PARTNER (cohort A)	SAPIEN®	348	29.3/11.8	3.4	24.2	0.9/3.8	17.0	3.8
PARTNER (cohort B)	SAPIEN®	179	26.4/11.2	5.0	30.7	1.7/5.0	30.7	3.4
US pivotal high risk	CoreValve®	391			14.1	8.7/5.8	6.4	22.5
PREVAIL Japan	SAPIEN® XT	64	15.5/9.0	8.1	14.7	7.8/3.1	7.8	9.4
ADVANCE	CoreValve®	996	19.2/—	4.5	17.9	1.2/1.7	10.7	26.3
SOURCE registry	SAPIEN®	1,038	TF 25.8, TA 29.1/—	8.5	23.9	2.5	12.8	7.0
FRANCE2 registry	SAPIEN® または SAPIEN® XT CoreValve®	3,150	21.9/14.4	9.7	24.0	1.8/2.3	9.7	15.6
German registry	SAPIEN® および CoreValve®	697	20.5	12.4	—	2.8	10.6	39.3

TAVIは2002年フランスでAlain Cribierにより初めてヒトで臨床使用された．その後2009年に欧州で保険償還が開始され，2012年に米国食品医薬品局(FDA)に認可され，2013年10月からわが国でも保険適用された．2016年の時点で，Edwards社のバルーン拡張タイプのSAPIEN® valveとMedtronic社自己拡張タイプのCoreValve®が使用可能となっている．

TAVIの治療成績について，2007年から米国でPARTNER試験というTAVIの比較臨床試験が行われ，外科手術適応外の患者において，保存的加療に比べTAVIが優位に予後を改善し，外科手術ハイリスク群では外科手術と比べてTAVIの非劣性が示された．その後も多くの試験が行われ，30日死亡率は3.4〜12.4％，1年死亡率は14〜30％，脳卒中は1.7〜5.0％(major, 30日)，アクセスサイト合併症(血管合併症)は7〜30％と報告されている(表25-4)．

TAVIはハートチームでの施行が必須であり，材料費も高額で，増え続けるわが国の医療費を鑑みて，医療経済的観点からの検討も重要である．前述のPARTNER試験ではコスト分析の結果も報告された．TAVIにより1.6年間の生存期間が得られ，増分費用対効果は50,200ドル/生存年数と算出された[3]．本報告では，「TAVIによる増分費用は，一般的な心血管治療技術の費用として許容される範囲に収まる」と結論づけられているが，公的支出の割合が米国より高いわが国においては事情が異なる．今後わが国においてTAVIが普及するには，欧州のように心臓カテーテル室で局所麻酔下にTAVIが施行できるようになりマンパワーが減ること，使用できる弁の種類が増えて市場原理で材料費が減ることなど，TAVIにかかるコストを減らすことが必須となろう．

（小栗　淳　　分担編集：大門雅夫）

文献

1) Hachicha Z, et al.：Circulation, 115：2856-2864, 2007.
2) Jander N, et al.：Circulation, 123：887-895, 2011.
3) Online STS Adult Cardiac Surgery Risk Calculator: http://riskcalc.sts.org/stswebriskcalc/#/ (2017年8月現在)
4) New EuroSCORE II (2011): http://www.euroscore.org/calc.html (2017年8月現在)
5) Reynolds MR, et al.：Circulation, 125：1102-1109, 2012.

26. 大動脈弁閉鎖不全症

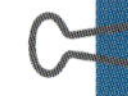

症 例　32歳男性

主 訴 発熱，心雑音

現病歴

生来健康で，日常生活で自覚症状を感じたことはとくにない．受診年の３年前（X-3年）まで水泳をやっていたが，易疲労感があり，最近はやめている．20歳ごろから健康診断で高血圧を指摘されている．

X年２月，数日前から発熱が続いていたが，解熱しないため受診となる．

身体所見

身長 180 cm，体重 73 kg，BMI 22.5.

受診時の体温 39.8℃，心拍 73/分・整，血圧 132/50 mmHg，室内気（room air）で SpO_2 98％．両側肺呼吸音に異常はないが，第２肋間胸骨右縁に駆出性雑音ならびに拡張期灌水様雑音を聴取した．

Question 1 この時点で，まず考慮する検査は何か？

1. 経胸壁心エコー検査
2. 血圧脈波検査
3. 12誘導心電図
4. CT 検査
5. 経食道心エコー検査

聴診は診察の基本である．聴診所見や身体所見を正確に得ることは，疾病の推測に役立つ．心雑音の最強点や音の性状から弁膜症の鑑別はおおむね可能であるが，弁膜症が複数存在するケースもあり，聴診のみで確定診断に至るわけではない．このケースでは，第2肋間胸骨右縁に灌水様雑音が聴取されたことから，大動脈弁閉鎖不全症 aortic regurgitation（AR）と察せられた．そのうえで，正確な診断には心臓超音波検査（心エコー検査）での確認が必要となる．

大動脈弁閉鎖不全症の身体所見で代表的なものとして，コリガン脈（Corrigan pulse，末梢での急速で脈圧の大きい拍動），クインケ徴候（Quincke sign，手指爪床圧迫時の毛細血管の拍動），ミュッセ徴候（de Musset sign，脈拍に伴う頭部の揺れ），トラウベ徴候（Traube sign，大腿動脈部のピストル音），ミュラー徴候（Muller sign，口蓋垂の拍動）などがある．

本症例でも診察時には Corrigan pulse を認めており，大動脈弁閉鎖不全症の特徴のひとつである脈圧の増大がみられていた．脈圧が増大すると逆流により左室駆出量が増大するため，収縮期圧は上昇する一方，弁の閉鎖不全で拡張期圧は低下することによる．なお，経食道心エ

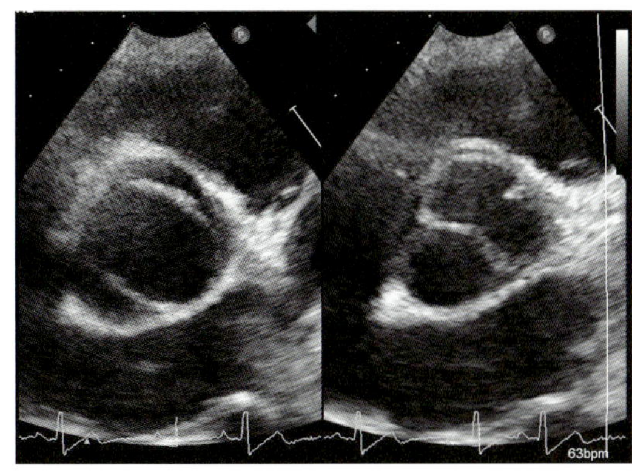

図26-1　来院時の経胸壁心エコー図

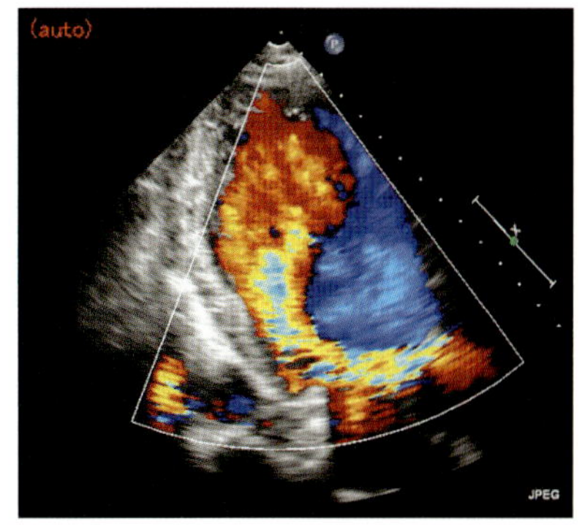

図26-2　来院時の経胸壁心エコー図（カラードプラ法）

コー図は，感染性心内膜炎の除外などに有用であるが，半侵襲的な検査であるため，通常の経胸壁心エコー検査を行ってから適応を考慮する（図26-1）．本症例では，カラードプラ法で高度の大動脈弁閉鎖不全症を認めた（図26-2）．

心電図は洞調律で，心拍73/分，胸部誘導で高電位の所見であった．胸部単純 X 線写真では左第4弓の突出を認めたが，大動脈の拡大ははっきりしなかった．胸部 CT 検査は大動脈の拡張性病変有無の評価などにも必要となる．

なお，拡張期雑音があるにもかかわらず，心エコー検査で大動脈弁逆流が認められなかった場合には，同様の拡張期雑音が聴取される肺動脈弁逆流を考慮することも留意されたい．

Answer 1　1

血液検査の結果を示す．

WBC 9,700/μL	**Hb** 14.2 g/dL	**Plt** 24.1×10^4/μL	**Alb** 4.4 g/dL
LD 166 U/L	**ALP** 136 U/L	**AST** 13 U/L	**ALT** 11 U/L
T-Bil 0.9 mg/dL	**CK** 85 U/L	**BUN** 10.4 mg/dL	**Cre** 0.62 mg/dL
Na 138 mEq/L	**K** 4.1 mEq/L	**CRP** 2.2 mg/dL	**PT** 68%
APTT 30秒	**D-dimer** 0.8μg/mL	**Glu** 100 mg/dL	**BNP** 98 pg/mL
トロポニンI（−）			

Question 2　**本症例の大動脈弁逆流の原因として最も考えられる疾患はどれか？**

1. 二尖弁
2. リウマチ熱
3. 感染性心内膜炎
4. 高安病
5. Marfan 症候群

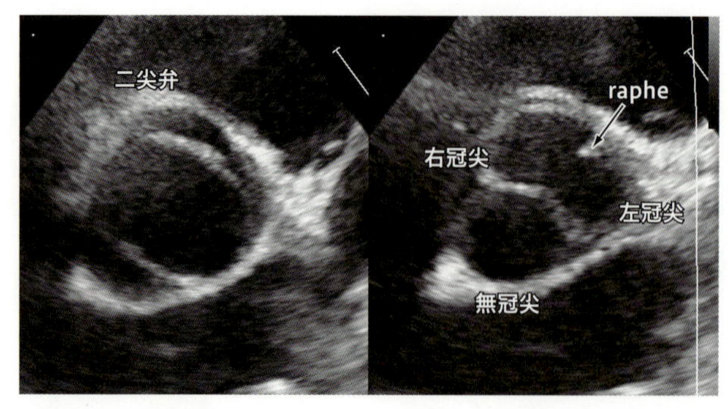

図26-3　大動脈二尖弁

Question 2 の選択肢はどれもが大動脈弁逆流を起こしうる疾患である．

大動脈弁閉鎖不全症と診断がついたのち，つぎに重要なことは，急速な経過をとる急性のものか，慢性のものかの鑑別である．本症例では発熱と炎症反応の上昇がみられているため，感染性心内膜炎 infective endocarditis (IE)の除外が最優先となる．心エコー検査を施行したところ，感染性心内膜炎を疑う弁破壊や疣腫は認めず，血液培養も陰性であった．なお，検査結果より本症例の発熱の原因はインフルエンザであると判明した．そのほか，急性大動脈弁閉鎖不全症の原因としては，大動脈解離や外傷による大動脈弁損傷などがある．

急性の疾患を最優先で除外する理由は，それらのケースでは，大動脈弁に突然高度の閉鎖不全をきたすため急速な経過をとり，しばしば心原性ショックとなりうるからである．逆流により左室に急激な容量負荷が発生するものの，左室径の代償がなされず，左室拡張期圧が急激に上昇して左房圧上昇から肺うっ血をきたすほか，高度の逆流のため心拍出量の低下と冠灌流障害による心筋虚血が起こり，突然死に至ることもある．

それ以外の慢性疾患には，弁自体の異常によるものが多く，先天性奇形の二尖弁，後天性のリウマチ性変性のほか，わが国で最も頻度の高い加齢変性の石灰化大動脈弁などがある．大動脈基部の拡大をきたす疾患としては，大動脈弁輪拡張症，Marfan 症候群，大動脈解離，バルサルバ洞動脈瘤破裂などがあり，いずれも大動脈弁輪拡張による逆流をきたす．高安病などの血管炎も上行大動脈の拡張によって本症を発症する．大動脈炎症候群では，実に約1/3の症例で，大動脈弁閉鎖不全症を認めるといわれている．

なお，本症例は，経胸壁心エコー図にて長軸像で収縮期のドーミングと拡張期逸脱がみられ，さらに収縮期の短軸像において右冠尖と左冠尖のあいだに raphe（縫線）を認め，大動脈二尖弁と診断された(図26-3)．二尖弁か三尖弁かの判断が難しい場合は，経食道心エコー図で確定する場合もある．

Answer 2　1

▶ 若年者でみられる大動脈弁閉鎖不全症の多くが，二尖弁か，大動脈弁輪拡張症，Marfan 症候群，感染性心内膜炎によるものといわれている．

Question 3 大動脈二尖弁に合併しやすいといわれる病態はどれか？

1. 大動脈弁狭窄
2. 大動脈解離
3. 大動脈瘤
4. 感染性心内膜炎
5. 僧帽弁逆流

二尖弁の割合は成人100人あたり1〜2人とされ，先天性心疾患のなかでも最も頻度が高く，決してめずらしい疾患ではない．男女比では2〜3：1で男性に多いとされる．二尖弁は逸脱のほか，基部拡大によっても逆流を起こすため，大動脈の病変にも注目する必要があり，基部拡大の有無は手術適応にも関係する．

強い負荷を受けた弁は肥厚，線維化，石灰化が進み，大動脈弁狭窄 aortic stenosis (AS) と大動脈弁閉鎖不全 aortic insufficiency のどちらもきたしうる．どちらが優位になるかは経過や症例ごとに異なるが，若年者では閉鎖不全が多く，壮年期以降は狭窄が多くなる．また，二尖弁による石灰化は加齢に伴い急速に進行し，若年から硬化が始まるとされる．そのほか，遺伝や後天的因子により特異的に大動脈壁中膜が脆弱なケースでは上行大動脈の拡張を伴うことがあり，それによって上行大動脈瘤や上行大動脈解離を発症する．

大動脈弁閉鎖不全症自体が感染性心内膜炎の高リスク群に相当するが，二尖弁は正常な三尖弁より感染性心内膜炎をきたしやすいとされる．感染性心内膜炎が疑われる例では，弁輪部膿瘍や弁穿孔の有無を，経胸壁心エコー検査または経食道心エコー検査で評価しておくことが望ましい．

大動脈弁より左心室に血流が逆流する際，逆流血によって僧帽弁前尖が押されて半閉鎖状態となり，機能的僧帽弁狭窄をきたすことがある．その際に聴取される心雑音が Austin Flint 雑音(オースチン・フリント雑音)である．

Answer 3 1，2，3，4

以下に経胸壁心エコー検査の所見を示す．

左室駆出分画48％，局所壁運動異常(－)，左室拡張末期径/左室収縮末期径(LVDd/LVDs) 72/54 mm，心室中隔/左室後壁厚 10/9 mm，左房径/大動脈径 29/39 mm，高度大動脈弁逆流，二尖弁，大動脈弁尖逸脱(＋)，大動脈弁最大通過血流速度1.72 m/秒，そのほか有意な大動脈弁狭窄，僧帽弁疾患，三尖弁疾患を認めない．

大動脈弁輪径31 mm，バルサルバ洞径45 mm，上行大動脈移行部 sino-tubular junction (STJ)径32 mm，上行大動脈径28 mm．

Question 4　本症例でとるべき治療方針はどれか？

1. 経過観察
2. アンジオテンシン変換酵素阻害薬（ACE 阻害薬）＋利尿薬処方
3. 経カテーテル的大動脈弁置換術
4. 大動脈弁置換術
5. 大動脈弁置換術＋大動脈基部置換術

まずは，米国心臓病学会（ACC）および米国心臓協会（AHA）のガイドライン[1]による，慢性重症大動脈弁閉鎖不全症の手術適応と管理のフローチャート（図26-4，弁膜症のステージについては表26-1の定義を用いる）に従って本症例を確認してみよう．

本症例における自覚症状としては，「3年前まで水泳をやっていたが，易疲労感があり，最近はやめている」とあり，はっきりしないが，心エコー検査による左室機能評価では左室駆出率（LVEF）が48％と低下を認めており，大動脈弁置換術 aortic valve replacement（AVR）の適応となった（クラスⅠ）．二尖弁では AVR 後も大動脈拡大が進行することが知られており，より積極的な大動脈基部置換術 aortic root replacement が推奨されている[1]（表26-2）．本症例でもバルサルバ洞径が45 mm と拡大していることから，AVR を行う場合には大動脈基部置換術の同時手術の適応でもあった．機械弁と生体弁の選択に関しては，年齢やライフスタイル，合併症を鑑み，十分なインフォームドコンセントののちに患者希望を考慮して決定する．本症例は若年者であり，血栓形成のリスクに対するワルファリンの抗凝固療法は必要ではあるものの，耐用年数を考慮して機械弁の選択をした．

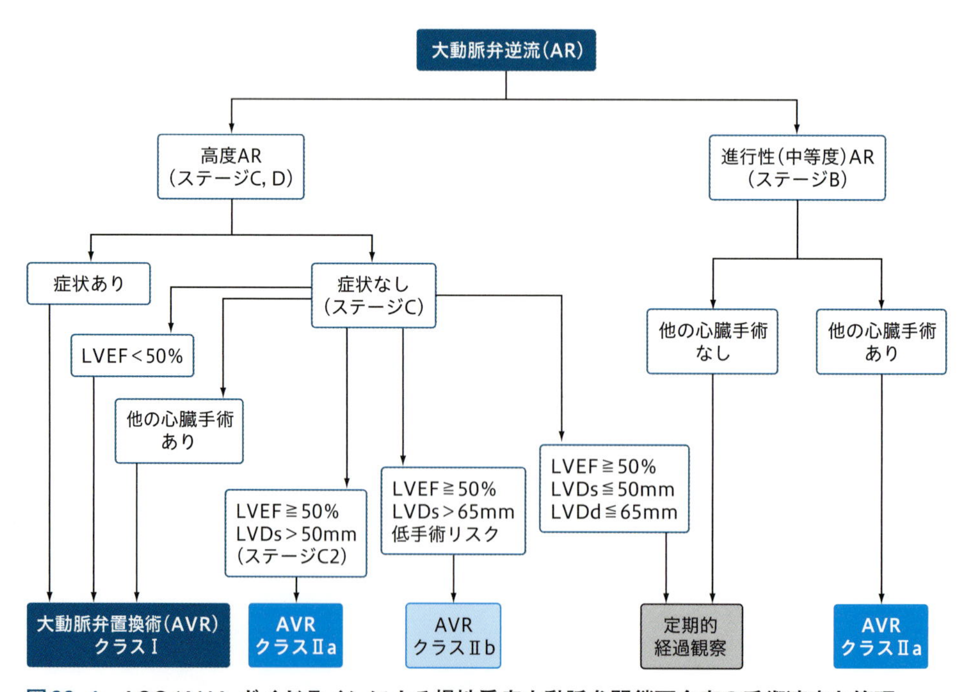

図26-4　ACC/AHA ガイドラインによる慢性重症大動脈弁閉鎖不全症の手術適応と管理

［Nishimura RA, et al.：J Am Coll Cardiol, 63：2438-2488, 2014 を一部改変］

表26-1 臨床的重症度を考慮した弁膜症の進行度ステージ

ステージ	定義	
A	At risk（リスク期）	弁膜症に進行するリスクがある
B	Progressive（進行期）	進行する弁膜症（軽度〜中等度で無症状）
C	Asymptomatic severe （高度だが無症候期）	高度だが無症状の弁膜症 C1：左心または右心機能が代償されている C2：左心または右心機能が代償されていない
D	Symptomatic severe （高度で症候期）	症状のある高度弁膜症

表26-2 ACC/AHA ガイドラインによる大動脈二尖弁における大動脈基部置換術の適応

クラス I
1. 大動脈二尖弁患者で，大動脈基部または上行大動脈径が5.5 cm を超える場合，大動脈基部修復術あるいは上行大動脈置換術の適応である．〈エビデンスレベル B〉
クラス IIa
1. 大動脈二尖弁患者に，大動脈基部あるいは上行大動脈径が5.0 cm を超え，大動脈解離のリスク因子（大動脈解離の家族歴や，年に0.5 cm 以上の径の増大）が存在する場合，大動脈基部修復術あるいは上行大動脈置換術の適応が考慮される．〈エビデンスレベル C〉 2. 高度な大動脈弁狭窄あるいは大動脈弁逆流のために大動脈弁手術を行う大動脈二尖弁患者で，上行大動脈径が4.5 cm を超える場合，上行大動脈置換の同時施術が考慮される．〈エビデンスレベル C〉

Nishimura RA, et al.：J Am Coll Cardiol, 63：2438-2488, 2014 をもとに作成

手術適応とならない場合では，定期的な心エコー検査で左室径と収縮能の低下の有無と臨床評価により手術のタイミングを検討することが大切であるほか，塩分制限や肥満防止などの生活習慣の指導を行っていく．

なお，重症の大動脈弁閉鎖不全症に対する有効な内科的治療は確立されていない．左室収縮能低下や心不全症状に対しては，アンジオテンシン変換酵素阻害薬（ACE 阻害薬）や利尿薬などが用いられる．ただし，手術のタイミングが遅くなると，心機能低下が不可逆性となって術後に十分な心機能回復が得られず，予後を悪化させてしまうことがある．内科的治療のまま観察して手術のタイミングを逃してしまうということがあってはならない．最近では，弁の硬化変性が少ない大動脈弁閉鎖不全症では，自己弁を温存して大動脈基部を形成して逆流を制御する方法もある．大動脈弁形成術が可能かどうかは，経食道心エコー図や CT 画像で大動脈基部の形態を評価したうえで，外科医とよく検討する必要がある．

Answer 4 5

▶ その後の経過

大動脈弁置換術（機械弁 ON-X 25 mm）＋大動脈基部置換術を施行した．置換前の二尖弁の写真を示す（図26-5）．

術前の LVDd/LVDs は72/54 mm であり，左室拡大があった影響で，術後には1回拍出量

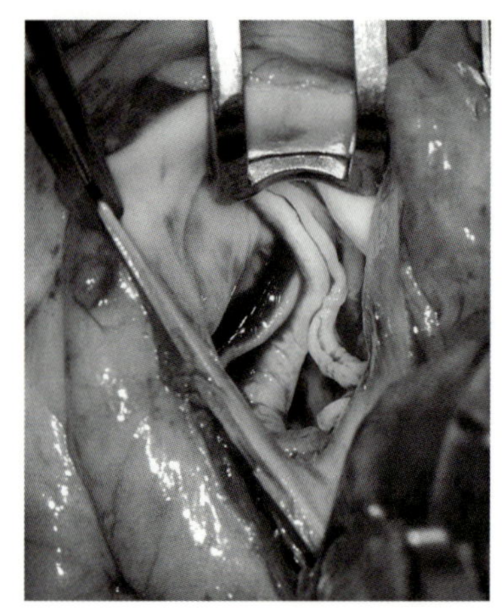

図26-5　大動脈弁置換術中写真

が大きくなり血圧が高く推移したが，その後徐々に血圧は正常化した．術後1週間のLVDd/LVDsは58/41 mm，術後1年のLVDd/LVDsは52/35 mmと，左室は縮小傾向を示し，左室駆出率(LVEF)は48％から63％まで改善した．

本症例は若年者であり，ワルファリンコントロールが比較的低めで維持できる機械弁ON-Xが選択されているため，目標プロトロンビン時間国際標準比(PT-INR，以下INR)は2.0前後で維持されており(一般的な機械弁のガイドライン上の目標INRは2.0～3.0)，定期的な外来診療および心エコー検査にて経過を観察されている．

column　大動脈弁の弁尖数

大動脈弁は通常三尖であるが，本症例の二尖以外にもさまざまな弁尖数のものがあるのをご存じだろうか．そもそも弁尖の数は交連の数によって規定されるが，一尖弁から五尖弁までが現在のところ知られている(交連のない無尖弁もある)．一尖弁(図26-6)は0.02％程度，二尖弁で1～2％程度，四尖弁(図26-7)は0.006％程度との報告がある．五尖弁は非常にまれだと思われ，六尖弁に至っては，報告はあるが定かではない[2]．

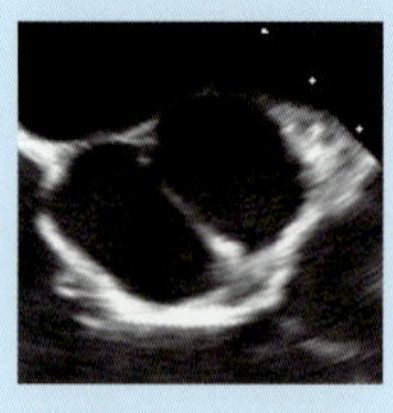

図26-6　一尖弁

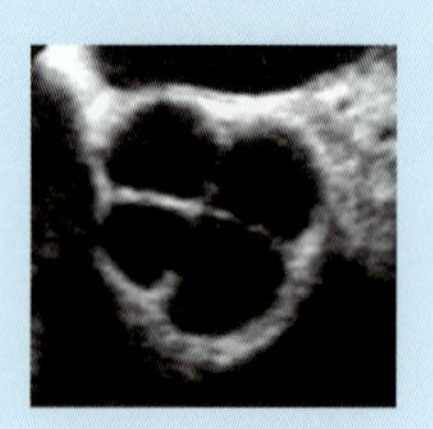

図26-7　四尖弁

本症例のポイント

- 拡張期雑音，脈圧の増大などから無症状の症例を早期に見つけだし，心エコー検査で確定する．
- 急性か慢性かの鑑別が重要であり，急性の重症大動脈弁閉鎖不全症では，急速な血行動態悪化を招くことが多く，原則的に外科治療の適応となることが多い．慢性症例に関しては緩徐に心機能低下が進行していくため，重症度とともに左心機能や症状を考慮して手術適応を判断する．
- 大動脈弁逆流症をきたす疾患は，弁尖の異常によって生じるものと大動脈基部の異常により生じるものに大きく分けられる．現在，外科手術が行われる症例のおもな成因は，弁の硬化変性と二尖弁，大動脈基部拡大によるものが多く，リウマチ熱によるものは減少している．

（大川庭熙　　分担編集：大門雅夫）

■文献
1）Nishimura RA, et al. : J Am Coll Cardiol, 63 : 2438-2488, 2014.
2）Pauli Ohukainen : Molecular profiling of calcific aortic valve disease, University of Oulu, 2016.

27. 感染性心内膜炎

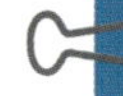

症 例　42歳男性

主 訴 発熱，全身倦怠感

現病歴

当院受診の1カ月前から38℃の発熱および全身倦怠感が持続しており，当院受診の1週間前に近医を受診した．身体所見上は，明らかな感染徴候はみられなかったが，血液検査にて CRP (C-reactive protein)が7.24 mg/dL と上昇していた．経口抗菌薬を処方され，精査加療目的で当院を紹介受診した．

身体所見

当院来院時には，血圧 118/48 mmHg，脈拍 84/分，体温 37.6℃，SpO_2 97％(room air)．心尖部を最強点とする Levine 分類 Ⅲ/Ⅵ の収縮期雑音，および胸骨左縁第3肋間を最強点とする Levine 分類 Ⅳ/Ⅵ の拡張期雑音を聴取した．明らかな肺雑音は聴取せず，下腿の浮腫は認めなかった．

既往歴 特記すべき既往や病歴はなし．

Question 1　心雑音の原因として考えられるものは何か？

1. 大動脈弁狭窄症(AS)
2. 大動脈弁閉鎖不全症(AR)
3. 僧帽弁狭窄症(MS)
4. 僧帽弁閉鎖不全症(MR)
5. その他

すべての患者の身体診察において聴診は非常に大切である．鑑別疾患をあげる際に重要な情報となる．聴診をおろそかにした結果，診断と治療が遅れてしまうこともある．本症例の紹介状には聴診所見の記載がなく，心雑音の確認は行われていなかった可能性がある．今回のようなケースでは心雑音が確認できれば診断に迫れるため，聴診所見は丁寧に取っておきたい．

表27-1に，各弁膜症で聴取される心雑音を列挙した．本症例の所見を照らしあわせてみると，第3肋間胸骨左縁を最強点とする拡張期雑音からは大動脈弁閉鎖不全症 aortic regurgitation (AR)，心尖部を最強点とする収縮期雑音からは僧帽弁閉鎖不全症 mitral regurgitation (MR) が考えられる．

Answer 1　2，4

表27-1　弁膜症と心雑音

弁膜症	心雑音の性状	最強点
大動脈弁狭窄症(AS)	収縮期駆出性雑音，頸部に放散	第2肋間胸骨右縁
大動脈弁閉鎖不全症(AR)	拡張早期雑音，高調音	第3肋間胸骨左縁
僧帽弁狭窄症(MS)	前収縮期雑音および拡張中期雑音，低調音	心尖部
僧帽弁閉鎖不全症(MR)	収縮期逆流性雑音，左腋窩に放散	心尖部

弁膜症に典型的な心雑音およびそれを聴取する最強点を示す．

Question 2　この時点で優先すべきでない検査はどれか？

1. 胸部 X 線撮影
2. 尿検査
3. 血液培養
4. 経胸壁心臓超音波検査(経胸壁心エコー検査)
5. 経食道心臓超音波検査(経食道心エコー検査)

週単位で発熱している患者で，心雑音が聴取されている時点で，感染性心内膜炎 infective endocarditis (IE)の可能性をあげられるようになってほしい．この疾患は弁を含む心内膜の感染症であるが，弁破壊や不整脈などの心合併症，敗血症や感染性塞栓症，免疫反応を生じる全身性の疾患である．死亡率は，報告にもよるが20～25％程度とされており，早期診断できるかどうかが予後に大きく影響を及ぼす．診断には modified Duke's criteria(表27-2)を用いる．経胸壁心臓超音波検査(経胸壁心エコー検査)および血液培養は感染性心内膜炎の診断に必須である．病歴や身体所見などから感染性心内膜炎を疑ったら，すみやかに2セット以上の血液培養を採る．原因微生物が判明し，感染性心内膜炎と診断したら，抗菌薬による治療を開始するが，病状が不安定な場合はエンピリックに治療を行う(原因微生物の特定前に，想定する原因微生物に対する治療を行う)こともある．

経胸壁心エコー検査で診断に至る場合は，経食道心エコー検査の施行は必須ではないが，臨床的基準で感染性心内膜炎の可能性が疑われる場合(表27-2)や人工弁置換例，弁穿孔や弁輪部膿瘍などの合併症を疑う場合には，経食道心エコー検査が推奨されている．

感染性心内膜炎に特徴的な所見として，Janeway 発疹(手掌と足底の無痛性小赤色斑)や Osler 結節(指頭部にみられる紫色または赤色の有痛性皮下結節)があげられる．また，発熱をきたす疾患を鑑別するため，項部硬直，腹部圧痛，肋骨脊柱角の叩打痛など，見落としのないように，ていねいに全身の診察を行う必要がある．胸部 X 線撮影では，新規発症の弁膜症や心機能低下に伴う心不全の有無および肺炎の有無を評価する．尿検査も熱源精査目的でルーチンに行われることが多い．

Answer 2　5

表27-2　感染性心内膜炎の modified Duke's criteria

臨床的基準	
確定例(以下のいずれかを満たす) • 大基準2つに合致 • 大基準1つと小基準3つに合致 • 小基準5つに合致	疑い例(以下のいずれかを満たす) • 大基準1つと小基準1つに合致 • 小基準3つに合致
大基準(major criteria)	
(A)感染性心内膜炎(IE)に対する血液培養陽性(①，②のいずれか) ①別々に行った2回の血液培養から感染性心内膜炎に典型的な微生物(以下に示すいずれか)が検出された場合 • *Streptococcus bovis*，または HACEK グループ • 市中感染性の *Staphylococcus aureus* または *Enterococci* (他に一次感染巣がない場合) ②血液培養から持続性の感染性心内膜炎に矛盾しない微生物が(以下のいずれかの条件で)検出された場合 • 12時間以上の間隔で採血された血液サンプルの2回の培養陽性 • 3回すべて，または4回の血液培養のうち過半数で陽性(最初と最後の採血間隔が1時間以上) (B)心内膜が関与している証拠となる所見(①，②のいずれか) ①感染性心内膜炎を示す心エコー検査所見(以下のいずれか) • 解剖学的に説明のつかない，弁または支持構造上，弁逆流経路内，人工物上の振動する心臓内腫瘤 • 膿瘍 • 人工弁における新規の部分的な裂開 ②新規の弁閉鎖不全(既存の雑音の悪化あるいは変化では不十分とする)	
小基準(minor criteria)	
(a)素因：素因的な心疾患または静脈注射薬の常用 (b)発熱：38.0℃以上 (c)血管所見：主要な動脈塞栓，敗血症性の肺梗塞，感染性動脈瘤，頭蓋内出血，結膜出血，Janeway 発疹 (d)免疫学的所見：糸球体腎炎，Osler 結節，Roth 斑，リウマトイド因子 (e)微生物学的な根拠：上記の大基準には合致しない血液培養陽性，または血清学上で感染性心内膜炎に矛盾しない感染症の存在 (f)心エコー所見：感染性心内膜炎に矛盾しないが上記の大基準とは合致しない所見	
病理学的基準(Pathological criteria)	
• 微生物：疣贅，塞栓化した疣贅，心臓内膿瘍の培養，または組織学的検査によって検出されるもの • 病変：組織学的検査によって確かめられる活動性の心内膜炎の存在を示す疣贅または心臓内膿瘍	

Li JS, et al.: Clin Infect Dis, 30: 633-638, 2000 をもとに作成.

本症例で行った血液検査，12誘導心電図検査(図27-1)，胸部 X 線撮影(図27-2)，経胸壁心エコー検査(図27-3)の結果を示す.

〈血算〉	**WBC** 6,700/μL	**RBC** 429×10^4/μL↓	**MCV** 87.2 fL	**MCH** 28.4 pg
	MCHC 32.6 g/dL	**RDW** 12.3%	**Hb** 12.2 g/dL↓	**Hct** 37.4%↓
	Plt 26.2×10^4/μL			
〈生化学〉	**TP** 7.1 g/dL	**Alb** 3.0 g/dL↓	**LD** 222 U/L	**AST (GOT)** 21 U/L
	ALT (GPT) 19 U/L	**T-Bil** 0.7 mg/dL	**T-Cho** 150 mg/dL	**BUN** 10.6 mg/dL
	Cre 0.72 mg/dL	**Na** 138 mmol/L	**K** 4.1 mmol/L	**CK** 63 U/L
	TSH 0.49 μU/mL	**CRP** 3.61 mg/dL↑		
〈血糖〉	**Glu** 105 mg/dL	**HbA1c** (NGSP) 6.3%↑		
〈凝固〉	**PT** 15.4秒	**PT%** 64.0%↓	**PT-INR** 1.31↑	**APTT** 29.3秒
〈その他〉	**BNP** 66.9 pg/mL↑	**ESR** 83 mm↑		

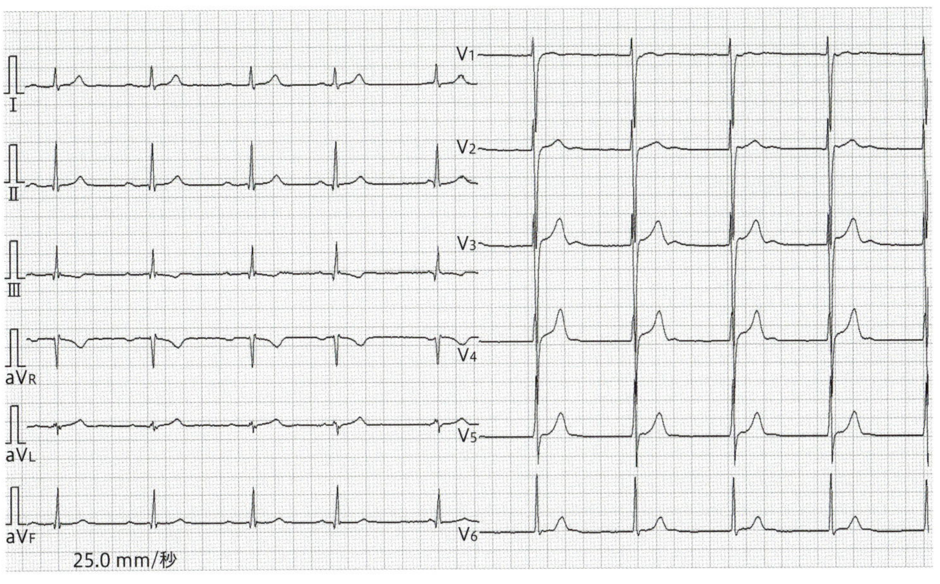

図27-1　入院翌日の12誘導心電図
心拍55/分，正常洞調律.

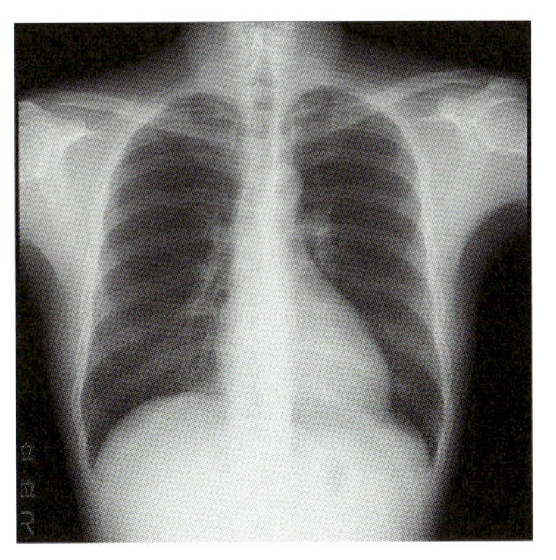

図27-2　胸部 X 線写真
心胸郭比(CTR) 46%，CP angle sharp，肺野異常陰影なし.

(A)　(B)

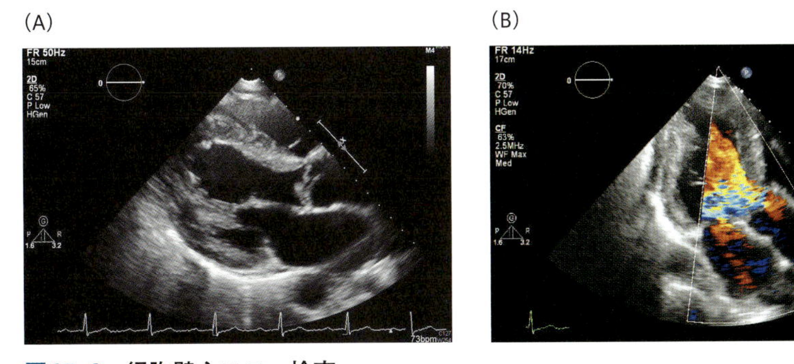

図27-3　経胸壁心エコー検査
所見：心室中隔径 9 mm/左室後壁径 10 mm，左室拡張末期径 62 mm/左室収縮末期径 42 mm，左室駆出率(LVEF) 59%，明らかな壁運動異常なし．大動脈弁は二尖弁．無冠尖に位置する弁の左室側に 8 mm 程度の疣贅を認める(A，動画27-1)．moderate MR，severe AR (B，動画27-2)．動画の閲覧方法については巻頭 p.x「動画のダウンロードにつきまして」を参照されたい.

Question 3 検査結果から，本症例は以下のいずれと考えられるか？

1. 急性心筋炎
2. 急性心膜炎
3. 感染性心内膜炎
4. 急性冠症候群
5. その他

心電図は正常であり，急性心筋炎や急性冠症候群(ACS)は否定的である．急性心筋炎，急性心膜炎，感染性心内膜炎を鑑別するには，経胸壁心エコー検査が有用である．急性心膜炎では心電図上のST上昇やPR低下に加えて心膜液貯留を伴うことが多いため，本症例では否定的である．本症例の経胸壁心エコー検査(図27-3)では，大動脈弁に可動性のある付着物を認め，感染性心内膜炎による疣贅が疑わしい．大動脈弁はsevere ARを伴う二尖弁であった．また僧帽弁にはmoderate MRもみられた．

本症例では肺雑音や労作時息切れを認めず，X線写真でも肺うっ血を認めなかった．以上の所見から，心不全をきたしていないと判断した．通常，急性にsevere ARを発症した場合，左室腔の拡大が軽度にとどまるため，容量負荷に耐えきれず著明な心不全をきたすが，本症例においては左室拡大がみられていることから，先天性二尖弁による慢性的なARが存在しており，すでに左室が容量負荷に順応していたと推測される．

Answer 3 3

また，本症例で血液培養を行ったところ，*Streptococcus anginosus*(口腔内常在菌)が検出され，心エコー検査で大動脈弁に疣贅を認めたことから，感染性心内膜炎と診断した．

Question 4 本症例で次に追加すべき検査はどれか？　すべて選べ．

1. 体幹部造影CT検査
2. 冠動脈造影(CAG)検査
3. 頭部MRI/MRA検査
4. 経食道心臓超音波検査(経食道心エコー検査)
5. 歯科診察

感染性心内膜炎では，全身の臓器に感染性塞栓症(全体の40％)や感染性動脈瘤(全体の15～20％)を発症する．肺，肝臓，脾臓，腎臓，腸腰筋などの膿瘍や腹部動脈の塞栓症・動脈瘤を正確に評価できるのは造影CT検査であり，禁忌がなければ積極的に施行すべきである．また，脳梗塞や脳動脈瘤に関しては，頭部MRI/MRA検査での評価が望ましい．脳動脈瘤の評価には，頭部コンピュータ断層血管造影法(CTアンギオグラフィ，CTA)を用いることもある．脳合併症を起こした場合の治療については，図27-4に示す．心臓手術に用いる人工心肺では，

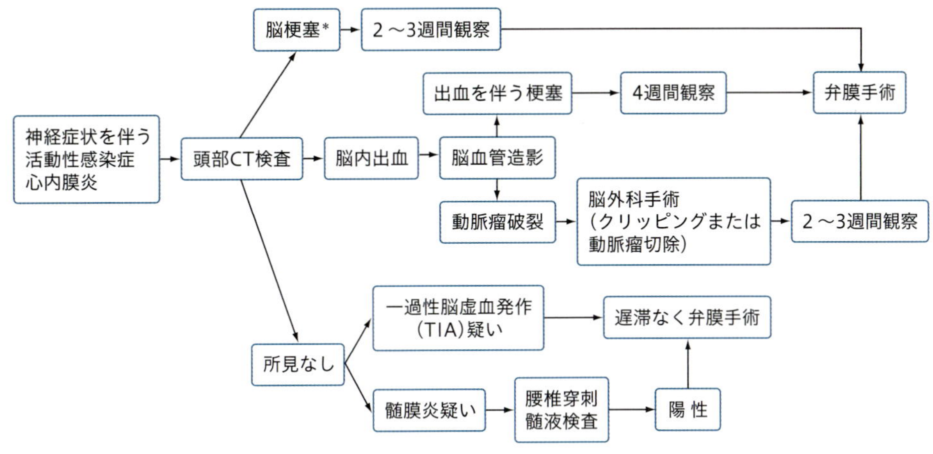

＊ 重篤な心不全などで緊急手術が必要な例では，対応可能な施設においては脳梗塞発症72時間以内の手術を考慮する.

図27-4 脳合併症を起こした場合の治療

［日本循環器学会ほか 編：感染性心内膜炎の予防と治療に関するガイドライン(2008年改訂版), p.20, 2008 を一部改変］

低血圧や大量のヘパリンの使用により脳虚血や脳出血をきたす危険性が高い．手術をせず再発性塞栓症や脳梗塞後出血をきたす可能性と人工心肺による危険性を個々の症例において検討し，手術時期を決める必要がある．

まれに感染性心内膜炎による冠動脈塞栓から急性冠症候群を発症するケースがあるが，本症例では心電図異常や心エコー検査での壁運動異常もみられないため，冠動脈造影は必須ではない．

経胸壁心エコー検査では，肥満・慢性閉塞性肺疾患(COPD)・胸郭変形，人工弁によるアーチファクトなどが影響し，疣贅の検出率は60％と十分ではない．また，5 mm 以下の疣贅は25％しか検出されない．本症例では僧帽弁閉鎖不全症(MR)を併発しており，大動脈弁からの炎症の波及が疑われたため，精査目的で経食道心エコー検査を施行した．

感染性心内膜炎は，う歯からの血行感染が原因であることが多く，歯科診察も再発予防のために重要である．

Answer 4 1，3，4，5

経食道心エコー検査(図27-5)では，大動脈二尖弁に11 mm の疣贅，僧帽弁に7 mm の疣贅が付着しており，僧帽弁は穿孔を伴っていた．moderate MR の原因は僧帽弁穿孔であった．造影 CT 検査(図27-6)で右腎梗塞を認めており，表27-3を参考に大動脈弁および僧帽弁の手術適応と判断した．心不全や感染性塞栓症をきたした場合や，可動性を有する10 mm 以上の疣贅が増大傾向を示す場合，手術適応となる．

その後の経過

日本循環器学会の「感染性心内膜炎の予防と治療に関するガイドライン」が示す緊急手術(迅速な外科治療の導入)の適応は，①NYHA 分類のⅢ～Ⅳ度の心不全，②*Staphylococcus aureus*

(A) 大動脈二尖弁とそれに付着した疣贅

(B) 穿孔を伴った僧帽弁弁瘤，僧帽弁閉鎖不全

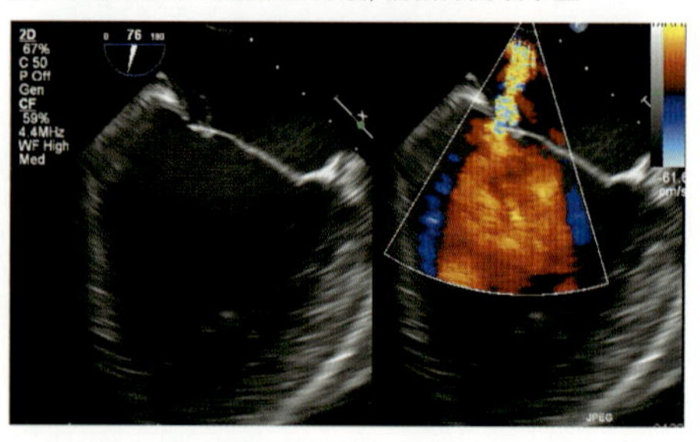

図27-5　経食道心エコー検査

所見：大動脈弁の左冠尖と右冠尖のあいだに raphe があり，大動脈弁は二尖弁．弁尖全体に11 mm の疣贅が付着している(A，動画27-3)．大動脈弁輪左房側から僧帽弁後交連側にかけて大動脈弁逆流ジェットがあたっている．僧帽弁後交連に7 mm の可動性のある疣腫瘤および穿孔を伴った弁瘤を認める(B，動画27-4)．severe AR，mild-moderate MR を認める．動画の閲覧方法については巻頭 p.x「動画のダウンロードにつきまして」を参照されたい．

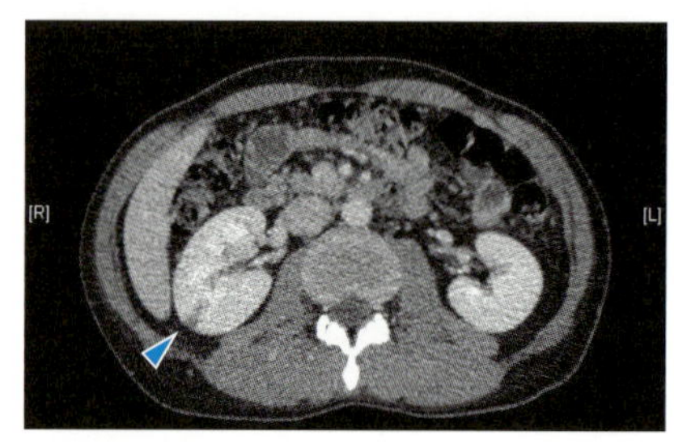

図27-6　造影 CT 画像

右腎に狭い範囲の梗塞(►)が疑われる．

表27-3　感染性心内膜炎の手術適応

○自己弁および人工弁心内膜炎に共通する病態

Class Ⅰ
1. 弁機能障害による心不全の発現
2. 肺高血圧(左室拡張末期圧や左房圧の上昇)を伴う急性弁逆流
3. 真菌や高度耐性菌による感染
4. 弁輪膿瘍や仮性大動脈瘤形成および房室伝導障害の出現
5. 適切かつ十分な抗生剤投与後も7～10日以上持続ないし再発する感染症状

Class Ⅱa
1. 可動性のある10 mm 以上の疣腫の増大傾向
2. 塞栓症発症後も可動性のある10 mm 以上の疣腫が観察される場合

Class Ⅱb
1. 弁形成の可能性がある早期僧帽弁感染

Class Ⅲ

上記の何れにも当てはまらない疣腫

○人工弁心内膜炎における病態

Class Ⅰ
1. 急速に進行する人工弁周囲逆流の出現

Class Ⅱa
1. 弁置換後2カ月以内の早期人工弁感染
   抗菌薬抵抗性のブドウ球菌，グラム陰性菌による感染
2. 適切かつ充分な抗菌薬投与後も持続する菌血症で他に感染源がない場合

出典：日本循環器学会ほか 編：感染性心内膜炎の予防と治療に関するガイドライン(2008年改訂版)，p.22, 2008.

や耐性菌による人工弁置換術後感染性心内膜炎，③弁輪膿瘍や房室ブロックの出現，である．塞栓症の再発，心不全の増悪や房室ブロックの出現がみられる場合は，弁膜病変の進行による症状であることが少なくない．

本症例では，新たな塞栓症や心不全をきたしていないことを観察しながら，ペニシリンG 400万単位の点滴を1日6回，6週間継続した．また，う歯があり，感染性心内膜炎の誘因である可能性が考えられたため，う歯の治療を行い，第42病日に大動脈弁置換術 aortic valve replacement（AVR）および僧帽弁形成術 mitral annuloplasty（MAP）を行った．その後，弁破壊，不整脈，心不全などの心合併症や敗血症，新たな塞栓症などを起こさず，第56病日に独歩退院した．

本症例のポイント

- 発熱している患者を診た場合，かならず感染性心内膜炎を鑑別疾患にあげること．診断がつかず治療が遅れたり，不十分な治療が行われたりすると，合併症を発症しやすくなり，治療に難渋する事態に陥りやすい．また，心雑音の確認や他疾患の鑑別のため，聴診は非常に重要である．
- 経胸壁心エコー検査で疣贅が確認できなかった場合は，経食道心エコー検査を行うべきである．

（前村園子　　分担編集：川田貴之）

28. 粘液腫

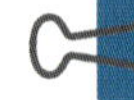

症 例　77歳女性

主 訴　労作時息切れ

現病歴

生来健康であったが，来院の1年半前より階段歩行時に息切れが出現した．半年前の健診にて心房細動を指摘された．1カ月前から平地歩行時にも息切れが出現するようになり，近医を受診した．胸部X線写真で左房拡大を認めたため，精査加療目的に当院循環器内科を紹介され，入院となった．

既往歴

特記すべき既往はなく，前医での処方もなかった．

身体所見

身長152 cm，体重46.3 kg．意識レベルJCS (Japan Coma Scale) 0，体温37.0℃，心拍100/分・不整，心電図上では心房細動を認めたが，明らかなST-T変化は認められなかった．血圧157/104 mmHg，呼吸数12/分．明らかな外傷を認めなかった．聴診上，両側肺呼吸音異常なし．心音：Ⅰ音→Ⅱ音→Ⅲ音（－），拡張期ランブル音（＋）．下腿浮腫や四肢末梢の冷感は認めなかった．

▶ 来院時に心電図検査（図28-1）を行った．

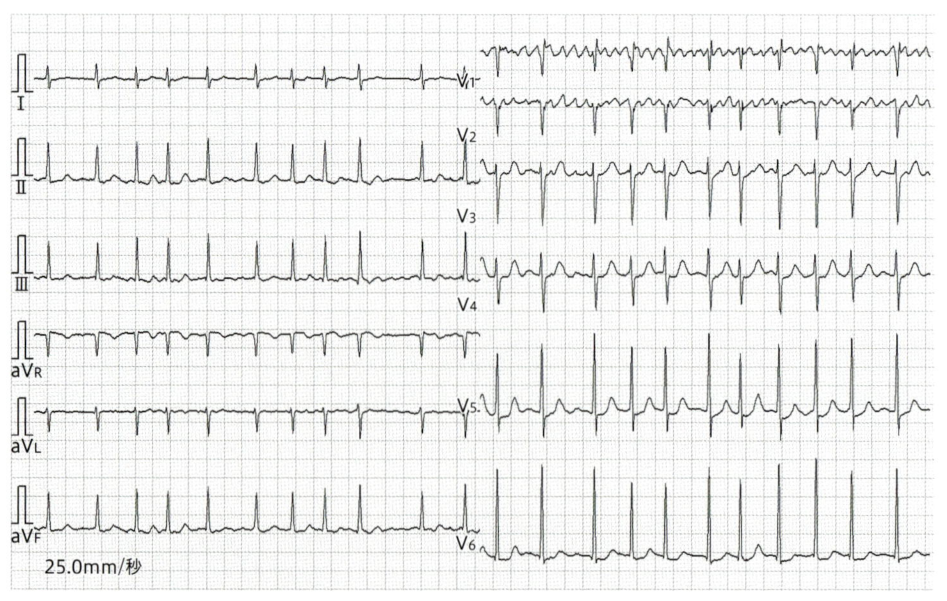

図28-1　来院時の12誘導心電図

Question 1	この時点で行う処置として正しいものはどれか？

1. 電気的除細動を行う
2. 心肺運動負荷試験を行う
3. 経胸壁心エコー検査で心臓弁膜症や心機能評価を行う
4. 緊急冠動脈造影(緊急 CAG)検査を行う
5. ホルター心電図検査を行う

労作時息切れを認めるが，安静時の症状はなく，呼吸回数も正常であった．意識障害はなく，血圧も保たれており，血行動態の破綻は認められなかった．よって，緊急に除細動を行う必要はない．また，初めて心房細動を指摘されてから半年が経過しているが，今まで抗凝固療法は受けていなかった．この時点での除細動は，血栓塞栓症を起こす可能性があるため行わない方がよい．脈は不整であるが，心拍100前後で推移しており，すぐにホルター心電図検査を行う必要はない．

また，来院の1カ月前から増悪する労作時息切れがあり，不安定狭心症の可能性も否定できない．しかしながら，安静時の症状はなく，来院時心電図でも明らかな ST-T 変化を認めなかったことから，緊急冠動脈造影(緊急 CAG)検査の適応はない．心肺運動負荷試験(CPX)は運動耐容能を調べるうえでは有用な検査だが，不安定狭心症が疑われる症例では，心筋梗塞を誘発する可能性があり，禁忌である．

経胸壁心臓超音波検査(経胸壁心エコー検査)は非侵襲的に心臓弁膜症や心機能を評価し，治療方針を決定するうえできわめて有用な検査である．

Answer 1　3

経胸壁心エコー検査の結果，左房内腫瘤(60 × 41 mm 大)を認めた(図28-2)．また，左房内腫瘤は僧帽弁前尖に一部付着しているようにみえた．僧帽弁開放時には，僧帽弁輪を越えて左室側に陥入した腫瘤によって僧帽弁口は狭小化し，連続波ドプラ法による計測で平均圧較差 7 mmHg と，僧帽弁狭窄症 mitral stenosis (MS)様の血行動態を呈していた．さらに，左室収縮能は正常で明らかな壁運動異常は認められなかった．三尖弁逆流波形から三尖弁逆流圧較差

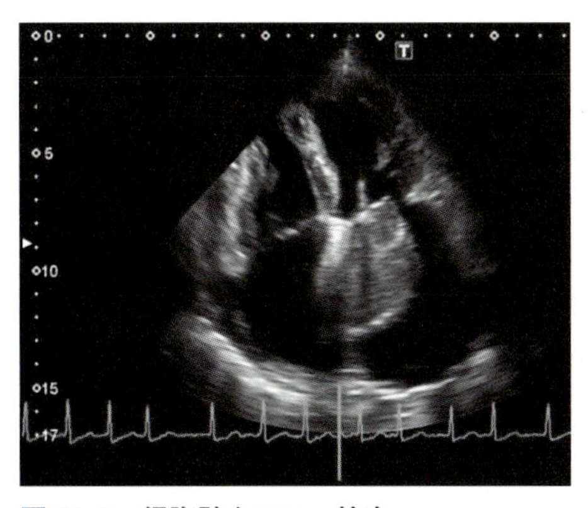

図28-2　経胸壁心エコー検査

(TRPG)は50 mmHg であり，推定右室収縮期圧(RVSP)は58 mmHg と，肺高血圧 pulmonary hypertension (PH)の第2群，左心性心疾患に伴う肺高血圧症が疑われた．

経胸壁心エコー検査を行っているあいだに，迅速血液検査の結果が出た．

WBC 8,100/μL　**Hb** 11.7 g/dL　**Plt** 35.0×10^4/μL　**CRP** 1.15 mg/dL

Question 2　さらに追加する検査として不適当なものはどれか？

1. 経食道心エコー検査
2. 心臓 CT 検査や心臓 MRI 検査
3. 頭部 MRI 検査および体部 CT 検査
4. 冠動脈造影検査
5. 左房内腫瘤の経皮的(経静脈的)生検

左房内腫瘤の付着部位や左心耳内血栓の有無を確認するために，経食道心エコー検査は有用である．本症例は，微熱があり，CRP (C-reactive protein)の軽度上昇を認めるため，感染性心内膜炎 infective endocarditis (IE)の合併を除外する必要がある．

経食道心エコー検査の結果(図28-3 A)，左房内腫瘤は1つで，内部エコー像は不均一であり，一部石灰化を認めた．表面は平滑で，可動性のある血栓の付着は認めなかった．腫瘤は無茎広基性で，心房中隔に付着しており，僧帽弁への付着は認められず，僧帽弁の変性は認められなかった．左房および左心耳内にもやもやしたエコー像を認めたが，左心耳内に明らかな血栓は認められなかった．また，大動脈弁・僧帽弁に疣腫および弁破壊や弁周囲膿瘍などの感染性心内膜炎の所見は認められなかった．左房内腫瘤は血栓の可能性もあるが，心房中隔に付着していることから，左房粘液腫の可能性が高いと思われる．左房粘液腫は全身の塞栓症を起こしうるため，頭部 MRI 検査や体部 CT 検査による脳梗塞や腎梗塞などの全身塞栓症の精査が必要である．

心臓 CT 検査および心臓 MRI 検査は，腫瘤の心外膜や冠動脈などへの浸潤の有無，腫瘤の形状や性状〔T1，T2強調画像などで enhance (増強)されるかどうか〕を評価するために有用な検査である．

冠動脈造影検査は冠動脈狭窄病変合併の有無や，心臓内腫瘤の栄養血管を評価するのに有用である．また，外科的に腫瘤を切除する際には，栄養動脈をあわせて結紮・切除する必要がある場合がある．加えて，冠動脈狭窄症を伴う場合には，冠動脈バイパス術の併用を検討する必要がある．

経皮的生検は，腫瘤を病理学的に確定診断するのに必要な検査であるが，塞栓症のリスクがあり，検査によって得られる結果がリスクを上まわると考えられた場合のみ適応となる．

Answer 2　5

胸部造影 CT 検査(図28-3 B)，および冠動脈造影検査(図28-3 C)の結果を確認した．

(A) 経食道心エコー検査

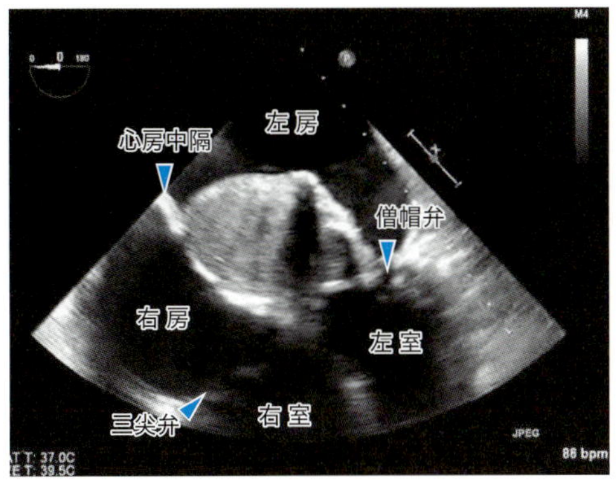

(B) 胸部造影CT検査

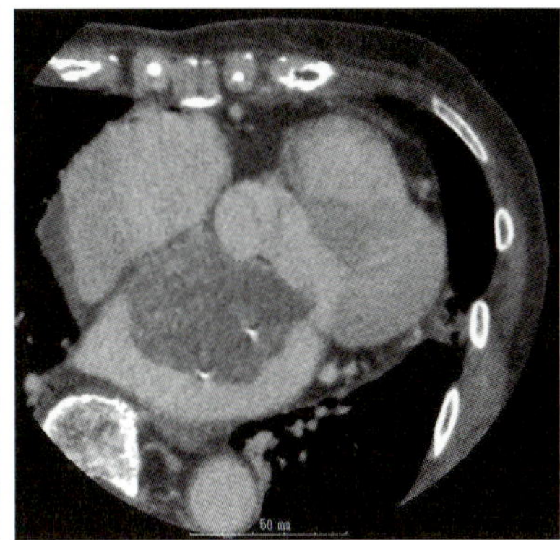

(C) 冠動脈造影検査

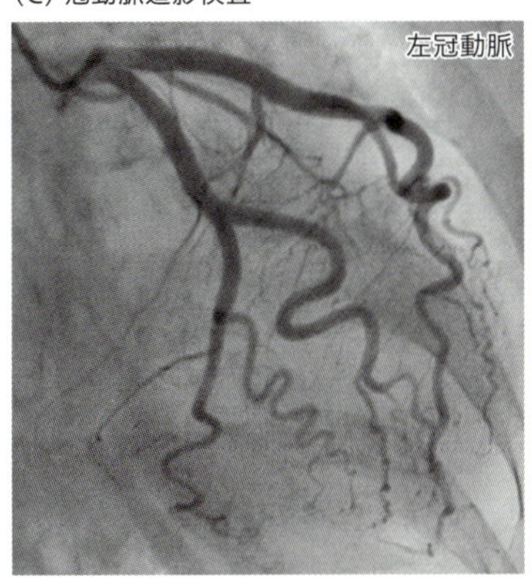

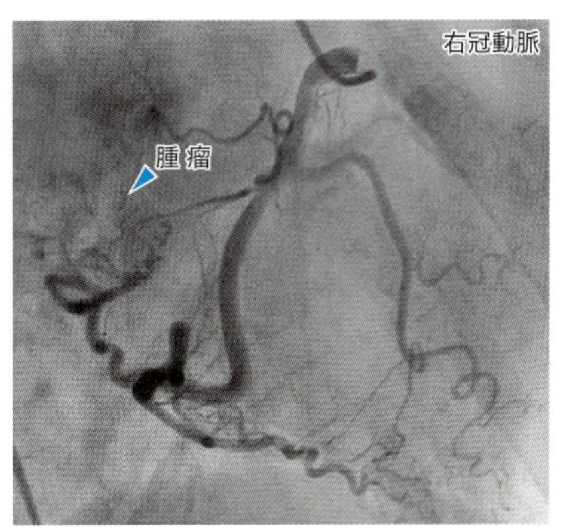

図28-3　心臓内腫瘤の形状および冠動脈の評価

Question 3　本症例で考慮される術式として不適当なものはどれか？

1. 左房内腫瘤切除術
2. 心房中隔 patch 閉鎖術
3. 右冠動脈由来の栄養動脈結紮・切除術
4. 冠動脈バイパス術
5. 僧帽弁置換術

本症例では，経食道心エコー図および胸部造影 CT 画像上で，左房内腫瘤は心房中隔に付着しているが，僧帽弁には付着していなかった．腫瘤は左房内にのみ認め，心外膜や心筋内には認めなかった．また，冠動脈造影検査では有意狭窄を認めなかったが，右冠動脈の心房枝および #4AV から左房内腫瘤を灌流する栄養動脈を認めた．

心房中隔に付着している左房内腫瘤を切除したのちに，心房中隔欠損 atrial septal defect (ASD)を認める場合には，心房中隔 patch 閉鎖術が必要となる．また，腫瘤の栄養動脈が左房内へ流入していることが明らかな場合には，結紮・切除が必要になる．しかしながら，本症例には冠動脈の有意狭窄はないことから，冠動脈バイパス術は不要と考えられる．一般的に，原発性心内腫瘍が冠動脈狭窄をきたすことはまれであり，腫瘍切除と同時に冠動脈バイパス術を行う割合は2％前後である[1]．

左房内腫瘤が左室内への嵌頓（かんとん）を繰り返すうちに，僧帽弁が変形し，僧帽弁形成術 mitral annuloplasty（MAP）が必要になるケースは報告されている．本症例では，術前の経食道心エコー検査の結果，僧帽弁の変性は認められなかった．左房内腫瘤が拡張期に僧帽弁口を狭くすることで，僧帽弁狭窄症様の血行動態となっているが，腫瘤を切除すれば狭窄も解除されるため，僧帽弁を置換する必要はない．

Answer 3　4，5

手術で切除された腫瘤の術中写真（図28-4）および病理像（図28-5）を示す．

Question 4　**病理診断の結果は次のうちどれか？**

1. サルコーマ
2. 粘液腫
3. 横紋筋肉腫
4. 乳頭状線維弾性腫
5. 脂肪腫

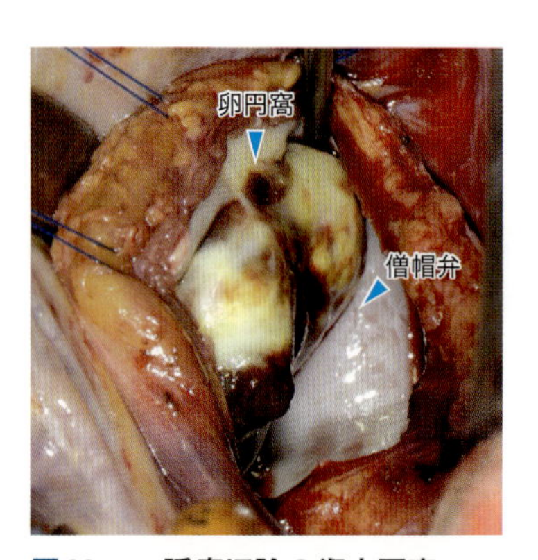

図28-4　腫瘤切除の術中写真

（A）病理像（HE染色，倍率20倍）

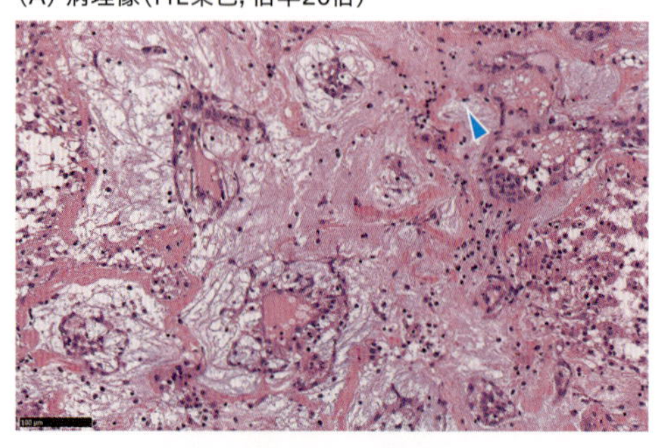

（B）病理像（FactorⅧ染色，倍率20倍）

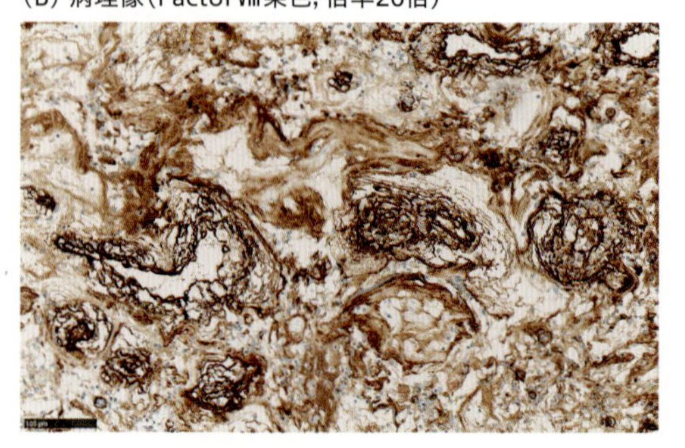

図28-5　手術で切除された腫瘤

サルコーマ(sarcoma，肉腫)とは多能性間葉系幹細胞から発生すると考えられている悪性の軟部腫瘍であり，横紋筋肉腫，平滑筋肉腫，血管肉腫などがあげられる．高い細胞密度，細胞異型などを示すことが多く，本症例の組織像とは合致しない．免疫組織学的には血管肉腫でもFactor Ⅷが陽性となるが，組織像から否定的であった．

心臓粘液腫 cardiac myxoma は，原発性心臓内腫瘍のなかで最もよくみられる良性腫瘍で，卵円窩近縁の中隔から発生する場合が多い．約75％が左房，15～20％が右房，残りが左右の心室より発生する．塞栓や心血管系の合併症のリスクがあるため，早期の外科的切除が望まれる．切除後の予後は良好であるが，2～5％程度では再発がみられる．肉眼的には，球形あるいはポリープ状で，しばしば中隔に付着する stalk がみられる．表面は平滑，割面は灰色から黄色調，ゼラチン様で，散在性に出血巣や血栓の付着がみられる．組織学的には，多角形あるいは星芒状の小型の粘液腫細胞が，酸性ムコ多糖類(PAS 染色，Alcian-Blue 染色陽性)を背景としてみられる．分裂像，多彩性，壊死などは乏しい．腫瘍細胞は CD31，CD34，factor Ⅷ陽性を示す．本症例ではこれらの所見に合致しており，粘液腫と診断した．

乳頭状線維弾性腫 papillary fibroelastoma は，原発性心臓内腫瘍のなかで2番めに多くみられる良性腫瘍である．肉眼的にはイソギンチャク様の乳頭状増生を示す．心内膜表面のどこにでも起こりうるが，弁表面に最も多く発生する．

脂肪腫は，異型の乏しい成熟脂肪細胞様細胞からなる良性腫瘍である．約50％は心内膜下に発生する．

Answer 4　2

その後の経過

術後合併症なく経過し，退院となった．退院後は外来にてフォローアップしているが，粘液腫の再発なく経過している．

本症例のポイント

- 心臓内腫瘤を疑う患者を診た場合，病歴，臨床所見，各種検査結果などから，感染性心内膜炎，心内血栓症，続発性心臓腫瘍の可能性をまず除外する．
- 原発性心臓腫瘍が疑われた場合，腫瘍の位置，画像診断の結果から鑑別診断を行う．とりわけ，予後不良なサルコーマなどの悪性腫瘍を鑑別する必要がある．
- 原発性心臓腫瘍の術式は，周囲組織(心筋，弁，冠動脈など)と腫瘤の癒合の有無によって変わる．
- 切除した腫瘍の病理診断の結果によって，確定診断となる．
- 原発性心臓腫瘍の病態に関しては未解明な点が多く，腫瘍切除後も定期的に循環器内科外来で経過観察(フォローアップ)を行う必要がある．

column **粘液腫の随伴症状と炎症性サイトカイン**

粘液腫に特徴的な臨床所見として，発熱，体重減少，動悸などの腫瘍随伴症状が約30％の患者に発現する[2)]．これは，粘液腫によって発現が亢進する炎症性サイトカイン（IL-1, IL-4, IL-6など）が誘発する症状と考えられている．

炎症性サイトカイン亢進の簡便なマーカーとして，MPV（mean platelet volume）の増大が知られている[3)]．粘液腫の切除によって，炎症性サイトカインおよびMPVが高値から正常値に戻る報告がなされている．本症例でも，手術前に高値を認めたMPVが退院時には正常値に改善していた．以上から，MPVは粘液腫の病態を把握するうえで有用なマーカーであると考えられる．

（清水峻志　田中麻理子　分担編集：中尾倫子）

文献

1）Samanidis G, et al. : Interact Cardiovasc Thorac Surg, 13 : 597-600, 2012.
2）Sha D, et al. : Acta Cardiol, 69 : 189-192, 2014.
3）Kalkan ME, et al. : Platelets, 25 : 587-591, 2014.

29. 心房中隔欠損症

症例　29歳男性

主訴 易疲労感，労作時息切れ

現病歴

職場の健康診断にて心電図異常を指摘されていたが未受診だった．２年前から仕事での易疲労感や抑うつ傾向を自覚していたが，多忙や睡眠不足が原因と自己判断していた．産業医に相談したところ，うつ病との診断で抗うつ剤と睡眠薬を処方され，一時的に症状は改善した．ところが，１週間前より通勤時の階段で以前には感じていなかった息切れを自覚するようになり，精査目的で当院を受診した．

既往歴・生活歴 特記すべき既往歴や家族歴はない．喫煙歴は，５本/日を７年間吸っていたが，息切れがするようになってから禁煙している．

身体所見 身長 162 cm，59 kg の中肉中背で，スーツ姿で受診し，やつれて疲れている印象を受けた．血圧 112/76 mmHg，心拍 90/分，呼吸数 14 回/分，SpO_2 93％（room air）．両側肺呼吸音異常なし．心雑音の聴取を試みたところ，雑音が聞こえるが，よくわからない．下腿浮腫なし．健診の心電図では心拍 90/分の心房細動，右軸偏位，完全右脚ブロックを認めている．

Question 1　この時点でどのような疾患の可能性を考えるか？

1. 前医の心電図で心房細動を認めており，心房細動に対する治療のみで症状は改善する
2. 労作時息切れを認めており，心房細動以外の心疾患の鑑別診断を考える
3. 抑うつ傾向の訴えが多く，うつ病に伴う症状である
4. 右軸偏位や右脚ブロックを認めており，右心負荷をきたす疾患を考える

易疲労感と労作時息切れを主訴とする若い男性である．心疾患は高齢者に多いイメージがあるが，若年でも成人先天性心疾患，肺塞栓（深部静脈血栓症），気胸，心筋炎，心筋症…，などが見つかることも多く，注意深い診察が必要である．前医の心電図では，心房細動，右軸偏位，完全右脚ブロックを認めている．孤発性に心房細動が起こる場合もあるが，何か原疾患に伴うことも多いので，心房細動の診断をして安心してはいけない．別の原疾患がないか，注意深く問診と診察をするべきである（実際，初診で異常がないと言われた若い患者は，医師にそう言われた，ということでその後も異常はないと思い込むため，自覚症状があっても受診につながらず，疾患の発見が遅れる例を多々経験する）．

右軸偏位や右脚ブロックは健診でみかける心電図である．無症状で発見した場合でも，一度は心臓超音波検査（心エコー検査）で心疾患の原因検索を行う必要がある．とくに先天性心疾患では生まれつきその疾患をもっているため，患者が現在の状態に慣れてしまっていることが多

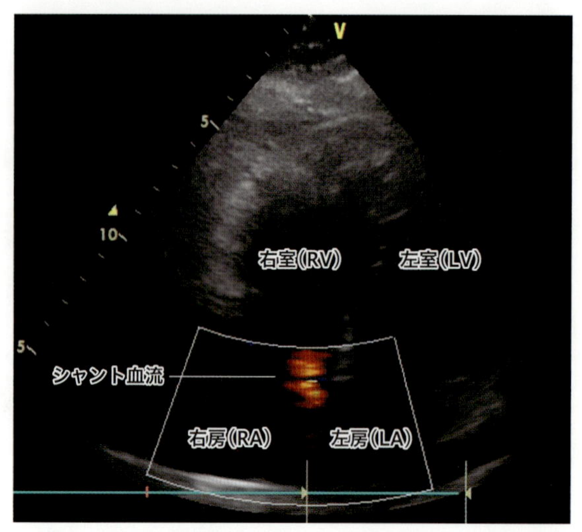

図29-1 心エコー検査でみられた心房中隔のシャント血流

く，自覚症状がないことも多い．本症例でも，酸素飽和度(SpO_2) 93 % (room air)というのは，喫煙歴があるにしても動脈血ガスが悪く，肺疾患やシャント性疾患を念頭に置く必要がある．

もともと先天性心疾患は，本症例のように心房細動がない場合でも，健診の心雑音や右心負荷所見で見つかる場合が多い．右心負荷に伴う心房細動や心房粗動の発症頻度は40歳以上で上昇するといわれている．原因不明の右心負荷(右室の拡大，胸部 X 線写真での肺動脈拡張，心電図所見での右心負荷など)を見つけたときは，左-右シャントの疾患を見逃さないように注意する．

本患者は抑うつ傾向の訴えを，仕事の多忙による心理的な問題が原因と考えていた．先天性心疾患では低酸素血症を伴うこともあり，低酸素による全身倦怠感などの不定愁訴を訴えることもある．そのため，精神疾患の診断をする前にかならず内科的な鑑別診断を行うべきである．

Answer 1 2，4

本症例では血液検査(甲状腺機能含む)，心電図検査，胸部 X 線撮影，心エコー検査を行った．心エコー検査(図29-1)では心房中隔のシャント血流を認め，心房中隔欠損症 atrial septal defect (ASD)が見つかった．そのほかの合併疾患は否定的だった．

Question 2	**心房中隔欠損症の診断後，病態評価のために行った方がよい検査はどれか？**

1. 心肺機能検査
2. 心臓 MRI 検査，冠動脈 CT 検査
3. 経食道心エコー検査
4. 心臓カテーテル検査

本疾患は心房中隔欠損症に伴う心房細動であると診断がついた．心房中隔欠損症は先天性心

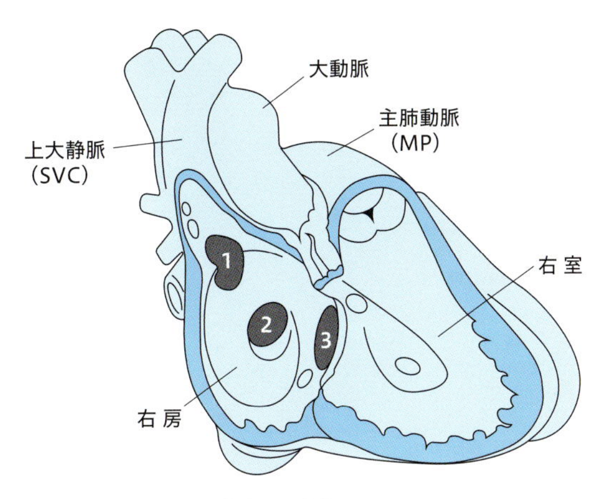

図29-2　心房中隔欠損の分類
1：静脈洞型(sinus venosus ASD：10％)，2：二次孔型(ostium secundum ASD：75％)，3：一次孔型(ostium primum ASD：15％)．
［Sommer RJ, et al.：Circulation, 117：1090-1099, 2008を一部改変］

疾患全患者の約1割を占めるとされ，二次孔型が最も多く(図29-2)，女性：男性＝約2：1で女性の割合が多い．心房中隔欠損症の短絡血流量は，欠損孔の大きさ，左右心房圧較差，左右の心室のコンプライアンス，肺血管抵抗(PVR)などで決まり，心房中隔欠損症の診断は心房中隔にこの短絡血流を見つけることで診断する．

心房中隔欠損症は，心エコー検査を行えばほとんどの症例で診断がつくが，シャント血流が少ない場合や欠損孔の位置と大きさしだいでは見落とす場合もあるため，疑わしい場合は経食道心エコー検査や右心カテーテル検査を積極的に行う必要がある．

1) 心肺機能検査

心房中隔欠損症は無症状で経過することも多いが，生後より徐々にシャント血流が増加しており，無意識に運動制限している場合が多い．その場合は，心肺機能検査(CPX)を行うことで運動耐容能を客観的に計測する．これにより，患者本人にも納得のいく説明をすることができる．本症例では最大酸素摂取量(peak VO_2)が14.0 mL/kg/分(正常値の32％)であり，SpO_2は93％→81％ (room air)まで低下していた．患者本人によると「ここまで本気で運動してみたことはなかった」とのことで，幼少時から無意識に運動制限をしていたことがわかる．実際，心房中隔欠損閉鎖後に再度心肺機能検査を行うと，「身体が軽くなった気がする」と言い，患者本人も驚いていた．

2) 心臓MRI検査，冠動脈CT検査

心房中隔欠損症以外でも，先天性心疾患では右心機能の評価が必要となる．右心は左心にへばりつくような特異な形状をしているため，左心のように楕円体を仮定して体積を求めることができず，右心機能や右心容量を計測することは困難だが，心臓 MRI 検査では精度の高い計測ができる．また，右心拡大や右心機能低下は治療効果や予後にも影響を与えるため，両心機能や両心容量の評価の面でも心臓 MRI 検査が勧められる．さらに，心エコー検査で発見できない小さな心房中隔欠損も心臓 MRI 検査で見つけることができる場合があり，シャント率も概算できる．

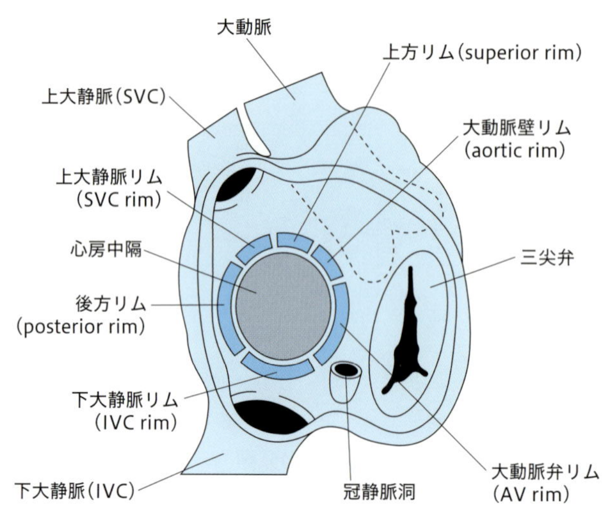

図29-3　経食道心エコーによる心房中隔欠損のリム評価

図に示すように，superior(上方)，aortic(大動脈壁)，AV(大動脈弁)，IVC(下大静脈)，posterior(後方)，SVC(上大静脈)のリムを全周性に観察する．IVCリム欠損例や2領域以上にまたがる広範なリム欠損例では経皮的ASD術が困難となる．大動脈壁リムの欠損例は全ASDの1～2割程度認めるとされており，急性期の脱落や，慢性期の大動脈へのerosionなどに注意をしながら閉鎖術を行うことになる．

〔Poommipanit P and Amin Z : Considerations for ASD Closure. Cardiac Intervention Today 2014 : March/April ; 30-39, 2014を一部改変〕

冠動脈CT検査は，冠動脈の評価以外にも，心房中隔の欠損孔や部分肺静脈灌流異常症 partial anomalous pulmonary venous return(PAPVR)など，そのほかの合併有無も評価できて有用である〔成人の場合では，虚血性心疾患 ischemic heart disease(IHD)の合併を見逃さないよう注意が必要である．小児科領域では虚血性心疾患合併を検索することがほとんどないため，小児科で心房中隔欠損症の診断がついている患者では虚血性心疾患合併を見落とされている場合がある〕．

3) 経食道心エコー検査

心房中隔欠損症では，経食道心エコー検査による欠損孔の形態評価が必要である．以前は外科的閉鎖術しかなかったが，大腿静脈経由で血管内から心房中隔欠損閉鎖術を行うカテーテル閉鎖術も標準治療となってきている．経食道心エコー検査は，欠損孔が見つかりにくい場合を含め，カテーテル閉鎖術を考慮する症例では全例で必要となる．欠損孔の数，部位，大きさ，短絡方向の正確な評価，ほかの合併心奇形の有無(肺静脈灌流異常など)の検索，弁膜症評価も重要である．さらに，リム(rim，欠損孔の辺縁)の評価も経皮的治療のためには必要である(**図29-3**)．

4) 心臓カテーテル検査

心房中隔欠損症の確定診断や治療方針決定には心臓カテーテル検査も必要である．血液サンプリングを念入りに行い，心房中隔欠損症以外のシャント疾患の合併を見逃さないようにする．肺高血圧症 pulmonary hypertension(PH)の合併を認める場合は，酸素負荷やNO負荷により肺動脈の可逆性を調べる(必要であれば，肺高血圧治療薬の導入後に閉鎖を検討する)．

Answer 2　1～4すべて

(A) 二次元画像

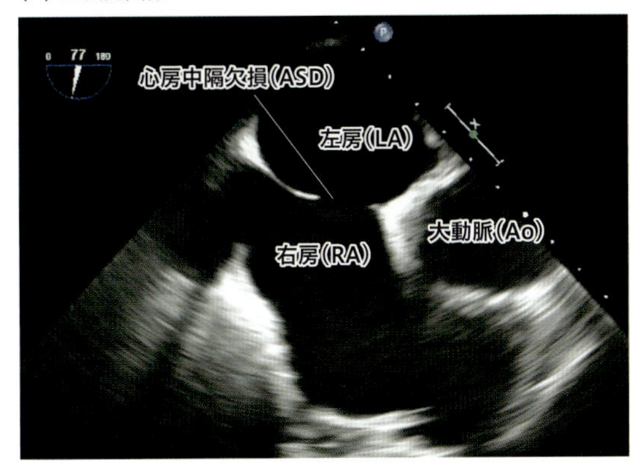

(B) 三次元画像

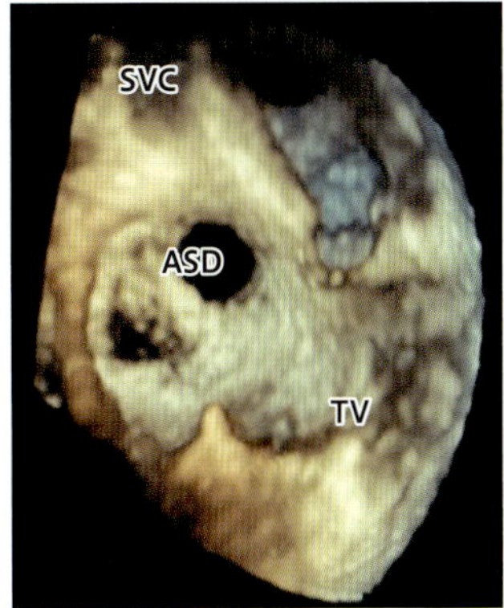

図29-4　経食道心エコー検査
SVC：上大静脈，ASD：心房中隔欠損，TV：三尖弁

本症例では，経食道心エコー検査(図29-4)で二次孔欠損型の単孔の心房中隔欠損症と診断し，欠損孔は12×14 mm，全周性にリムを認めた．心臓MRI検査では右房と右心の拡大を認めていた．心臓カテーテル検査では肺体血流比(Qp/Qs)は1.5であり，平均肺動脈圧(mPAP)は12 mmHgと肺高血圧の合併を認めず，平均肺動脈楔入圧(mPAWP)は8 mmHgであり，左心負荷も認めていなかった．

息切れの症状も強く，患者は治療を希望した．

Question 3　経皮的心房中隔欠損閉鎖術の適応で正しいものはどれか？

1. 肺体血流比(Qp/Qs)＞1.5～2.0であれば適応となる
2. 欠損孔の大きさによらず適応となる
3. 二次孔欠損で肺体血流比(Qp/Qs)＜1.5(～2.0)ならば適応とはならない
4. 肺静脈灌流異常がある場合も適応となる

心房中隔欠損症の閉鎖術には外科的閉鎖術と経皮的閉鎖術があるが，経皮的心房中隔欠損閉鎖術は侵襲性が低く安全性も確立してきているため，経皮的心房中隔欠損閉鎖術の適応をしっかり理解し，その適応とならない場合に外科的閉鎖術を考慮する必要がある．

1) 経皮的心房中隔欠損閉鎖術の適応

経皮的心房中隔欠損閉鎖術の適応は，日本循環器学会「成人先天性心疾患診療ガイドライン(2011年改訂版)」では肺体血流比(Qp/Qs)が1.5～2.0以上とされていたが，現在では肺体血流比(Qp/Qs)によらず，二次孔欠損が確認され，右室の容量負荷(臨床的に過剰な血液流入の根拠)が認められる場合，心房由来の不整脈を併発している場合，そして奇異性塞栓症の二次予防の場合には，経皮的心房中隔欠損閉鎖術の適応となる．

一方，経皮的心房中隔欠損閉鎖術の適応外となるのは，二次孔以外の欠損孔(一次孔欠損，静脈洞欠損，冠静脈洞欠損など)，肺静脈灌流異常といった先天性の合併奇形がある場合，デバイスが安定するための適切なリム(辺縁)が存在しない場合，38 mm以上を超える大きな欠損孔の症例であり，これらは外科的修復術の適応となる．また，臨床的に有意な弁膜症が併存する場合にも，外科的修復術の適応となる．

2）肺高血圧症を合併する場合の心房中隔欠損閉鎖術の適応評価

肺体血流比(Qp/Qs)の正確な測定は心臓カテーテル検査でしか行うことができない．心臓カテーテル検査で肺高血圧症を呈している場合，以前であれば心房中隔欠損閉鎖は禁忌とされていたが，それらの報告は肺高血圧治療薬が存在していない時代の報告をもとにしている．今後それらの適応は変化していく可能性がある．当院の検討では，肺血管抵抗(PVR) < 600 dynes・sec・cm^{-5} (7.5 WU)を満たせば，肺高血圧症が残存しても安全に閉鎖することが可能であると考えており，肺高血圧治療薬を用いて1～2年かけて積極的に肺血管抵抗を低下させ，適時，心臓カテーテル検査で病態を把握しながら，外科医，小児科医らとともにカンファランスを開いて閉鎖術の適応判定を行っている．一期的な心房中隔欠損閉鎖では肺高血圧悪化の可能性が否定できないと考えた場合には，fenestration（小孔）付きの外科的パッチ閉鎖を行い，肺高血圧が悪化しないことを確認してから二期的に経皮的心房中隔欠損閉鎖術を行い，完全閉鎖を行った症例も当院では経験している．ただ，重症の肺高血圧を合併した心房中隔欠損症の場合は，肺高血圧に対する知識や経験が必要なため，専門施設に紹介して相談した方が安全である．

3）心房細動を合併する場合の心房中隔欠損閉鎖術の適応評価

また，本症例のように心房細動を合併している症例では，まずカテーテルアブレーション治療(経皮的肺静脈隔離術)を行い，心房細動の再発がないと確認したのちに，経皮的心房中隔欠損閉鎖術を実施する(経皮的心房中隔欠損閉鎖術後に心房中隔穿刺を行うことはできる限り避けるべきである)．

Answer 3　1

その後の経過

本症例は，カテーテルアブレーション治療で心房細動の治療をしたのちに，経皮的心房中隔欠損閉鎖術にて16 mm の閉鎖栓を留置して，再発なく良好に経過している(図29-5)．

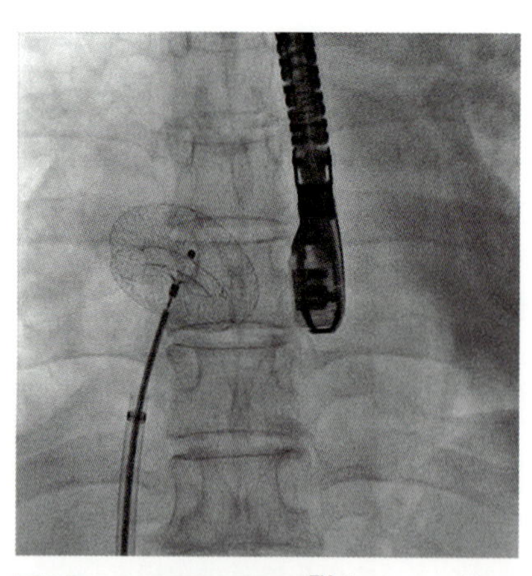

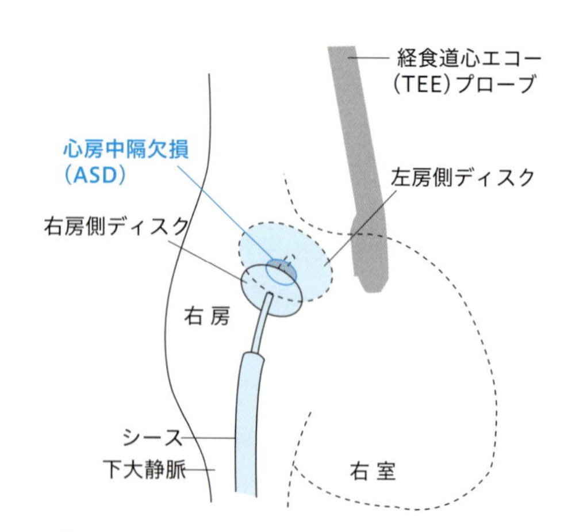

図29-5　AMPLATZER™（セント・ジュード・メディカル社）留置中の胸部 X 線写真とシェーマ
右側にみられる経食道心エコーも用いて，留置時にリアルタイムで確認するため，心エコー担当医も治療チームの一員としてきわめて重要である(当院の症例より)．心房中隔欠損(ASD)は，正面の画像で見ると，水平ではなく，手前から奥へ向けて孔が開いていることに注意する．

患者本人は抑うつ症だと思っていたようだが，心房中隔欠損閉鎖により全身の心拍出量が増加したことで，体調不良だけではなく抑うつ状態も改善し，これらは低心拍出による二次的な症状であったことが判明した．また，術後の心肺機能検査では，最大酸素摂取量(peak VO_2)は29.5 mL/kg/分(正常値の92％)まで増加し，SpO_2の低下もなくなり，患者本人は今まで無意識に運動制限をしていたと気づき，驚いていた．

本症例のポイント

- 成長して初めて診断される成人先天性疾患の場合は，無意識に運動制限をしており自覚症状に乏しいこともあるため，注意深い問診が必要である．
- 健診でときに指摘される心電図の右軸偏位や右脚ブロック，胸部 X 線写真での肺門部拡張の所見は，成人先天性疾患を含めた右心負荷所見である場合もあり，注意が必要である．
- 心房細動は右心負荷の結果として引き起こされている場合もあり，原疾患がないかをかならず検索する必要がある．
- 右心系の評価がまだ確立していないことも，成人先天性心疾患の評価を困難にしている原因である．心臓 MRI 検査，CT 検査，経食道心エコー検査，心臓カテーテル検査，心肺機能検査などを行い，そのほかの合併疾患がないかを包括的に調べる必要がある．
- 経皮的心房中隔欠損閉鎖術の適応と，長所・短所を正しく理解しておく必要がある．

column 経皮的心房中隔欠損閉鎖術とは？

心房中隔欠損症(ASD)は，1976年に King らによって初めてカテーテル閉鎖術が行われて以来，数多くの閉鎖デバイスが開発されてきた．1997年の AMPLATZER™ Septal Occluder (ASO，セント・ジュード・メディカル社)の登場により，心房中隔欠損症のカテーテル治療の成績は飛躍的に向上し，カテーテル閉鎖術は外科的閉鎖術と並ぶ標準的治療法となった．

わが国では1998年に行われた臨床試験を経て，2005年8月より ASO の使用が開始され，2006年4月より保険償還された．当初は小児科領域のみで使用されていたが，2011年より成人の循環器内科患者も治療可能となった．AMPLATZER™ 閉鎖栓は，眼鏡のフレームなどに使用されるニッケル・チタン合金(ニチノール)製であり，大腿静脈からのアプローチで心房中隔に留置する．経食道心エコーで観察しながら留置するため，閉鎖術は全身麻酔下で行う．症例によっては，局所麻酔下に心腔内エコーのみを用いて閉鎖術を行う場合もある．およそ4～5日程度の入院で閉鎖できるため，外科手術よりきわめて侵襲性が低い．施設にもよるが，術後1カ月は抗血小板薬，術後6カ月は抗凝固薬を内服し，その後の内服薬は必要ない．

経皮的心房中隔欠損閉鎖術には，心臓カテーテルの知識や技術と，成人先天性心疾患の広い理解も必要なため，限られた施設と術者のみで治療可能である．日本心血管インターベンション治療学会(CVIT)では，2016年の段階で東京大学医学部附属病院を含めた31施設，30術者による実施が認定されている．AMPLATZER™ 閉鎖術を含め，structural heart disease intervention は開拓中の分野であり，今後大いに発展が期待される分野として注目されている．

(稲葉俊郎)

30. 心室中隔欠損症, Eisenmenger 症候群

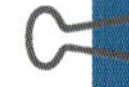

症 例　13歳男性

主 訴 チアノーゼ

現病歴

新生児期に哺乳が緩慢で, 体重増加不良を認めた. 当時, 総合病院の外来にて心エコー検査を行い, 小さな心室中隔欠損 (VSD) と診断されたが, 以降のフォローはされていなかった. 生後4カ月以降は哺乳の様子も改善し, 体重増加が良好となった. その後の健康診断などで心雑音を指摘されたことはない. 10歳前後には易疲労や運動時の息切れがあったものの, これらの症状を主訴として医療機関を受診することはなかった. 今回, 学校健診でチアノーゼを指摘されて受診した.

身体所見

受診時の心拍数は87/分, 多呼吸や陥没呼吸はなく, SpO_2は93%であった. 診察上, 肝腫大や末梢の浮腫, 冷感はなく, ばち指を認めた. 呼吸音の異常はなかった. 心音はⅡ音の亢進を認めたが, 心雑音は認められなかった.

Question 1 この時点でどのような疾患の可能性を考えるか?

1. 肺動静脈瘻などの肺内シャント性疾患
2. 肺高血圧症
3. 心筋症などによる左心不全
4. 赤血球異常症

中学生は, 小児科ではなく内科を受診することも十分にありうる年齢で, 結果的には先天性心疾患による症状であっても, 実際にチアノーゼの精査が必要で内科を受診するケースはある. 左心不全によって SpO_2低下が生じる場合にはすでに肺うっ血が強いことが考えられ, 通常は多呼吸や陥没呼吸(吸気時に胸の一部が陥没する)などの症状を伴う. しかし, 本症例のように軽度の自覚症状のみでチアノーゼと低酸素血症を伴う場合には, 中等度以上の自覚症状が生じやすい左心不全が原因とは考えにくい. また, 本症例では多呼吸および陥没呼吸がみられなかったことから, 肺内シャント性疾患, 肺高血圧症, 赤血球異常症のような, まれな疾患を念頭に検査と鑑別診断を進めることになる.

肺動静脈瘻などの肺内シャント性疾患に対しては胸部単純 X 線撮影および造影 CT 検査を行い, 赤血球異常症については血算による, 赤血球数, ヘモグロビンの確認, および血液像による赤血球形態の確認が必要である. また, 肺高血圧の原因には, 先天性心疾患に伴うもの,

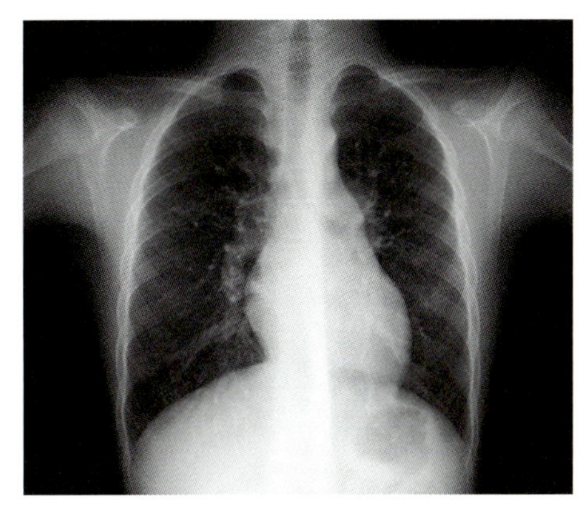

図30-1　胸部単純 X 線写真

膠原病などの疾患に続発したもの，などが考えられる．幼少時に心臓超音波検査(心エコー検査)が行われていったん診断がつけられていたとしても，心エコー検査の再検と，胸部単純 X 線撮影を行うべきである．

Answer 1　1，2，4

スクリーニング検査として，血液検査(下線部はとくに注意すべき値を示す)，胸部単純 X 線撮影(図30-1)，心電図をオーダーした．

〈血 算〉	**RBC** 511 × $10^4/\mu$L	**Hb** 15.2 g/dL	**Hct** 44.0％	
〈血液像〉	赤血球形態の異常なし			
〈凝 固〉	**Plt** 15.6 × $10^4/\mu$L			
〈生 化〉	**BUN** 12.4 mg/dL	**Cre** 0.56 mg/dL	**UA** 6.1 mg/dL	**Fe** 125 μg/dL
	UIBC 226 μg/dL	**フェリチン** 39 ng/mL		

Question 2　胸部単純 X 線写真における所見をどう考えるか？

1. 胸郭の過膨張を認める
2. 肺野の透過性が亢進している
3. 肺門部中心に結節影を認める
4. 有意な心拡大はない
5. 左2弓の突出を認める

本症例において着目すべきは肺野の透過性が亢進している点である(図30-2)．通常みられるような肺血管陰影が目立たないことに疑念を抱くべきである．肺動静脈奇形がある場合には，そのサイズにより淡い結節影が認められることがある．また通常，肺高血圧を反映した肺動脈の拡張により左2弓の突出が認められる．

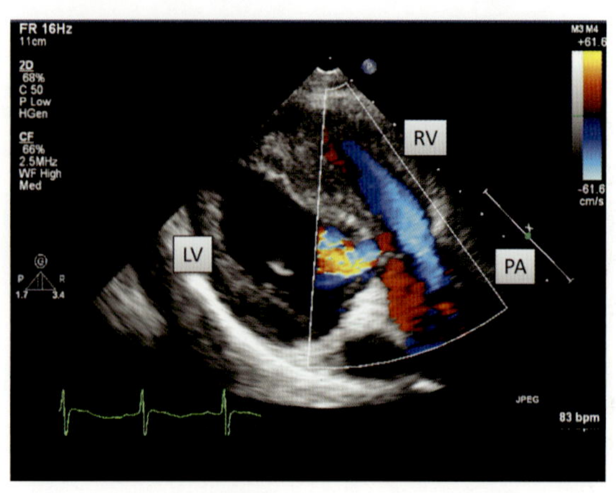

図30-2　心エコー検査

Eisenmenger 症候群における典型的な胸部単純 X 線撮影所見は，肺血管陰影の減弱，左2弓の突出であり，有意な弁逆流や心機能の低下を伴わない症例では心拡大が生じにくい．

Answer 2　2，4，5

血算ではヘモグロビン濃度(Hb)の増加が認められるものの，血液像では大きな異常所見はなかった．一般的に Eisenmenger 症候群では，赤血球増多，ヘマトクリット高値，小球性貧血，血小板減少，高尿酸血症，低コレステロール血症を呈することが多い．チアノーゼによる腎機能障害が進行すると血中尿素窒素(BUN)やクレアチニン(Cre)の上昇を伴うこともある．

このあと，心エコー検査(図30-2)を行ったところ，肺動脈弁直下に心室中隔欠損 ventricular septal defect (VSD)があり，同部位で両方向性短絡となっていることが判明した．この時点での診断は VSD，肺高血圧症，Eisenmenger 症候群の疑い，である．なお，肺動静脈瘻などの肺内右左短絡では高度な肺高血圧を生じることはない．

Question 3　さらに行うべき検査は以下のどれか？

1. 心臓カテーテル検査
2. 肺血流シンチグラフィ
3. 6分間歩行距離，あるいは心肺運動負荷試験(CPX)
4. 胸部造影 CT 検査，あるいは MRI 検査

Eisenmenger 症候群を疑う症例について，可逆性の有無を含めて診断を確定する，肺血管拡張剤に対する反応性を確認するために心臓カテーテル検査を行うことは重要である．胸部造影 CT 検査は，動脈管開存 patent ductus arteriosus (PDA)の有無，肺塞栓症の有無を判定することができる．MRI で肺血流量(Qp)，体血流量(Qs)を判定することが可能である．患者の全身状態により，MRI 検査に加えて心臓カテーテル検査(造影なし)を行うなど，検査を適宜

アレンジする．肺血流シンチグラフィについては肺塞栓症の有無を確認することができる．運動能の評価は，米国心臓病学会と米国心臓協会(ACC/AHA)による2008年のガイドラインでクラス 2の推奨とされている．なお，肺血流シンチグラフィ，造影 CT 検査や MRI 検査はクラス 1の推奨である．

Answer 3 1～4すべて

心臓カテーテル検査結果，6分間歩行試験の結果を以下に示す．

1) 心臓カテーテル検査

①室内気

RAm7，RV 120/e10，PA 110/70 (90)，LVp105/e9，dAo 105/68 (85)

Qp/Qs 1.1，Rp 26.4 U・m^2

②酸素10L マスク投与

PA 104/63 (85)，dAo 102/65 (84)

Qp/Qs 1.1，Rp 24.5 U・m^2

2) 6分間歩行試験

320 m，検査前 SpO_2 92 %，終了時 SpO_2 74 %，修正 Borg スケール 5

心臓カテーテル検査の結果，本症例は重度の肺高血圧および肺血管抵抗を示しており，酸素負荷試験ではほとんど変化を示さなかった．これにより，VSD とそれに続発した Eisenmenger 症候群の診断を確定した．造影 CT 検査では，明らかな肺塞栓を示す所見はみられなかった．

なお，小児科領域で用いられる肺血管抵抗は Rp〔U・m^2〕であり，これは循環器科領域で用いられる PVR〔dynes・sec・cm^{-5}〕を80で割った WU (Wood 単位)を体表面積(BSA)で補正したものである．WU × BSA より Rp〔U・m^2〕が求められる．小児科患者は体格の差が大きいため，BSA で補正を行うことに注意が必要となる．論文などでは「WU/m^2」と記載されているものが見かけられるが，これは「WU を BSA で補正した」という意味であり，BSA で割ったということではない．

Question 4 最初に行うべき治療はどれか？

1. 利尿薬投与
2. 瀉 血
3. 肺血管拡張薬投与
4. 鉄剤投与
5. 抗血小板薬投与

Eisenmenger 症候群の患者の管理について考える．AHA/ACC ガイドラインにもあるように，避けるべきこととして，①妊娠，②脱水，③強い運動，④温泉やサウナ，⑤5,000フィート(1,500メートル)を超える高地，⑥鉄欠乏があげられている．胃腸炎などの際に，脱水を契機として急性増悪をきたすことがあり，患者に対する情報提供も必須である．また，心不全症例でない限り，利尿薬投与は原則的に行わない．瀉血については，多血症の症状が強い症例に対してヘマトクリット(Hct) < 65 %をめやすに行われることもあるが，瀉血によって鉄欠乏を起こす危険性もあり，治療そのものにエビデンスはなく，ガイドラインにもふれられていない．

肺血管拡張薬については，Beghetti，Galiè らが論じているようにボセンタン治療によって6分間歩行距離の改善や肺高血圧の機能分類改善などのデータが明らかになっている[1]．しかし，過剰な投与は低血圧を招くため，慎重な導入が必要である．

フェリチン値を確認し，必要な症例には鉄剤を投与する．本症例はフェリチン値が低値ではないため，鉄剤投与は不要と判断した．ただし，易疲労や頭痛の原因として鉄欠乏が関与している場合があるため，定期的に血液検査でチェックする必要がある．本症候群では，チアノーゼ，続発性多血症に伴い，血液が過粘稠になることから，抗血小板薬投与，抗凝固薬投与についても検討されることが多いが，喀血などの出血リスクもあり，リスクとベネフィットをよく検討する必要がある．なお，AHA/ACC ガイドラインでは推奨されていない．造影 CT 検査や肺血流シンチグラフィによって肺塞栓がある症例では検討してもよいと思われる．

Answer 4 3

▶ 参考として別の患者で撮像した肺血流シンチグラフィ(図30-3)を提示する．

Eisenmenger 症候群ではその他の肺高血圧症と同様に，血流の不均等分布が認められるが，この画像においては塞栓を反映した楔状の欠損は認められない．

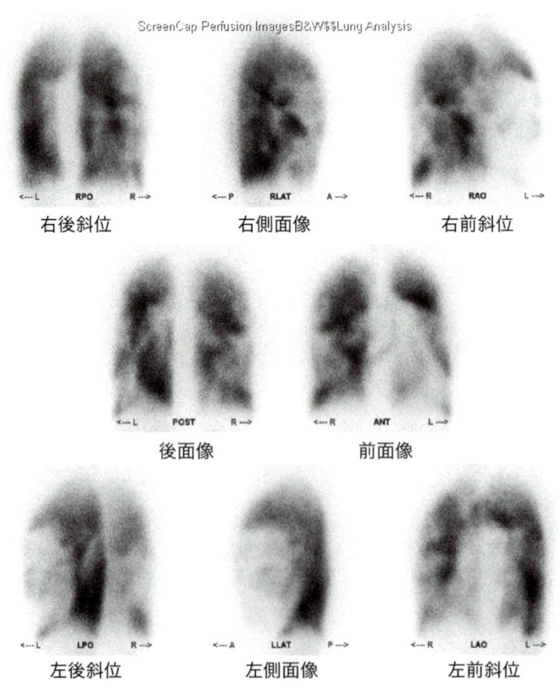

図30-3 肺血流シンチグラフィ(Eisenmenger 症候群別症例)

その後の経過

本症例に対して，ボセンタン内服を開始した．2年後の6分間歩行距離は390 mで修正 Borgスケールは1であった．臨床症状の改善が得られたと考え，現在も内服を継続している．

本症例のポイント

- 心室中隔欠損があっても，肺高血圧が進行すると収縮期雑音を聴取できなくなる．
- Eisenmenger 症候群の胸部単純 X 線撮影では，肺血管陰影の減弱が認められる．
- 心臓カテーテル検査では，酸素負荷試験による肺血管抵抗の改善はほとんど認められなかった．
- 6分間歩行試験を行い，ボセンタン内服を開始した．

column　Eisenmenger 症候群の根本治療としての移植

Eisenmenger 症候群は，突発的に肺高血圧クリーゼ，喀血，塞栓症を起こさなければ，比較的ゆっくりと下降線をたどる予後不良疾患である．基本的には心筋の収縮能はよく保たれるため，心内修復術と肺移植を同時に行う，という治療の報告もある．しかし肺移植そのものの5年生存率が50％程度と高くないため，どの症例に対して選択肢を提示するべきか，判断が難しい．

（進藤考洋　　分担編集：稲葉俊郎）

■文献

1) Berger RM, et al.：Atrial septal defects versus ventricular septal defects in BREATHE-5, a placebo-controlled study of pulmonary arterial hypertension related to Eisenmenger's syndrome：a subgroup analysis. Int J Cardiol, 144：373-378, 2010.

31. ファロー四徴症術後症例

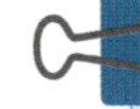

症 例　49歳男性

主 訴 労作時息切れ

現病歴

満期産 3,420 g で出生．生後３カ月で心雑音を指摘された．４歳時にファロー四徴症〔心室中隔欠損症（VSD），肺動脈狭窄（PS）＋右室流出路狭窄，大動脈騎乗，右側大動脈弓〕と診断．５歳時に，心室中隔欠損症，および肺動脈狭窄，右室流出路狭窄に対して，VSD パッチ縫着術および PS 解除＋右室流出路形成術を施行された．その後，薬物治療は行わなかったものの，無症状で経過．12 歳以降は外来診察による経過観察が中断されていた．43 歳時には，健康診断で心房細動を指摘され，近医にて抗凝固薬を処方されている．

今回，日常生活にて労作時の息切れを感じる〔NYHA（New York Heart Association）心機能分類Ⅱ度〕とのことで，近医より当院へ紹介受診となった．

身体所見 血圧 104/62 mmHg，脈拍 64/分・不整，SpO_2 98％．聴診上でⅡ音の亢進を認め，また，収縮期駆出性雑音 Levine 分類Ⅳ/Ⅵ（第 2，3 肋間胸骨左縁），拡張期雑音 Levine 分類Ⅱ/Ⅵ（第 3 肋間胸骨左縁）を聴取する．心電図（図 31-1）では心房細動（心拍 64/分）を認めた．X 線写真上（図 31-2）では心胸郭比（CTR）の拡大および右第 2 弓の拡大，また，軽度肺うっ血像を認めた．血液検査結果では BNP 値が 275 pg/mL と上昇を認めた．

内服薬 ワルファリンカリウム 3 mg，ジゴキシン 0.125 mg，フロセミド 10 mg.

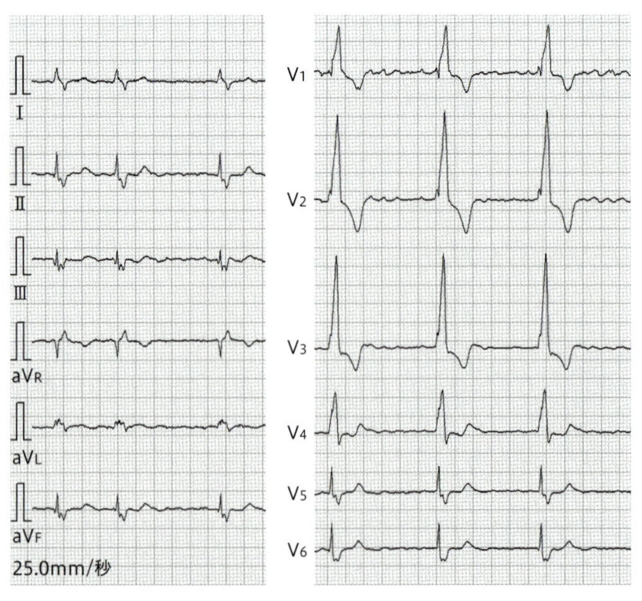

図31-1　来院時12誘導心電図

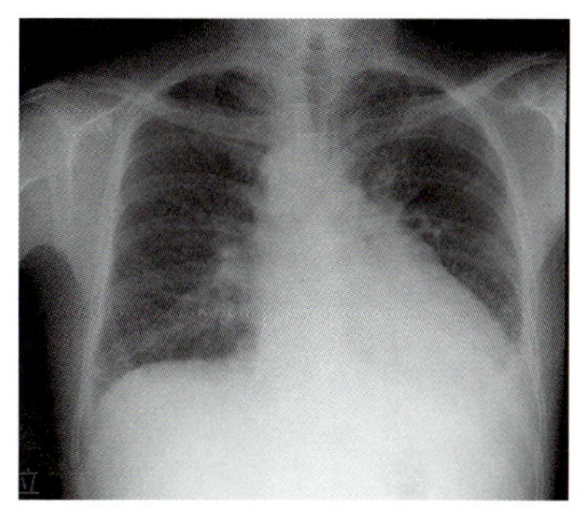

図31-2　来院時胸部 X 線写真

Question 1　本症例で，次に行うべきことはどれか？

1. 診療情報提供を依頼する
2. 詳細な病歴聴取を行う
3. 心臓カテーテル検査
4. 心エコー検査
5. 運動負荷試験

ファロー四徴症 tetralogy of Fallot (TOF) は，1888年にフランス人医師 Fallot が初めて報告した最も頻度の高いチアノーゼ性先天性心疾患であり，肺動脈狭窄 pulmonary artery stenosis，心室中隔欠損 ventricular septal defect (VSD)，大動脈騎乗 aortic override と，二次的に生じる右室肥大の4つの特徴をもつ．小児期に行われる心内修復術(右室流出路拡大＋心室中隔欠損閉鎖)後にはチアノーゼは消失し，通常の日常生活が送れるようになる．

一方，術後遠隔期には肺動脈弁逆流や狭窄を生じ，心不全や頻脈性不整脈を発症する危険があることがわかってきた．術後の血行動態異常は，手術時年齢，心筋保護法，術式の影響を受け，運動耐容能低下や，上室性不整脈・心室性不整脈の合併につながる．また，心内修復時の術式によって遠隔期の肺動脈弁逆流の程度が異なってくるので，過去の手術記録にも注意が必要である．肺動脈弁輪を越える流出路切開は遠隔期に重度の肺動脈弁逆流を引き起こすため，可能な限り弁輪と自己肺動脈弁を温存した手術が望ましいとされている．中等度以上の肺動脈弁閉鎖不全による右室容量負荷は右室拡大，右室収縮低下をきたすが，無症状であることも少なくない．無症状であっても運動耐容能の低下や心房性頻拍，心室頻拍 ventricular tachycardia (VT) などの頻脈性不整脈から突然死を引き起こすこともあるので，注意を要する．

本症例でも病歴聴取のうえ，小児期に加療を受けていた病院へ診療情報提供を依頼した．手術記録によると，5歳時に受けた手術の術式は1弁付き trans-annular パッチを用いた右室流出路形成術(図31-3)であり，遠隔期の肺動脈弁逆流のリスクが高いと考えられた．術後，6歳時の心臓カテーテル検査では，右室圧26 mmHg，右室拡張末期圧5 mmHg，右室肺動脈圧較差10 mmHg，肺動脈弁逆流2度と評価されていた．

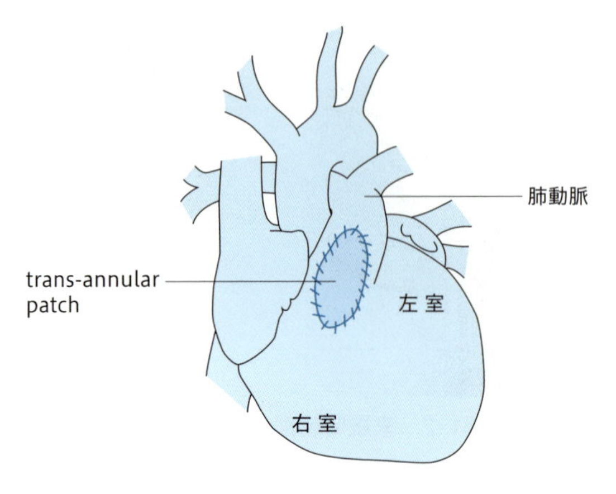

図31-3　右室流出路パッチ拡大術
かつての手術はこの方法が多い．右室から肺動脈まで大きく切開するので遠隔期の心室性不整脈のリスク因子である．また肺動脈弁逆流も高頻度に生じ再手術が必要となることが多い．

当院では，まず心臓超音波検査(心エコー検査)を施行した．その結果，左室・右室ともに拡大と，心機能低下を認めた〔左室駆出率(LVEF) 25％〕．さらに，右室収縮期圧高値(RVSP 70 mmHg)と，右室-肺動脈(RV-PA)間に42 mmHg の圧較差，また重症の肺動脈弁逆流を認めた．

Answer 1　1，2，4

Question 2　左心機能低下の原因は以下のいずれと考えられるか？

1. 虚血性心筋症
2. 拡張型心筋症
3. シャントによる容量負荷
4. 右室左室相互連関
5. TOF 根治術後の遺残症

TOF 術後遠隔期に問題となることが多いのは，肺動脈弁閉鎖不全，右室機能不全と，それに伴う心不全，不整脈であるが，左室機能低下を合併することもしばしばある．左室機能低下の原因は，修復術時の不十分な心筋保護，手術時の冠動脈損傷，大動脈弁閉鎖不全による左心負荷，遺残短絡による長期の容量負荷，加齢に伴う高血圧・冠動脈疾患など，さまざまである．

1970年代に人工心肺・心筋保護液が進歩したことにより安定した開心術が確立し，1980年代以降は，複雑心奇形を含め，先天性心疾患患者の多くが成人期を迎えられるようになった．ただし，過渡期である1970～1980年代の手術では，不十分な心筋保護により術後遠隔期に左室機能低下を生じることがあった．また，一般的に TOF 患者は大動脈弁輪径が大きく，加齢に伴って大動脈弁閉鎖不全の合併が増加するため，注意が必要である．根治手術後にもかかわらず残存する大動脈拡大の原因は不明であり，大動脈壁の遺伝的病変や組織学的病変も指摘されている．また，高度の右室機能不全から二次的に左室機能不全が起こる場合もある．

Answer 2 3，4，5

Question 3 本症例では次にどの検査を追加すべきか？

1. 心臓 MRI 検査
2. 心肺運動負荷検査
3. 心臓カテーテル検査
4. 心筋シンチグラフィ
5. 冠動脈 CT 検査

本症例は労作時の息切れ症状を呈し，右室機能低下，左室機能低下，高度肺動脈弁狭窄および逆流を認めている．再手術の必要性の評価を目的として，心臓 MRI 検査，心臓カテーテル検査を施行した．また，左室機能低下の原因として虚血を除外するため，冠動脈 CT 検査を施行したが，冠動脈には有意狭窄を認めなかった．虚血除外ののちに心肺運動負荷検査による運動耐容能評価も行った．

Answer 3 1，2，3，5

検査結果は以下のとおりである．

1) 心臓MRI検査

心機能評価のため心臓 MRI 検査を行った(図31-4)．上行大動脈径 36 mm，右室拡張末期容積係数(RVEDVI) 189 mL/m^2，右室駆出率(RVEF) 26 %，左室拡張末期容積係数(LVEDVI) 185 mL/m^2，左室駆出率(LVEF) 19 %，肺動脈弁逆流分画 40 %，右室流出路に狭窄を認める

(A) 四腔像

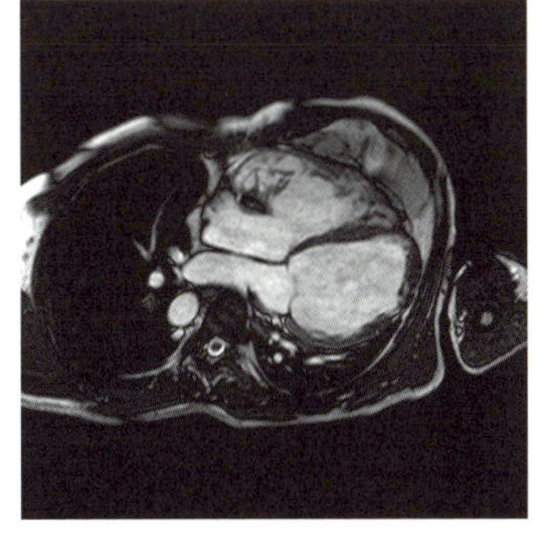

(B) 右室流出路狭窄

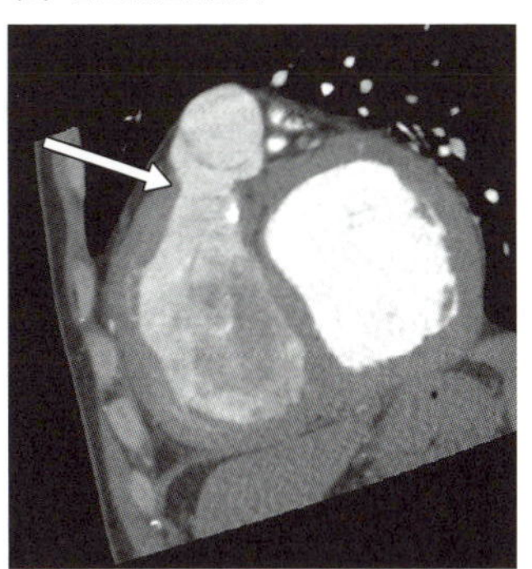

図31-4 心臓 MRI 画像
右室流出路に狭窄(⇨)が認められた．

(図31-4 B)．残存シャントは認めず．

2) 心臓カテーテル検査（おもな結果を示す）

観血的動脈圧(ABP) 82/51/(65) mmHg，右房圧 5/3/(2) mmHg，右室圧 72 (EDP 6) mmHg，主肺動脈圧 25/9/(15) mmHg，肺動脈楔入圧(PAWP) 14/16/(10) mmHg，左室圧(LV) 84/(EDP 11) mmHg，右室-主肺動脈(RV-PA)引き抜き圧較差52 mmHg，心係数(Fick 法) 2.3 L/分/m^2．サンプリングでは O_2 step up を認めず．

3) 血管造影

右室拡張著明，高度肺動脈弁逆流，軽度三尖弁逆流，左室拡張著明，左室収縮能低下，軽度大動脈弁逆流(Sellers 分類 I 度)

4) 心肺運動負荷検査

最高酸素摂取量(peak $\dot{V}O_2$) 17.8 mL/kg/分(正常値の68 %)，嫌気代謝閾値(AT) 9.0 mL/kg/分(正常値の59 %)と，運動耐容能の低下を認めた．最大運動時の SpO_2 は98 %と，低下は認めなかった(最大運動負荷量 100ワット)．

運動耐容能評価は，症状のない肺動脈弁逆流，右心機能不全に対する手術介入のタイミングを決定するために重要な検査である．右室収縮不全のみでは，かなり進行するまで運動耐容能は低下しにくいが，最大酸素摂取量(peak $\dot{V}O_2$)が正常の70 %以下に低下する場合は，高度な右心不全の存在・進行を疑う必要があり，手術介入を考慮するきっかけとなる．動悸症状や頻脈発作が生じる症例では，電気生理学的検査(EPS)，カテーテルアブレーションも施行する．

Question 4 検査結果をふまえて治療・検査方針をどうするか？

1. β遮断薬を処方
2. ACE 阻害薬やアンジオテンシンⅡ受容体遮断薬(ARB)を処方
3. 肺動脈弁置換術
4. 両室ペーシング機能付き植込み型除細動器(CRT-D)挿入
5. 電気生理学的検査(EPS)

本症例は，右室拡大，右心機能低下，運動耐容能低下を呈しており，肺動脈弁逆流と右室流出路狭窄に対する外科的介入が必要な状態である．ところが，左心機能低下のため耐術困難と考えられた．まず，β遮断薬であるカルベジロールと，アンジオテンシン変換酵素阻害薬(ACE 阻害薬)であるエナラプリルの内服を導入し，左室機能の改善を待って肺動脈弁置換術を行う方針とした．

TOF 術後遠隔期にはさまざまな遺残症，合併症が生じる(表31-1)．なかでも，心不全，不整脈，突然死が大きな問題であるが，その原因は肺動脈弁閉鎖不全による経年的な右室拡大，右室機能不全と右室流出路起源心室頻拍であることが多い．肺動脈弁置換術による再修復術後，時には，拡張した右室障害心筋の切除が同時に行われることもあり，右室機能が改善するだけでなく心室頻拍発生も減少する．弁置換のタイミングに関してはいまだ十分なコンセンサスが得られていないが，症状の出現と不可逆性にならない右室拡大が指標となる．右室障害が

表31-1　TOF 術後遠隔期の問題

遺残症
• 遺残短絡：心室中隔欠損，心房中隔欠損，卵円孔開存 • 肺動脈狭窄：弁下，弁性，弁上部，末梢性
術後遠隔期の続発症
• 肺動脈弁閉鎖不全 • 肺動脈狭窄：弁下，弁性，弁上部，末梢性 • 三尖弁閉鎖不全 • 右室機能不全：肺動脈弁閉鎖不全，狭窄，三尖弁閉鎖不全などが原因 • 左室機能不全：手術時の不適切な心筋保護，冠動脈損傷，シャントによる容量負荷などが原因 • 頻拍性不整脈：心房頻拍，心房粗細動，心室頻拍 • 房室ブロック • 突然死 • 大動脈弁閉鎖不全 • 大動脈拡張：長期の左右シャントによる容量負荷，内因性の大動脈壁異常などが原因
合併症
• 感染性心内膜炎

表31-2　TOF 術後肺動脈弁閉鎖不全の手術適応のめやす

• 右心不全症状の出現
• 運動耐容能の低下
• 中等度以上の右室拡張
　　右室拡張末期容積係数(RVEDVI)≧160 mL/m²
　　右室収縮末期容積係数(RVESVI)≧70 mL/m²
　　左室拡張末期容積係数(LVEDVI)≦65 mL/m²
• 右室収縮能低下：右室駆出率(RVEF)≦45％
• 右室流出路瘤とその周辺を起源とする心室頻拍
• 肺動脈狭窄の合併
　　右室収縮期圧／体血圧≧2/3
　　収縮期圧較差≧50 mmHg
• 遺残短絡の合併
• 三尖弁閉鎖不全の増悪
• 心房頻拍，心室頻拍，失神の合併
• QRS 幅≧180 msec

進行しすぎると再手術を施行しても右室機能が回復しないといわれており，手術時期を待ちすぎないよう注意する．TOF 術後肺動脈弁逆流の手術適応のめやすを表31-2に示す．

Answer 4　1，2，3

その後の経過

左室機能の改善を狙ってカルベジロールを0.625 mg/日より導入し20 mg/日まで増量，また，エナラプリルを2.5 mg/日より導入し5 mg/日まで増量した．MRI 検査では半年ほどで LVEF が42％にまで改善，左室拡張末期容積係数(LVEDVI)が115 mL/m²に縮小した．また，BNP も48.2 pg/mL まで低下した．右室に関しては，右室拡張末期容積係数(RVEDVI)が166 mL/m²，右室駆出率(RVEF)は26％と，改善はわずかであった．左室機能改善後の再度のカテーテル検査では，RV-PA 圧較差は55 mmHg であった．

そこで，左室機能が改善し，耐術可能であると判断し，右室流出路形成術および肺動脈弁置換術を施行した．肺動脈弁下の肥厚した心筋壁を切除して弁下の狭窄を解除した．肺動脈弁置換術は25 mm Epic™ Valve（セント・ジュード・メディカル社）を用いた．

手術後の MRI 検査では，LVEDVI 112 mL/m^2，LVEF 48％，RVEDVI 104 mL/m^2，RVEF 42％と，右室容積は著明に縮小し，収縮能も改善していた．左室収縮能の軽度低下は残存するため，カルベジロールとエナラプリルの内服は継続することとした．

本症例のポイント

- ファロー四徴症（TOF）術後症例は，状態がよければ薬物治療が行われておらず，時代によっては「根治」と説明されており，専門医療機関で経過観察（フォローアップ）されていないことも多い．症状が出現するまでには長い期間を要するが，適切な時期に介入をしないと不整脈や心不全を繰り返すことになるので，専門医による定期的な外来診察によるフォローアップが必要である．
- TOF 術後の肺動脈弁逆流により著明な右室拡大や収縮能低下をきたしている症例では，弁置換を行うことが適切である．弁置換のタイミングを逃さないように心エコー検査にて定期的に肺動脈弁機能と右室容積を観察し，右室容積の増大がある場合には MRI 検査にて右室容積や肺動脈弁逆流の定量評価を行う．
- 成人先天性心疾患例では，過去の術式や手術時期が術後の血行動態や不整脈の発生に影響する．また，外科的介入やカテーテル検査・治療をする際の解剖学的評価に必要であるので，過去の手術記録をできる限り入手する．
- 右室収縮不全単独では症状が軽微であることが多いため，心肺運動負荷検査により運動耐容能評価を行う．
- TOF 術後遠隔期には左心機能低下を合併する例もまれではない．後天性心疾患に対する対応と同様に，β遮断薬，アンジオテンシン変換酵素阻害薬（ACE 阻害薬）など心筋保護薬の導入も考慮すべきである．

（相馬　桂　　分担編集：稲葉俊郎）

32. WPW症候群，房室回帰性頻拍

症例 39歳女性

主訴 動悸

現病歴

10代のころから突然始まり突然停止する動悸と頻脈を自覚するようになり，近医を受診した．頻脈発作の回数は少なく，薬物治療で経過をみていた．

39歳になると再び動悸発作を自覚した．徐々に持続時間が長くなり，終日動悸がする日も出てきた．近医でベラパミルを処方され，発作時に内服していた．しかし，動悸発作が週に数回と増加し，日常生活に支障をきたすようになったため，治療を希望し，当院を紹介受診した．

身体所見

意識清明．体温37.0℃．身長158 cm，体重55.7 kg，BMI 22.3，血圧104/56 mmHg，心拍80/分・整，SpO_2 99％（room air）．

頭頸部所見 眼瞼結膜の蒼白なし．眼球結膜の黄染なし．頸静脈怒張なし．

胸部所見 心雑音なし，異常呼吸音なし．過剰心音なし．

腹部所見 腹部に特記すべき所見なし．

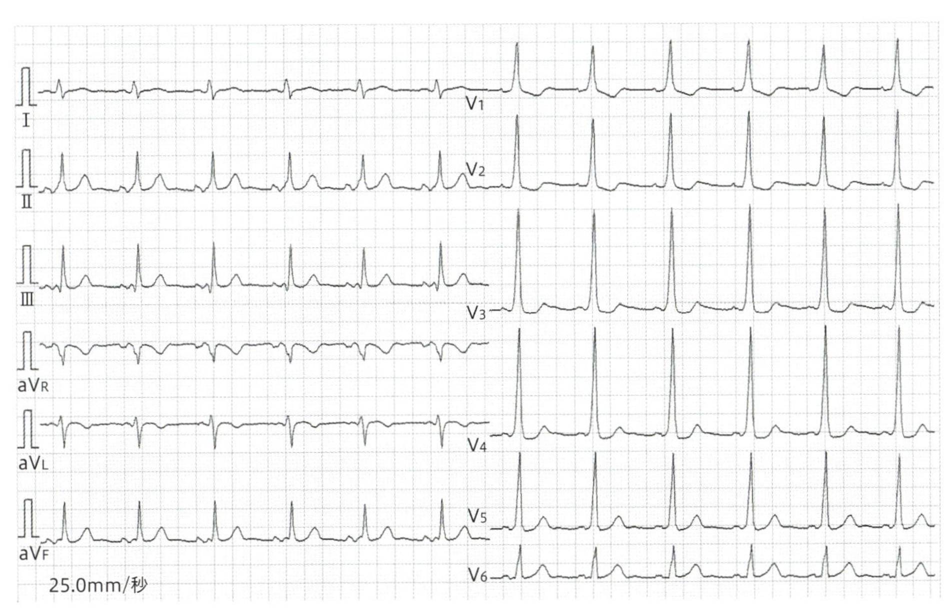

図32-1 非発作時12誘導心電図

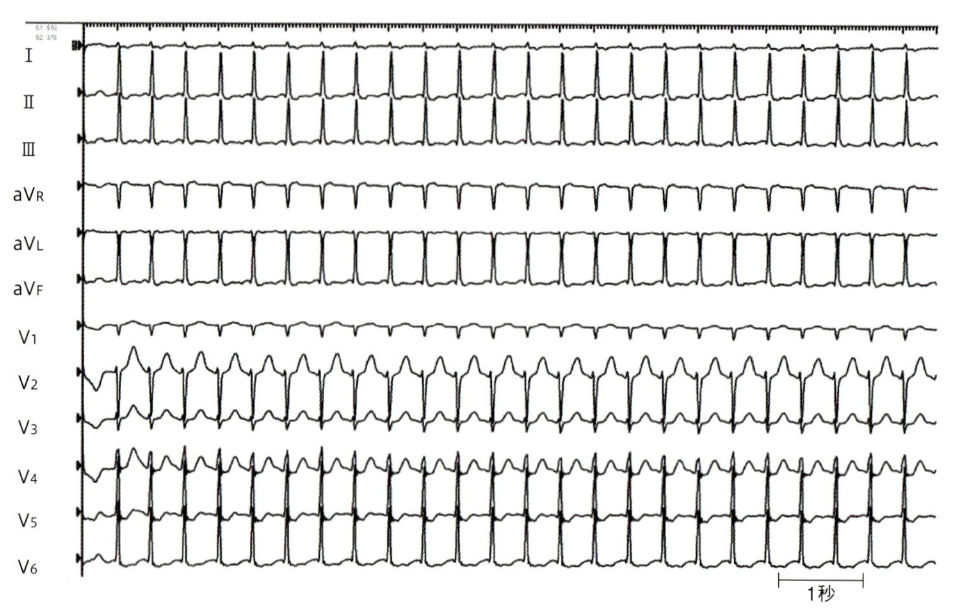

図32-2　発作時12誘導心電図

胸部 X 線写真では，心胸郭比(CTR) 43％，両側肋骨横隔膜角は鋭，肺野に異常はみられなかった．経胸壁心エコー検査では，壁運動異常なく，心機能は正常であった．非発作時と動悸発作時の12誘導心電図を図32-1および図32-2に示した．

Question 1　頻拍の心電図診断は？

1. 洞性頻脈
2. 発作性上室頻拍(PSVT)
3. 通常型心房粗動
4. 心室頻拍(VT)

発作時の12誘導心電図(図32-2)を見ると，頻拍はRR間隔が整の幅の狭いQRS波形であり，上室性不整脈を疑う．つぎに，QRS波形の後方に注目すると，下壁誘導で陰性成分の小さな波形が確認される．この波形は非発作時には認めず，発作時にQRSの後にかならず確認される．また，下壁誘導で陰性であり，この興奮は心房を下方から上方へと伝播しているとわかる．以上より，この波形は逆行性心房波(P' 波)と考えられる．心房波の極性から洞結節起源は考えにくく，洞性頻脈は否定される．また，明らかな鋸歯状波もなく，通常型心房粗動も否定される．QRSとP' 波から考えられる波形は1：1対応であり，房室解離はなく，心室頻拍 ventricular tachycardia (VT)も考えられない．したがって，発作性上室頻拍 paroxysmal supraventricular tachycardia (PSVT)と考えられる．

Answer 1　2

Question 2　発作性上室頻拍のうち，どの頻拍症を疑うか？

1. 通常型房室結節リエントリー性頻拍
2. 非通常型房室結節リエントリー性頻拍
3. 正方向性房室回帰性頻拍
4. 逆方向性房室回帰性頻拍
5. 心房頻拍

発作性上室頻拍の鑑別として，一般的に，房室結節リエントリー性頻拍 atrioventricular nodal reentrant tachycardia (AVNRT)，および房室回帰性頻拍 atrioventricular reciprocating tachycardia (AVRT)，心房頻拍 atrial tachycardia (AT)があげられる．以上の鑑別に際し，逆行性心房波(P' 波)の位置に着目することが重要である．

1) 心房頻拍，非通常型房室結節リエントリー性頻拍

QRS-P' 間隔が長いものを long RP' 頻拍といい，心室-心房伝導時間が長い，もしくは心房-心室伝導時間が短い，のいずれかを意味する．前者の代表が非通常型房室結節リエントリー性頻拍(uncommon AVNRT)，後者の代表が心房頻拍である．非通常型房室結節リエントリー性頻拍は fast-slow AVNRT ともよばれる．房室結節リエントリー性頻拍は，房室結節二重伝導路を介し生じるリエントリー性頻拍であるが，fast-slow AVNRT は房室結節速伝導路(fast pathway)を順行性，遅伝導路(slow pathway)を逆行性に旋回する．

本症例での発作時心電図(図32-2)を確認すると，心室波-心房波は短く，心房波-心室波は長く，long RP' 頻拍ではない．したがって，一般的には心房頻拍，非通常型房室結節リエントリー性頻拍ではないと考えられる．

2) 逆方向性房室回帰性頻拍

逆方向性房室回帰性頻拍は，副伝導路を順行性，房室結節を逆行性に旋回するものであり，通常は wide QRS 頻拍となり，本症例では選択肢から除外される．

3) 通常型房室結節リエントリー性頻拍，正方向性房室回帰性頻拍

残る鑑別として，通常型房室結節リエントリー性頻拍(common AVNRT)ないし房室回帰性頻拍(AVRT)の2つがあげられる．common AVNRT は slow-fast AVNRT というよび方もあり，遅伝導路を順行性，速伝導路を逆行性に伝導し，リエントリー回路を形成する．速伝導路を逆行するため，P' 波は QRS 波形の直後に発生または埋没してしまうので，QRS 直後または後半成分に P' 波がかろうじてみえるか，あるいは確認ができない．P' を意味する QRS 後半成分が陽性であれば偽性 r (pseudo r)，陰性であれば偽性 s (pseudo s)とよぶことがあるが，本症例の頻拍ではそれは見うけられない．P' 波を QRS よりも後方やや離れた位置に認めるが，これは房室結節よりも離れた位置で心室から心房に伝導していることを示唆する．正方向性 AVRT の場合，副伝導路を介して心室側から心房側に興奮が伝導することにより P' が形成されるため，QRS よりも遅れて確認されることが多い．

したがって，本症例では発作性上室頻拍のうちの正方向性 AVRT の可能性を最も疑う．なお，それを証明するためには電気生理学的検査(EPS)を要する．

Answer 2　3

Question 3 非発作時の心電図で認められる所見は何か？

1. 洞調律
2. 非特異的伝導障害
3. 早期興奮（Δ波）
4. 房室ブロック
5. QT 延長

本症例の非発作時の心電図（図32-1）は洞調律で，P 波のあとに QRS 波が続いており，房室ブロックはない．むしろ P-QRS 間隔が短く，QRS 前半に早期興奮を示唆するデルタ波（Δ波）を認める．このため，本症例は WPW 症候群（Wolff-Parkinson-White syndrome）と診断される．

WPW 症候群は若年で指摘されることが多い．1,000人に1～3人程度の頻度で認められるが，成人例の65％，かつ WPW 症候群を心電図で指摘された30歳以上の患者のうち40％は無症候性といわれている．40歳までに発作なく経過している無症候性 WPW 症候群は，発作をきたす可能性が低い．WPW 症候群の突然死発生率は0.15～0.6％/年と報告されているが，心房細動合併例では心室の早期興奮から多形性心室頻拍，心室細動をきたす場合があるため，リスク評価が重要である．とくに，心房細動時の脈拍が240 bpm 以上（RR 間隔で250 msec 未満）の場合がハイリスクとされている．すなわち，副伝導路の不応期が短いほど，致死性不整脈へ移行するリスクがあり，積極的に電気生理学的検査を検討すべきである．

Answer 3 1，3

Question 4 副伝導路の局在診断は？

1. 右前壁
2. 右後壁
3. 左前壁
4. 左後壁

WPW 症候群における副伝導路の局在診断では，V_1誘導での早期興奮波の極性で左心側か右心側かを鑑別し，つぎに下壁誘導の極性に着目する．V_1誘導における QRS 波形において，R 型を A 型，rS 型を B 型，QS 型を C 型とし，それぞれ，左側，右側，中隔の副伝導路を示唆する．V_1誘導で $R > S$ ならば興奮は後方から前方へ向かう成分が多いので，副伝導路は左側にある（A型）．一方，V_1誘導で $r < S$ であれば，心室の興奮は前方から後方へ向かう成分が多いため，副伝導路は右側にある（B型）．V_1誘導で QS パターンにみえるのは，中隔方向へと興奮が伝播するためである（C型）．

つぎに下壁誘導の極性に着目する．上方から下方へ興奮が伝播する場合，下壁誘導の早期興奮波は上向き，下方から上方へ興奮が伝播する場合はその逆である．副伝導路が自由壁側にある場合は下壁誘導に対して興奮は水平に近くなるため，極性はプラスマイナスにみえる．II誘導で極性がプラスマイナスなら右側自由壁，III誘導でプラスマイナスならば左側自由壁に副伝導路があると考えられる．

本症例では，V_1誘導において R＞S であり，副伝導路は左心室側にあると考えられる．Δ波の極性については，下壁誘導(II，III，aV_F)で陽性である．したがって，副伝導路は上方から下方に興奮が伝導していくと考えられる．以上より，左前壁に位置する副伝導路と推測できる．

Answer 4　3

Question 5　この頻拍に有効と考えられる薬剤は何か？

1. アデノシン三リン酸(ATP)
2. リドカイン
3. ピルジカイニド
4. ベラパミル

上室頻拍 supraventricular tachycardia (SVT)の発作を停止するにあたり，緊急的な停止を要する場合には，DC ショックを検討する．血行動態に余裕があり，緊急的な発作停止の必要な場合には，迷走神経反射や抗不整脈薬を試みる．

AVRT は，頻拍回路に房室結節と副伝導路(Kent 束)を含んでいる．すなわち，頻拍を停止させるには房室結節または副伝導路の伝導を抑制する．房室伝導を抑制するには，アデノシン三リン酸(ATP)，ベラパミルやジルチアゼムなどの Ca チャネル拮抗薬，β遮断薬があげられる．また，副伝導路に対しては Na チャネル遮断薬が有効である．Ⅰb 群抗不整脈薬は上室性不整脈に対しては無効なので，リドカインは選択されない．Ⅰa 群薬ないしⅠc 群薬は有効とされており，ジソピラミド，アプリンジン，シベンゾリン，ピルジカイニド，フレカイニドがあげられる．

気管支喘息などの禁忌となる併存疾患がなければ ATP の急速静注を行う．ATP は，発作性上室頻拍と，心房頻拍，心房粗動の鑑別のために使用することもできる．房室伝導の抑制により，心房頻拍であれば心房波(P 波)，心房粗動であれば鋸歯状波のみが心電図に記録される．房室結節を回路に含む発作性上室頻拍であれば頻拍は停止する．

Ca チャネル拮抗薬については，ベラパミル 5 mg やジルチアゼム 10 mg を生理食塩水で希釈し，5 分前後で緩徐に投与する．これらには陰性変力作用や弱い α 遮断作用もあるため，低心機能症例には注意を要する．また，WPW 症候群において心房細動を生じた場合，房室伝導を抑制することで，副伝導路を介する早期興奮から多型性心室頻拍，心室細動をきたすおそれがあり，心房細動ではないことを確認する必要がある．

ここまでを表 32-1 にまとめる．頻拍の鑑別において，停止時の波形パターンも有用であり，可能であれば薬剤投与中も心電図を記録することが望ましい．

Answer 5　1，3，4

表32-1　発作性上室頻拍に対する治療法一覧

タイプ	治療方法	クラス	エビデンスレベル
症候性 WPW 症候群（発作頻度高）	フレカイニド，プロパフェノン	Ⅱa	C
	ソタロール，アミオダロン	Ⅱa	C
	β遮断薬	Ⅱa	C
	ベラパミル	Ⅲ	C
	ジゴキシン	Ⅲ	C
	ジルチアゼム	Ⅲ	C
	カテーテルアブレーション	Ⅰ	B
症候性 WPW 症候群（発作頻度低）	無治療	Ⅰ	C
	迷走神経刺激	Ⅰ	B
	ベラパミル頓用	Ⅰ	B
	ジルチアゼム	Ⅰ	B
	β遮断薬	Ⅱb	B
	ソタロール，アミオダロン	Ⅲ	C
	フレカイニド，プロパフェノン	Ⅲ	C
	ジゴキシン	Ⅲ	C
	カテーテルアブレーション	Ⅰ	B
無症候性 WPW 症候群	無治療	Ⅰ	C
	カテーテルアブレーション	Ⅱa	B

Question 6　本症例の治療方針で望ましいのはどれか？

1. 薬物治療を行わず経過観察する
2. 発作時のみベラパミル（40 mg）を内服する
3. ベラパミル（40 mg/回）1日3錠の定時内服を開始する
4. Ⅰa 群抗不整脈薬，Ⅰc 群抗不整脈薬の内服を開始する
5. 電気生理学的検査，カテーテルアブレーションを行う

本症例は WPW 症候群において頻拍発作の頻度が多く，日常生活にも支障をきたしており，患者本人の治療希望も強かったため，日本循環器学会「カテーテルアブレーションの適応と手技に関するガイドライン」より，カテーテルアブレーションのクラスⅠ適応と判断した．発作時のベラパミル内服またはⅠ群薬の内服は有効な手段であるが，根治ではなく，発作停止のために使用する．ベラパミルの定時内服については，正常房室伝導の持続的な抑制が副伝導路の伝導を促進し，心房細動などの上室不整脈の際に心室レートを上昇させ，致死性不整脈を生じる危険性があるため，クラスⅢ（エビデンスレベル C）の適応とされており，推奨されない．

WPW 症候群に対する治療ではカテーテルアブレーションが最も有効で，95％以上の症例で根治が見込める．欧州心臓病学会（ESC），米国心臓病学会（ACC），日本循環器学会のいずれ

(A)右前斜位（RAO）

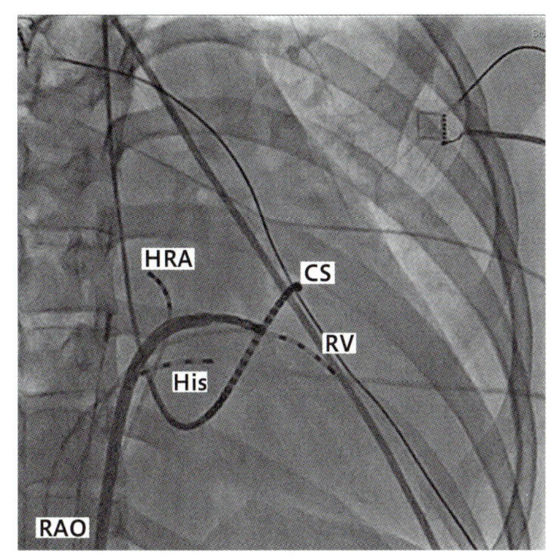

(B)左前斜位（LAO）

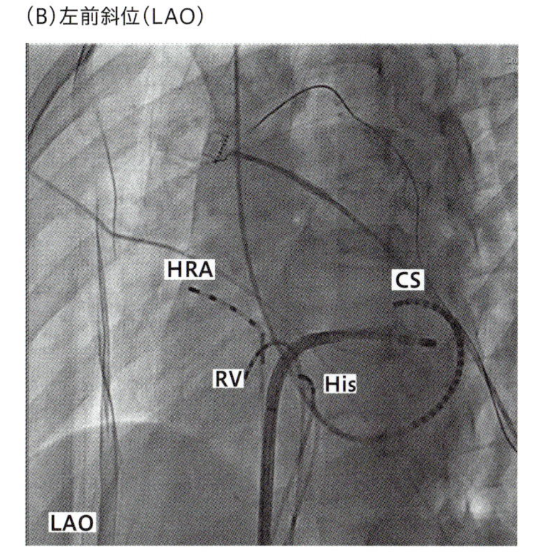

図32-3　本症例におけるカテーテルアブレーションの成功通電部位
12誘導心電図から推測されたとおり，左前壁の副伝導路であった．
HRA：高位右房，His：His 束，RV：右室，CS：冠静脈洞．

のガイドラインでも，WPW 症候群に対するカテーテルアブレーションの適応はクラスⅠに位置づけられている．そのほかの治療の選択肢に対する推奨レベルは表32-1に示すとおりである．

Answer 6　5

その後の経過

本症例での電気生理学的検査では，冠状静脈洞に留置した電極カテーテルから，術前診断のとおり，左前側の副伝導路と診断した．経心房中隔的に左房内へアプローチし，30W の通電にて数秒で副伝導路は消失した（図32-3）．その後，外来通院にて再発がないことを確認し，経過良好である．

本症例のポイント

- 頻拍の診断には QRS 幅と P' 波の位置，極性に着目する．
- 頻拍停止，鑑別のために使用すべき薬剤があることを理解しておく．
- WPW 症候群と診断したら，リスク評価が重要である．
- WPW 症候群の治療はカテーテルアブレーションが有効である．

（松原　巧　　分担編集：小島敏弥）

33. 発作性上室頻拍

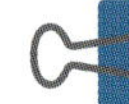

症例1　60歳男性

主 訴 動悸，冷汗

現病歴

受診日以前に，突然強い動悸を自覚したが，10分間程度で消失したことがあった．

その数日後，再び突然の動悸，冷汗を認めた．30分間経っても改善しないため，当院救急搬送となった．

身体所見 意識清明，冷汗著明，心拍154/分・整，血圧 70/50 mmHg，SpO_2 99％（room air）．脈圧は弱く，促迫，四肢冷感がみられた．心雑音・呼吸副雑音は聴取しなかった．

頻拍時12誘導心電図，および頻拍停止後12誘導心電図を図33-1に示す．

既往歴 30歳時に十二指腸潰瘍穿孔で手術歴がある．58歳時に高血圧を指摘されているが，降圧薬の服薬歴はない．

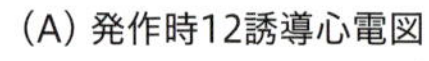

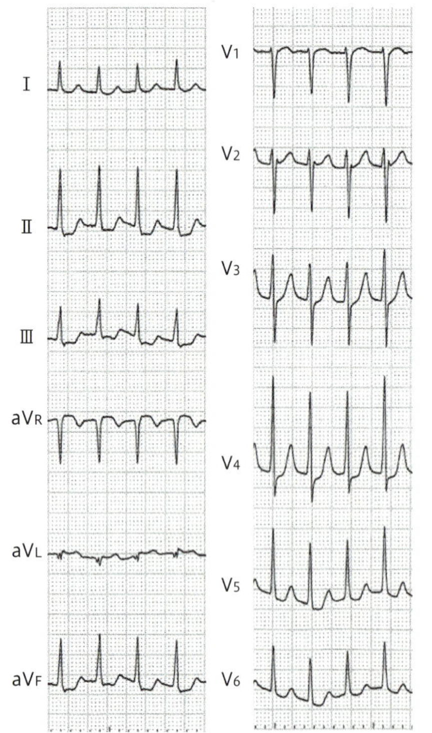

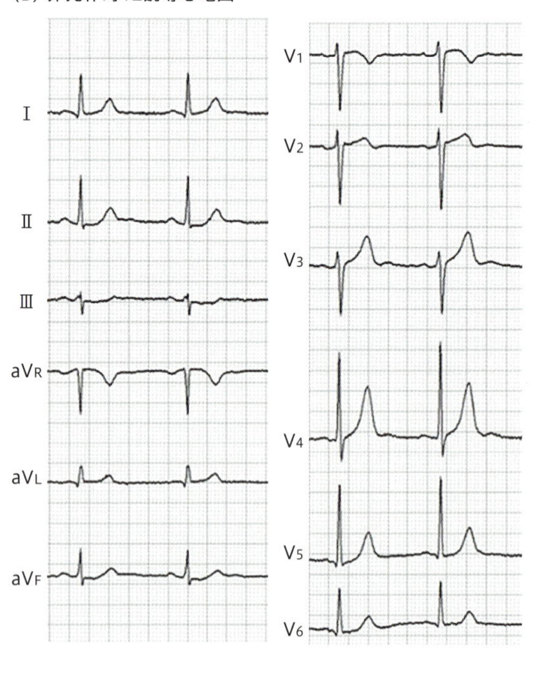

図33-1　頻拍発作時と非発作時の12誘導心電図（症例1）

引き続き，同様の症例（症例2，症例3）を紹介する．診断および病態，治療方針については，本章後半であわせて解説を行う．

症例2　60歳男性

主 訴 胸部圧迫感，めまい

現病歴

これまで健康診断で心電図異常を指摘されたことはない．突然の胸部圧迫感，めまいにて当院救急搬送となった．

身体所見 意識清明，血圧156/110 mmHg，SpO_2 98％（room air），来院時に，脈拍150〜160/分・整の頻拍を認めた．

頻拍時12誘導心電図，および頻拍停止後12誘導心電図を図33-2に示す．

既往歴 なし

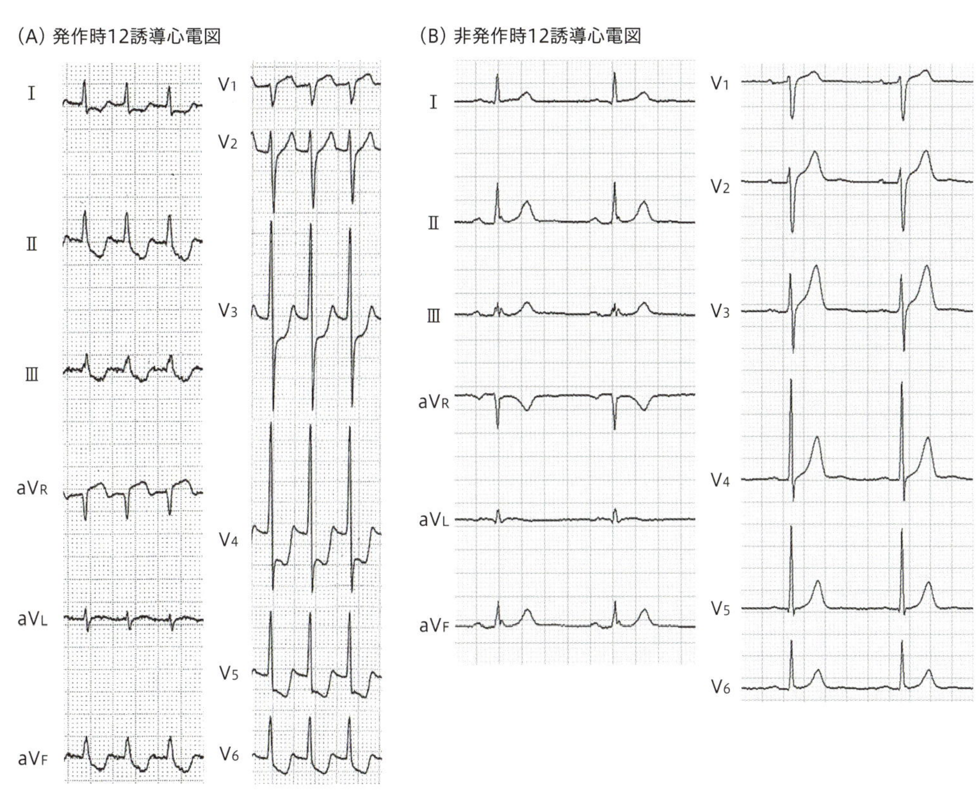

図33-2　頻拍発作時と非発作時の12誘導心電図（症例2）

症例3　49歳女性

主 訴 動悸，冷汗

現病歴

これまでも忙しいときに突然の動悸を自覚したことはあったが，数分で消退するため，医療機関の受診歴はなかった．健康診断で心電図異常を指摘されたが，心エコー検査にて異常所見がみられず，経過観察とされていた．

その後，突然動悸を自覚した．目撃者が救急要請したが，いったんは自然に消失したため，患者本人が一度搬送を断った．その30分後に再び突然動悸を自覚し，冷汗著明でその場にうずくまってしまったため，再度救急要請され，当院搬送となった．

身体所見 意識清明だが冷汗あり，呼吸促迫，脈拍 108/分・整，血圧 84/66 mmHg，SpO_2 96％（room air）．脈圧は弱く，促迫，四肢冷感があった．心雑音・呼吸副雑音は聴取しなかった．

頻拍時12誘導心電図，および頻拍停止後12誘導心電図を図33-3に示す．

既往歴 なし

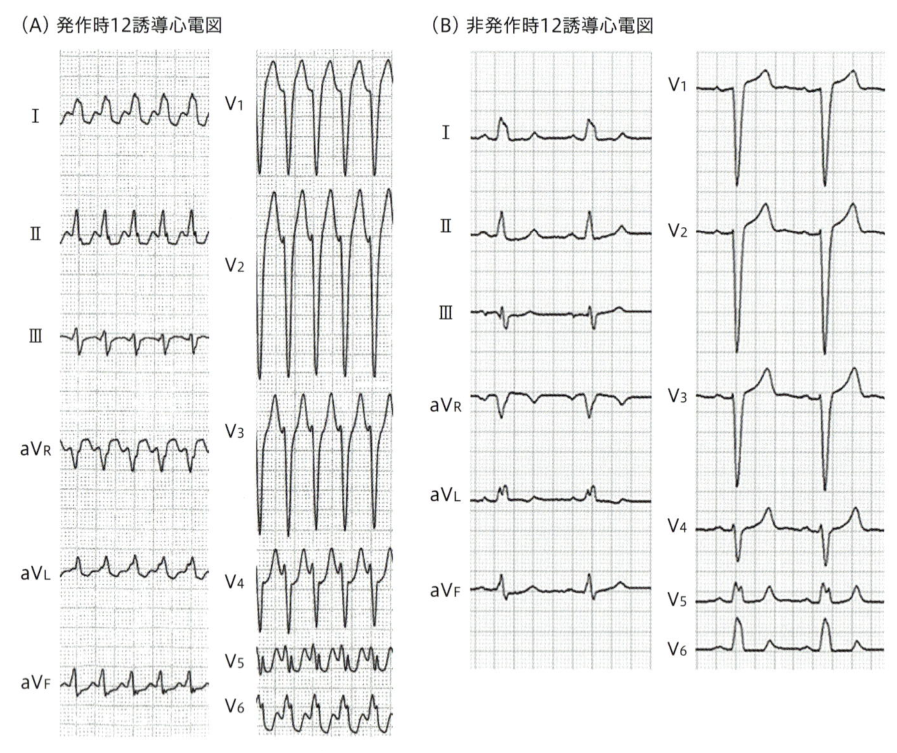

図33-3　頻拍発作時と非発作時の12誘導心電図（症例3）

Question 1	救急外来にて頻拍発作が持続している際にまず行うべき対処はどれか？　2つ選べ.

1. バイタルサインの確認
2. 12誘導心電図の確認
3. アデノシン三リン酸(ATP)の急速静注
4. ベラパミルの静注
5. 電気的カルディオバージョン

救急外来において頻拍発作へ対応する際，重要なことは症例のバイタルサイン(バイタル)の確認・安定化，さらに，今後の根治を念頭に情報を収集すること，頻拍停止法の選択である．具体的には次のとおりである．

①意識障害，血圧低下など，ショックを示唆する所見(ショックバイタル)がみられる場合，12誘導心電図を確認しつつ，早急な頻拍の停止を要する．通常は鎮静後，心電図同期下での電気的カルディオバージョンを行うが，後述する③で示すようにアデノシン三リン酸(ATP)急速静注を選択する場合もある．

②バイタルサインが許容範囲であれば，12誘導心電図を確認しつつ，頻拍の停止を試みる．停止時の波形変化，頻拍時・停止後の波形変化から診断の推測が可能となる場合がある．

③発作性上室頻拍 paroxysmal supraventricular tachycardia (PSVT)を疑う場合，気管支喘息の既往がないことを確認し，ATP の急速静注を行う(ATP の急速静注は重篤な気管支攣縮を引き起こすことがあるため，気管支喘息の既往のある患者には禁忌とされる)．ATP を用いる場合には，急速静注直前から頻拍停止までの心電図を，連続して確実に記録する．房室結節リエントリー性頻拍 atrioventricular nodal reentrant tachycardia (AVNRT)や房室回帰性頻拍 atrioventricular reciprocating tachycardia (AVRT)のような頻拍回路に房室結節を含む頻拍の場合には，頻拍の停止がみられ，一方で，心房頻拍 atrial tachycardia (AT)や心房粗動 atrial flutter (AFL)のように頻拍回路に房室結節を含まない場合には，房室伝導の途絶により QRS 波は消失するものの，心房興奮の持続がみられる．

④ATP 急速静注以外には，ベラパミルやジルチアゼムの経静脈投与を検討する．ただし，陰性変力作用を有するため，基礎心疾患を有する症例や，心機能が低下した症例では注意を要する．

日本循環器学会による「不整脈薬物治療に関するガイドライン(2009年改訂版)」[1)]において，発作性上室頻拍は頻拍発作の維持に心房が不可欠なものの総称と定義され，房室結節リエントリー，房室回帰，心房内リエントリー，異所性自動能亢進が機序となる．

頻拍発作時の対応としてはいずれの選択肢もありうるが，“まず” 行うものとしてはバイタルサインと12誘導心電図の確認となる．

Answer 1　1，2

症例1および症例3はいずれも冷汗著明で呼吸が促迫しており，血圧低下もみられたため，12誘導心電図を確認のうえ，ただちに頻拍停止処置を施行した．症例2では血行動態に余裕がみられたため，経胸壁心エコー図を確認後，余裕をもって頻拍停止を行った．

症例1および症例2では，気管支喘息の既往がないことを確認のうえでATP 10 mgの急速静注を行ったところ，頻拍は停止した．

症例3においては，QRS幅が広く，心室頻拍 ventricular tachycardia（VT）も鑑別にあがることに注意をはらう必要がある．頻拍発作にて複数の鑑別があがる場合，より重症度の高い疾患を念頭に対応する．症例3では，血行動態の破綻をきたしているおそれがあったため，プロポフォールで鎮静後，100Jで同期下電気的カルディオバージョンを施行したところ，頻拍は停止した．

症例1，症例2においてATP投与後，頻拍停止時にみられた心電図波形を**図33-4**および**図33-5**に示す．

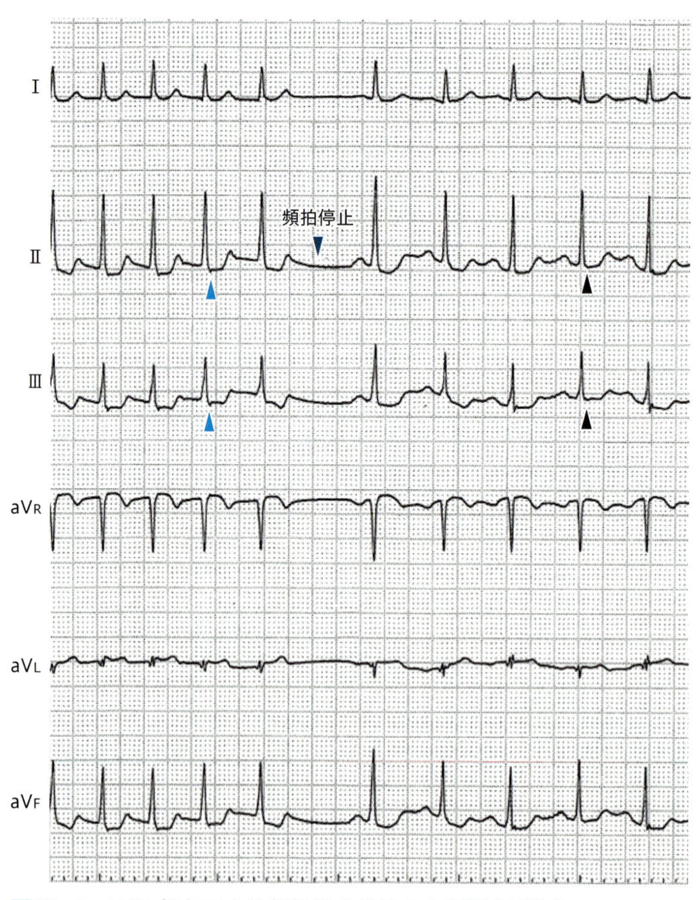

図33-4　ATP投与による頻拍停止前後の心電図（症例1）
頻拍停止前後の波形を比較すると（►，►），頻拍発作時にはQRS直後に特徴的な波形（►）がみられる．

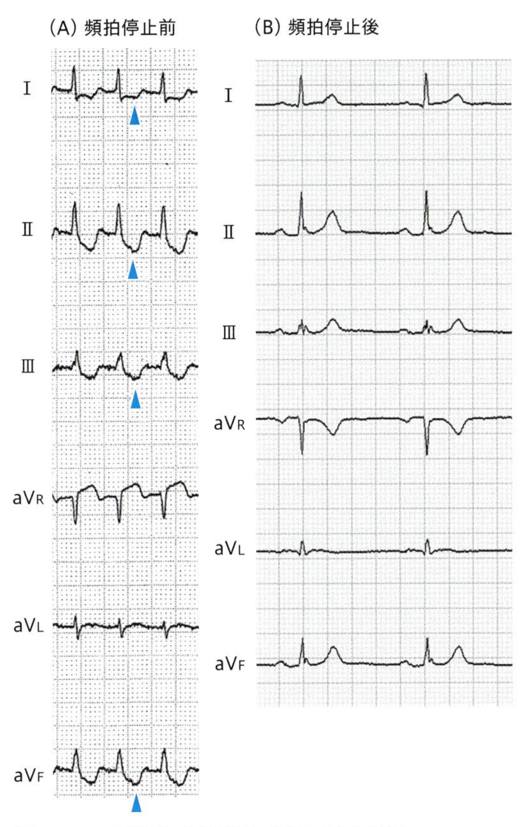

図33-5　頻拍停止前後の心電図(症例2)
頻拍停止前後の波形を比較すると，頻拍発作時には特徴的な波形(►)がみられる．

Question 2　**症例1および症例2において，発作時12誘導心電図から推測される診断の組み合わせはどれか？**

1. 症例1：房室結節リエントリー性頻拍，症例2：房室回帰性頻拍
2. 症例1：房室回帰性頻拍，症例2：心房粗動
3. 症例1：心房頻拍，症例2：房室結節リエントリー性頻拍
4. 症例1：房室回帰性頻拍，症例2：房室結節リエントリー性頻拍
5. 症例1：心房粗動，症例2：心房頻拍

発作性上室頻拍と心室頻拍との鑑別に最も重要なのは，12誘導心電図における心房波(P 波)と QRS 波の対応をよく観察することである．P 波の検出感度は洞調律時の心電図と比較することで上昇する．

発作時心電図で心房波と QRS 波の対応がみられないもの(房室解離)は心室頻拍，心房波が QRS 波の整数倍観察される場合には心房頻拍や心房粗動を考える．

病態生理の詳細は後述するが，房室結節リエントリー性頻拍では房室結節に2つ以上の伝導路を有し，通常型では遅伝導路(slow pathway)を順行性，速伝導路(fast pathway)を逆行性に

興奮が伝播し，リエントリー回路を形成する．そのため，逆行性 P 波が QRS 直後に認められるか，あるいは QRS 中に埋もれてしまい，はっきりしない．一方，房室回帰性頻拍では，房室結節を順行性，副伝導路を逆行性に興奮が伝播し，リエントリー回路を形成する．逆行性 P 波は心室興奮後に副伝導路を伝播するため，QRS より遅れて，ST 部分に認めることが多い．

図33-4において頻拍停止前後の心電図波形を比較すると，矢尻(►)で示した部位に逆行性 P 波の存在を疑う〔偽性 s 波(pseudo s)，偽性 r 波(pseudo r)〕．症例1では，QRS 直後に逆行性 P 波を認め，一方で症例2(図33-5)における逆行性 P 波については，QRS から少し離れた位置に認める．以上より，症例1は房室結節リエントリー性頻拍，症例2は房室回帰性頻拍を疑う．

Answer 2 1

Question 3 発作性上室頻拍の問診における特徴はどれか？

1. sudden onset
2. gradual onset
3. sudden termination
4. 迷走神経刺激(息こらえ，頸部マッサージ，冷水飲水)での停止

房室結節リエントリー性頻拍や房室回帰性頻拍に特徴的なのはその発症様式である．通常は頻拍発作の発症および停止が明瞭であり(“sudden onset”，“sudden termination”)，「なんとなく昨日の夜からどきどきするような気がして，朝方からだんだんひどくなって〜」といった“gradual onset” を示唆する病歴は典型的ではない．房室伝導を抑制することで停止できるため，息こらえ，頸部マッサージ，冷水飲水などの対処法を患者が自然と身につけている場合も散見される．

Answer 3 1，3，4

Question 4 房室結節リエントリー性頻拍の病態生理において，リエントリー回路に含まれる組織は何か？

1. 心房筋
2. 心室筋
3. 房室結節速伝導路
4. 房室結節遅伝導路
5. Kent 束
6. Mahaim 束

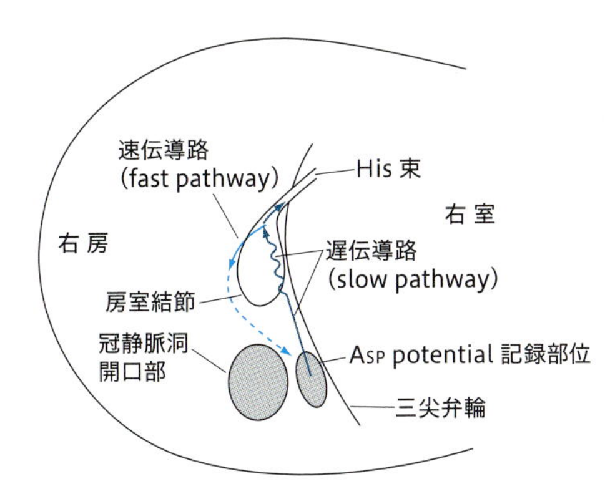

図33-6　通常型房室結節リエントリー性頻拍のスキーム

［Jackman WM, et al. : N Engl J Med, 327 : 313-318, 1992 を一部改変］

房室結節リエントリー性頻拍は，房室結節に伝導速度の異なる2本(以上)の伝導路が存在し，房室結節二重伝導路とよばれる．通常の速伝導路(fast pathway)は Koch 三角(三尖弁輪，冠静脈洞開口部，膜性中隔で囲まれた三角形の領域)の前上方から房室結節に入るが，遅伝導路(slow pathway)は三尖弁輪側から傍結節組織を通って後下方から房室結節に入ることが多い．一般的に速伝導路は遅伝導路よりも不応期が長いため，速伝導路の不応期に生じた心房期外収縮が遅伝導路を介し房室結節に至り，速伝導路を逆行性に伝播することで，リエントリー回路を形成する(slow-fast AVNRT，図33-6)．

一方，室房伝導を有する場合，心室期外収縮 premature ventricular contraction (PVC)が生じると，その興奮は正常伝導路を逆行し，房室結節に至る．通常は速伝導路を逆行し心房筋に至るが，速伝導路が不応期の場合には遅伝導路を介して房室結節に至り，速伝導路を順行性に伝播し，リエントリー回路を形成する(fast-slow AVNRT)．一般的には図33-6の逆旋回と考えればよいが，まったく別の回路を想定されている AVNRT も，まれながら存在する．

房室回帰性頻拍との最大の違いは，リエントリー回路に His 束以遠の心室筋が含まれないこと，房室伝導・室房伝導のいずれも房室結節を介していることである．電気生理学的検査(EPS)では，房室伝導・室房伝導ともに房室結節であるため，ペーシング頻度を上げていくと伝導時間は徐々に延長する(減衰伝導特性を有する)．また，房室結節二重伝導路を示す所見として，心房期外刺激の時間を10 msec 短縮した際に房室伝導時間(AH 時間)が50 msec 以上延長する現象を認め(AH jump-up 現象)，これは速伝導路から遅伝導路への「乗り替わり」を意味する．

Answer 4　3，4

電気生理学的検査において，症例1および症例3では，減衰伝導特性と AH jump-up 現象を認め，頻拍が誘発された．頻拍時の心房波は His 束を最早期とし，His 束不応期において右室期外刺激により心拍周期の短縮を示すリセット現象は確認されない．以上より，slow-fast AVNRT と診断した．

症例2では，減衰伝導特性と AH jump-up 現象を認めず，室房伝導は左後壁を最早期としていた．頻拍中のリセット現象が確認され，房室回帰性頻拍と診断した．

Question 5 房室結節リエントリー性頻拍のカテーテルアブレーションにおいて，一般的に焼灼する部位はどれか？

1. 房室結節速伝導路
2. 房室結節遅伝導路
3. 冠静脈洞
4. Kent 束
5. 下大静脈三尖弁峡部

日本循環器学会の策定する「不整脈の非薬物治療ガイドライン(2011年改訂版)」[2)]における房室結節リエントリー性頻拍と房室結節回帰性頻拍に対するカテーテルアブレーションの適応を表33-1および表33-2に示す．

房室結節リエントリー性頻拍では，通常遅伝導路が存在する Koch 三角において遅伝導路電位 slow pathway potential (SPP)を指標に通電を行う．

症例1および症例3では，解剖学的および SPP を指標に通電を行い，治療しえた．症例2では，心室ペーシング下に左後壁における潜在性副伝導路の最早期を指標に通電を行い，副伝導

表33-1　房室結節リエントリー性頻拍におけるカテーテルアブレーションの適応

Class Ⅰ
1. 失神等の重篤な症状や QOL の著しい低下を伴う頻拍発作の既往がある場合
2. 頻拍発作があり，薬物治療の有無にかかわらず患者がカテーテルアブレーションを希望する場合

Class Ⅱa
1. 頻拍発作の心電図が確認されている患者で，電気生理検査で頻拍が誘発されず二重房室結節伝導路のみが認められた場合
2. 他の頻拍に対する電気生理検査またはカテーテルアブレーション治療中に偶然誘発された房室結節リエントリー性頻拍

Class Ⅱb
1. 頻拍発作の心電図が確認されていない患者で，電気生理検査で頻拍が誘発されず二重房室結節伝導路のみが認められた場合

Class Ⅲ
1. 頻拍発作の既往のない患者において，電気生理検査中に二重房室結節伝導路が認められるが，頻拍は誘発されない場合

詳細は日本循環器学会ほか 編「不整脈の非薬物療法ガイドライン(2011年改訂版)」を参照されたい．

表33-2　房室回帰性頻拍を含む WPW 症候群におけるカテーテルアブレーションの適応

Class Ⅰ
1. 生命の危険がある心房細動発作または失神等の重篤な症状や，軽症状でも QOL の著しい低下を伴う頻拍発作の既往がある場合
2. 早期興奮の有無にかかわらず，頻拍発作があり患者がカテーテルアブレーションを希望する場合
3. 早期興奮があり，頻拍発作はないがパイロットや公共交通機関の運転手等，発作により多くの人命に関わる可能性がある場合

Class Ⅱa
1. 早期興奮があり，頻拍発作はないが説明を受けた上で患者がカテーテルアブレーションを希望する場合

詳細は日本循環器学会ほか 編「不整脈の非薬物療法ガイドライン(2011年改訂版)」を参照されたい．

路の途絶を得た．その後は，いずれの症例も再発なく経過している．

Answer 5 2

本症例のポイント

- 頻脈性不整脈発作を診た場合，まずバイタルサインと12誘導心電図を確認する．
- 頻拍を停止させる際には，停止時の心電図を記録する．
- 発作性上室頻拍の鑑別時には逆行性 P 波を丹念に探す．

（松田　淳　　分担編集：小島敏弥）

文献

1) 日本循環器学会ほか 編：不整脈薬物治療に関するガイドライン（2009年改訂版）, 2009. http://www.j-circ.or.jp/guideline/pdf/JCS2009_kodama_h.pdf（2017年8月現在）
2) 日本循環器学会ほか 編：不整脈の非薬物療法ガイドライン（2011年改訂版）, 2011. http://www.j-circ.or.jp/guideline/pdf/JCS2011_okumura_h.pdf（2017年8月現在）

34. 心房粗動

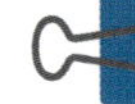

症 例　42歳男性

主 訴 なし

現病歴

慢性腎不全および高尿酸血症に対して，腎臓内科にて，テモカプリル，アロプリノールを処方されていた．健康診断時の心電図にて不整脈を指摘され，他院の循環器内科を受診．その後，心電図異常の精査目的に当院を紹介受診した．図34-1に健診時の12誘導心電図を示す．

既往歴 慢性腎臓病，高尿酸血症

服薬歴 テモカプリル，アロプリノール

Question 1　健診時の心電図診断はいずれか？

1. 発作性上室頻拍
2. 心房細動
3. 通常型心房粗動
4. 非通常型心房粗動
5. 心室頻拍

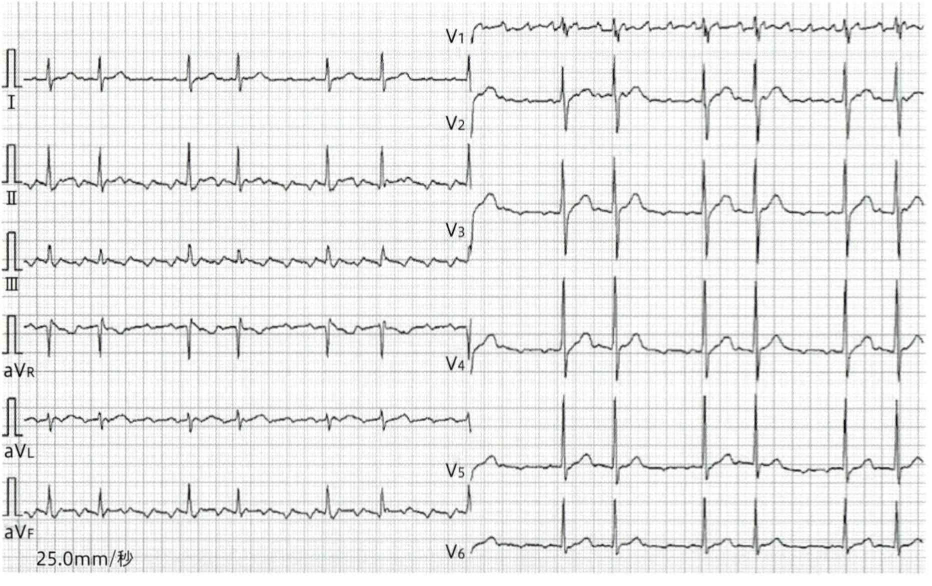

図34-1　健診における12誘導心電図

心房粗動 atrial flutter (AFL)は，心房レートが240～440/分の，等電位線をもたない規則正しい鋸歯状粗動波を特徴とする上室頻拍 supraventricular tachycardia (SVT)と定義される．心電図上，心房レートが240～340/分と比較的遅いⅠ型と，340～440/分とより速いⅡ型に分類される．Ⅰ型の多くは三尖弁輪部を旋回するマクロリエントリー性頻拍であり，下壁誘導(Ⅱ，Ⅲ，aV_F 誘導)において鋸歯状波形を示す．下壁誘導で粗動波形が陰性，V_1誘導で陽性の心房粗動は「通常型」と呼称され，三尖弁輪を反時計方向に旋回する．それ以外を「非通常型」とする．Ⅱ型は心房細動に近い頻拍であり，機序は個々で異なる．

本症例では粗動波の心房レートは240/分であり，下壁誘導で陰性，V_1誘導で陽性の鋸歯状波形を示しており，通常型心房粗動と診断できる．

Answer 1　3

Question 2　心房粗動の治療を進めるにあたり，留意することはどれか？

1. 血行動態
2. 心室応答およびそれによる心拍数
3. 合併疾患
4. 血栓塞栓症リスク評価

心筋梗塞に合併した場合や，心不全，ショックの場合など，血行動態が不安定な際には，早急な対応が必要である．電気的カルディオバージョンにより心房粗動をすみやかに停止させる．これは，静脈麻酔後，心電図 R 波に同期して行う．

心房粗動において，2：1房室伝導では心室拍数は約150/分，1：1房室伝導では心室拍数は約300/分に達し，血行動態の破綻をきたし，血圧低下や失神などの重篤な状態に陥る危険性がある．血行動態が安定している心房粗動において心室応答およびそれによる心拍数が100/分の場合は，まず房室結節の伝導を抑制する薬剤を投与し，心拍数調節を行う．

心拍数コントロール後，抗不整脈薬投与，電気的カルディオバージョン，ペーシングなどの方法による洞調律復帰を検討する．

なお，心房粗動における血栓塞栓症の合併は，心房細動の約1/3といわれている．発症後48時間以上経過している場合には左房内血栓の存在を疑い，心房細動に準じて $CHADS_2$ スコアにより血栓塞栓症のリスクを評価し，抗凝固療法を導入する($CHADS_2$ スコアについては，p.250を参照されたい)．

Answer 2　1～4 すべて

本症例では心房粗動発症からの経過時間が不明であったため，抗凝固療法を導入した．その後，待機的に経食道心エコー検査を施行し，心内血栓がないことを確認のうえで薬物治療の方針とした．

Question 3 心房粗動の薬物治療にあたり，使用される薬剤はどれか？

1. ニフェカラント
2. ベプリジル
3. ジソピラミド
4. プロカインアミド
5. フレカイニド

通常型心房粗動における受攻性因子は心房筋の不応期と右房下部の相対的緩徐伝導であり，前者を標的として K チャネル遮断薬が，後者を標的として解離速度の遅い Na チャネル遮断薬が選択される．K チャネル遮断薬として，ニフェカラントやベプリジルがあげられる(ただし保険適用外)．Na チャネル遮断薬の使用においては，ジソピラミドなど，投与後の粗動周期の延長，抗コリン作用を有する薬剤では，房室伝導促進作用により心室拍数が増加し，ときに1：1房室伝導をきたす可能性があることに留意する必要がある．そこであらかじめベラパミル，フレカイニドをはじめとする房室結節抑制薬を投与し，房室伝導を抑制しておく．ただし，伝導ブロックは容易ではなく，たとえばフレカイニド静注の有効率は10～28％にすぎないといわれている．また，Ⅰc 群抗不整脈薬については，心房細動の治療において，小さなリエントリー，または局所の撃発からの刺激が抑制され，かえって大きなリエントリー回路が回りやすくなり，心房粗動をきたすことがあるため，第一選択とはなりにくいことを知っておくとよい[1]．

Answer 3 1，2，3，4

本症例では薬物療法が無効であったため，カテーテルアブレーションの方針とした．通常型心房粗動は，下大静脈と三尖弁輪間の解剖学的峡部である CTI (cavotricuspid isthmus)を含む三尖弁輪周囲を興奮が旋回するリエントリーを機序とするため，同峡部を線状焼灼し，伝導ブロックを作成することにより95％以上の症例で根治可能である[2]．

Question 4 通常型心房粗動における電気生理学的検査(EPS)の特徴はどれか？

1. 三尖弁輪時計方向の興奮旋回
2. 三尖弁輪反時計方向の興奮旋回
3. 冠静脈洞における近位から遠位への興奮伝播
4. 冠静脈洞における遠位から近位への興奮伝播
5. 三尖弁下大静脈峡部におけるエントレインメントペーシング直後の復元周期(PPI)が頻拍周期に一致

通常型心房粗動の興奮伝導パターンをみるためには，三尖弁輪に沿って20極カテーテル(Halo カテーテルなど)，冠静脈洞に10～20極カテーテルを留置する．通常型心房粗動では三尖弁輪を反時計回転方向に，冠静脈洞を近位から遠位への興奮伝播が記録される．三尖弁下大静脈峡部において粗動の頻拍周期よりわずかに短い周期で連続刺激を加えるエントレインメントペーシングを行うと，刺激の終了時から粗動波が復元するまでの復元周期 post-pacing interval (PPI)が頻拍周期にほぼ一致する．三次元マッピングを行うと，三尖弁輪を反時計回転方向に伝播する様子が可視化され，三尖弁輪周囲で頻拍周期を満たす[3]．

Answer 4 2，3，5

▶ 焼灼時には，右前斜位(RAO)でアブレーションカテーテルを三尖弁輪に進め(図34-2 A, B)，左前斜位(LAO)で三尖弁輪の5〜6時方向にカテーテルが向くようにする(図34-2 C，D)．先端で大きな心室波と小さな心房波が記録される部位より焼灼を開始する．先端の電位減高やダブルポテンシャルへの変化をめやすとし，下大静脈側にずらしつつ焼灼を行う．カテーテル先端が eustachian ridge より下大静脈に落ち込んだ際には，急激な位置変化に伴い，電位が記録されなくなることにより判断できる．

(A) 右前斜位(RAO)

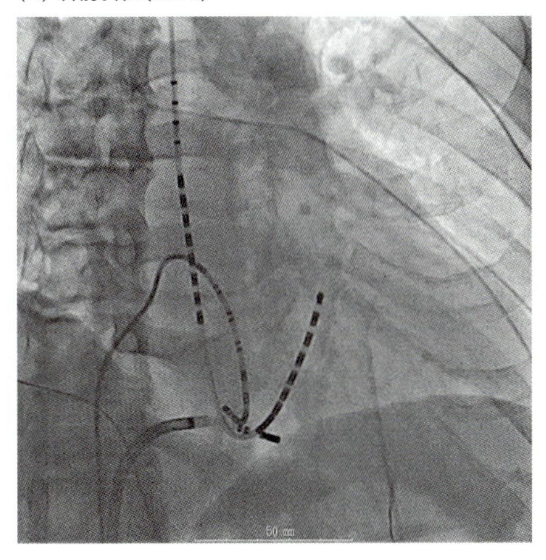

(B) 透過画像シェーマ(RAO)

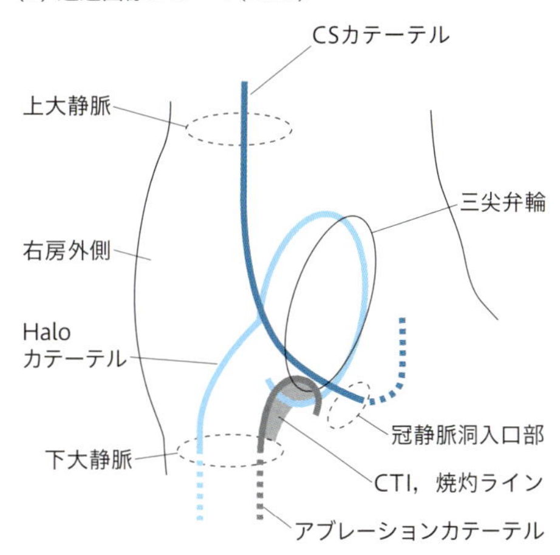

(C) 左前斜位(LAO)

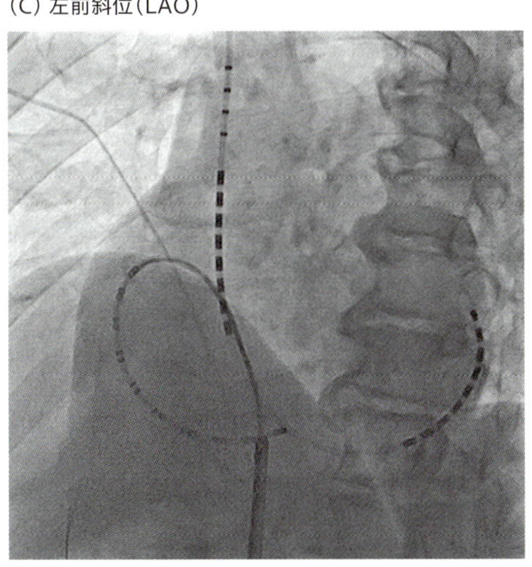

(D) 透過画像シェーマ(LAO)

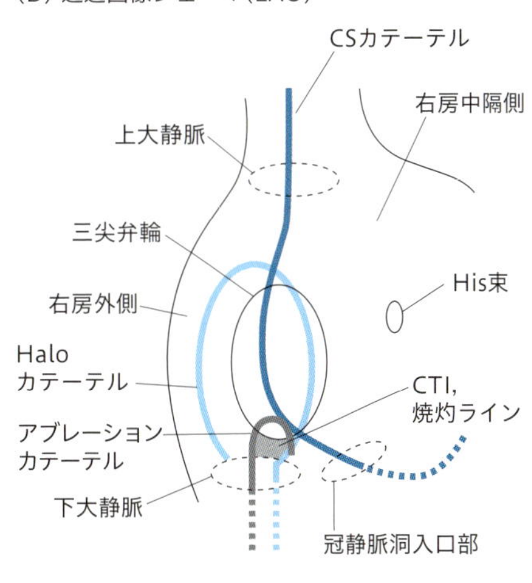

図34-2 三尖弁下大静脈峡部における線状焼灼時のカテーテル位置

(A) 三尖弁下大静脈峡部における線状焼灼前

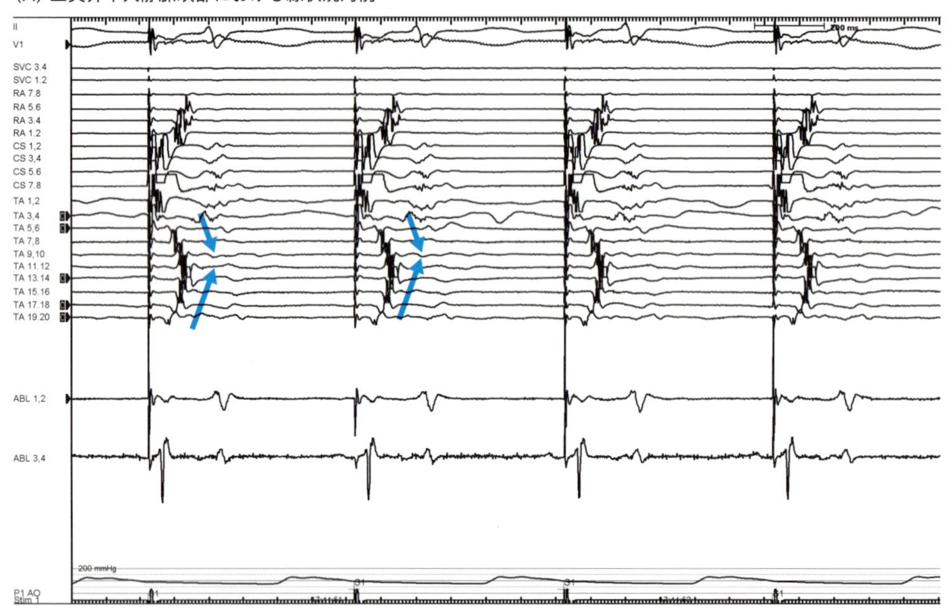

(B) 三尖弁下大静脈峡部における線状焼灼後

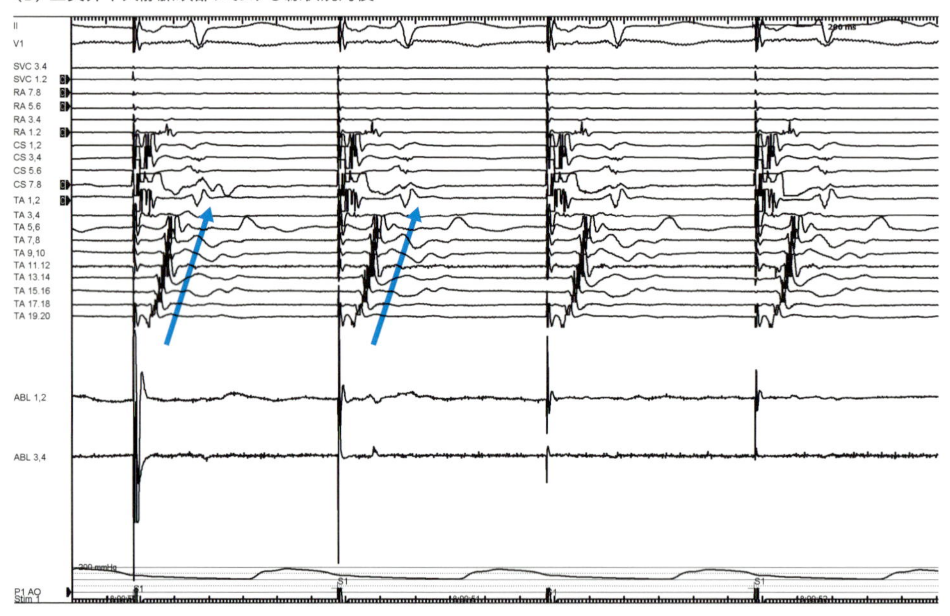

図34-3　冠静脈洞近位からのペーシングにおける心内電位

(A)線状焼灼前の Halo カテーテルの心内心電図(TA 1, 2～19, 20)の sequence (興奮順序)は，刺激が三尖弁輪のまわりを回転できるため，刺激が TA 1, 2 (Halo カテーテル近位)，および19, 20 (Halo カテーテル遠位)から同時に伝播していき，山なりのものが観察される．(B)焼灼後は，TA 1, 2と冠静脈洞近位が電気的に隔離されているため，刺激は TA 19, 20からしか伝播せず，TA 19, 20から TA 1, 2に向かって刺激が伝わっていく sequence に変化する．

心房粗動中に通電した場合には頻拍の停止を認めるが，それがブロックラインの完成を意味しているとは限らない．冠静脈洞近位からのペーシングを行い，Halo カテーテル興奮順序を確認する．ブロックが完成していない場合には，焼灼ライン上をマッピングし，残存伝導部位を同定し，焼灼を追加することで完成する．

心房粗動停止下で加療する場合には，最初から冠静脈洞近位からのペーシング下(図34-3 A)で線状焼灼を行い，Halo カテーテルの興奮順序が変化することを確認する(図34-3 B)．

以上は冠静脈洞側から右房外側への一方向ブロックを示しているに過ぎないため，さらに三尖弁輪の低位外側右房，外側右房においてペーシングを行い，冠静脈洞への伝播時間を比較する differential pacing method により両方向性ブロックが完成していることを確認する．

難治例では，峡部に pouch，下大静脈端に下大静脈弁遺残(eustachian valve)が存在している可能性がある．通電を重ねるにつれて局所浮腫を生じ，焼灼が困難となる．その場合には，別の焼灼ラインを新たに設けることも検討する．

本症例では，三尖弁下大静脈峡部における線状焼灼後，心房粗動は再発なく，薬物療法を中止し，経過観察となっている．

本症例のポイント

- 心房粗動は，心房レート240～440/分の規則正しい鋸歯状波を特徴とする上室頻拍と定義される．
- 心房粗動では，頻脈に伴う血行動態の変化に注意する必要があるほか，心房細動に準じた血栓塞栓症のリスク評価が必要である．
- 心房粗動においては，Ic 群の抗不整脈薬の使用でかえってマクロリエントリーが回りやすくなり，不整脈を悪化させる可能性があるため注意が必要である．
- 心房粗動のカテーテル焼灼術は，CTI (cavotricuspid isthmus)に線状焼灼し，ブロックを作成する．

(福馬伸章　分担編集：小島敏弥)

文献

1) 日本循環器学会ほか 編：不整脈薬物治療に関するガイドライン(2009年改訂版)，2009. http://www.j-circ.or.jp/guideline/pdf/JCS2009_kodama_h.pdf (2017年8月現在)
2) 日本循環器学会ほか 編：臨床心臓電気生理学的検査に関するガイドライン(2011年改訂版)，2012. http://www.j-circ.or.jp/guideline/pdf/JCS2011_ogawas_h.pdf (2017年8月現在)
3) 日本循環器学会ほか 編：不整脈の非薬物療法ガイドライン(2011年改訂版)，2011. http://www.j-circ.or.jp/guideline/pdf/JCS2011_okumura_h.pdf (2017年8月現在)

35. 心房細動

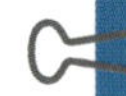

症 例　60歳男性

主 訴 動 悸

現病歴

生来健康だが，3カ月ほど前からときおり，夜間や飲酒後などに動悸を自覚するようになった．このときは，動悸は長くは持続せず数分で消失していた．ところが，ここ数日は動悸症状が継続していたため，当院循環器内科外来を受診した．

既往歴 なし

理学所見

来院時，血圧 120/70 mmHg，心拍 120/分，SpO_2 98％ (room air)，体温 36.5℃，身長 170 cm，体重 65 kg．意識清明，呼吸音清，甲状腺腫大なし，四肢浮腫なし．

胸部単純 X 線：肺野 清，胸水貯留なし，心拡大なし．

来院時の心電図を図 35-1 に示す．

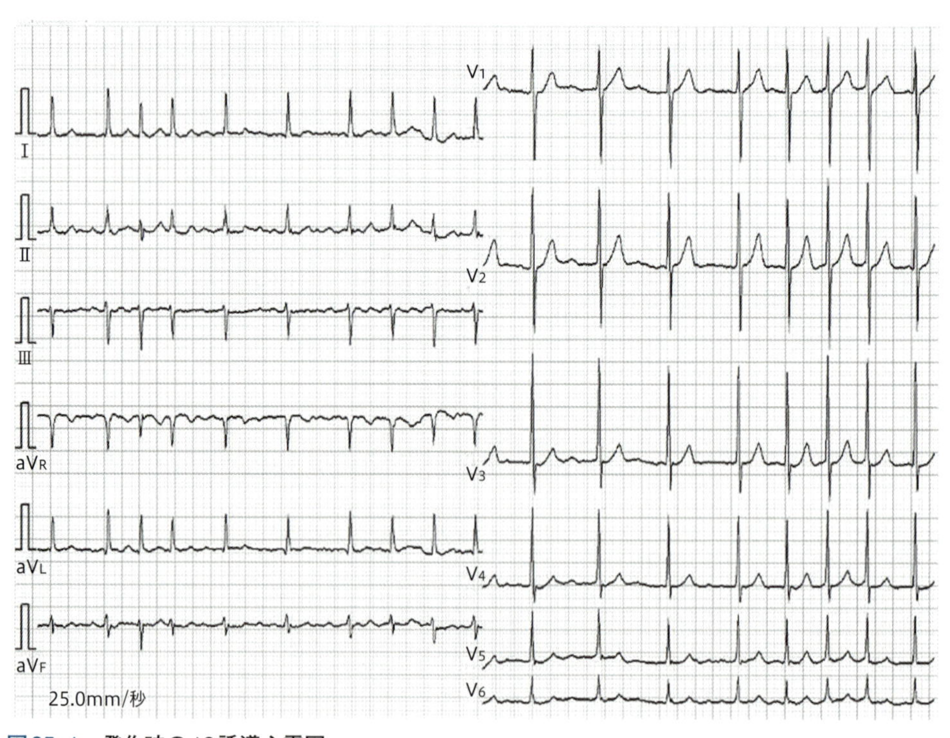

図 35-1　発作時の12誘導心電図

Question 1　本症例の心電図診断は何か？

1. 洞性頻脈
2. 心房粗動
3. 心房細動
4. 心房頻拍
5. 心室頻拍

心房細動の基本的な心電図は，洞調律のP波がなく，局所的には250～350/分またはそれ以上の心房細動波(F波)を認める．病態生理としては，局所の異常興奮(自動能)の亢進，複数興奮波の不規則な旋回運動とされている．F波は電位高の高いものから低い平坦なものへと心房のリモデリングの具合により変化していく．F波高が高いものは発作性心房細動などの経過の短いもので，心房のリモデリングが進行していない場合でみられることが多い．心房細動はその持続時間から，発作性(発症後7日以内に洞調律に復すもの)，持続性(発症後7日を超えて持続するもの)，長期持続性(持続性のうち1年以上持続するもの)，永続性(電気的・薬理学的に除細動不能なもの)に分類され，進行に伴って発作性心房細動から持続時間が延長し，永続性心房細動に移行することが多い．心房細動では，心房収縮が消失するために心拍出量は低下する．心拍出量は加齢に伴い心房収縮への依存度が増加することから，心房収縮の消失は高齢者にとって影響が大きい．これは心機能低下例や肥大型心筋症 hypertrophic cardiomyopathy (HCM)などでも同様で，心不全を急激に悪化させる原因となる．また，頻脈性の心房細動の持続により心筋症様の病態をきたす例もあり，頻脈誘発性心筋症といわれる．甲状腺機能亢進症に伴う二次性心房細動などの要素を否定しておくことも外来診療時に忘れてはならない．動悸以外にも労作や運動時には易疲労感などの症状をもたらすことがある．

Answer 1　3

Question 2　本症例の頻脈は今すぐ停止し，洞調律へ回復させるべきか？

1. 停止するべき
2. 停止しなくてよい

Question 3　本症例における $CHADS_2$ スコアは何点か？

1. 0点
2. 1点
3. 2点
4. 3点
5. 4点
6. 5点

Question 4　この時点で原則として抗凝固療法を行うべきか？

1. 行う
2. 行わない

心房細動の治療の考え方として，洞調律維持(リズムコントロール)をするか，心拍数調節(レートコントロール)をするかが重要である．リズムコントロールとは，心房細動を予防・停止することで洞調律を維持することである．外来診療では，抗不整脈薬または電気的除細動が使用可能である．心房細動を停止させることで，動悸や結滞症状，塞栓症の予防，心機能の保持，心不全の予防などが期待される．一方，48時間以上持続する，あるいは持続時間不明の心房細動に対する除細動に伴う血栓塞栓症合併の危険性が指摘されている．一般的に，そのような場合には，有効な抗凝固療法を3週間以上継続するか，さもなければ直前に経食道心エコー検査によって左心耳内血栓の有無を確認するアプローチをとったうえで，除細動を試みる．除細動後は抗凝固療法を4週間継続する．レートコントロールについては，ガイドライン[1]では「緩やかな目標心拍数(安静時心拍数110拍/min 未満)で開始し，自覚症状や心機能の改善がみられない場合はより厳密な目標(安静時心拍数80拍/min 未満，中等度運動時心拍数110拍/min 未満)とする」となっており，本症例では心拍120/分以上の動悸症状も認めていることからレートコントロールを検討する．

心房細動では，心房内血流速度の低下，心房内皮の障害，血液凝固成分の変化が生じることにより，左房に易血栓性をきたし，脳塞栓の原因となる．現在，非弁膜症性心房細動における抗凝固療法の適応を決めるうえで，わが国のガイドラインでは $CHADS_2$ スコアが使用されている[1](図35-2)．$CHADS_2$ スコアとは，血栓症のリスク項目として，心不全1点，高血圧1点，75歳以上1点，糖尿病1点，脳卒中の既往2点の頭文字をとって命名されたスコアである．合計2点以上であれば抗凝固療法の適応とし，1点でも考慮する．欧米では，やや煩雑ではあるが，より詳細な評価である CHA_2DS_2-VASc スコア($CHADS_2$ スコアの評価項目に加えて，75歳以上2点，65～74歳1点，血管疾患1点，女性1点)が使用されている．$CHADS_2$ スコア1点の場合は，CHA_2DS_2-VASc スコアにおいて2点以上であれば，抗凝固療法の適応とされ，CHA_2DS_2-VASc スコア1点ならば，抗凝固療法を考慮する．以上より本症例では，$CHADS_2$ スコア0点，CHA_2DS_2-VASc スコア0点であり，原則として抗凝固療法による出血リスクが脳塞栓リスクを上回ることから，抗凝固療法の適応とはならない．ただし，48時間以上続く，あるいは持続時間不明の心房細動に対する除細動に伴う血栓塞栓合併の危険性が指摘されていることにも留意する必要がある．

Answer 2　2
Answer 3　1
Answer 4　2

その後，本症例では除細動による洞調律化を図る方針となり，抗凝固療法が導入された．非弁膜症性心房細動における抗凝固療法については，現在，ワルファリンまたは新規抗凝固薬のDOAC (direct oral anticoagulant，直接作用型経口抗凝固薬)が適応となる．なお当初は，新

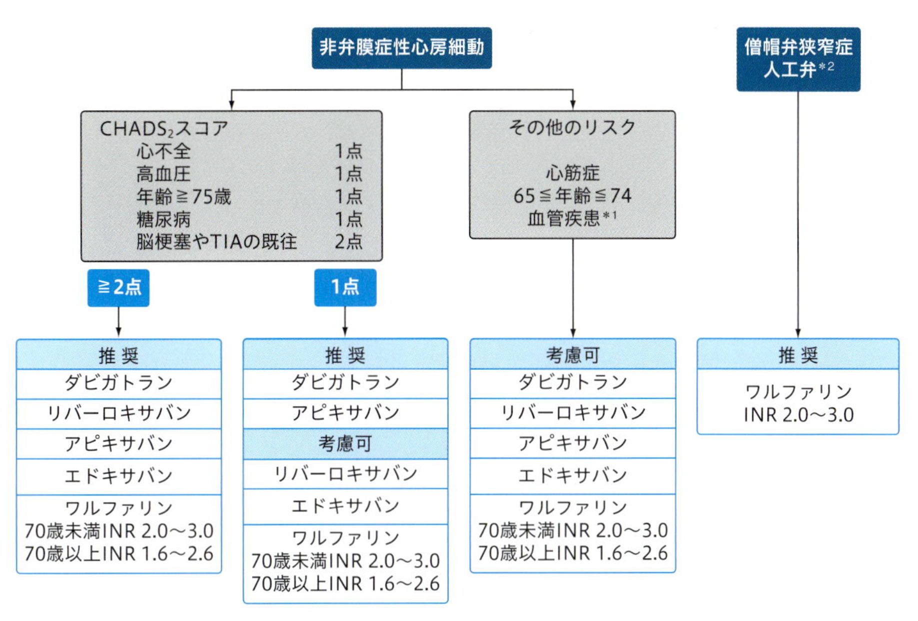

図35-2 心房細動における抗血栓療法

同等レベルの適応がある場合，新規経口抗凝固薬がワルファリンよりも望ましい.
＊1：血管疾患とは心筋梗塞の既往，大動脈プラーク，および末梢動脈疾患などをさす.
＊2：人工弁は機械弁，生体弁をともに含む.
［日本循環器学会ほか 編：心房細動治療(薬物)ガイドライン(2013年改訂版)，p.21, 2013を一部改変］

規抗凝固薬はNOAC (novel/new oral anticoagulant)とよばれていたが，国際血栓止血学会(ISTH)よりDOACの呼称が推奨されている．ワルファリンに対するDOACの優位性として，食事制限がないことや，プロトロンビン時間(PT-INR)の定期モニタリングが必要ないこと，出血合併症が少ないことなどがあげられている．一方，DOACはワルファリンに比し，腎機能低下例に注意または禁忌が含まれるほか，半減期が短いため，飲み忘れによる抗凝固効果の低下に対し注意が必要である．薬価の面でも違いがあり，以上をもとに適応を判断する．

本症例は抗凝固療法を導入後，まずは抗不整脈薬によるレートコントロールおよび薬物的除細動の方針とした．ベラパミル(40～80 mg/回・1日3回)などのCaチャネル拮抗薬やビソプロロール(2.5～5 mg/回・1日1回)などのβ遮断薬によるレートコントロール後，抗不整脈薬を導入した．

Question 5 薬理学的除細動の場合では，まず何を選択するか？

1. ピルジカイニド
2. シベンゾリン
3. ジソピラミド
4. ベプリジル
5. アミオダロン

抗凝固療法の導入・継続にあわせて，器質的心疾患，心不全の評価を施行した．器質的心疾患を有する場合，通常はそちらの加療を優先する．

ガイドラインでは，心房細動の持続時間が7日以内の場合，ピルジカイニド，シベンゾリン，プロパフェノン，ジソピラミド，フレカイニドがあげられている[1,2]．具体的には，おもに昼間に起こる日中発症型は交感神経が関与しているといわれており，β遮断作用を有するプロパフェノンやピルジカイニドが有効とする報告がある．夜間発症型では副交感神経が関与しているために，M2受容体への拮抗作用をもつジソピラミドやシベンゾリンが選択肢となる．薬理学的除細動はおおよそ50％の除細動率であるが，個人差も大きい．7日を超えて持続する場合にはベプリジル，器質的心疾患を有する場合にはアミオダロンも選択肢となるが，わが国では心不全(低心機能)または肥大型心筋症に伴う心房細動が適応となっており，保険適応についても留意する必要がある．また，はじめから純粋なNaチャネル遮断薬ではなくKチャネル遮断作用などのほかのチャネル遮断作用を併せもつ薬剤を選択する医師もおり，使い慣れているかどうかなど，自身の経験をふまえ薬剤を選択していく．

抗不整脈薬導入後には，薬剤性の徐脈，催不整脈作用などのイベントを防ぐためにも定期的な心電図フォロー，血中濃度チェックなど定期的な管理が必須である．本症例では心不全や器質的心疾患の既往もなく，一般的にはベプリジル，アミオダロンは第一選択とはならない．ピルジカイニド，シベンゾリン，ジソピラミドが第一選択としてあげられるが，夜間や飲酒後の発作があったことからシベンゾリン，ジソピラミドがより有効かもしれない．

Answer 5　1，2，3

本症例において薬理学的除細動を施行したところ，部分的に有効であったが，完全なリズムコントロールは困難であった．

Question 6　今後の方針をどうするべきか？

1. カテーテルアブレーション
2. 外科的アブレーション
3. ペースメーカ治療

薬剤抵抗性の場合，非薬物療法を検討することになる．治療法として，カテーテルアブレーション，外科的アブレーション，ペースメーカ治療があげられる[3]．

カテーテルアブレーションの適応については，日本循環器学会のガイドラインにおいて，「クラスⅠ：高度の左房拡大・左心機能低下または重症肺疾患のない薬物治療抵抗性の症候性心房細動，クラスⅡa：薬物治療抵抗性の症候性発作性，持続性心房細動，パイロット，公共交通機関の運転手などの心房細動，薬物治療が有効であるが患者が心房細動アブレーション治療を希望する場合」とされている[1]．高周波カテーテルアブレーションは1991年にわが国に導入され，上室頻拍 supraventricular tachycardia(SVT)を中心に根治治療として普及したが，心房細動に関してはこの10年で多くの施設で治療が実施されるようになった．とくに，3Dマッピングシステム CARTO3™(バイオセンスウェブスター社，図35-3)，EnSite NavX™(セント・ジュード・メディカル社)の普及は大きく，安全かつ短時間での治療，および治療中の透視時間の短縮が可能になっている．これらにより現在，心房細動アブレーション治療件数は国内で年間2万件を超えている．心房細動が肺静脈を起源として発症することから，具体的には，発作性心房細動アブレーションでは肺静脈を隔離する広範囲肺静脈隔離術が広く行われている(図35-4)．また，近年新しいデバイスであるクライオアブレーション(冷凍アブレーション，図35-5)，ホットバルーンに関しても，既存のアブレーション治療と比較して非劣性の成績であることが示唆されている．新規アブレーションデバイスの出現，さらなる技術の進歩により，合併症の低下，成功率の上昇がみられており，将来，心房細動アブレーションが治療の第一選択となる可能性がある．

一方，心房を外科的に迷路状に切開，縫合して電気的障壁を作製するメイズ手術が開発され，現在では冷凍凝固術が用いられている．一般的には，外科的アブレーションがそれ単独で行われることはきわめて少なく，弁膜症や虚血性心疾患 ischemic heart disease (IHD)の手術時に

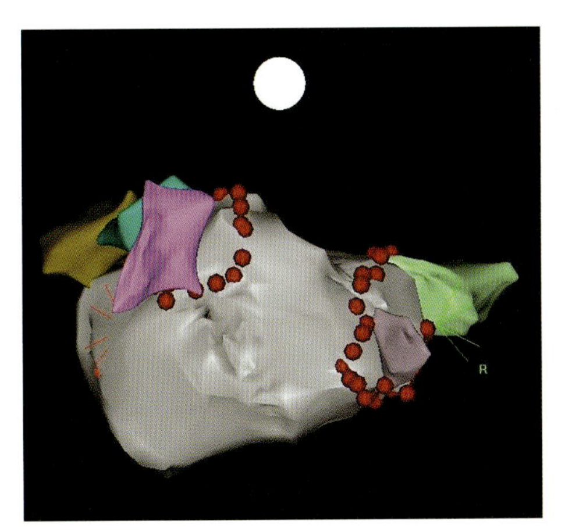

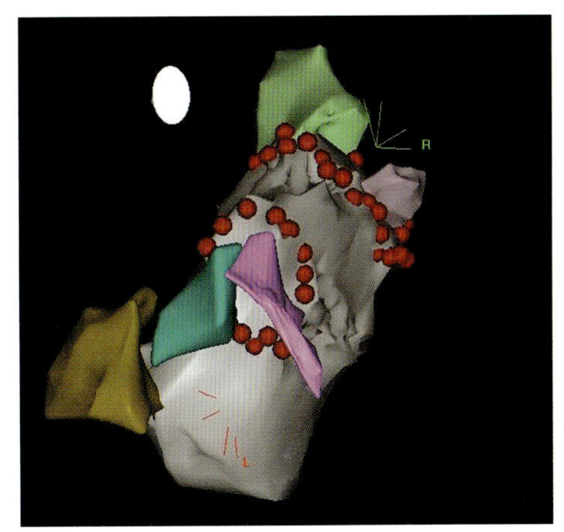

図35-3　CARTO3™(バイオセンスウェブスター社)を利用した広範囲肺静脈隔離術
通電部位は赤褐色のポイントである．

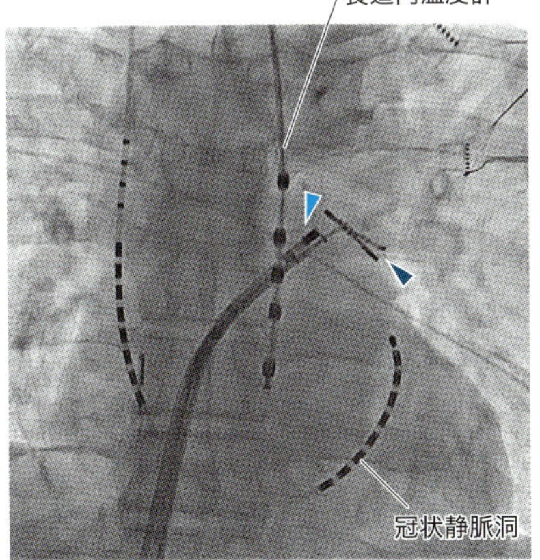

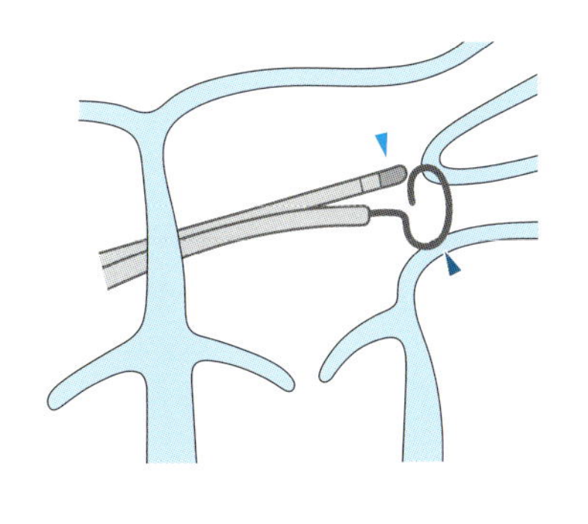

図35-4　THERMOCOOL® SMARTTOUCH® (バイオセンス ウェブスター社)を利用した肺静脈隔離術(広範囲肺静脈隔離術)
左上肺静脈に20極のリング状カテーテル LASSO® (バイオセンス ウェブスター社，►)を挿入し，アブレーションカテーテル(►)を用いて局所電位を指標に焼灼する．

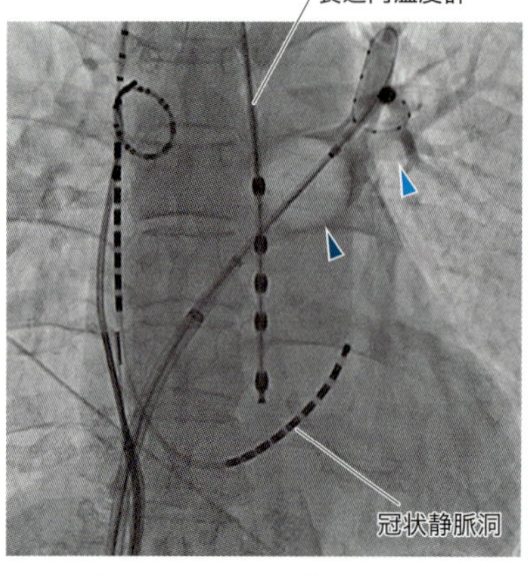

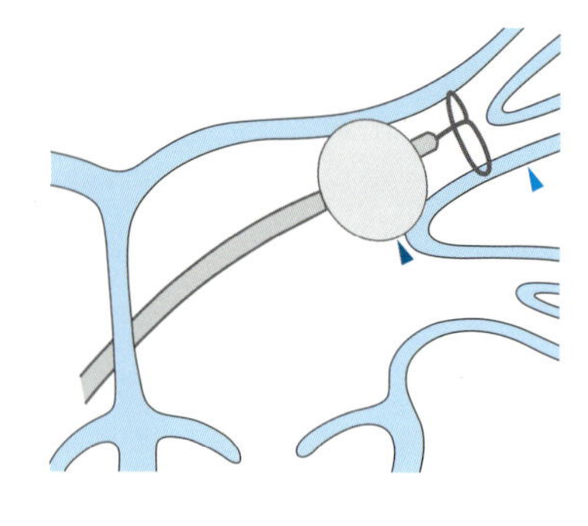

図35-5　Arctic Front® Advance 冷凍アブレーションカテーテル(メドトロニック社)を使用した肺静脈隔離術

左上肺静脈を造影し(►)，クライオバルーン(►)の圧着を確認したのち，亜酸化窒素を用いた冷凍凝固により組織に不可逆的な障害を与える．

追加的に行われている．従来の方法では開胸が必要なことから，胸腔鏡下での手技も検討されているが，合併症発症率はカテーテルアブレーションよりも高いといわれている．

ペーシング治療については，洞不全症候群 sick sinus syndrome (SSS)での心房細動の予防効果において，心室ペーシングよりも心房ペーシングまたは心房心室順次ペーシングが優れていることが知られている．しかし，心房細動を予防または停止させる種々のペーシング手法またはアルゴリズムには限界があり，また，徐脈を伴わない心房細動例へのペースメーカ治療に関しては信頼できるデータがない．さらに，デバイスの感染などのリスクを伴う．

これらの情報をもとに症例の希望もふまえ，治療方針を選択していく必要がある．

Answer 6　1

本症例のポイント

- 心房細動の心電図では基本的に P 波がなく F 波がみられる．
- 心房細動治療においては，リズムコントロール，レートコントロール，抗凝固療法の適応についてかならず検討し，症状や QOL を含め総合的な判断をする．
- リズムコントロールについては心房細動の種類により，薬物療法，カテーテルアブレーションの適応を判断する．薬物治療抵抗性，左房径，患者の希望などについて留意する．

（小栗　岳　　分担編集：小島敏弥）

文献

1) 日本循環器学会ほか 編：心房細動治療(薬物)ガイドライン(2013年改訂版)，2013. http://www.j-circ.or.jp/guideline/pdf/JCS2013_inoue_h.pdf (2017年8月現在)
2) 日本循環器学会ほか 編：不整脈薬物治療に関するガイドライン(2009年改訂版)，2009. http://www.j-circ.or.jp/guideline/pdf/JCS2009_kodama_h.pdf (2017年8月現在)
3) 日本循環器学会ほか 編：不整脈の非薬物治療ガイドライン(2011年改訂版)，2011. http://www.j-circ.or.jp/guideline/pdf/JCS2011_okumura_h.pdf (2017年8月現在)

36. 期外収縮

症例1　54歳女性

主 訴 動 悸

現病歴

生来健康で，毎年受診していた健康診断ではこれまで異常を指摘されたことはなかった．しかし当院受診年の健康診断では，自覚症状は一切ないものの心室期外収縮（PVC，図36-1）を初めて指摘され，精査目的に来院した．

身体所見

来院時，体温36.5℃，血圧135/74 mmHg，脈拍84/分，手首で脈拍をとると4～5拍に1拍の割合で期外収縮が確認された．呼吸数15/分，身長158 cm，体重53 kg であり，甲状腺腫脹や両側下腿浮腫，チアノーゼは認められなかった．また，聴診では明らかな心肺雑音は聴取されず，胸部 X 線でも心陰影拡大を含む異常所見は認められなかった．問診上，過度の喫煙歴や飲酒歴もなく，睡眠不足や仕事内容の変化などの生活習慣の変化もなく，心疾患の家族歴もなかった．数年前からすでに閉経しており，定期的な内服薬もなかった．採血の結果，ナトリウム，カリウム，マグネシウムなどの電解質および甲状腺機能の異常や，冠危険因子（coronary risk factor）である脂質異常症や糖尿病も認められなかった．経胸壁心エコー検査では，壁厚，左室径，左房径は正常範囲内で，右心負荷所見もなく，左室収縮能も全周性に良好で，弁疾患を含む器質的心疾患も認められなかった．

既往歴 特記事項なし．

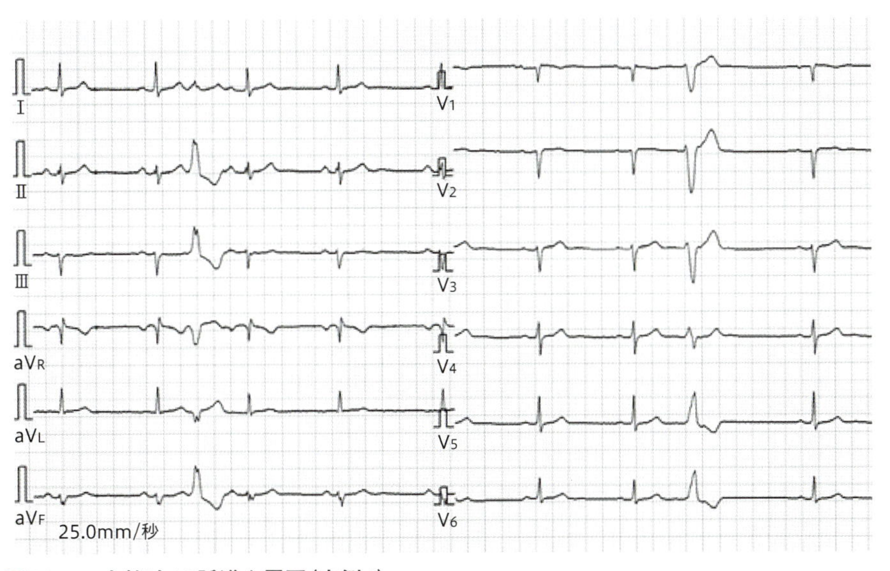

図36-1　安静時12誘導心電図（症例1）

Question 1 この時点でさらにどの検査を追加するか？

1. ホルター心電図検査
2. 冠動脈造影 CT 検査
3. 心臓造影 MRI 検査
4. 心臓電気生理学的検査(EPS)

日常臨床において心室期外収縮 premature ventricular contraction (PVC) は最もよく遭遇する不整脈のひとつで，心疾患のない健常人の心電図検査においても約1％の頻度でみられる．さらに，ホルター心電図では健常人でさえ80％近くの症例で心室期外収縮が散見されるとの報告もある．その頻度は加齢とともに増加し，多形性や連発性のものもみられるようになる．また，慢性閉塞性肺疾患 chronic obstructive pulmonary disease (COPD)，睡眠時無呼吸症候群 sleep apnea syndrome (SAS)，肺高血圧症 pulmonary hypertension (PH) などの肺疾患の合併，甲状腺・副腎・性腺などに関連する内分泌疾患の合併，β作動薬・抗ヒスタミン薬などの交感神経作動薬の使用，過度の飲酒・喫煙・睡眠不足によっても心室期外収縮の頻度は増加する．治療を選択する際に最も注意すべき点は，基礎心疾患の有無である．本症例においても，これらをふまえた詳細な問診を行った．

心室期外収縮の出現頻度が非常に高い(≧10,000回/日)ことが予測される場合や，基礎心疾患が疑われる場合には，さらなる検査を追加する．ホルター心電図では，心室期外収縮の総数，単形性か多形性か，連発数，頻発時間帯，誘因，自覚症状との関連が確認できる．また，運動負荷試験は，発症誘因として運動・交感神経緊張が疑われる場合や虚血性心疾患 ischemic heart disease (IHD) を疑う場合に有用である．虚血性心疾患のさらなる精査が必要な場合は，冠動脈造影 CT 検査を追加する．さらに，心臓 MRI 検査は，拡張型心筋症 dilated cardiomyopathy (DCM)，肥大型心筋症 hypertrophic cardiomyopathy (HCM)，心サルコイドーシス，不整脈原性右室心筋症 arrhythmogenic right ventricular cardiomyopathy (ARVC) などの心筋症が疑われる場合は診断に用いる．心臓電気生理学的検査によるリスク評価の適応は，心停止蘇生例または原因不明の失神発作や左室機能低下を有する器質的心疾患に伴う非持続性心室頻拍 non-sustained ventricular tachycardia (NSVT) がクラスⅠ，心室期外収縮頻発例の場合は器質的心疾患を有し，加算平均心電図にて心室遅延電位が陽性の場合がクラスⅡa とされる．

本症例は無症状であり，問診や聴診，X 線撮影，心電図，経胸壁心エコー検査から重篤な基礎心疾患の可能性は低いと考えられたが，心室期外収縮の数が非常に多いことが予測されたため，ホルター心電図を検査に追加した．ホルター心電図では，総心拍数10.7万/日(平均心拍数75/分)で，そのうち心室期外収縮は20,136/日(総心拍数の約19％)を占めていたが，非持続性心室頻拍は認められず，単形性の日中型であった．心室期外収縮が日中型だったことから，運動・交感神経緊張との関連も考えられたため，運動負荷試験を行ったところ，Bruce 法(速度と傾斜で運動強度を増加するトレッドミル試験)でステージ3まで負荷強度を上げることができ，しかも虚血性心疾患を疑う ST 変化はなかった．負荷が増すにつれ心室期外収縮の出現頻度は減少したが，運動終了後は心拍数が減少するにつれ再度心室期外収縮が出現した．

Answer 1　1

Question 2　検査結果をふまえて，どのような治療を行うか？

1. 経過観察
2. Na チャネル遮断薬の投与
3. β遮断薬の投与
4. カテーテルアブレーション

心室期外収縮の治療法を選択する際，自覚症状の強さと基礎心疾患の有無がポイントとなる．基礎心疾患の合併がなく自覚症状もない場合は一般的に予後良好であり，治療は必要ない．自覚症状があるとしても軽い場合，抗不整脈薬は用いずに，生活習慣の改善や軽い精神安定薬のみで経過観察できることが多い．一方，基礎心疾患を伴わない特発性心室期外収縮で自覚症状が強い場合は，心室期外収縮の波形によって第一選択の抗不整脈薬が異なる．右脚ブロック＋左軸偏位型は左脚後枝領域の Ca 電流依存性組織が起源である可能性が高く，第一選択薬は Ca チャネル拮抗薬となる．左脚ブロック＋右軸偏位型の場合，その多くはカテコラミン依存性の可能性が高く，第一選択薬はβ遮断作用のある薬剤となる．それ以外の波形の場合，運動や興奮などの交感神経緊張が関与しているならばβ遮断薬を選択し，関係がないものでは Na チャネル遮断薬を用いる[1]．また，カテーテルアブレーションに関しては，薬物治療が無効な場合の多形性心室頻拍や心室細動の契機となる心室期外収縮が適応となるものはもちろんのこと，流出路起源のものは根治できる可能性も高いため，自覚症状が強い症例では有用な選択肢のひとつといえる[2]．

本症例の心室期外収縮は左脚ブロック＋正常軸かつ下壁誘導陽性で移行帯は V_4 誘導であったことから，右室流出路起源が最も疑われた(表36-1，表36-2)．本症例は自覚症状もなく器質的心疾患も認められなかったことから，現時点では経過観察とした．ただし器質的心疾患の合併がなかったとしても，総心拍数の10～25％を占めるような心室期外収縮の高頻度症例では，左室機能低下を呈する心筋症(PVC-induced cardiomyopathy)を発症することもあり，カテーテルアブレーションなどによる心室期外収縮の根治によって心機能が回復した報告もある．今後も経胸壁心エコー検査やホルター心電図を含めた定期的な検査を続けるべきであろう[3]．

Answer 2　1

表36-1　心室期外収縮の起源

推測される起源	心電図の特徴
右 室	左脚ブロック型
左 室	右脚ブロック型
流出路・心基部領域	下壁誘導(Ⅱ，Ⅲ，aV_F)陽性
心尖部	下壁誘導(Ⅱ，Ⅲ，aV_F)陰性

表36-2　流出路起源の心室期外収縮

推測される起源	認められやすい心電図の特徴
右室流出路	移行帯が V_3～V_5誘導
左室流出路	移行帯が V_1～V_2誘導
右室流出路自由壁	下壁誘導(Ⅱ，Ⅲ，aV_F)の R 波にノッチ，V_1～V_2誘導に深い S 波
大動脈弁直下または僧帽弁輪部	胸部誘導　右脚ブロック，Ⅰ誘導・V_6誘導に S 波あり
大動脈弁左冠尖	胸部誘導　右脚ブロック，V_6誘導に S 波なし

症例2　61歳男性

主 訴 胸 痛

現病歴

ある夜中，冷汗を伴う突然の激しい前胸部痛を主訴に，当院へ救急搬送された．来院時の心電図では，V_1～V_4誘導で ST 上昇を認めるとともに，トロポニン I 陽性，かつ経胸壁心エコー検査においても左室前壁での広範囲な壁運動低下を認めたことから，前壁中隔における ST 上昇型急性心筋梗塞と診断された．緊急冠動脈検査を施行したところ，左前下行枝の完全閉塞が認められ，検査中に心室細動を併発したため電気的除細動を1回施行した．引き続き同部位へ緊急冠動脈ステント留置術を施行し，TIMI 分類でグレード3の血流を得た．その後 CCU 入室時(急性心筋梗塞発症4時間後)，ドパミン3γ投与下で意識レベルは JCS (Japan Coma Scale) 0，血圧95/50 mmHg，呼吸数20/分，酸素マスク2L 投与下で SpO_2 96%，尿量は30 mL/時とやや少なく，モニター上では多形性心室期外収縮が頻発していた(Lown 分類グレード3).

既往歴・生活歴

30年間，1日に10本の喫煙歴があり，糖尿病，高血圧，脂質異常症への内服加療を10年間以上続けていたが，怠薬も多く，HbA1c 8.0%，LDL-C 170 mg/dL，血圧160/100 mmHg，体重75 kg，BMI 31とコントロール不良であった．

Question 3　どのような治療を行うか？

1. 抗不整脈薬(リドカインやアミオダロン)の投与
2. 鎮静および気管内挿管
3. 電気的除細動
4. 経過観察

心筋梗塞急性期(発症48時間以内)の場合，頻発する心室期外収縮が心室頻拍 ventricular tachycardia (VT)や心室細動などの致死的不整脈を引き起こすこともあるため，Lown 分類(表36-3)を参考に治療を行う．虚血に陥った心筋は膜電位が浅く，Na チャネルが不活性化状

表36-3　Lown 分類

分 類	心室期外収縮の特徴
0	心室期外収縮なし
1	散発性(30回/時 未満)
2	頻発性(30回/時 以上)
3	多源性(多形性)
4a	2連発
4b	3連発以上
5	R on T (連結期が短い)

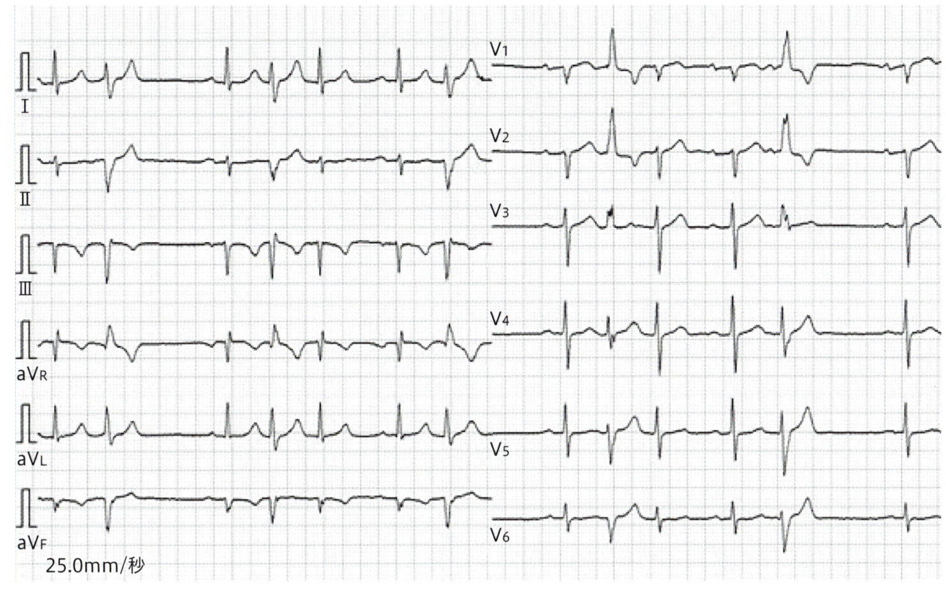

図36-2　安静時12誘導心電図(症例2)

態にある心筋細胞が多いと考えられたため，リドカインがよく用いられるが，非持続性心室頻拍が多発するような重症例にはアミオダロン静注，ニフェカラント静注も積極的に用いるべきである．本症例は Lown 分類グレード3で心室頻拍や心室細動の危険性が高いと判断したため，アミオダロンの静注(具体的な方法については後述する)を行ったところ，心室期外収縮の頻度は減少し，虚血解除16時間後，CK 2,500 U/L，CK-MB 209 U/L でピークアウトした．その後，Killip 分類クラスIIの急性心不全を合併したが，フロセミド10 mg の静注を1日1回行うことで尿量も60 mL/時以上が得られるようになり，入院翌々日にはベッド上での心臓リハビリを始めることができた．

Answer 3　1

1週間後にはドパミンは投与終了とし，CCU から一般病棟へ転棟後も，β遮断薬や ACE 阻害薬の導入は順調に行えた．しかし，安静時12誘導心電図において多形性心室期外収縮の散発が認められた(図36-2)．新たな ST-T 変化や心筋逸脱酵素の上昇もなく，胸痛や動悸の自覚症状はないものの，経胸壁心エコー検査では左室前壁で軽度の壁運動低下が残存し，左室駆出率(LVEF)は45％であった．

アミオダロン静注投与方法

初期急速投与として，アミオダロン125 mg(2.5 mL)を5％ブドウ糖100 mL に加え，容量型の持続注入ポンプを用い，600 mL/時の速度で10分間投与する．次に，負荷投与として，アミオダロン750 mg(15 mL)を5％ブドウ糖500 mL に加え，33 mL/時の速度で6時間投与する．そして維持投与として，残液を17 mL/時の投与速度に変更し18時間投与し，新たにアミオダロン750 mg(15 mL)を5％ブドウ糖500 mL に加え，17 mL/時の投与速度で24時間投与する(17 mL/時の速度で合計42時間投与).

もし投与途中に血行動態の不安定な心室頻拍あるいは心室細動が出現した場合は，追加投与としてアミオダロン125 mg(2.5 mL)を5％ブドウ糖100 mL に加え，600 mL/時の速度で10分間投与する．ただし1日最大投与量は1,250 mg を超えないように，かつ投与濃度は2.5 mg/mL を超えないよう注意する．

アミオダロン持続静注時には血中濃度モニタリングはかならずしも必要ではない．持続静注開始直後，循環血液中に入ったアミオダロンはおもに脂肪に取り込まれるため，安定するまで半日ほどかかる．静注は緊急治療が目的のため，効果をみながら用量を設定する．

また，アミオダロンの副作用として，甲状腺機能障害，間質性肺炎，肝機能障害，角膜色素沈着などがあるため，アミオダロン導入前にはあらかじめ採血しておき，KL-6，FT3，FT4，TSH，AST，ALT，γGTP などを確認する．

Question 4　どのような検査または治療を行うか？

1. β遮断薬の増量による心筋リモデリングの予防
2. Na チャネル遮断薬(フレカイニド)の内服
3. アミオダロンの内服
4. 冠動脈造影(CAG)検査
5. 電気生理学的検査(EPS)

心筋梗塞亜急性期(発症48時間〜1カ月)では，残存虚血の精査，および心機能の再評価を行い，急性心筋梗塞への治療を進めるとともに，定期的な突然死のリスク評価を行う．通常3連発未満の心室期外収縮ならば経過観察でよいが，不整脈に伴う自覚症状が中等度以上の場合や，非持続性心室頻拍の頻拍レートが120〜200/分で5連発以上または200/分以上で3連発以上の場合は重症型と考えて，積極的な治療の対象となる．

器質的心疾患を有する心室期外収縮への薬物治療において注意すべき点は，心筋梗塞の既往および心機能の低下の有無である．心筋梗塞の既往があり，心機能が低下している場合は，陰性変力作用の強い薬剤では心不全を引き起こす危険があるため，fast kinetic の Na チャネル遮断薬(メキシレチン)やβ遮断薬，ソタロール，アミオダロンの使用を検討する．一方，slow kinetic の Na チャネル遮断薬(ジソピラミド，シベンゾリン，ピルジカイニド，フレカイニド，ピルメノール)は，CAST 試験などから生命予後を悪化させることが示されているので，禁忌である[1]．なお，心筋梗塞慢性期(発症1カ月以降)では，つねに虚血の関与の有無を確認し，虚血の解除や心機能の改善を積極的に進めるとともに，不整脈への薬物利用に関しては亜急性期に準ずる．また，心筋症や弁膜症など虚血性心疾患以外の基礎心疾患に伴う心室期外収縮の場合は，基本的には心筋梗塞亜急性期における治療方針に準じて判断するが，陰性変力作用の強い薬剤は避けるなど心機能を十分に考慮する必要がある．心不全合併症例では，交感神経活動が亢進し，レニン-アンジオテンシン-アルドステロン系も賦活化され，心臓の負荷増大や不整脈誘発，心筋障害が引き起こされているため，β遮断薬や ACE 阻害薬，アンジオテンシンⅡ受容体拮抗薬(ARB)投与による心不全治療が不整脈治療に奏功することがある．ただし閉塞性肥大型心筋症では ACE 阻害薬，ARB のように血管拡張作用を有する薬剤は左室流出路狭窄を増強させる可能性が高いため，これらの薬剤を避け，β遮断薬やベラパミル，ジルチアゼム，Ⅰa 群，Ⅰc 群の抗不整脈薬やアミオダロンを用いるなど，症例によって異なる場合があるので注意する．

本症例では新たな虚血の関与の可能性は低く，3連発未満の単形性心室期外収縮で自覚症状もなかったため，心室期外収縮に関しては経過観察とし，現行の治療を継続する方針とした．

不整脈に伴う自覚症状が中等度以上の場合，あるいは非持続性心室頻拍が重症型(頻拍レートが120～200/分では5連発以上，200/分以上では3連発以上)の場合には，アミオダロンの内服も選択肢となりうる．ただし，本症例はそこまで重症ではなく，アミオダロンには副作用(甲状腺機能障害，間質性肺炎，肝機能障害)の合併もありうることから，まずはβ遮断薬の増量を選択した．

β遮断薬は，長時間作用型のカルベジロール，ビソプロロールと，短時間作用型のプロプラノロール，メトプロロールに分類されるが，本症例のような心筋梗塞に合併した心室期外収縮では予後改善効果も期待し，カルベジロールまたはビソプロロールを用いる．β遮断薬の過剰投与は心不全を悪化させることもあるため，投与量は少量から始め(たとえば，カルベジロール 1.25 mg/日から，またはビソプロロール 0.625 mg/日から)，心不全の増悪がないことを確認しつつ増量していく．また，気管支喘息や慢性閉塞性肺疾患(COPD)，冠攣縮性狭心症も悪化しやすいため，これらの疾患を合併している場合は選択的β_1遮断薬であるビソプロロールを選択する．

Answer 4 1

本症例のポイント

- 心室期外収縮を診た場合，自覚症状と器質的心疾患の有無を確認する．とくに心筋梗塞の既往には注意する．
- 自覚症状がある場合や心機能の低下がある場合は，薬物治療の対象となる．
- 検査を行った時点で器質的心疾患が認められなかったとしても，心室期外収縮が頻発している症例では定期的な経過観察を行う．
- 心筋梗塞発症 1 カ月以降の場合や中等度以上の心機能低下がある場合は，Na チャネル遮断薬などの抗不整脈薬の長期投与は望ましくないので，β遮断薬，ACE 阻害薬，アンジオテンシンⅡ受容体拮抗薬(ARB)の併用を積極的に考慮する．

(嵯峨亜希子　　分担編集：藤生克仁)

文献

1) 日本循環器学会ほか 編：不整脈薬物治療に関するガイドライン(2009年改訂版)，2009. http://www.j-circ.or.jp/guideline/pdf/JCS2009_kodama_h.pdf (2017年8月現在)
2) 日本循環器学会ほか 編：不整脈の非薬物治療ガイドライン(2011年改訂版)，2011. http://www.j-circ.or.jp/guideline/pdf/JCS2011_okumura_h.pdf (2017年8月現在)
3) Pedersen CT, et al. : Heart Rhythm, 11 : e166-196, 2014.

37. 心室頻拍

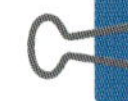

症 例　25歳男性

主 訴 動悸，失神

現病歴

生来健康で，家族歴に特記すべき心疾患はなく，薬物摂取歴もなかった．20歳ごろから安静時に数秒から数分続く動悸を自覚することがあったが，自然に止まるため，気にかけることはなかった．

搬送当日，車の運転中に動悸を自覚したため，車を止めて改善を待ったが動悸は停止せず，眼前暗黒感ののちに意識を失った．周囲が異変に気づき救急要請して，患者は当院へ搬送された．

身体所見

来院時には意識清明で，動悸や胸痛はなかった．血圧110/65 mmHg，脈拍60/分，呼吸数12/分，動脈血酸素飽和度98％（room air）で，明らかな外傷はなかった．聴診上Ⅰ音（→），Ⅱ音（→），Ⅲ音，Ⅳ音を聴取できなかったが，両側肺呼吸音異常はなかった．また，下腿浮腫，頸静脈怒張もなかった．神経学的所見上，明らかな麻痺，運動異常はなかった．

Question 1　来院から10分以内に行うべきことはどれか？

1. 現在症状がないため，帰宅を促す
2. 12誘導心電図検査
3. 頭部 CT 検査
4. 心臓血管カテーテル検査
5. 心エコー検査

救急外来で失神患者の頻度は全患者の1％近くと報告されている[1]．そのため，救急外来を担当する医師は，症状などから失神の原因疾患に分類するトレーニングを積んでおくことが望ましい．そうすると結果的に疾患の理解が進み，専門科への紹介が必要な際もスムーズに対応できる．たとえば，排尿後や飲酒後の短時間の失神ですみやかに意識が回復する場合は，比較的，神経調節性失神が疑われるエピソードである．失神から意識を取り戻しても麻痺などがあったり，心拍数や血圧が正常であるのに意識障害が遷延したりする場合は，頭蓋内疾患を疑わせる．一方，動悸などを伴う場合は心疾患を疑いやすい．失神は直接命にかかわることがあるため，表37-1のように分類したのちにリスク層別化を行うことも重要である[1]．

これらのことをふまえて，まずはこの症例を振り返ってみる．25歳と若年であり，動悸からの失神であること，明らかな神経学的所見がないことから，Adams-Stokes 発作（アダムス・ストークス発作）が第一の鑑別にあがるだろう．心原性失神であり，リスク層別化でも高リスクとなる．

表37-1 失神患者の高リスク基準

1. 重度の器質的心疾患あるいは冠動脈疾患：心不全，左室駆出分画低下，心筋梗塞歴
2. 臨床上あるいは心電図の特徴から不整脈性失神が示唆されるもの
①労作中あるいは仰臥時の失神
②失神時の動悸
③心臓突然死の家族歴
④非持続性心室頻拍
⑤二束ブロック(左脚ブロック，右脚ブロック＋左脚前枝 or 左脚後枝ブロック)，QRS ≧120 ms のその他の心室内伝導異常
⑥陰性変時性作用薬や身体トレーニングのない不適切な洞徐脈(＜50/分)，洞房ブロック
⑦早期興奮症候群
⑧QT 延長 or 短縮
⑨Brugada パターン
⑩不整脈原性右室心筋症を示唆する右前胸部誘導の陰性 T 波，イプシロン波，心室遅延電位
3. その他：重度の貧血，電解質異常等

出典：日本循環器学会ほか 編：失神の診断・治療ガイドライン(2012年改訂版), p.8, 2012.

Adams-Stokes 発作が疑われる本症例に行うべき検査については，まずは外来で手軽にできる検査を優先すべきである．そのため，患者から離れ，目を離さなくてはならない時間が生じる頭部 CT 検査は後まわしにすべきであろう．心臓血管カテーテル検査を考慮するのは悪くないが，その前に，重要な疾患を診断または除外するために，心臓超音波検査(心エコー検査)および12誘導心電図検査を行うのが好ましい．心エコー検査，12誘導心電図と同時並行して，結果が出るまでに時間がかかる採血をしながら，急変に備えて点滴ラインをとる．Adams-Stokes 発作を疑わせる症例に対して，症状がないからとすみやかに帰宅させるのは，かなりのリスクを伴うため，避けるべきである．

Answer 1 2，5

本症例でも，来院時に12誘導心電図検査(図37-1)を行った．その結果，Ⅱ，Ⅲ，aV_F 誘導で陰性 T 波がみられ，とくにⅢ誘導では心室内伝障害を疑わせる QRS 波の分裂(fractionation)がみられる．

心エコー検査では，左室・右室の拡大や壁運動異常は認められず，左室駆出率(LVEF)は60％以上で，肺高血圧 pulmonary hypertension (PH)と弁膜症はいずれもなく，両心房の拡大も認められなかった．

本症例は来院後，バイタルサインが落ち着いており，胸部症状もない．前述のように心電図で異常がみられたが，ほかの病歴聴取などを詳細に聴取しているあいだに判明した採血結果から，心筋逸脱酵素の上昇も認められないことがわかった．しかし，若年であり，ほぼ安静時の失神であることから，入院して経過をみる方針とした．

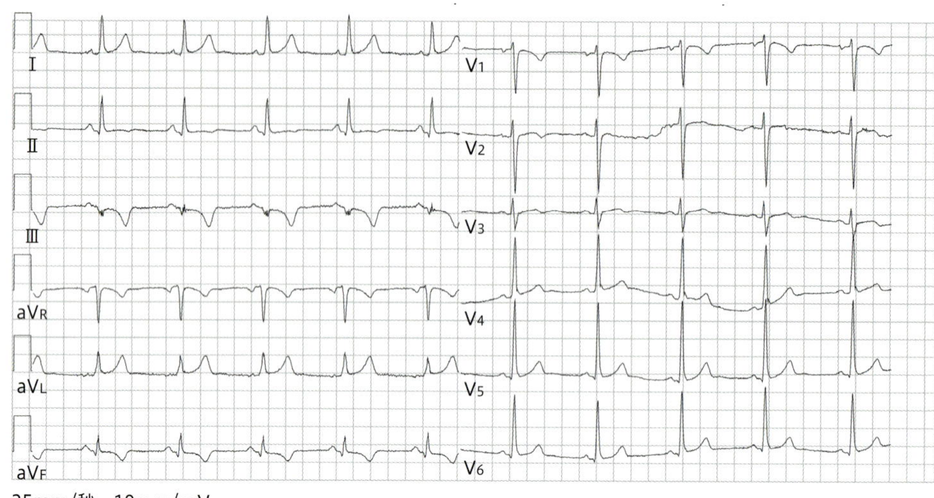

図37-1　来院時の12誘導心電図
II，III，aV$_F$ 誘導で陰性 T 波がみられ，とくにIII誘導では心室内伝障害を疑わせる QRS 波の分裂(fractionation)がみられる．

Question 2　**入院後24時間以内に求められる管理はどれか？**

1. 酸素投与
2. パルスオキシメーターのみで脈拍をみて，症状があった際に12誘導心電図検査を行う
3. モニター心電図をとる
4. 12誘導心電図，心筋逸脱酵素の採血フォローアップ
5. 運動負荷検査

失神患者の入院後の管理については，エビデンスに基づいて推奨されているものは実は少ない．そのため，経験則で各症例の安全性を考えたうえで判断する．本症例は心不全を疑わせる所見もなく，SpO_2は室内気(room air)で98％を維持できていたので，酸素が必須とまではいえない．パルスオキシメーターのみでの観察では不正確な脈拍評価になり，無症候性に生じているイベントを逃すこともあるので，Adams-Stokes 発作の経過観察ではモニター心電図は必須と考えられる．また，小さい心筋梗塞の場合は心筋逸脱酵素が正常上限値以上に達するまで上昇するのに時間がかかるため，数時間後に心電図とともに血液検査を行い，経過をみるのが好ましいだろう．運動負荷検査については，危険な疾患の除外もできていない24時間以内において，急いで求められる検査とはいえないだろう．

Answer 2　3，4

本症例も，入院後，モニター心電図による経過観察を行った．入院3時間後にモニター心電図上で頻拍がみられ，患者も動悸を自覚していたため12誘導心電図検査を施行したところ，図37-2のような心電図波形がみられた．

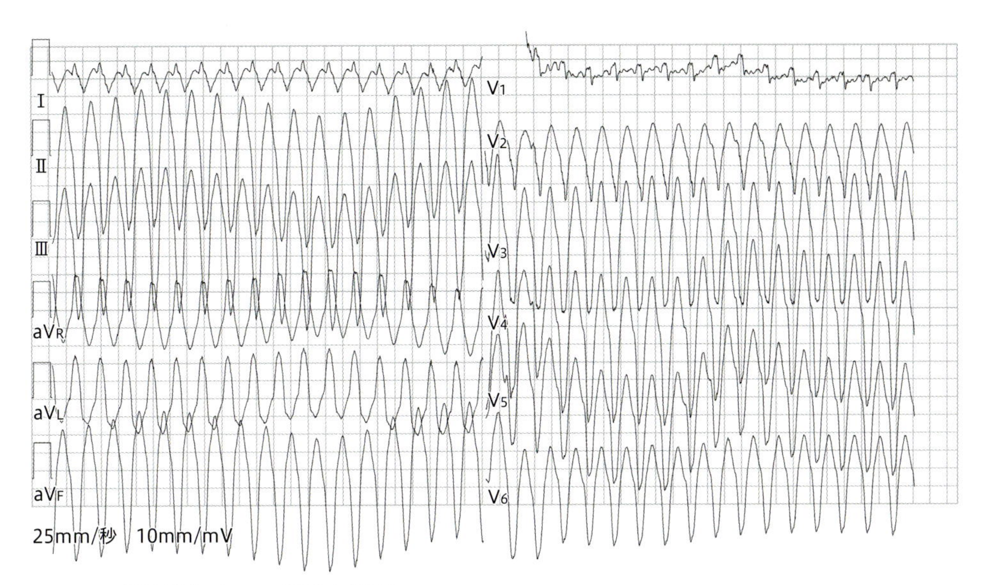

図37-2 頻拍発作時の12誘導心電図
規則正しい心拍204/分の幅広い QRS 波形がみられる.

Question 3 この心電図から最も疑われる疾患は何か？

1. 心電図検査時のアーチファクト
2. 心室頻拍
3. 脚ブロックを伴う心房粗動
4. 脚ブロックを伴った上室頻拍
5. Kent 束を順行性におりる房室回帰性頻拍

心電図は一見して QRS 幅が120 msec より広く，心拍も204/分と，100/分を超えているので，wide QRS tachycardia (QRS 幅の広い頻拍)である[2]．そこで，つぎに行うべきことは，wide QRS tachycardia の心電図が上室頻拍 supraventricular tachycardia (SVT)か，心室頻拍 ventricular tachycardia (VT)かを診断することであり，この鑑別は治療方針に直接かかわってくるので非常に重要である.

表37-2に最低限覚えておくべき wide QRS tachycardia の鑑別方法を記載した．これらのなかで今回の症例は，aV_R 誘導において主要成分が R 波で，かつその長さが40 msec を超えていることや，QRS 軸が不定軸であることなどから，心室頻拍であると考えられた.

Answer 3 2

除細動を行い，洞調律に回復してから入院3日目まで血行動態は安定していた．安定後に冠動脈造影(CAG)検査を行ったが，異常所見は認められなかった.

表37-2　wide QRS tachycardia における心室頻拍と上室頻拍の種々の鑑別法

心電図所見	解釈
前胸部誘導(V_1〜V_6)の所見	• R-S 波の欠如 → 心室頻拍 • いずれかの誘導で R-S 間の間隔が100 msec 以上 → 心室頻拍 • すべての誘導で QS または RS パターン → 心室頻拍
aV_R 誘導の所見	• 初期成分に R 波 → 心室頻拍 • 初期の R または Q 波＞40 msec → 心室頻拍 • 下降成分に notch → 心室頻拍
いずれの誘導	• 房室解離 → 心室頻拍
すべての誘導	• 洞調律時と同じ QRS 波形 → 上室頻拍
Ⅱ誘導	• R 波の peak までの時間＞50 msec → 心室頻拍

上記所見はおもに確率的に疑わしくなるということで，いずれも100％の診断能はない．
出典：Page RL, et al.：2015 ACC/AHA/HRS Guideline for the Management of Adult Patients With Supraventricular Tachycardia. J Am Coll Cardiol, 67：e27-e115, 2016.

Question 4　つぎに考慮すべきことは何か？

1. ループレコーダー植込み術
2. 植込み型除細動器(ICD)植込み術
3. 電気生理学的検査(EPS)
4. 植込み型補助人工心臓植込み術
5. 早期帰宅

今回は原因不明の心室頻拍の診断治療目的のため，電気生理学的検査・高周波通電(高周波カテーテルアブレーション)治療を行うこととした．初回には左室内心尖部に遅延伝導電位がみられたので，同部位に高周波通電を繰り返したが，その後も同一の心室頻拍は誘発された．そこで剣状突起下から心外膜穿刺を行い，3D マッピングシステムを用いて心外膜のマッピングを行った(図37-3)．赤，橙，黄，緑，青，藍の順に電位が高くなり，紫色は正常な電位高をもつ部位である．図をみると，大半は正常な部位であるが，心尖部に低電位を示す赤色があり，さらに同部位では遅延伝導電位がみられた．一般的に遅延伝導電位は心室頻拍の回路になりやすい部位と考えられているため，同部位を通電したところ，すみやかに同電位の消失がみられた(図37-4)．周辺にも同様な電位がみられたので，通電を加えたところ，治療後には心室頻拍は誘発されなくなった．

今回のような症例では植込み型除細動器(ICD)も当然考慮すべきであるが，若年であったこと，心機能障害が認められないことから，電気的焼灼術のみで，当面は経過をみる方針とした．さて最後の質問の答えであるが，まだ心室頻拍の診断がついただけなので帰宅は推奨されないうえ，ループレコーダーは診断がついていない不整脈への適応であること，植込み型補助人工心臓はわが国では2017年現在，移植を前提として検討されることから，本症例のようにコントロールがついている症例には推奨されない．

Answer 4　2，3

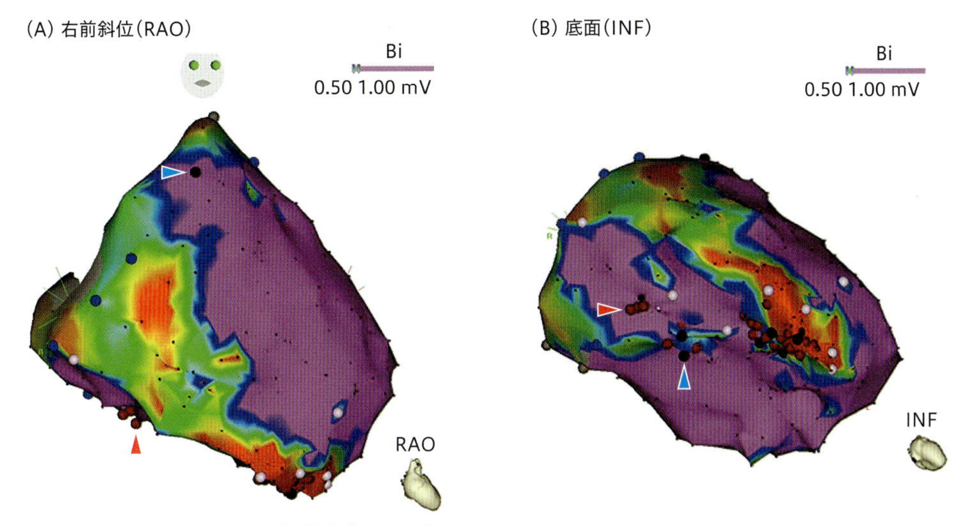

図37-3　心外膜側の3D-双極電位指マップ
(A)は右前斜位，(B)は下から上を見あげた図．今回は0.5 mV 以下は瘢痕，1.0 mV 以上を正常部位と考えて，0.5 mV から1.0 mV へ順に赤，橙，黄，緑，青，藍に色分けし，紫色は正常電位高である．黒丸印(►で示す)は遅延伝導電位がみられた部位，赤丸印(►で示す)は通電部位である．

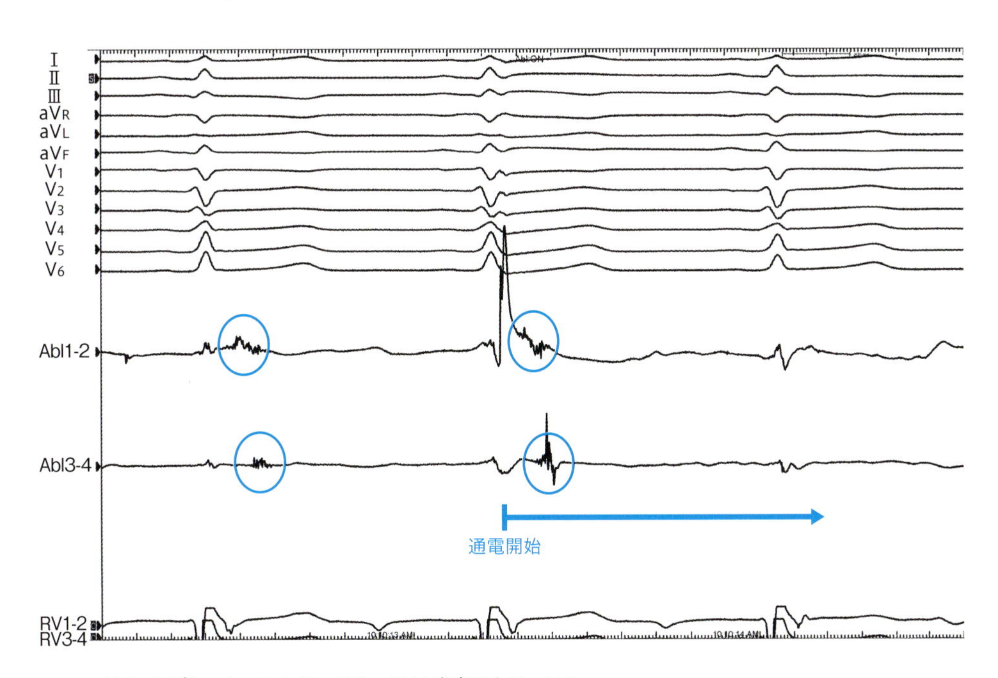

図37-4　通電部位での心内心電図
Abl 1-2はアブレーションカテーテル先端，Abl 3-4は近位端の電位．同様に RV1-2は右室に留置したカテーテル先端，RV3-4は近位端の電位．通電を開始したところ，1拍後には分裂(fractionated)している遅延伝導電位(丸で囲まれた部位)が消失しているのがわかる．

その後の経過

本症例は，カテーテル高周波通電治療後，現在まで薬物治療を行っていないが，2年の経過観察中に動悸などの発作は認めていない．基礎疾患の精査はできていないが，拡張型心筋症 dilated cardiomyopathy (DCM)や不整脈原性右室心筋症 arrhythmogenic right ventricular cardiomyopathy（ARVC）の初期相をみている可能性，一過性の心筋炎の可能性などが考えられるため，今後も注意深く経過をみていく予定である．なお，ガイドライン[1]では，「カテーテルアブレーション後の運転は有効性が証明されるまで禁止」となっており，本症例は現時点では長期間不整脈のコントロールがついているため車の運転は可能であるが，患者本人は代替交通手段があるということで遠慮している．

本症例のポイント

- たとえ一過性意識障害で救急外来受診時に無症状であっても，状況によっては入院を考慮すべきである．
- 入院後の管理としては Adams-Stokes 発作をとらえるのが目的なので，モニター心電図にて経過をみることが最低限必要である．
- 心電図において上室頻拍と心室頻拍の鑑別は重要である．ただし，どの鑑別法も100％の診断能はもっていないため，血行動態が保てないならすみやかに電気的除細動も考慮すべきである．
- 心室頻拍治療において，カテーテル高周波通電治療（カテーテルアブレーション）が近年盛んに行われている．治療が成功すれば長期間の不整脈コントロールが得られるため，リスクなどを考えたうえで，植込み型除細動器（ICD）の植込み術を行う前に検討する価値があるだろう．

column 緊急時の不整脈診断は誤診を恐れずに

心室頻拍は命にかかわる不整脈であるが，実臨床では診断に至るまでは種々の思考プロセスが必要になってくる．具体的には外来で Adams-Stokes 発作を疑うことから始まり，症状の重症度によりどのような検査を進めるか，どのように管理していくかを熟考して，最終的に12誘導心電図で頻拍がとらえられてもその心電図の診断に迷う，といった具合である．

12誘導心電図の理解には覚えることが多く，内科医さらには循環器内科医からも敬遠され，誤診率も高い．事実，致死性多形性心室頻拍を起こす QT 延長症候群の心電図を一般循環器内科医に見せたところ，正答が得られたのは50％未満であった，という報告もある．考えかたによってはある程度は誤診すると考えながら，最悪のシナリオをつねに考慮に入れて診断していく方が望ましいともいえる．循環器内科医が心室頻拍と診断して除細動したのちに結果的に上室頻拍であった症例を，筆者は数多くみてきている．ただし「後医は名医」なので，実際に治療にあたっている際には誤診を恐れずに，血行動態などをみながら患者の命を守る，ということを考えていけばよいと思う．

心室頻拍の高周波通電治療は日進月歩で進み，現在では心外膜側からの治療も含めてエビデンスがそろってきている．そのため，治療に難渋するような症例などは積極的に治療介入していくべきである．

（山形研一郎　　分担編集：藤生克仁）

文献

1） 日本循環器学会ほか 編：失神の診断・治療ガイドライン（2012年改訂版），2012. http://www.j-circ.or.jp/guideline/pdf/JCS2012_inoue_h.pdf（2017年8月現在）
2） Page RL, et al.：2015 ACC/AHA/HRS Guideline for the Management of Adult Patients With Supraventricular Tachycardia. J Am Coll Cardiol, 67：e27-e115, 2016.

38. 洞不全症候群

症 例　67歳男性

主 訴 労作時息切れ，易疲労感

現病歴

高血圧で近医に通院中であった．労作時の息切れを自覚するようになり，当科紹介となる．受診時の心電図で，Ⅱ，Ⅲ，aV_F，V_5～V_6誘導で ST 低下を認め，心エコー検査で前壁中隔の壁運動低下がみられたため，冠動脈 CT 検査を行った．冠動脈 CT 検査にて左前下行枝に有意狭窄が疑われたことから，精査目的に第1回入院となった．冠動脈造影(CAG)にて左前下行枝(＃6)に90％の有意狭窄を認めたため，経皮的冠動脈インターベンション(PCI)を行い，同部位に冠動脈内ステント(drug eluting stent)を留置した．第1回退院時の心電図を図38-1に示す．

術後，いったんは労作時の息切れが改善したものの，術後2カ月で息切れが再度みられるようになった．また，易疲労感も自覚し，3週間以上持続したため，再び来院した．

身体所見 脈拍39/分・整，血圧148/60 mmHg，SpO_2 99％ (room air)．両側肺呼吸音に異常はなく，心雑音も聴取せず，頸静脈の怒張や下腿浮腫を認めなかった．過去1カ月間で体重増加はない．精査目的に第2回入院となった．再入院時に心電図検査(図38-2)と胸部 X 線撮影(図38-3)を行った．

既往歴 高血圧(治療中)．糖尿病，脳梗塞はなかった．

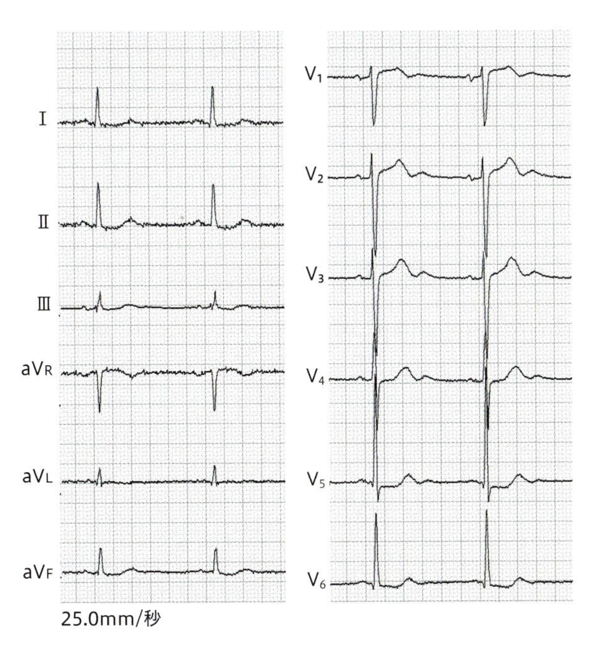

図38-1　PCI 施行後(第1回退院時)の12誘導心電図

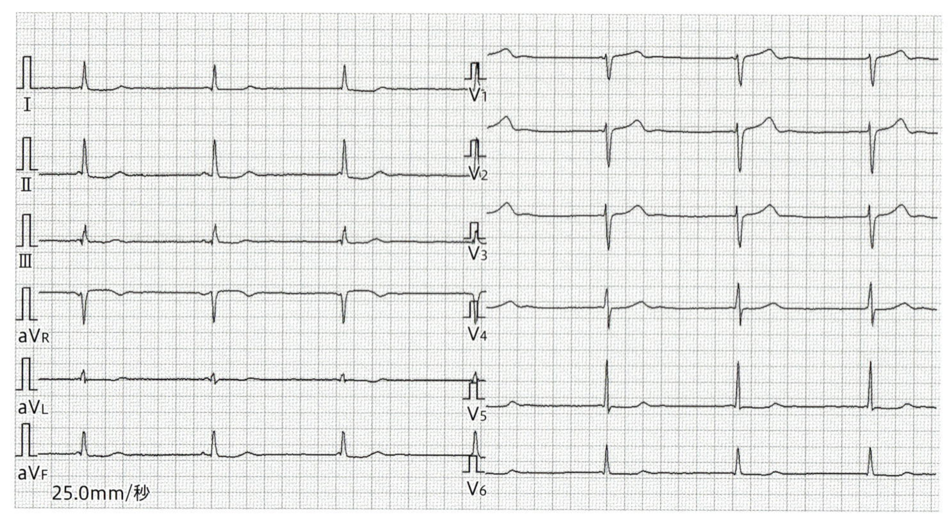

図38-2　再入院時の12誘導心電図

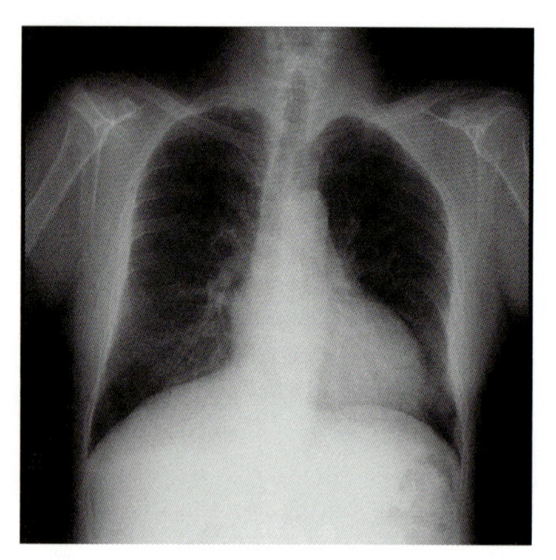

図38-3　再入院時胸部 X 線写真

Question 1　まず行うべきことは何か？

1. 自覚症状や既往歴について詳しく病歴を聴取する
2. 内服薬の確認を行う
3. 身体所見を詳しくとる
4. 採血データをチェックする

本症例は経皮的冠動脈インターベンション(PCI)の既往があり，労作時息切れと易疲労感を主訴に来院した症例である．労作時息切れがみられた場合は，身体所見を詳しくとり，まずは心不全であるか，心疾患を有する症例であれば心不全増悪があるかを判断することが必要である．本症例では肺野にラ音を聴取せず，心音ではⅢ音・Ⅳ音の聴取なく，頸静脈の怒張や浮腫もみられなかった．また，胸部 X 線では心胸郭比(CTR)の拡大はあるものの，肺うっ血の所見や，胸水貯留は認めなかった．以上から，急性心不全は否定的であった．

つづいて，PCI の既往があることから，狭心症症状の可能性も考えるべきである．息切れ以外に胸部圧迫感の症状がないか詳しく聴取し，胸痛がある場合は狭心症を念頭に置いて早急に冠動脈造影などの検査計画を立てる必要がある．また，入院時に徐脈の進行がみられていることから，自覚症状の出現が心電図上で徐脈進行と一致しているのかなど，過去の心電図データを見返すことも重要である．徐脈により脳虚血症状(Adams-Stokes 発作)が生じることもあるため，めまいや失神の既往があるか詳しく聴取する．さらに，徐脈の原因として，カリウムなどの電解質異常，甲状腺機能などの内分泌ホルモン異常や，薬剤により徐脈が増悪する場合があり，採血データのチェックや市販薬の内服歴を含めた聴取が必要である．

Answer 1　1～4すべて

Question 2　本症例でまず行うべき検査は何か？

1. ホルター心電図
2. トレッドミル負荷検査
3. 心エコー検査
4. 心臓カテーテル検査
5. 電気生理学的検査(EPS)

自覚症状としては，労作時息切れ，易疲労感，今回入院時の心電図(図38-2)上で心拍41/分の洞性徐脈(心房レートが遅いため，接合部調律が心房のレートより速くなっていることから，完全房室ブロックではなく，洞性徐脈である)が認められるため，まずは洞不全症候群 sick sinus syndrome (SSS，Rubenstein Ⅰ型)による徐脈性心不全症状を疑うべきである(表38-1)．洞性徐脈では，ホルター心電図で1日の総心拍数や歩行時の心拍数上昇を評価する必要があり，まずはホルター心電図検査を行うべきである．さらに，心房粗細動や心房性頻拍を合併するタイプもあるため，病型の診断にも有用である．

洞性徐脈では，運動時の心拍数上昇がみられず，運動耐容能低下がある場合(chronotropic incompetence)はペースメーカ植込みの適応となるため，適応の判定としてトレッドミル負荷検査は有用である．しかし，本症例は狭心症が否定できておらず，3週間前からの症状増悪があることから，現時点では運動負荷検査は避けるべきである．また，心エコー検査で左室収縮能，弁膜症の有無，肺高血圧 pulmonary hypertension (PH)の有無，下大静脈径などについて

表38-1　Rubenstein 分類

Ⅰ型	原因不明の心拍数が50/分未満の持続性洞性徐脈
Ⅱ型	洞停止または洞房ブロック
Ⅲ型	ⅠまたはⅡの洞性徐脈であり，少なくとも1回は発作性上室頻拍あるいは心房粗細動を呈したことがある(徐脈頻脈症候群)

評価を行う．虚血性心疾患 ischemic heart disease（IHD）の診断には冠動脈造影は必要であるが，非侵襲的検査である心エコー検査やホルター心電図での評価後に行うことが望ましい．これらの検査結果しだいで，冠動脈造影にスワンガンツカテーテル，心筋生検などの検査を加えることもある．

心臓電気生理学的検査（EPS）については，失神・めまいや，心不全症状があり，非侵襲的な検査でも心電図所見と症状の関連が明らかでない場合には，EPS による洞結節機能評価（洞結節回復時間，洞房伝導時間，固有心拍数）が有効であるが，第一に行う検査ではない．

Answer 2　1，3

▶ 本症例の再来院時において，息切れの原因精査のための検査を行った．

1）ホルター心電図

洞調律，総心拍数60,300/日，心拍34～64/分（平均41/分），ホルター心電図施行中に歩行時の息切れ，動悸とめまいの症状があった（図38-4）．

2）心エコー検査

左室収縮能は駆出率（EF）52％と軽度低下があり，前壁中隔の中等度の壁運動低下を認めた．弁膜疾患はなし．右室収縮期圧（RVSP）40 mmHg と，やや高値であった．下大静脈の拡張はなく，呼吸性変動もみられた．

3）冠動脈造影CT検査（CTCAG）

冠動脈に有意狭窄はなく，ステント内再狭窄も認めなかった．

4）採血データ

前回退院時 BNP 80.5 pg/mL．

今回入院時 BNP 188.2 pg/mL，BUN 14.1 mg/dL，Cre 0.78 mg/dL，Hb 13.2 g/dL，血清電解質に異常なし，甲状腺関連ホルモン正常．

5）再来院時の内服薬

アムロジピン 5 mg，エナラプリル 10 mg，アスピリン 100 mg，クロピドグレル 75 mg．

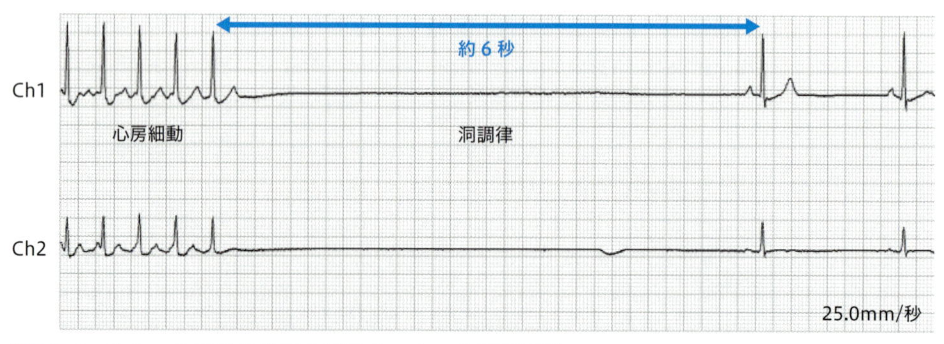

図38-4　めまいの症状を生じた際のホルター心電図記録

Question 3 検査結果から，本症例は下記のいずれと考えられるか？

1. 洞不全症候群 Rubenstein Ⅰ型
2. 洞不全症候群 Rubenstein Ⅱ型
3. 洞不全症候群 Rubenstein Ⅲ型
4. Wenckebach 型Ⅱ度房室ブロック
5. 完全房室ブロック

ホルター心電図の結果から，動悸を自覚した際に発作性心房細動と，心房細動停止時に6秒持続する洞停止を認めた(図38-4)．洞停止時にめまいを伴い，最終診断としては洞不全症候群(Rubenstein Ⅲ型)と診断された．また，総心拍が8万/日と低下しており，歩行中の心拍数上昇に乏しい(最大心拍が64/分にとどまる)ことから，労作時息切れ，易疲労感が洞不全症候群によるものと特定することができた．徐脈による心拍出量(cardiac output)変化に起因するBNP 上昇や，心エコー検査で右室収縮期圧の上昇がみられており，診断が遅れれば，急性左心不全を発症するリスクが高い症例であった．

Answer 3 3

Question 4 選択する治療法はどれか？

1. 薬剤の減量
2. ペースメーカ植込み
3. 心房細動に対するカテーテルアブレーション
4. 抗凝固療法

本症例は発作性心房細動を認め，$CHADS_2$スコア(評価項目についてはp.250を参照されたい)は1点であることから，まず，抗凝固療法を行うべきである．発作性心房細動の停止後に洞停止による Adams-Stokes 発作を生じていることから，心房細動に対して，抗凝固療法ののち，カテーテルアブレーションを施行して心房細動を根治することで洞停止が生じなくなり，これによるめまいも生じなくなる可能性が期待できる．しかし，本症例では心房細動の根治が成功しても，洞性徐脈による心不全症状があることから，ペースメーカ治療が必要となる．

薬剤の減量に関しては，ジゴキシンやβ遮断薬の内服をしている場合には，中止することによって徐脈の改善を期待できる場合があるが，発作性心房細動，虚血性心疾患，心筋症に対してβ遮断薬継続が望ましい場合は，β遮断薬内服を継続し，ペースメーカ植込みを行う．また，高齢者の場合，ACE 阻害薬やアンジオテンシンⅡ受容体遮断薬(ARB)の投与で高カリウム血症をきたし，洞不全症候群を呈する場合があるが，本症例では血清電解質は正常であった．

Answer 4 2，3，4

その後の経過

本症例では，狭心症やほかの疾患を除外することで，息切れや易疲労感の原因が洞不全症候群によるものと診断できた．さらに，精査中に発作性心房細動とめまいを伴う洞停止がみられたことから，抗凝固療法ののち，心房細動に対してカテーテルアブレーションを施行した．ペースメーカ植込み後は労作時息切れが著明に改善し，BNP の低下と，胸部 X 線写真で心胸郭比(CTR)の改善がみられた．退院後は心房細動の再発はなく，動悸，めまいもみられなくなった．

本症例のポイント

- 労作時息切れ増悪と易疲労感を主訴に来院した症例であり，洞性徐脈による心不全症状が第一に疑われるが，本症例は基礎疾患として虚血性心疾患があり，狭心症症状である可能性も念頭に置きながら検査を行っていく必要がある．
- 洞不全症候群は，心房細動・心房粗動など上室頻拍を伴うことがあり，ホルター心電図やモニター管理を行い，これらの不整脈の診断も行う．
- 高齢者や腎不全患者は，自律神経活動，電解質異常，内分泌異常，薬剤などによる外因性因子により洞機能不全をきたすことがあり，徐脈の進行がみられた場合はまず，病歴，内服歴，電解質異常，甲状腺機能などのチェックが重要である．薬剤中止や電解質是正，内分泌疾患の治療で洞性徐脈が改善し，恒久的ペースメーカは不要になることもある．

（荷見映理子　　分担編集：藤生克仁）

39. 房室ブロック

症 例　70歳女性

主 訴 めまい，意識消失

現病歴

50歳ごろよりめまいを自覚することがあり，近医を受診したが原因がわからず，経過観察となっていた．受診年の5月，自宅のトイレ内で意識消失が2〜3分持続するエピソードがあったため，近医を受診した．

Question 1　この時点で何を疑うか？　そのうえで行う検査とあわせて答えよ．

1. 徐脈性不整脈
2. 頻脈性不整脈
3. 心臓弁膜症
4. てんかん
5. 頸動脈狭窄などの血管疾患

高齢者において，失神はまれな疾患ではなく，再発も多い．鑑別において，まず重要なのは，心原性失神と非心原性失神の鑑別であるが，この時点では，設問の選択肢はすべて鑑別にあげられる疾患となる．そのほか，反射性失神，起立性低血圧などによる失神は，失神全体の3/4を占めるといわれており，予後は良好である(神経調節性失神についてはp.281，第40章で解説する)．

徐脈性不整脈，頻脈性不整脈の鑑別においてまず行う検査は12誘導心電図である．持続的な心電図異常をスクリーニングしていく．続いて，発作的な異常を検出する目的でホルター心電図検査を検討する．不整脈による失神は全体の1割程度といわれている．心臓弁膜症に関しては，まずは聴診を行い，心雑音の有無をチェックする．そのうえで，器質的な心疾患の評価も含めて心臓超音波検査(心エコー検査)を検討する．

非心原性失神の代表例のひとつがてんかんである(これも失神全体の1割程度)．てんかんは“痙攣を伴うもの”というイメージが強いが，実際にはそうとは限らない．側頭葉てんかんは痙攣を伴わないことが多い．逆にてんかんと診断された症例のうち約30%が，実際には痙攣を伴う非てんかん性失神であるといわれ，痙攣があっても安易にてんかんとは同定できない．原因となるような器質的疾患がないか，頭部CT検査や頭部MRI検査によるスクリーニングおよび脳波検査による異常脳波のチェックを行う．脳血流の低下の原因として頸動脈狭窄も鑑別となる．頸動脈の聴診，エコー検査によりスクリーニングを行う．

失神患者を診る際には，これらの疾患を適宜鑑別にあげ，それぞれに適した検査を選択しながら診療を進めていく.

Answer 1 1～5すべて

1，2 ― 12誘導心電図，ホルター心電図　3 ― 聴診，心エコー検査
4 ― 頭部 CT・MRI，脳波検査　5 ― 聴診，頸動脈エコー検査

▶ その後の経過 - 1

近医の受診時に，不整脈のスクリーニング目的にホルター心電図検査を施行した．ホルター心電図で房室ブロックを認め，3.14秒の心室波形の欠落を認めた．あわせて，器質的な心疾患の有無を確認するため，心エコー検査，心臓 MRI 検査を施行したが，明らかな器質的心疾患は疑われなかった．また，房室ブロック出現時には症状はみられなかった．さらなる精査目的に，当院紹介となった．

▶ 失神の原因となる徐脈性不整脈には大きく，洞不全症候群 sick sinus syndrome (SSS)と房室ブロック atrioventricular block (AV block)があげられる(図39-1)．本症例は房室ブロックによる徐脈が認められた．房室ブロックの原因疾患は多岐にわたるが，最も多いのは加齢に伴う房室結節から His 束(ヒス束)領域の線維化が関与すると考えられる特発性である(表39-1)．本症例では，心臓 MRI 検査によるスクリーニングにおいても明らかな二次性の疾患は疑われなかった．しかし，二次性心疾患の検査感度はかならずしも高いものではなく，臨床経過により繰り返し検査を行っていくことが重要である．現在，デバイスの進歩により，恒久的ペースメーカ植込み後であっても，条件付きで MRI 検査が可能となってきた．しかし，可能であれば術前に MRI 検査は施行しておくべきであり，恒久的ペースメーカ植込みが検討される症例では，ほかの疾患に比較し，心臓 MRI 検査の適応を広く考えてもよいかもしれない．とくに，サルコイドーシスによる房室ブロックを生じた症例では，その後の経過のなかで心室頻拍 ventricular tachycardia (VT)を呈する場合があり，その診断を行うことが重要である．

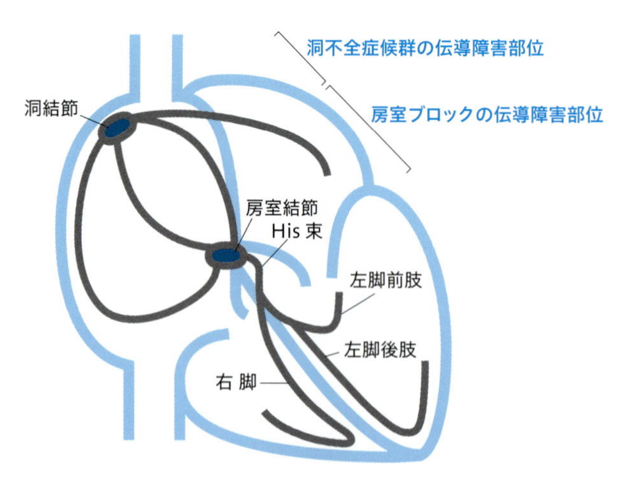

図39-1 刺激伝導系と房室ブロック
心臓内の電気活動は刺激伝導系により調整されている．その主役のひとつが房室結節であり，心房からの電気活動を心室へ伝達する役割を担っている．房室結節自体，あるいはそれ以下の His 束，脚の伝導障害により房室ブロックが生じる．

表39-1　房室ブロックのおもな原因疾患

1．特発性 2．二次性 虚血性心疾患，弁膜症，心筋炎，心筋症，高血圧，膠原病，Lyme 病，筋緊張性ジストロフィー，アミロイドーシス，サルコイドーシス，薬剤性，心臓手術後 3．先天性心疾患

房室ブロック自体に関してはペースメーカ植込みにより予後の改善が期待されるが，基礎心疾患の存在によりその後の予後が異なり，原疾患への加療が必要な場合もあるため，その評価は重要である．

Question 2　次に行うべき検査または治療は何か？

1. ペースメーカ植込み術
2. 一時的ペーシングリード留置
3. 電気生理学的検査(EPS)
4. 薬物療法
5. 植込み型ループレコーダー

房室ブロックにはいくつかのタイプが存在し(図39-2，表39-2)，治療方針も異なってくる．そのなかで恒久的ペースメーカ植込みの適応となるのは，

クラスⅠ：

1．徐脈による明らかな臨床症状を有する第Ⅱ度，高度または第Ⅲ度房室ブロック

2．高度または第Ⅲ度房室ブロックで，以下のいずれかを伴う場合

①投与不可欠な薬剤によるもの，②改善の予測が不可能な術後房室ブロック，③房室接合部のカテーテルアブレーション後，④進行性の神経筋疾患に伴う房室ブロック，⑤覚醒時に著明な徐脈や長時間の心室停止を示すもの

クラスⅡa：

1．症状のない持続性の第Ⅲ度房室ブロック

2．症状のない第Ⅱ度または高度房室ブロックで，以下のいずれかを伴う場合

①ブロック部位が His 束内または His 束下のもの，②徐脈による進行性の心拡大を伴うもの，③運動または硫酸アトロピン負荷で伝導が不変もしくは悪化するもの

3．徐脈によると思われる症状があり，ほかに原因のない第Ⅰ度房室ブロックで，ブロック部位が His 束内または His 束下のもの

である[1]．

本症例では，失神，めまいの既往はあるものの，徐脈と症状の関連は明らかではなく，房室ブロックを生じている部位の診断，および症状との関連性を評価する目的で，電気生理学的検査(EPS)を行った．結果としては，明らかな器質的房室伝導障害の所見は認められなかった．そのため，現段階では恒久的ペースメーカ植込みの積極的な適応とはならないと判断し，植込み型ループレコーダーによる失神の原因精査を行う方針とした．植込み型ループレコーダーを使用できない施設では使用できる施設への紹介を検討するのがよいと考えられる．

一時的ペーシングリード留置については，本症例では持続する，あるいは繰り返す徐脈は認

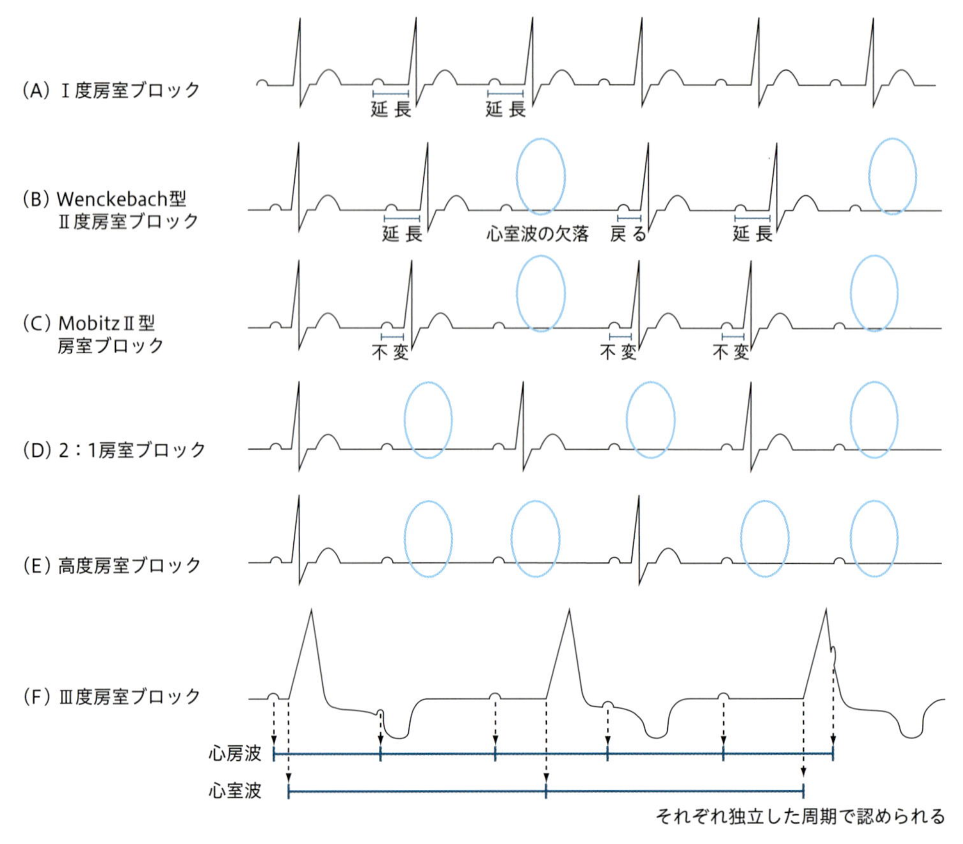

図39-2　房室ブロックの分類(心電図波形の特徴)

表39-2　房室ブロックの分類

(A) Ⅰ度房室ブロック
心房刺激の心室への伝導遅延により，PR 間隔の延長(0.2秒以上)を認める．多くが副交感神経緊張によって房室結節内で生じる機能的な伝導遅延と考えられている．

(B) Wenckebach 型Ⅱ度房室ブロック
PR 間隔が徐々に延長したうえで心室への伝導が欠落する．房室結節の機能的な伝導障害によると考えられており，副交感神経緊張が関与する．

(C) Mobitz Ⅱ型房室ブロック
PR 間隔が延長せずに心室への伝導が欠落する．His 束以下での障害によることが多い．

(D) 2：1房室ブロック
2拍に1拍心室伝導が欠落する．PR 間隔の延長が評価できないため，障害部位の推測が困難となる．一般には QRS 幅が狭い場合には Wenckebach 型，QRS 幅が広い場合には Mobitz Ⅱ型が疑われる．

(E) 高度房室ブロック
房室伝導比が3：1以下のもの．高度な徐脈となる．

(F) Ⅲ度房室ブロック(完全房室ブロック)
心房から心室への伝導が完全に途絶した状態．心房レートと心室レートは独立となる(房室乖離)．房室結節あるいはそれ以下の伝導障害による．補充調律が生じる部位により QRS 幅が変化し，より房室結節から離れると QRS 幅は広くなり，レートも遅くなる．

められず，適応とはならない．

薬物療法に関しては，誘因となる薬物の中止の検討は重要であるが，房室ブロックを改善さ

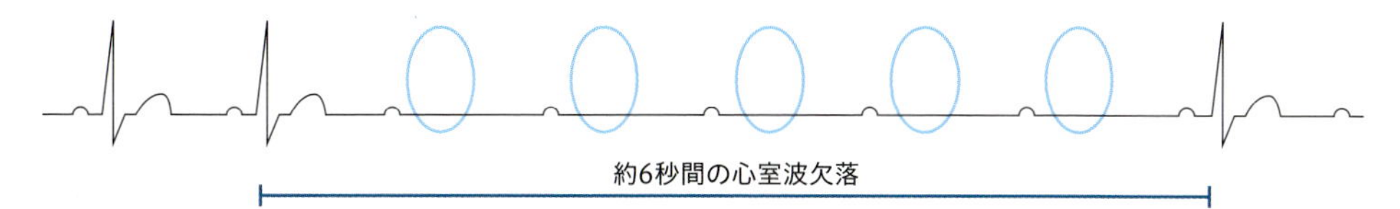

図39-3　植込み型ループレコーダーの波形
約6秒間の心室波欠落を認める．発作性房室ブロックと診断された．

せる薬物としては，安全性，有効性の確立されたものはなく，現時点では選択されない．

電気生理学的検査は，特異度は高いものの感度は低い．実際に，電気生理学的検査が正常でも，再発性失神発作をもつ脚ブロック患者において植込み型ループレコーダーを用いると，約1/3に発作性の房室ブロックが認められる．

Answer 2　3，5

その後の経過-2

本症例は植込み型ループレコーダーにより，最大6秒間の心室波形の欠落を認め，発作性房室ブロックと診断された(図39-3)．また，心室波形の欠落した時刻に一致した，めまい症状を認め，症状の原因が徐脈によるものと判断された．

Question 3　この患者に有用な植込み型デバイスはどれか？

1. AAI ペースメーカ
2. VVI ペースメーカ
3. DDD ペースメーカ
4. 植込み型除細動器(ICD)

ペースメーカの基本的な役割は大きく2つある．それは，心臓の刺激を感知すること(センス)，心臓を刺激すること(ペース)である．基本的なペースメーカの設定は3文字のアルファベットで表記される．1文字めはどこを刺激するか，2文字めはどこで感知するか，3文字めは応答の仕方である．前半2つは，A：atrium (心房)，V：ventricle (心室)，D：double (心房と心室)を意味する．最後の1つは I：inhibited (抑制)，T：triggered (同期)，D：double (抑制と同期)を意味する．I (抑制)は“センスしたらペースしない”，T (同期)は“センスしたらペースする”ことである．

本症例では洞結節機能には問題は認められず，房室伝導に障害を認めるので，AAI ペースメーカでは心室波の欠落を補充できず，不適当である．心房収縮と心室収縮の連関を維持し，房室伝導障害を補完するためには，心房でセンスし，心室でペースする機能が必要であり，DDD ペースメーカが最も適当な選択となる．また VVI ペースメーカは，明らかな心機能の低下がなく，持続的な房室伝導障害を認めていない本症例であれば心室波欠落の補充を行うことができるため，選択肢として考慮される．リードの挿入が困難である場合や，本体のサイズが小さい方が好ましい場合には，場合によっては選択肢と考えられる．本症例では，前述のような VVI ペースメーカを選択せざるをえない条件はなく，今後，房室伝導障害が進行する可能性も考慮し，DDD ペースメーカを選択している．

植込み型除細動器(ICD)は心室性の頻脈性不整脈に対する治療デバイスであり，失神の原因が徐脈に伴うものである本症例においては適応とならない．

Answer 3　3 (場合によっては2の VVI ペースメーカも選択できる)

本症例のポイント

- 失神は臨床現場において比較的よく遭遇する疾患であり，心原性失神では致命的な転機となる可能性があるため，評価が重要である．
- 洞不全症候群と同様に房室ブロックにおいても，かならずしも徐脈は持続的ではない．
- ホルター心電図，電気生理学的検査によっても診断が十分にされない症例も存在し，植込み型ループレコーダーの適応を検討すべきである．

column　植込み型ループレコーダー

小手術により左前胸部に植込み可能なデバイスで，数年にわたり(電池寿命あり)，心電図波形をモニタリングできる．近年，潜因性脳梗塞患者における心房細動検出のための使用が認められた．小型化も進み，外来での処置で挿入可能となっており，今後，急速に普及すると考えられる．

(清水　悠　　分担編集：藤生克仁)

文献

1) 日本循環器学会ほか 編：不整脈の非薬物治療ガイドライン(2011年改訂版), 2011. http://www.j-circ.or.jp/guideline/pdf/JCS2011_okumura_h.pdf (2017年8月現在)

40. 神経調節性失神

症例 76歳女性

主訴 意識消失発作

現病歴

73歳時に左内頸動脈瘤に対してコイル塞栓術を施行した．術後経過観察中に病棟で数分程度の一過性の意識レベル低下を認めたが，その後改善し，神経学的な異常は認めなかった．頭部 CT，MRI では脳神経学的な異常は指摘できず，経過観察となった．外来経過観察中に施行した12誘導心電図では，ウェンケバッハ型(Wenckebach 型)Ⅱ度房室ブロックを認めたこともあったが，意識消失発作などの症状は伴っていなかった．

76歳時，夕食後に嘔吐，意識消失し，会話にも応答せず床に倒れこんだ．家族に発見され，当院へ救急搬送された．救急隊到着時には意識状態は清明であり，JCS (Japan Coma Scale) Ⅰ-1，GCS (Glasgow Coma Scale) E4V5M6であった．

身体所見 救急車内モニターでは洞調律，血圧117/52 mmHg，脈拍73/分，体温37.1℃，SpO_2 98% (room air)であった．心音は整で雑音は聴取せず，呼吸音は清でラ音はなかった．眼瞼結膜に貧血はなく，頸静脈怒張や下腿浮腫は認めなかった．また，四肢に明らかな麻痺は認めなかった．

既往歴 心疾患の既往歴なし．

内服薬 クロピドグレル 75 mg/日，アトルバスタチン 5 mg/日，アジルサルタン 20 mg/日．

Question 1 来院直後に行うべき検査はどれか？

1. 緊急冠動脈造影(緊急 CAG)
2. 緊急脳血管造影
3. 12誘導心電図
4. 神経学的診察を含む全身の診察
5. 頭部 X 線撮影

意識消失発作で救急搬送された症例であるが，救急隊現着時にはすでに意識は回復しており，明らかな麻痺もない．全身状態としては落ち着いており，まずは非侵襲的な検査を行い，診断をつけることが重要である．胸痛，心電図変化などの，急性冠症候群(ACS)を疑う明らかな所見はないことから，来院直後に冠動脈造影(CAG)を施行することはまずないといえよう．また，脳動脈瘤の既往があることから，脳卒中は鑑別として抑えておくべきであるが，神経学的診察や頭部 CT といった検査の裏づけなしに緊急脳血管造影を行うことも通常はない．

意識消失発作を引き起こす疾患のうち，30%程度は原因不明であるが，器質的疾患として重要なのは，不整脈(約15％)，急性冠症候群，急性大動脈解離などの器質的心血管疾患(4％)や，一過性脳虚血発作，てんかんなどの神経疾患(10％)である．とくに心原性であった場合，その予後は悪く，非心原性が1年死亡率6～12％であるのに対し，心原性は20～30％と非常に高い．そのため，原因検索ならびにその治療は非常に重要である．

本症例のように，バイタルサイン，意識状態が安定している場合には，12誘導心電図や神経学的診察など非侵襲的な検査から行うべきである．頭部X線撮影については，頭蓋骨や副鼻腔，頸椎などの状態をみるのでなければ，診断的な価値は小さいと思われる．

Answer 1　3，4

本症例では初療の段階では神経学的な異常はなく，頭部CTでは明らかな脳卒中などの異常所見は認めなかった．血液検査(下線部はとくに注意すべき値を示す)，および12誘導心電図検査(図40-1)，胸部単純X線撮影(図40-2)，経胸壁心臓超音波検査(経胸壁心エコー検査，表40-1)を行った．

〈血 算〉	**WBC** 5,900/μL	**RBC** 365×10⁴/μL	**Hb** 12.1 g/dL	**Hct** 36.1％
	MCV 98.9 fL	**MCH** 33.2 pg	**MCHC** 33.5％	**Plt** 18.5×10⁴/μL
〈凝 固〉	**PT** 10.9秒	**PT%** 100％	**PT-INR** 0.93	**APTT** 25.0秒
	D-dimer 1.1 μg/mL			
〈生化学〉	**TP** 6.0 g/dL	**Alb** 3.9 g/dL	**T-Bil** 1.0 mg/dL	**AST** 44 U/L
	ALT 33 U/L	**LDH** 265 U/L	**CK** 49 U/L	**CK-MB** 7 U/L
	BUN 22.4 mg/dL	**Cre** 0.78 mg/dL	**Na** 140 mEq/L	**K** 4.5 mEq/L
	Cl 107 mEq/L	**CRP** 0.44 mg/dL		

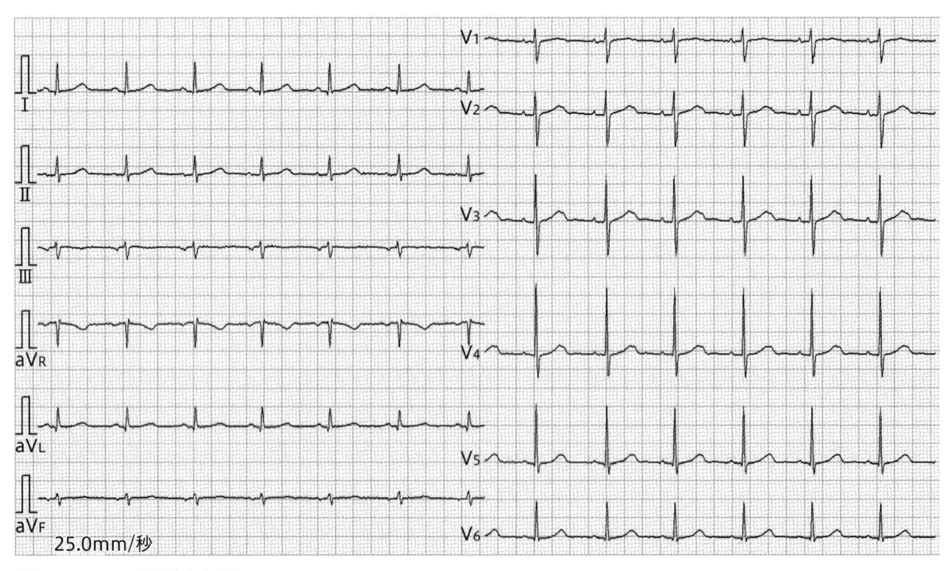

図40-1　12誘導心電図

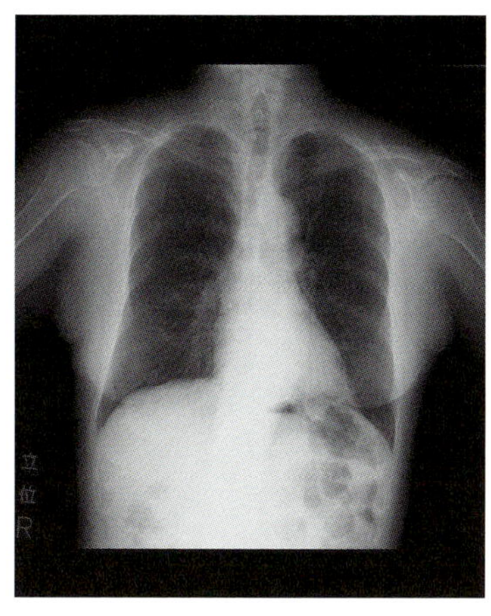

図40-2　胸部単純 X 線写真

表40-1　経胸壁心エコー検査所見

項 目	計測値	所 見
大動脈径	30 mm	左 室 • 左室収縮能正常 • 壁運動異常なし
左房径	42 mm	
左室中隔厚	9 mm	
左室後壁厚	9 mm	弁膜症 • 大動脈弁閉鎖不全なし，形態は3尖 • 僧帽弁閉鎖不全症 I 度 • 三尖弁閉鎖不全症 I 度 • 肺動脈弁閉鎖不全症 I 度
左室拡張期径	47 mm	
左室収縮期径	29 mm	
左室駆出率	70 %	
左室駆出分画	39 %	
左室流入血流 E 波	0.71 m/秒	その他 • 心嚢水貯留なし • 下大静脈 15 mm，呼吸性変動 51 %
左室流入血流 A 波	1.05 m/秒	
左室流入血流減速時間	196 msec	
E/A	0.68	

Question 2　本症例のこの段階での確定診断はどれか？

1. 完全房室ブロック
2. 洞不全症候群(SSS)
3. 急性心筋梗塞
4. てんかん
5. 現段階では確定診断はつかない

検査時の12誘導心電図(図40-1)は正常洞調律であった．間欠的な完全房室ブロック(AV block)，洞不全症候群 sick sinus syndrome (SSS)の可能性は除外できないが，この時点では確定診断には至らない．心エコー検査では左室壁運動正常，血液検査では心筋逸脱酵素の上昇はなく，胸痛もないことから，急性心筋梗塞を積極的に疑う所見はない．てんかんに関しては，この段階で行われた検査項目のなかでは CK の上昇(CK-MB の上昇は伴わない)を伴うことが特徴的であるが，本症例ではそのような所見は認めない．しかし，てんかんの可能性は否定できず，さらなる精査が必要である．

したがって，来院時の検査のみでは特異的な所見はなく，この段階では確定診断はつかず，追加の精査が必要と考えられる．

Answer 2　5

本症例は，さらなる検査のために入院とした．

Question 3 経過観察入院としたが，入院後に行うべきことは以下のどれか？

1. 持続的な心電図モニター観察
2. 精神科へのコンサルト
3. 脳波検査
4. 遺伝子検査
5. ループレコーダ(ループ式心電計)植込み

来院時の心電図は洞調律だが，過去に Wenckebach 型Ⅱ度房室ブロックを認めたこともあり，一過性の完全房室ブロックや高度房室ブロックに移行した可能性も考えられ，不整脈性の失神である可能性は通常より高いと考えられる．入院中に同様の発作が生じた際に不整脈との関連性を探るためには，持続的な心電図モニターが必要である．また，てんかん発作の鑑別に脳波検査は有用である．本症例では，入院前に頭部 CT 検査で異常所見がみられないことを確認しているため，ここでは頭部 CT 検査を行わなかった．ループレコーダ(ループ式心電計)植込みに関しては，やや侵襲的な検査であるため，非侵襲的な検査の情報が集まり，そのうえで必要と判断されたときに行うのが好ましい．精神科疾患での意識消失発作は，パニック障害や解離性非てんかん発作などがあげられるが，まずは身体的疾患が否定されてから積極的に疑うべきである．失神を引き起こす遺伝性疾患には，QT 延長症候群，Brugada 症候群，肥大型心筋症(HCM)，カテコラミン誘発性心室頻拍などがあるが，いずれも現段階で積極的に疑う必要はない．また遺伝子検査は，本人のみの問題ではなく家族にも影響する問題になるため，その実施には本人，家族を含めた十分な説明，理解が必要である．

Answer 3 1，3

入院後の持続心電図モニタリングでは明らかな不整脈は認めなかったため，電気生理学的検査(EPS)を行った(表40-2)．

洞結節回復時間 sinus node recovery time (SNRT)とは，頻回刺激の停止後，最終刺激から洞結節興奮が出現するまでの時間のことである．これが1,500 msec を超えると，洞結節の自動能の異常，つまり洞不全症候群を疑う．本症例では1,210 msec のため，正常範囲と考えられる．

表40-2 電気生理学的検査の結果

洞結節自動能
洞結節回復時間(SNRT) 1,210 msec
房室伝導能
AH 時間98 msec HV 時間28 msec Wenckebach point 316 msec (190 bpm)
その他
頻拍誘発なし

AH 時間は心房-His 束間の伝導時間，HV 時間は His 束-心室の伝導時間のことで，それぞれ正常範囲は45～140 msec，35～55 msec である．また，心房の連続刺激により Wenckebach 型ブロックが出現するが，そのうち刺激間隔が最長(刺激頻度が最小)である点を Wenckebach point とよぶ．一般的には，110/分以下の刺激で心房-His 束間の Wenckebach 型ブロックが出現する場合には，房室結節内伝導は異常と考えられている．AH 時間，HV 時間，Wenckebach point は房室ブロックに関する項目であり，今回の検査ではとくに異常を示唆する所見は認めなかった．

また，安静時および睡眠，光刺激，過呼吸刺激賦活中の脳波では，てんかんを示唆する突発性異常は認めなかった．

Question 4 次に行うべき検査もしくは治療は以下のどれか？

1. 永久ペースメーカ留置
2. 植込み型除細動器(ICD)留置
3. カテーテルアブレーション治療
4. ホルター心電図検査
5. ティルト試験

電気生理学的検査(表40-2)では，頻拍の誘発もなく，明らかな不整脈を疑う所見は認めなかったことになる．したがって，現時点で不整脈の治療(選択肢1～3)の必要性はない．また，電気生理学的検査，および病棟での持続モニタリングを行って異常が発見されないところに，短時間のモニタリングしかできないホルター心電図を追加しても，有意な所見が得られるとは考えづらい．そのほか，不整脈に関する検査としては，日常生活での持続モニタリングになるループレコーダ植込みが選択肢にあがるが，**Question 4** の選択肢には含まれていない．

意識消失の原因として，不整脈以外に神経調節性失神 neurally mediated syncope (NMS) が鑑別疾患にあげられるが，これまでの検査ではその診断は困難であり，ティルト試験(head-up tilt test，チルト試験ともいう)を行うべきであると考えられる．

Answer 4 5

ティルト試験とは，神経調節性失神の鑑別目的で行う検査のことである．プロトコルは施設によって異なるが，傾斜角度を変えられる検査台を用いて行う体位変換試験(図40-3)である．試験は雑音のない遮光された室内で行い，静脈路を確保する．試験中は心電図の持続モニタリングを行い，また数分ごとに血圧を測定する．

まず，5～20分程度の安静臥床を行い，その後ティルト角度を60～70度にし，20～40分ほど負荷を行う．この時点で失神が誘発されなければ，イソプロテレノールもしくはニトログリセリンの静脈投与，ニトログリセリン舌下投与を行う．意識消失，脱力などの失神を示す所見が得られれば，陽性と判断する．

失神が誘発される確率は，60～80度の傾斜でティルト単独負荷では，時間10～20分間で

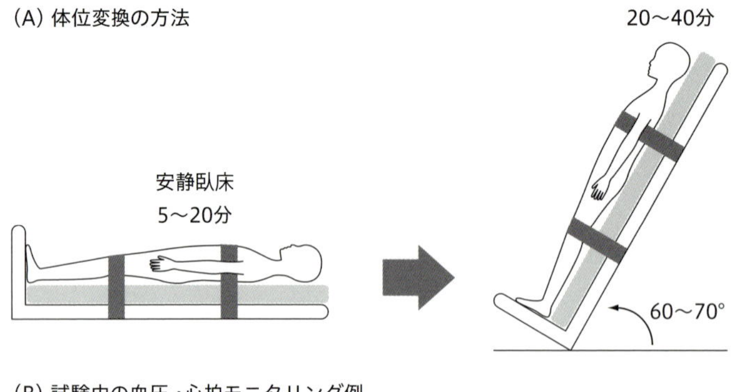

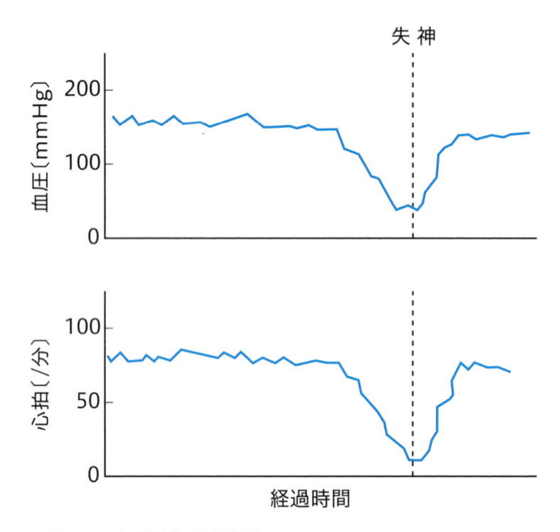

図40-3　ティルト試験の概要

6～42％と低く，負荷時間を30～60分と延長しても24～75％にとどまる．そのため，失神を誘発しやすくするためにイソプロテレノールやニトログリセリンを用いる．イソプロテレノールはその心収縮力増強および血管拡張作用により，またニトログリセリンは血管拡張作用により，静脈灌流量が減少し，失神を誘発する．イソプロテレノールを用いると感度は60～87％，ニトログリセリンを用いると49～70％と感度は上昇する．

ティルト試験を行ったところ，表40-3に示すような結果が得られた．

Question 5　本症例は神経調節性失神と診断されるか？
また，診断されるとすると，いずれの病型と考えられるか？

1. 神経調節性失神は考えられない
2. 神経調節性失神と考えられ，混合型である
3. 神経調節性失神と考えられ，心抑制型である
4. 神経調節性失神と考えられ，血管抑制型である

表40-3 ティルト試験の結果

時間〔分〕	経過	血圧〔mmHg〕	脈拍〔回/分〕
0	安静臥床	115/72	80
5		112/68	82
10	ティルト角度70度に設定	124/64	78
15		125/67	74
20		118/65	72
25		119/66	71
30		120/68	72
35		113/64	71
40	ニトログリセリンスプレー噴霧	111/60	73
41		124/85	110
42		145/96	108
43		78/38	90
44	眼球上転，脱力し，呼びかけに反応せず	65/35	急激に減少し，2秒心停止
45	ティルト角度を0度にし，意識回復	105/62	52
46		112/73	72

表40-4 神経調節性失神の病型

タイプ1 混合型
心拍数は増加したあと減少するが，40/分以下にはならないか，40/分以下でも10秒未満もしくは心停止3秒未満．血圧は上昇したのち，心拍数が減少する前に低下
タイプ2 心抑制型
心拍数は増加したのち減少し，40/分以下が10秒以上あるいは心停止3秒以上 2A：血圧は上昇したのち，心拍数が低下する前に低下 2B：血圧は心停止時あるいは直後に80 mmHg 以下に低下
タイプ3 血管抑制型
心拍数は増加したのち不変のまま血圧低下，心拍数は低下しても10％未満

今回の試験では，呼びかけに反応なく，眼球上転などの失神発作の徴候が得られたため，ティルト試験陽性で神経調節性失神であると考えられる．神経調節性失神の病型は3パターンに分類される(表40-4)．この分類から，今回の検査結果は心拍数が減少する前に血圧が低下し，心停止は2秒(3秒未満)であったため，タイプ1混合型神経調節性失神と考えられる．

Answer 5 2

神経調節性失神の治療

神経調節性失神は，長時間の起立，排尿，排便，食後，くしゃみ，嚥下，咳，眼球圧迫，運動などで誘発されやすい．神経調節性失神の治療は，まずは生活指導，増悪因子の是正である．脱水，長時間の立位，睡眠不足，精神的興奮・緊張，アルコール多飲などの増悪因子を避け，めまいやふらつきなどの前駆症状が出現した場合には臥位をとることを心がける．薬物治療としては，ジソピラミド（心収縮力の抑制，遠心性副交感神経活動による徐脈の予防），β遮断薬（心収縮力抑制），α刺激薬（血管収縮作用による静脈灌流量低下予防，血圧低下予防），鉱質コルチコイド（循環血液量増加）が用いられることがある．心抑制型にはペースメーカ治療が行われることがあるが，侵襲が大きく，その適応は慎重に検討すべきである．

本症例のポイント

- 意識消失発作において，心原性であった場合の予後は不良であり，その原因検索は非常に重要である．
- 神経調節性失神の鑑別にはティルト試験を用いる．イソプロテレノールやニトログリセリンといった薬剤負荷により，失神を誘発する確率を上げることができる．
- 神経調節性失神の治療としては，生活指導，増悪因子の是正が中心となるが，ジソピラミド，β遮断薬，α刺激薬，鉱質コルチコイドといった，薬物治療を行うこともある．

（藤原隆行　　分担編集：明城正博）

41. 大動脈解離

症 例　49歳男性

主 訴 胸痛，両下肢しびれ

現病歴

生来健康で，これまで健康診断や医療機関受診歴のない49歳男性である．来院3時間前に自転車に乗っていたところ，突然胸痛が出現し，しだいに疼痛の範囲が下方へと広がるとともに両下肢にも軽度のしびれが出現したため，当院を受診した．

身体所見

来院時は意識清明であり，バイタルサインは右上肢血圧150/80 mmHg に対して左上肢血圧130/70 mmHg と，左右差がある以外は特記すべき異常は認められなかった．診察上は心肺聴診や腹部診察で異常はみられず，特記すべき脳神経学的異常所見も認めなかった．

Question 1 診断のうえで行うべき画像検査は何か？

1. 胸腹骨盤単純 CT 検査
2. 経胸壁心エコー検査
3. 経食道心エコー検査
4. 胸腹骨盤造影 CT 検査
5. 冠動脈カテーテル検査

本症例は，突然発症の胸部から始まって移動・拡大する疼痛，上肢の血圧左右差を呈していることから，急性大動脈解離が最も疑わしい．急性大動脈解離は大血管領域の重大な疾患のひとつであり，外科的技術や集学的治療の進歩にもかかわらず，依然として予後がよいとはいえない(海外の報告では院内死亡率が13～17％程度であり，わが国の1997～2007年にかけての調査でも11％であった)．

急性大動脈解離の症状は胸背部痛が典型的ではあるが，分枝への解離の波及や閉塞によって生じうる各種合併症症状(急性大動脈弁閉鎖不全に伴う心不全，頸動脈解離に伴う片麻痺や失神，腹腔内臓器虚血に伴う各種腹部症状，前脊髄動脈閉塞に伴う対麻痺や四肢麻痺，腎動脈解離に伴う急性腎不全，末梢四肢動脈閉塞に伴う血流障害など)が前面に出ることもあるので，注意を要する．早期手術が必要となる場合も多く，急性冠症候群 acute coronary syndrome (ACS)をはじめとした他の胸痛を呈する疾患を除外しつつ，迅速に診断を行う必要がある．

画像検査の順番として，まず侵襲なく迅速に行うことができるという点で経胸壁心臓超音波検査(経胸壁心エコー検査)が望ましい．経胸壁心エコー検査では大動脈内の剥離内膜(flap)を観察できることがあり，また，とくに上行大動脈解離の際に緊急手術の適応となる大動脈弁閉鎖不全 aortic regurgitation (AR)や心嚢水貯留，壁運動の異常(冠動脈解離の合併を示唆)といった合併症の検出に優れている．そのため，救急外来では通常行う心電図や採血検査のほかに経胸壁心エコー検査を迅速に行い，その後に CT 検査を考慮すべきである．CT 検査は，単純撮影でも動脈壁石灰化の内側偏位や偽腔の血腫によるわずかな CT 値の変化などによって大動脈解離を診断できることもあるが，確実な診断およびエントリーサイトの確認(flap の断裂像)，そして手術適応の検討のためには，腎機能を確認後，原則として造影で撮影すべきである．なお，偽腔開存型大動脈解離のなかには偽腔の血流が非常に遅い場合があり，造影早期相では造影されずに後期相でのみ偽腔への造影剤の流入を確認できる症例もあるので，撮影はかならず造影後期相まで行う必要がある．

経食道心エコー検査は手術適応となった際に術中検査として施行されることが多いが，侵襲性と時間を要する点を考慮すると，診断のためには行うべきではない．冠動脈カテーテル検査も ACS を合併する症例で術前に行われることもあるが，一般的ではなく，何よりも解離を発症している症例では合併症のリスクが大きい．

Answer 1　2，4

本症例の造影 CT 検査(図41-1)および入院時採血検査(下線部はとくに注意すべき値)の結果を示す．

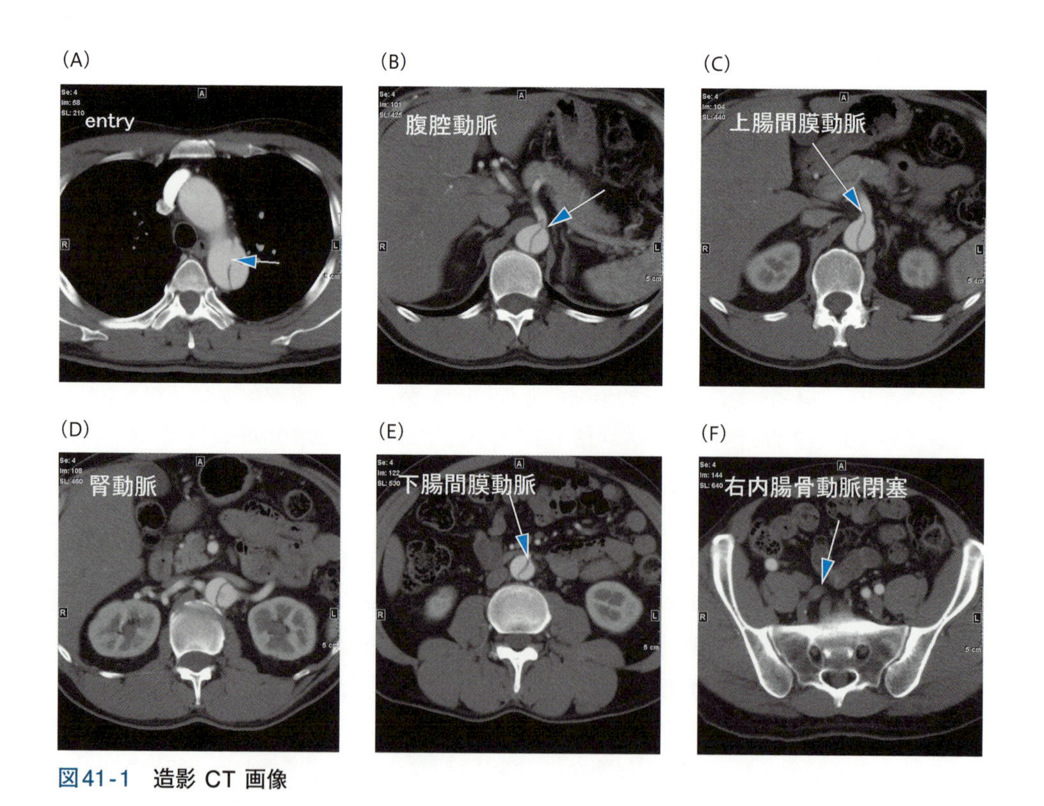

図41-1　造影 CT 画像

WBC 10,000/μL	**RBC** 557×10^4/μL	**Hb** 15.6 g/dL	**Hct** 48.6%
Plt 17.1×10^4/μL	**TP** 5.8 g/dL	**Alb** 4.0 g/dL	**LDH** 261 U/L
AST 20 U/L	**ALT** 21 U/L	**ALP** 225 U/L	**CK** 112 U/L
T-Bil 0.4 mg/dL	**BUN** 11.5 mg/dL	**Cre** 1.17 mg/dL	**Na** 143 mmol/L
K 3.7 mmol/L	**CRP** 0.04 mg/dL	**PT-INR** 0.83	**APTT** 27.1秒
Fbg 239 mg/dL	**D-dimer** 1.1 μg/mL		

左鎖骨下動脈起始部直後の遠位弓部を entry とし，両側総腸骨動脈分岐部を越えて右内腸骨動脈まで及ぶ，Stanford B 型の偽腔開存型大動脈解離である．上腸間膜動脈および左腎動脈，左総腸骨動脈は真腔から，右腎動脈および右総腸骨動脈は偽腔から起始し，下腸間膜動脈は真腔と偽腔にまたがるように位置しているが，いずれも末梢の描出は保たれている．右内腸骨動脈近位部の造影効果は不良だが，末梢の血流は保たれている．

Question 2　本症例の治療方針はどうするか？

1. 緊急手術
2. 待機手術
3. 大動脈ステントグラフト内挿術
4. 薬物治療
5. リハビリテーション療法

急性大動脈解離の分類には Stanford 分類，DeBakey 分類があり（図41-2），分類によって治療法が異なるため，正確な診断が必要である．Stanford 分類は，解離範囲が上行大動脈を含むか否かで，A 型，B 型に分けられる．DeBakey 分類は，より細かく，Stanford A 型解離のなかでも解離が上行大動脈から始まり，弓部大動脈より末梢にまで及ぶものが DeBakey Ⅰ型，解離が上行大動脈に限局するものが DeBakey Ⅱ型である．また，Stanford B 型解離のなかで，解離が腹部大動脈に及ばないものは DeBakey Ⅲa 型，腹部大動脈にまで及ぶものは DeBakey Ⅲb 型である．上記の分類は解離腔の所在によって分けられるが，そのほか，偽腔が開存しているか否か，臓器灌流障害がないかどうかなども重要である．

1) 手術・血管内治療適応の評価

一般的には Stanford A 型（偽腔開存型）の場合には手術，Stanford B 型の場合には降圧療法を選択することが多い．偽腔閉鎖型の Stanford A 型であっても，急性大動脈弁逆流や心タンポナーデ，上行大動脈内の潰瘍様突出像 ulcer-like projection（ULP）が存在するほか，大動脈径が50 mm 以上，あるいは偽腔の血腫径が11 mm 以上の場合には，ハイリスクと考えて手術を検討する．また，B 型大動脈解離であっても，臓器灌流障害や偽腔径拡大による大動脈破裂のリスクがある場合などには手術を検討する．

本来，大動脈瘤に対して施行されるステントグラフト内挿術 thoracic endovascular aortic repair（TEVAR）は，近年では大動脈解離に対しても施行されるようになったが，通常の開胸手術が困難と考えられる症例に限られており，その適応を決定するには外科医・麻酔科医との

(A) Stanford分類

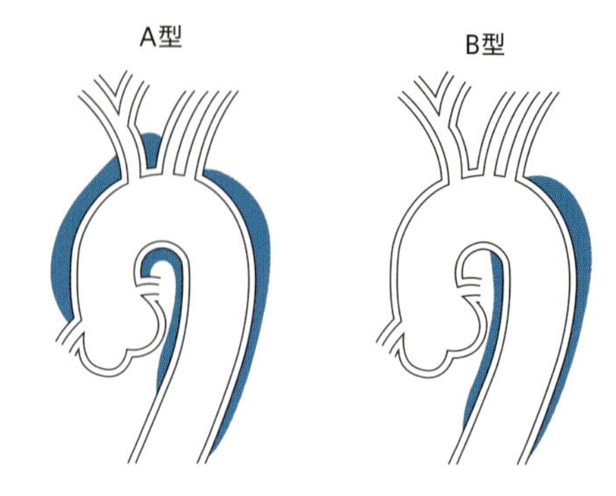

(B) DeBakey分類

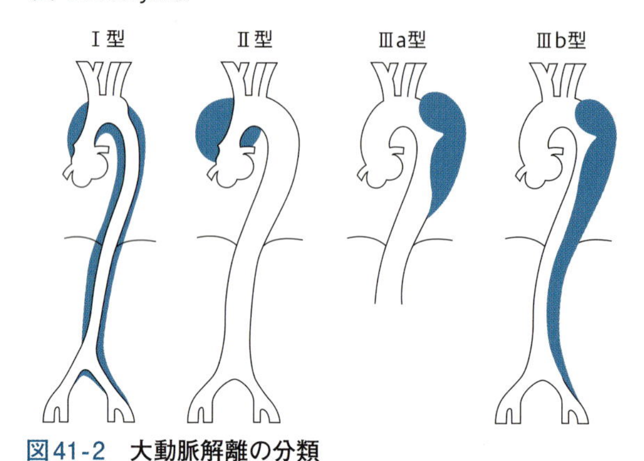

図41-2　大動脈解離の分類

慎重な議論が必要となる．ただし，重篤な合併症を有する急性 B 型大動脈解離症例に対しては，TEVAR は良好な治療成績が報告されており，第一選択の治療法にもなりつつある．

本症例の場合は，臓器合併症を伴わない偽腔開存型 B 型解離であり，手術適応とはならない．

2) 薬物治療

薬物治療の中心は厳格な降圧管理(目標収縮期血圧：100～120 mmHg)であり，そのほか，併存する合併症〔全身性炎症反応症候群 systemic inflammatory response syndrome (SIRS)，腎不全，臓器灌流障害など〕があれば，それらに対しても適宜，対症療法を行う．SIRS は以下の4項目のうち2項目以上該当すれば診断される．

(1)体温＞38℃または＜36℃

(2)脈拍＞90/分

(3)呼吸数＞20/分または $PaCO_2$ ＜ 32 mmHg

(4)白血球数＞12,000/mm^3 または＜4,000/mm^3，または幼若白血球＞10％

降圧管理は，急性期には静注 Caチャネル拮抗薬であるニカルジピンやニトログリセリンなどを中心に用い，良好なコントロールが得られてきたら徐々に内服薬に切り換えていく．内服薬で一般的によく使用されているのは，アンジオテンシンⅡ受容体遮断薬(ARB)，β遮断薬(とくに，より強い降圧作用が得られるという点でビソプロロールが好まれる)，Caチャネル拮抗薬などであるが，これらを最大限増量しても降圧作用が十分でない場合は，さらにα遮断

表41-1　大動脈解離に対するリハビリテーション

(A)リハビリコースの対象

短期リハビリコースの対象
適応基準：Stanford B 型 • 最大短径40 mm 以下 • 偽腔閉塞型では ULP を認めない • 偽腔開存型では真腔が1/4以上 • DIC の合併(FDP40以上)がない
除外基準(使うべきでない状態) 1)適応外の病型 2)適応内の病型であるが，重篤な合併症がある場合 3)再解離
ゴール設定(退院基準) 1)1日の血圧が収縮期血圧で130 mmHg 未満にコントロールできている 2)全身状態が安定し，合併症の出現がない 3)入浴リハビリが終了・または入院前の ADL まで回復している 4)日常生活の注意点について理解している(内服，食事，運動，受診方法等)
標準リハビリコースの対象
適応基準：Stanford A 偽腔閉塞型と Stanford B 型 • 大動脈の最大径が50 mm 未満 • 臓器虚血がない • DIC の合併(FDP40以上)がない
除外基準(使うべきでない状態) 1)適応外の病型 2)適応内の病型であるが，重篤な合併症がある場合 3)不穏がある場合 4)再解離 5)縦隔血腫 6)心タンポナーデ，右側優位の胸水
ゴール設定(退院基準) 1)1日の血圧が収縮期血圧で130 mmHg 未満にコントロールできている 2)全身状態が安定し，合併症の出現がない 3)入浴リハビリが終了・または入院前の ADL まで回復している 4)日常生活の注意点について理解している(内服，食事，運動，受診方法等)

(B)入院リハビリテーションプログラム

ステージ	コース	病日	安静度	活動・排泄	清潔
1	標準・短期	発症～2日	他動30度	ベッド上	部分清拭(介助)
2	標準・短期	3～4日	他動90度	同 上	全身清拭(介助)
3	標準・短期	5～6日	自力座位	同 上	歯磨き，洗面，ひげそり
4	標準・短期	7～8日	ベッドサイド足踏み	ベッドサイド便器	同 上
5	標 準	9～14日	50 m 歩行	病棟トイレ	洗髪(介助)
	短 期	9～10日			
6	標 準	15～16日	100 m 歩行	病棟歩行	下半身シャワー
	短 期	11～12日			
7	標 準	17～18日	300 m 歩行	病院内歩行	全身シャワー
	短 期	13～14日			
8	標 準	19～22日	500 m 歩行	外出・外泊	入 浴
	短 期	15～16日			
			退 院		

ULP：潰瘍様突出像，DIC：播種性血管内凝固症候群，FDP：フィブリン分解産物，ADL：日常生活動作.
日本循環器学会ほか 編：大動脈瘤・大動脈解離診療ガイドライン(2011年改訂版), p.36, 2011をもとに作成.

薬やアルドステロン拮抗薬を併用することもある.

また，解離に伴う疼痛や，長期臥床・ICU 管理に伴うせん妄などに対しても，適宜，対症療法(鎮痛，鎮静)を行う必要がある．そのほか，もしも，脂質異常症，糖尿病，高尿酸血症といった動脈硬化のリスク疾患があれば，極力コントロールに努め，同時に脳血管障害，頸部動脈疾患，冠動脈疾患，腎(動脈)硬化症，下肢動脈疾患といった全身性動脈硬化性疾患の合併がないかどうかを検索すべきである.

3) リハビリテーション，および今後のフォローアップ

リハビリテーションは，急性期の血圧や疼痛の管理ができた段階でなるべく早期から始めていくが，実際には病状・重症度に応じて行うスピードが異なる．日本循環器学会のガイドラインの抜粋を表41-1に示す．本症例の場合は病状が安定しており，短期リハビリコースに従って入院翌日よりリハビリテーションを進めていった.

一般的には偽腔閉鎖型 B 型解離は A 型解離や偽腔開存型 B 型解離と比較して予後が良好であるが，急性期に ULP が生じたり，大動脈径が40 mm 以上，偽腔径が10 mm 以上などと拡大していたりすることは慢性期の大動脈の瘤化のリスク因子と考えられるため，退院後も注意深い画像フォローが必要となる.

Answer 2　4，5

その後の経過

本症例は，臓器血流が保たれていて，明らかな虚血所見を認めなかったため，安静・降圧(ニカルジピンおよびプロプラノロール経静脈投与)で保存的に加療し，疼痛に関してはフェンタニル持続投与(0.01 mg/時)で鎮痛を行った．入院翌日には疼痛も消失してフェンタニルを終了でき，内服としてオルメサルタン(オルメテック® 錠，40 mg/日)，ニフェジピン(アダラート®CR 錠，80 mg/日)，ビソプロロール(メインテート®錠，5 mg/日)を開始し，その後，さらにドキサゾシン(カルデナリン®OD 錠，1 mg/日)およびトリクロルメチアジド(フルイトラン®錠，1 mg/日)を追加した.

その後，フォローアップの CT 撮影にて解離腔拡大を認めず，リハビリテーションで運動負荷をかけても，血圧も110～120/60 mmHg 台でコントロール良好であった．最終的には前述のような内服処方にて入院約3週間後に退院となった.

治療後の慢性期の大動脈解離の予後は基本的には良好だが，再解離と破裂の予防に注力すべきであり，破裂や再解離を認める場合はもちろんのこと，大動脈径拡大，大動脈閉鎖不全症の発症，分枝閉塞などを認める場合にも，すみやかに外科的治療を考慮すべきである．通常の退院後のフォローアップ検査については，たとえば半年から1年ごとに造影 CT 検査で経過観察を行うことが多い．そこでもし血管径が拡張して55～60 mm に至る場合は，解離性大動脈瘤としてすみやかに手術検討目的に外科への紹介を考慮する．とくに，血圧コントロール不良患者や Marfan 症候群をはじめとした高リスクの結合組織疾患患者ではフォローに注意が必要であり，比較的頻回の画像検査を要する.

本症例のポイント

- 大動脈解離の救急受診時に高血圧を確認できる症例は，報告上では半数程度に過ぎず，典型的な身体所見を呈することがない場合もあるが，まずはリスク因子，痛みの性質，身体所見といった手がかりから疑うことが大切である.
- 大動脈解離の画像診断には造影 CT 検査を用い，解離の範囲や分枝の閉塞などの合併症を確認する．その結果に応じて治療法を選択することが重要である.

（候　聡志　　分担編集：上原雅恵）

42. 大動脈瘤

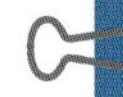

症 例 67歳男性

主 訴 腰 痛

現病歴

草むしりの最中，腰に突然激痛が走り，腹部違和感とともに足も痺れ，その後，立位困難となり，救急要請した．

救急隊の現着時，患者は仰臥位であった．意識清明，顔色不良．汗をかいている．両下肢は冷たい．明らかな外傷はなく，心雑音も聴取しなかった．両側肺呼吸音は異常なし．病着時は，血圧230/150 mmHg，心拍80/分．SpO_2 94％（room air）であった．

既往歴 高血圧，糖尿病（内服加療中）

Question 1 この時点でまず何を行うか？

1. 腹部触診
2. 血圧の左右差を確認する
3. 降圧する
4. 呼吸数を確認する

まず，患者の緊急性の有無を短時間で判断する．この際には，バイタルサイン(バイタルともいう)を大事にする．このことは腰痛を主訴とする患者の診察に限ったことではなく，すべての患者の診察に共通しており，病歴と診察所見から検査を考える．臨床の現場では，腹痛の原因がよくわからないから腹部 CT 検査，熱が高いから CRP (C-reactive protein)の確認など，簡単に検査が行われていることがある．しかし，検査前確率の低い検査を行う意義は低く，効率よく検査を行うためには，問診・診察が重要である．確定診断がつけば，救急処置に並行して原疾患の治療を行う．

本症例の腹部触診では,腹部には拍動性の腫瘤を触知した．腹膜炎を示すサインはなかった．血圧の左右差の確認を行うのは，大動脈解離との鑑別を意識してである．臨床では，呼吸数の確認がされていないケースを多く見かける．酸素飽和度は非常にすぐれた呼吸のモニタリング指標であるが，あくまでも酸素呼吸の指標にすぎず，患者の異常については呼吸数の方が鋭敏であることが多く，変調を即座に知らせてくれる場合もある．たとえば，頻呼吸はショック患者における非常に鋭敏な指標となりうる．

救急受診の場合には，患者自身の気が動転しており，今回のように激痛を伴っていることも多い．血圧が上昇しているのはある意味当然と思われる．しかし，血圧が高いからといってすぐに降圧するのはナンセンスである．くも膜下出血と解離性大動脈瘤の疑いがある場合はしっかり降圧する必要があるが，それ以外では降圧の適応を考えていく必要がある．

Answer 1 1，2，4

必要な処置を行いながら問診・診察を進め，血圧は160/98 mmHg まで低下した．

Question 2 血圧低下の原因として何が考えられるか？

1. 循環血液量の減少
2. 血管迷走神経反射
3. 体位変換
4. 神経原性ショック

血圧低下は，患者に生命の危機が近づいているひとつのサインとして生じることがある．この大事なサインを見逃さないことが重要である．疾患の急激な悪化のほか，何らかの処置を行ったことで血圧低下が起こる場面は，救急外来ではよく経験する．血圧低下はさまざまな原因で起こるが，本症例においては，循環血液量の減少，血管迷走神経反射，体位変換は，どれも原因として考えられる．このうち，緊急の対応を要する可能性があるのは，循環血液量の減少である．

循環血液量の減少が進行すると，意識状態の悪化，失神，呼吸困難，弱く速い脈，蒼白や冷汗，尿量減少などの症状が出現する．これらがあるかどうか，患者を注意深く観察し評価する．血管迷走神経反射は，肉体的，精神的ストレスによる交感神経亢進に対する過剰な抑制反応と説明され，最も頻度が多く，予後はよいことが多い．体位変換による循環動態の変化は，通常は一時的なものである．ただし，重症患者の場合には身体を維持する機能が失われているため，体位変換ひとつでも急激に血圧低下することがある．

神経原性ショックはおもに脊髄損傷が原因であり，徐脈を合併していることが多い．本症例では徐脈はきたしていないのでやや考えにくい．

Answer 2 1，2，3

ここで緊急検査の結果が出た．下線部はとくに注意すべき値を示す．

WBC 8,500/μL	**RBC** 445×10⁴/μL	**Hb** 9.8 g/dL	**Ht** 32.7%
Plt 15.2×10⁴/μL	**CK** 100 IU/L	**AST** 10 IU/L	**ALT** 10 IU/L
LDH 173 IU/L	**BUN** 14.6 mg/dL	**Cre** 1.13 mg/dL	**Na** 140 mEq/L
K 3.6 mEq/L	**Cl** 105 mEq/L	**BS** 210 mg/dL	**HbA1c** 6.7%
CRP 12.0 mg/dL	**トロポニン T** (−)		

経過中，さらに血圧が100/76 mmHg と低下した．本症例は，高齢者であること，突然発症

の腰部激痛であること，拍動性腫瘤が触知できたこと，腹膜炎のサインがないことなどから腹部大動脈瘤切迫破裂を疑った．

バイタルをみると，心拍数が30以上変化し，呼吸数が30/分以上に変化しており，内因性の循環血液量減少性ショックの病態であった(ショックの分類については p.57，図9-1を参照されたい)．腹部エコー検査を行い，膨瘤部に腹部大動脈瘤と，周囲に low echoic な病変を認めた．腹部大動脈瘤破裂の診断で，血管外科コンサルトと手術室の手配をすみやかに行った．

Question 3 このとき優先すべきことは何か？

1. 血圧の正常化
2. 輸 血
3. 生理食塩水の補液
4. 昇圧薬の静注

急な血圧降下は臓器障害を引き起こすことがある．ショック症例のうち，原因が出血性の場合は，とくに外傷性であれば血圧の正常化は目指さず，根本治療である手術や画像下治療(interventional radiology，IVR)の実施まで輸血以外の輸液は制限する．出血部位の特定のため，X 線撮影(胸部・骨盤)のあとに，エコー検査による体腔内への出血の観察を行う．可能であれば造影 CT 検査で出血源の精査を行う．ショックの原因が非出血性の場合は，輸液をしつつ原因検索を行う．

本症例では，血圧の正常化，輸血，生理食塩水の補液の実施はどれも正しいが，昇圧薬の静注に関しては注意が必要である．収縮期血圧が90 mmHg 未満でないため，この時点では適応にはならない．また，昇圧薬使用の前に，大量出血，閉塞性ショック(心タンポナーデ，緊張性気胸)の除外が必要である．

Answer 3 1，2，3

初期対応のまとめとその後の経過

搬入時，意識清明であったが冷汗著明で，血圧が急降下するなどバイタルが不安定なため，出血性ショックの可能性を考えた．静脈路を確保し，生食1,000 mL を急速静注した．病歴，身体診察，エコー検査より，腹部大動脈瘤破裂を疑った．輸血・輸液にて，収縮期血圧の低下は落ち着いたため，胸腹部造影 CT 検査を施行した(図42-1)．その結果，腎動脈下30 mmから総腸骨動脈分岐部まで，最大径78 mm の嚢状瘤を認めた．壁在血栓の所見もみられた．

本症例は腹部大動脈瘤の進行性出血症例であったが，輸液・輸血にて意識は保持され，ショックも改善した．緊急で人工血管置換術を行い，瘤の上流の正常血管部分から両下肢への血管に人工血管を繋いだ．初期対応が適切であったため無事救命に成功した．

(a) 体軸(axial)断面

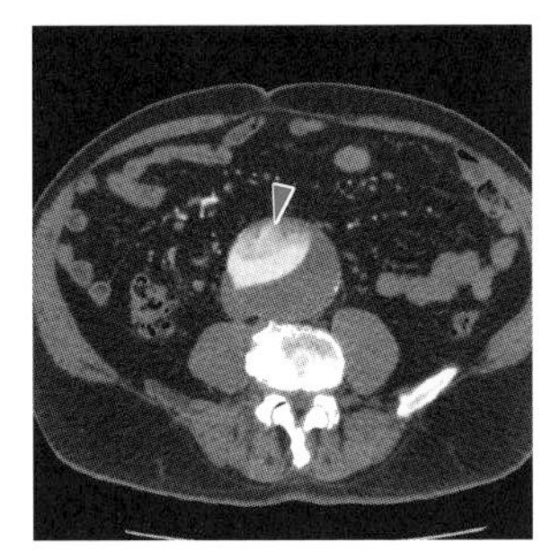

(b) 矢状(sagittal)断面

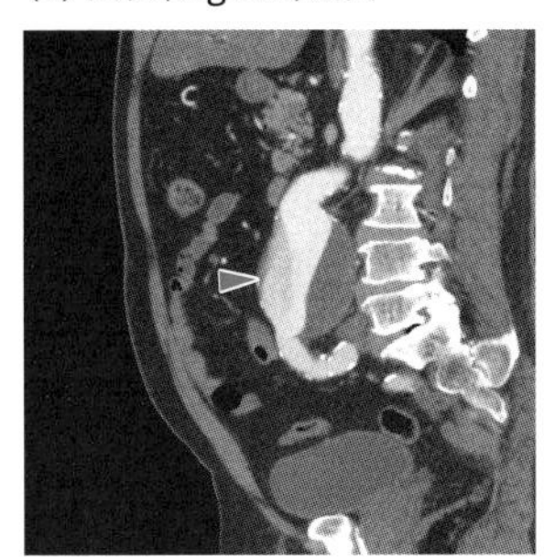

(c) ボリュームレンダリング法(VR)

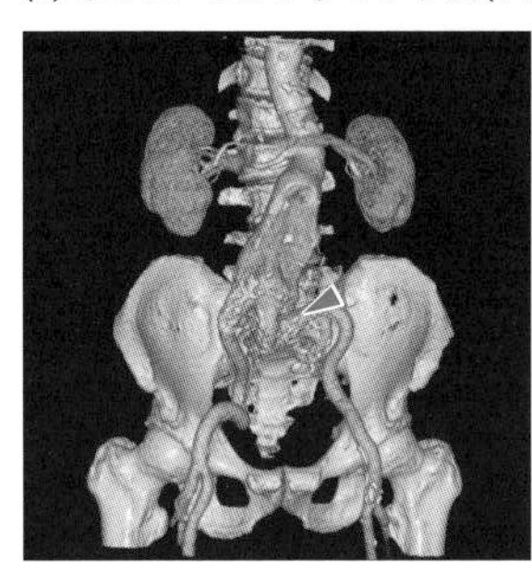

図42-1　本症例の造影 CT 画像
血管内に血栓が付着．腹部大動脈(腎動脈下)に68×78 mm の嚢状瘤(►)を認める．

column　大動脈瘤とは？

大動脈瘤とは，壁の脆弱化のため大動脈壁が異常に伸展した状態である．高度の動脈硬化に続き，動脈壁が血圧に耐えきれずに変成し，ゆっくり瘤状に膨れてくるものである．50～70歳代男性に好発するとされている．動脈硬化性病変が多く，高血圧，喫煙，糖尿病などがリスク因子である．しばしば他の血管病変(冠動脈病変など)を合併するため，注意が必要である．大動脈瘤は，大動脈が正常径の1.5倍に拡大した状態を指し，胸部では，45 mm 以上，腹部では30 mm 以上と定義されることが多い．病態として問題となるのは大動脈瘤破裂であり，その予後はきわめて不良である．

CT 検査で胸部は6 cm 以上，腹部は5 cm 以上なら手術適応となる．それ以下でも急速に大きくなるもの(拡大速度5 mm/年以上)や，嚢状のものも適応となる．予定手術での腹部大動脈瘤手術は現在，非常に安全な手術であり，死亡率は0％に近い．近年カテーテルを用いた血管内治療(ステントグラフト内挿術)も行われるようになっている．手術適応外なら降圧を徹底し，120 mmHg 以下を維持するようにする．最低半年に1回は CT 検査，エコー検査でフォローすることが望ましい．

大動脈瘤破裂のハイリスク例として以下があげられる．
1)瘤の大きさが6 cm 以上
2)瘤の辺縁の凹凸不整
3)瘤周辺の不鮮明さ(血腫の可能性)
4)経過観察の過程での瘤の増大(半年で5 mm 以上，あるいは1年で6 mm 以上)
5)壁在血栓内の高吸収域の出現
6)喫煙者など

大動脈瘤は，それ自体は無症状のことが多く，偶発的に発見される例も少なくない．多くは動脈硬化の産物である．診断したら，虚血性心疾患，閉塞性動脈硬化症，脳血管疾患の有無もあわせてチェックする．

根治的治療法は，現時点では外科手術およびステントグラフト内挿術以外になく，薬物治療はその根底にあるものの根治治療にはなりえない．しかしながら，血圧のコントロールのみならず，いくつかの機序で大動脈瘤の拡大を抑制しうる薬剤が明らかになりつつある．たとえばβ遮断薬は，dP/dt と脈拍数を下げることで大動脈への負荷を軽減させると考えられる．

Question 4 腹部大動脈瘤の治療に関する以下の記述のうち，正しいものはどれか？

1. 大動脈瘤のサイズが大きいほど速く拡大する傾向にある
2. 腹部大動脈瘤破裂では，50％の患者が病院に到着する前に死亡する
3. 直径55 mm 以上の動脈瘤は外科的手術を行うべきである
4. 外科的治療（人工血管置換，ステントグラフト内挿術）以外に根本的治療はない

壁圧は瘤の半径に比例する（ラプラスの法則）ため，小さな動脈瘤よりも大きな動脈瘤の方が速く拡大する傾向がみられるので要注意である．動脈瘤が破裂すると死亡率はきわめて高く，50％の患者が病院到着前に死亡するとされている．このため，腹部大動脈瘤の破裂が疑われ，必要な診断や治療が自施設で実施困難と判断した場合，迷わず集中治療の可能な救命救急センターなどへ転送する．

動脈瘤の最大短径が55 mm 以上の場合は破裂の危険が高いため原則として手術適応となる．日本循環器学会のガイドライン[1]によれば，腹部大動脈瘤の治療目的は，「①動脈瘤の破裂，②動脈瘤由来の末梢塞栓，③動脈瘤による凝固障害といった3つのリスク」の予防にある．「破裂がさし迫っていない場合は，破裂リスクを回避するための内科治療を行い，破裂の可能性が増大した瘤では，外科治療を優先することが原則となる」とされる．

Answer 4 1～4 すべて

本症例のポイント

- 既往症に高血圧や糖尿病があれば，まず血管疾患を連想する．
- 腹部大動脈瘤破裂は，腎疝痛，大腸憩室炎，消化管出血，尿管結石と誤診されやすいため，注意が必要である．大動脈瘤の破裂が疑われる場合，患者の状態から多少の時間的余裕があるときには CT 検査が診断に有用である．
- 動脈瘤破裂ではほぼ例外なしに極端な血圧上昇がみられる．
- 腰痛が移動しないか訴えをよく聞く必要がある．血圧の推移も確認する．
- 大動脈瘤は破裂前に診断治療を行うことが重要である．
- 通常，腹腔内への破裂では突然死など救命困難な症例が多い．後腹膜腔へ破裂した場合は，タンポナーデ効果によりかならずしも急激な経過をたどらないことも多い．

（武田悦寛　分担編集：上原雅恵）

文献

1）日本循環器学会ほか 編：大動脈瘤・大動脈解離診療ガイドライン（2011年改訂版），p.32, 2011. http://www.j-circ.or.jp/guideline/pdf/JCS2011_takamoto_h.pdf（2017年8月現在）

43. 大動脈炎症候群

症 例　38歳女性

主 訴 左上肢のしびれ，冷感

現病歴

特記すべき既往症のない38歳女性である．喫煙歴なし．半年前から37℃台の微熱がみられ，易疲労感を自覚していたが，医療機関への受診はなかった．しだいに左上肢のしびれと冷感を自覚するようになり，近医を受診した．身体所見上，左橈骨動脈は触知不良であり，上肢血圧の左右差を認めたため，精査目的に当院紹介となった．

身体所見

来院時体温は36.8℃，脈拍78/分，右上肢血圧143/64 mmHg，左上肢血圧98/61 mmHgと左上肢で低下を認め，左橈骨動脈および上腕動脈は触知不良であった．

既往歴 とくになし．

Question 1 問診と診察で確認すべきことは何か？

1. 下肢の血圧測定および間欠性跛行の有無
2. めまいや失神の有無
3. 胸痛や胸部圧迫感の有無
4. 皮膚病変の有無
5. 発熱の有無

主訴は左上肢に限局した症状で，上肢血圧に左右差を認めることから，血管疾患が疑われる．血管疾患は全身性の疾患であるため，多彩な症状がみられる．診察を行う際には，各罹患部位によって生じうる症状，身体所見を念頭に置き，全身を診察していく必要がある．

下肢血流障害が生じると，脱力や下肢疲労感，間欠性跛行といった症状がみられる．これらの症状の有無について問診し，身体診察で両側下肢動脈の触診や四肢血圧測定を行う．また，めまいや頭痛，失神発作などの脳虚血症状や，息切れや動悸，胸痛などの心症状の有無に関しても問診を行い，聴診により頸部・背部・腹部血管雑音や，心雑音の確認を行う．潰瘍や紫斑など，末梢の血流低下によりみられる皮膚病変や，末梢神経障害により生じる感覚障害や運動障害についても評価すべきである．血管炎の場合，炎症による全身症状として，発熱，体重減少，全身倦怠感を認めることが多い．

Answer 1 1～5 すべて

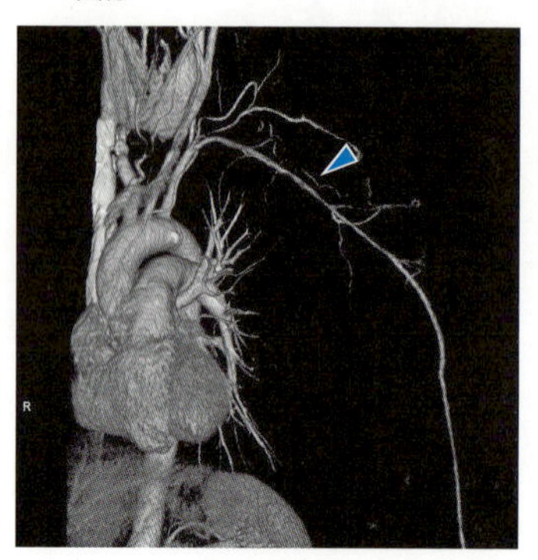
(A) ボリュームレンダリング法(VR)画像

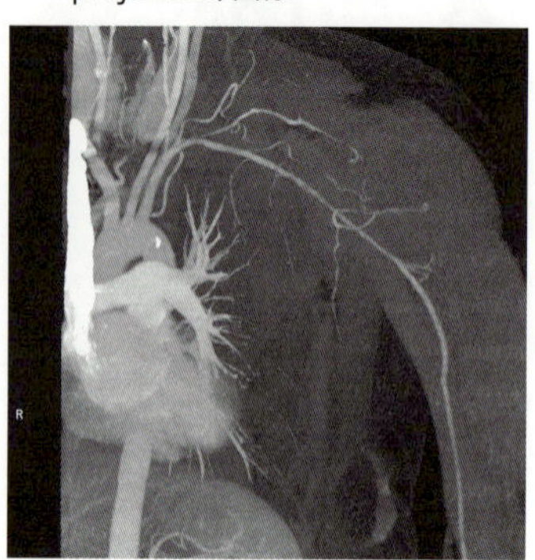
(B) 最大値投影法(maximum intensity projection)画像

図43-1　本症例の造影 CT 画像
左腋窩動脈から上腕動脈近位部にかけて血管壁は不整，内腔の狭小化を認める（►）.

本症例では，右下肢血圧は144/62 mmHg，左下肢血圧は140/61 mmHg であり，両側大腿，膝窩，足背動脈は触知し，左右差も認められなかった．めまいや失神歴はなく，頸動脈の血管雑音も聴取されなかった．また，虚血性心疾患 ischemic heart disease (IHD)を示唆する胸部症状や，皮膚病変，末梢神経障害による症状も認められなかった．一般血液・尿検査を行ったうえで，造影 CT 検査(図43-1)を行った．

〈血 算〉	**WBC** 9,100/μL	**RBC** 497×10⁴/μL	**Hb** 13.7 g/dL	**Hct** 41.5%
	Plt 35.6×10⁴/μL	**Neutro** 45%	**Eosino** 9%	**Baso** 0.6%
	Mono 7.9%	**Lym** 37.5%		
〈凝 固〉	**PT**〔秒〕10.2秒	**PT-INR** 0.91	**APTT** 27.3秒	**Fbg** 426 mg/dL
	D-dimer 0.9 μg/mL			
〈生化学〉	**TP** 7.3 g/dL	**Alb** 3.5 g/dL	**LD** 187 U/L	**AST (GOT)** 17 U/L
	ALT (GPT) 21 U/L	**ALP** 254 U/L	**HDL-C** 27.9 mg/dL	**LDL-C** 94 mg/dL
	TG 189 mg/dL	**Cre** 0.37 mg/dL	**Na** 140 mEq/L	**K** 4 mEq/L
	Cl 106 mEq/L	**UA** 6.7 mg/dL	**CK** 28 U/L	**CRP** 1.21 mg/dL
	Glu 105 mg/dL	**HbA1c** 5.6%(NGSP)	**ESR** 35 mm	
〈尿定性〉	**比 重** 1.022	**pH** 6	**尿蛋白**（−）	**尿 糖**（−）
	ケトン体（±）	**尿潜血**（1＋）	**亜硝酸**（−）	**白血球**（−）

Question 2　ここまでの検査結果から，最も可能性の高い疾患・疾患群はどれか？

1. バージャー病
2. 血管炎症候群
3. 閉塞性動脈硬化症

血液検査所見からは，CRP (C-reactive protein)と血沈，フィブリノーゲン値の軽度上昇，アルブミン値の低下を認めた．脂質異常や糖尿病はなく，肝機能障害や腎機能障害は指摘されなかった．造影 CT 検査(図43-1)では，上行大動脈，腕頭動脈，左鎖骨下動脈や左総頸動脈の軽度血管壁肥厚，左腋窩動脈から上腕動脈近位部にかけて血管壁肥厚と内腔の狭小化を認めたが，胸部下行大動脈から膝窩動脈までは狭窄や瘤などの病変は指摘できず，全体的に動脈硬化の所見に乏しかった．

バージャー病 Buerger's disease は男性に多く，①50歳未満であること，②喫煙歴を有すること，③膝窩動脈以下の閉塞があり，④動脈閉塞または遊走性静脈炎の既往があること，⑤高血圧，脂質異常症，糖尿病を合併しないことの5項目すべてを満たし，膠原病の検査所見が陰性の場合，診断される(厚生労働省難治性疾患等政策研究事業，難治性血管炎に関する調査研究班による診断基準)．また，閉塞性動脈硬化症 arteriosclerosis obliterans (ASO)を完全に否定することは困難であるが，CT 画像で石灰化が目立たず，動脈硬化のリスク因子が少ない本症例においては，積極的には考えにくい．

本症例は若年女性で，病歴上，微熱が遷延し，血液検査で軽度炎症反応を認めることから，血管炎症候群が最も疑われる．

Answer 2 2

Question 3 血管炎症候群の鑑別のために有用な検査項目や診察は何か？

1. 感染症検査
2. 口腔内診察
3. 免疫グロブリン検査
4. 眼科診察

血管炎症候群は罹患血管のサイズにより，大型血管炎，中型血管炎，小型血管炎の3群に分類される．大型血管炎とは大動脈および四肢・頭頸部に向かう血管の炎症，中型血管炎は各臓器に向かう主要動脈の血管の炎症，小型血管炎は細動脈・毛細血管・細静脈の血管の炎症と定義される．本症例は，総頸動脈や鎖骨下動脈，左腋窩動脈から上腕動脈の障害であることから，大型血管炎と判断される．

大型血管炎をきたす疾患として，大動脈炎症候群(高安病)のほか，梅毒性大動脈炎，そのほかの感染性大動脈炎，血管ベーチェット病 Behçet's disease，IgG4関連大動脈炎，側頭動脈炎があがる．これら疾患の鑑別を行うために，梅毒を含めた感染症のスクリーニング検査や，免疫グロブリン検査を行う．また，ベーチェット病に特徴的な口腔内アフタ性潰瘍や外陰部潰瘍などの潰瘍性病変や，下腿の結節性紅斑，血栓性静脈炎，毛嚢炎様皮疹などの皮膚病変の有無とともに，大動脈炎症候群，ベーチェット病，側頭動脈炎に特徴的な眼病変の有無について評価を行う．新規に出現した頭痛は側頭動脈炎の重要な症状であり，頭痛の有無についても問診を行う必要がある．

Answer 3 1～4 すべて

若年女性が罹患する血管炎は，小型血管炎である抗好中球細胞質抗体(ANCA)関連血管炎や悪性関節リウマチなどの免疫複合体性血管炎も鑑別疾患にあがるが，本症例では，紫斑などの皮膚病変，筋・関節痛や多発単神経炎といった，小型血管炎に特徴的な所見は認められなかった．

追加で行った血液検査の結果を示す．

〈感染症〉	**TPHA** (−)	**PRP** (−)	**HBs-Ag** (−)
	HCV-Ab (−)	**プロカルシトニン** 0.02 ng/mL	**β-D-グルカン** (−)
	T-SPOT (−)		
〈免疫グロブリン〉	**IgA** 205 mg/dL	**IgG** 1,312 mg/dL	**IgG4** 25 mg/dL
	IgM 102 mg/dL		
〈補 体〉	**CH_{50}** 60 U/mL	**C3** 108 mg/dL	**C4** 18 mg/dL
〈自己抗体〉	**RF** 5 IU/mL	**MMP-3** 42 ng/mL	**抗核抗体** (−)
	抗 ds-DNA 抗体 0.6 IU/mL	**抗 ss-DNA 抗体** 1.1 IU/mL	**MPO-ANCA** 0.5 IU/mL
	PR3-ANCA 0.5 IU/mL		

感染症検査はすべて陰性であり，また補体価は CH_{50} の軽度上昇を認めるが，IgG4を含め，免疫グロブリンは正常範囲内であった．抗核抗体やリウマトイド因子，P-ANCA，C-ANCAなどの自己抗体はいずれも陰性であった．眼科診察では異常を指摘されず，ベーチェット病を示唆する潰瘍病変や皮膚病変も認められなかった．さらに，50歳以上が好発年齢である側頭動脈炎に関しても除外された．これらの診察所見や検査所見から，本症例では大動脈炎症候群(高安病)が最も疑われた．

大動脈炎症候群の診断に際しては，米国リウマチ学会(ACR)の診断基準[1](表43-1)や，日本循環器学会の「血管炎症候群の診療ガイドライン」[2]に提示されている高安動脈炎の診断基準が用いられている．線維筋性異形成では四肢の血管が障害されることは，まれであることから可能性は低く，前述の診断基準のうち5項目を満たしているため，本症例は大動脈炎症候群と診断した．なお，大動脈炎症候群において，左腋窩動脈の病変を認める頻度は多くはないが，一定の報告はされている[3]．

表43-1 米国リウマチ学会による大動脈炎症候群(高安病)診断基準

1. 大動脈炎症候群に関連する症状の出現が40歳未満で出現
2. 1つ以上の四肢，とくに上肢筋肉で運動時に疲労感や不快感が増悪する
3. 片側または両側上腕動脈で脈動が低下する
4. 両上肢間で，収縮期血圧に10 mmHg 以上の左右差がある
5. 聴診上，片側または両側の鎖骨下動脈，あるいは腹部大動脈で血管雑音が聴取される
6. 大動脈およびその主要分枝あるいは四肢近位側の大血管で，画像上の狭窄や閉塞を認める．ただし，動脈硬化，線維筋性異形成などによるものは除く

出典：Arend WP, et al.：Arthritis Rheum, 33：1129-1134, 1990.

Question 4 大動脈炎症候群の特徴的な検査所見として誤っているものはどれか？

1. 心エコー検査でみられる大動脈弁狭窄症
2. 頸動脈エコー検査でみられるマカロニサイン
3. 肺換気血流シンチグラフィでみられる換気・血流ミスマッチ
4. 冠動脈 CT 検査でみられる冠動脈有意狭窄
5. HLA 抗原検査でみられる HLA-B52陽性

大動脈炎症候群による炎症が頸動脈に波及し，頸動脈エコー図上，血管壁が全周性に肥厚し，内腔が狭小化してみられる様子を「マカロニサイン」とよんでいる（図43-2）．大動脈炎症候群では狭窄性病変が主体ではあるが，15～30％に拡張性病変や大動脈弁不全がみられる．大動脈弁輪の拡張や大動脈弁尖の変性から大動脈弁閉鎖不全症 aortic insufficiency をきたすことが知られており，心雑音の確認と心エコー検査が必要である．

また，大動脈炎症候群では約15％に肺動脈病変が，約8％に冠動脈病変が認められ，これらは大動脈炎症候群の予後を左右するため，かならず評価すべきである．大血管評価のため造影 CT 検査を施行する際に，胸部撮影を心電図同期撮影とすることで，肺動脈病変や冠動脈病変の有無についても同時に確認することが可能である．そのほか，肺動脈や冠動脈の病変を検査する際には，肺換気・血流シンチグラフィ，磁気共鳴血管造影（MR アンギオグラフィ，MRA），デジタルサブトラクション血管造影（DSA）や冠動脈造影（CAG）検査が選択されることもある．表43-2に，血管造影所見をもとにした病型分類を示す．

本症例は，病変が上行大動脈および大動脈弓分枝血管のみであったため，大動脈炎症候群タイプⅡa と診断した．本疾患は，遺伝的素因として，HLA-B52と HLA-B39.2との関連が報

(A) 造影CT画像

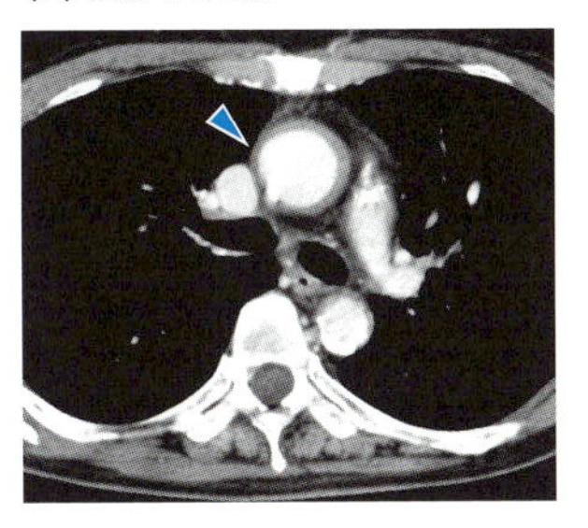

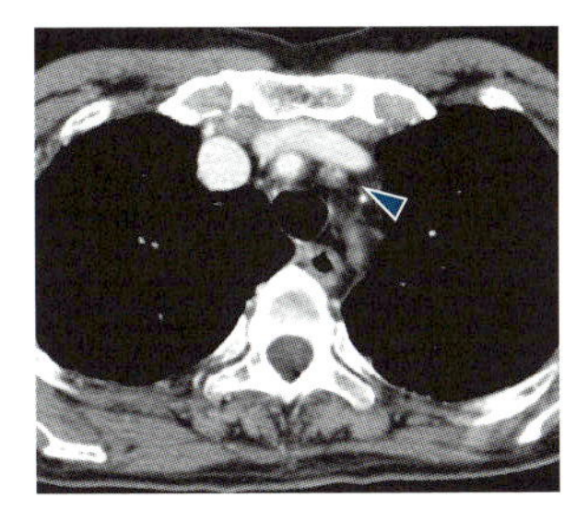

(B) 頸動脈エコー図

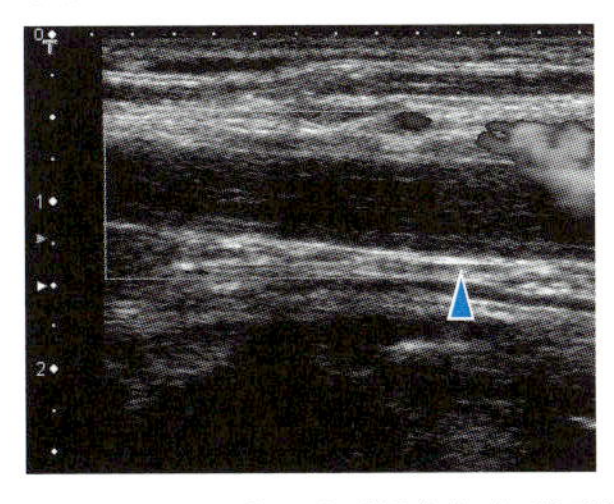

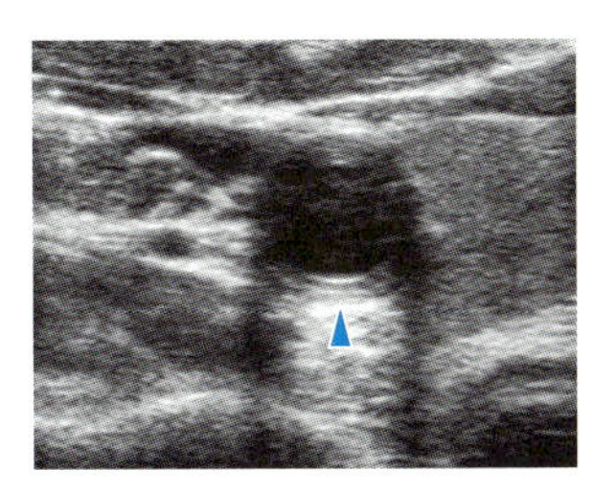

図43-2 別の大動脈炎症候群患者（74歳女性）の画像検査所見
(A)大動脈弓部壁肥厚（►），左総頸動脈壁肥厚（►）を認める．左鎖骨下動脈は分岐部で完全閉塞していた．(B)左総頸動脈にマカロニサイン（►）を認める．

表43-2　大動脈炎症候群血管造影分類

タイプⅠ	大動脈弓分枝血管の病変を有するもの
タイプⅡa	上行大動脈，大動脈弓，ならびにその分枝血管に病変を有するもの
タイプⅡb	上行大動脈，大動脈弓，ならびにその分枝血管，胸部下行大動脈に病変を有するもの
タイプⅢ	胸部下行大動脈，腹部大動脈，腎動脈病変を有するもの
タイプⅣ	腹部大動脈かつ／または腎動脈病変を有するもの
タイプⅤ	上行大動脈，大動脈弓，ならびにその分枝血管，胸部下行大動脈に加え，腹部大動脈かつ／または腎動脈病変を有するもの

さらに冠動脈病変を有するものをC（+），ならびに肺動脈病変を有するものをP（+）とする．
出典：Moriwaki R, et al.：Angiology, 48：369-379, 1997.

告されており，今後は遺伝子検査を行う予定である．

Answer 4　1

その後の経過

自覚症状を認め，血液検査で炎症反応がみられることから，ステロイド治療を開始した．プレドニゾロン30 mg/日で内服を開始し，検査所見やMRIなどの画像診断上，炎症の活動性を評価しながら2週間ごとに漸減していった．数カ月後，左上肢の症状は軽快し，造影CT上では左腋窩動脈の狭小化も改善が認められた．現在はプレドニゾロン5 mg/日を維持量とし，内服治療を続けている．

本症例のポイント

- 四肢動脈触知不良や脈波異常，血圧の左右差を認めた場合は，頸動脈や冠動脈を含めた全身の血管病変の合併を想定して診察を行う．
- 血管疾患の鑑別を行う際，動脈硬化素因が少ない症例や若年女性では血管炎を疑う必要がある．大動脈炎症候群は，わが国における患者数は約5,000人と推定され，1：8の割合で女性に多い[4]．
- 血管炎は障害血管のサイズにより，鑑別にあがる疾患が異なる．診察所見や，画像検査の結果をもとに，大型血管炎・中型血管炎・小型血管炎のいずれかを評価したうえで，鑑別疾患をあげていく．
- 大動脈炎症候群は大動脈弁閉鎖不全症や，頸動脈，肺動脈，冠動脈病変を合併することがあり，これらの病変は予後を左右するため，積極的に精査すべきである．

（齊藤暁人　　分担編集：上原雅恵）

文献

1）Arend WP, et al.：Arthritis Rheum, 33：1129-1134, 1990.
2）日本循環器学会ほか 編：血管炎症候群の診療ガイドライン，p.1265-1266, 2008. http://www.j-circ.or.jp/guideline/pdf/JCS2008_ozaki_h.pdf（2017年8月現在）
3）Grayson PC, et al.：Ann Rheum Dis, 71：1329-1334, 2012.
4）難病情報センター：高安動脈炎（大動脈炎症候群）http://www.nanbyou.or.jp/entry/290（2017年8月現在）

44. Marfan症候群

症例1　24歳男性

主 訴 労作時の息切れ

現病歴

学校健診で，漏斗胸と軽度側弯，心雑音を指摘されたことはあるが，精査歴はない．最近，軽労作での息切れと夜間咳嗽が強くなってきたために医療機関を受診した．

身体所見

高身長（193 cm）で漏斗胸があり，手足が長い．心拍96/分，右上肢の血圧は96/46 mmHg．下腿浮腫はないが，拡張期心雑音（Levine分類Ⅳ度）と下肺野に水泡音を聴取する．

家族歴 両親には特記すべき既往歴はない．

既往歴 右腹壁ヘルニア（幼少時），右自然気胸（15歳）．

Question 1　この時点で何を行うか？

1. 眼底検査
2. 呼吸機能検査
3. 胸腹部 X 線撮影
4. 胸腹部 CT 検査
5. 心エコー検査

本症例では，弁膜症に伴う心不全が疑われ，その特徴的な体型と既往歴(腹壁ヘルニアや自然気胸)から，原疾患として Marfan 症候群(マルファン症候群)を強く疑う．Marfan 症候群は常染色体優性の遺伝形式をとるが，患者の約1/4は突然発症であり，両親に既往歴がなくとも否定することはできない．

診断は改定 Ghent 基準[1]（表44-1）を用いて行うため，眼科所見(水晶体亜脱臼など)も重要であるが，この時点では疾患のおおまかな状態把握と心不全の原因精査と治療に努めるべきである．血液検査(BNP や腎機能など)，心電図検査，胸腹部 X 線撮影，胸腹部 CT 検査などを行うことで，心不全の状態を把握し，Marfan 症候群に伴う全身所見〔動脈瘤，骨障害(胸郭変形，側弯など)，肺尖部ブラ，硬膜拡張など〕も得ることができる．心不全が改善したら，呼吸機能検査も検討する．重度の漏斗胸の場合には拘束性換気障害を認める場合がある．

Answer 1　3，4，5

本症例の心臓超音波検査(心エコー検査，図44-1)の結果を示す．

表44-1　改定 Ghent 基準

以下のいずれかを満たす場合，Marfan 症候群と診断する
家族歴がない場合 1）大動脈瘤（Z スコア≧2）＋水晶体偏位 2）大動脈瘤（Z スコア≧2）＋ *FBN1* 遺伝子変異 3）大動脈瘤（Z スコア≧2）＋全身スコア≧7点 4）水晶体偏位＋大動脈瘤をきたすと知られている *FBN1* 変異 家族歴がある場合 5）水晶体偏位＋家族歴 6）全身スコア≧7点＋家族歴 7）大動脈瘤（20歳以上：Z スコア≧2，20歳未満：Z スコア≧3）＋家族歴
全身スコア
以下の項目につき加点 • 手首徴候陽性かつ親指徴候陽性：3点 　一方のみの場合1点 • 鳩胸：2点 　漏斗胸あるいは胸郭非対称：1点 • 後足部変形：2点 　偏平足のみは1点 • 気胸：2点 • 硬膜拡張：2点 • 寛骨臼突出症：2点 • 上節下節比の低下かつ指極長/身長比の増大（重度の側弯がない）：1点 • 側弯あるいは胸腰椎後弯：1点 • 肘関節伸展障害：1点 • 顔貌特徴：1点 　（長頭，頬骨低形成，眼球陥凹，下顎後退，眼瞼裂斜下のうち3つ以上陽性の場合） • 皮膚線条：1点 • －3D 以上の近視：1点 • 僧帽弁逸脱症：1点

Zスコアとは，大動脈基部径を体表面積で補正したスコア．
出典：Loeys BL, et al.：J Med Genet, 47：476-485, 2010.

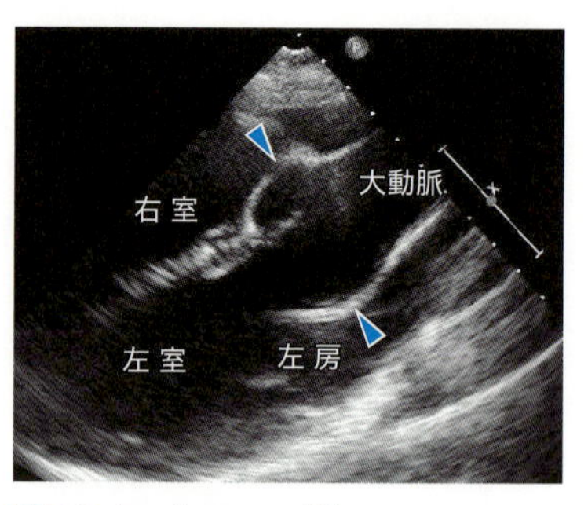

図44-1　心エコー図
バルサルバ洞（►）は49 mm.

Question 2　**検査結果から本症例に対する判断・処置として正しいものはどれか？**

1. 大動脈径が50 mm 以下であり，大動脈解離の危険性は低い
2. 血圧は高くないため，降圧薬の投与は必要ない
3. 利尿薬とアンジオテンシンⅡ受容体遮断薬（ARB）の投与を検討する
4. 第一選択薬としての β 遮断薬の投与が必須である

Marfan 症候群の大動脈瘤に特徴的な「洋梨状」のバルサルバ洞部の拡大があり，本症例では中等度の大動脈弁閉鎖不全症 aortic insufficiency を伴っていた．Marfan 症候群は，高齢者の（動脈硬化性）大動脈瘤の手術適応（60 mm 以上または50 mm 以上で疼痛がある場合）よりも小径で大動脈解離の危険性があり，45 mm 大での外科治療（自己弁温存大動脈基部置換術など）が推奨されている．

安定期の第一選択薬は β 遮断薬であるが，本症例のように心不全のコントロールが十分では

ない場合には，そのほかの治療法を優先する．本症候群には若年患者が多く，血圧が高いことはまれであるが，すでに大動脈弁閉鎖不全に伴う心不全を発症しており，忍容性があれば降圧薬の投与は必須である．最近，本症候群に対するロサルタン〔アンジオテンシンⅡ受容体遮断薬(ARB)〕の有効性が報告されており，本患者でもロサルタン治療を検討すべきである．

Answer 2　3

Question 3　**心不全改善後に，どの検査・診察の追加を検討すべきか？**

1. 遺伝子検査
2. 眼科受診
3. 整形外科受診
4. 呼吸機能検査

診断と外科治療のために必要な検査を行う．本症候群では，僧帽弁逸脱症や漏斗胸の程度しだい(拘束性換気障害や右心室圧排所見なども参考にできる)で，大動脈基部置換術 aortic root replacement を行う際に，僧帽弁形成術 mitral annuloplasty (MAP)や胸骨挙上術などの同時手術も検討すべきである．また，進行性および高度の後弯・側弯については，今後もフォローアップが必要となる．

遺伝子検査については，本症候群の約80％の患者で，細胞外基質のひとつをコードするフィブリリン1遺伝子(*FBN1*)に異常が検出される．臨床所見だけでも9割以上の成人患者で診断は可能であるが，遺伝子解析を施行できる施設では検討に値する．一方で，浸透率(原因となる遺伝子変異をもつ人が発症する割合)が高い疾患ではあるが，本人のみならず，未発症の血縁者への対応などにも注意を払い，遺伝子解析を行う際は遺伝カウンセリングなどを通じて，原因遺伝子が判明することについての倫理的・法的・社会的問題に十分に配慮する．

Answer 3　1～4すべて

column

β遮断薬 vs. ロサルタン

Marfan 症候群では TGFβシグナル伝達活性が亢進しているが，アンジオテンシンⅡタイプ1受容体シグナルも増悪要因と考えられており，アンジオテンシンⅡ受容体遮断薬(ARB)の多面的効果が注目されている(動物実験では有効である)．若年(6～25歳)の Marfan 症候群患者に対して，β遮断薬(アテノロール)と ARB (ロサルタン)を投与した大規模無作為化比較対照臨床試験では，同等の抑制効果が認められたが，ARB にβ遮断薬を上まわる効果は認められなかった[2]．しかしながら，本試験におけるアテノロールの最終投与量(2.7 mg/kg)は高用量であり(ロサルタンは1.3 mg/kg)，投与時期と効果，忍容性の観点から，日本人に適した薬剤投与方法の体系化が望まれる．

症例2　22歳女性

主 訴 なし

現病歴

母が若年期に大動脈解離を発症して死去（28歳時）しており，Marfan症候群を疑われたが，その詳細は不明である．本人には特記すべき既往歴がなく，学校健診などでも特別な異常を指摘されたことがない．妊娠８週で近所の産科医院を受診した際に循環器系の精査を勧められ，総合病院の循環器内科を受診した．

身体所見

身長162 cm，心拍72/分，血圧104/58 mmHg．手足は長くなく，心雑音も聴取できない．幼少期より痣ができやすいことと口蓋垂が二分していることは自覚しており，その顔貌は目尻が下がり，眼間は離れ，強膜が青い．

既往歴 とくになし

家族歴 大動脈解離（母）

Question 4　この時点で行う対応として正しいものはどれか？

1. 循環器系の精査は不要である
2. 中絶して CT 検査などを含めた全身精査を勧める
3. 胸部 X 線撮影（腹部遮蔽）を検討する
4. 心エコー検査を行う

母に若年期大動脈解離の既往があり，循環器系の負荷が増す出産を近々に控えている段階であるが，胎児への放射線被曝を最小にするように対応する．遺伝性大動脈瘤・解離の家系でも，かならずしも長身や特異な体型をしているとは限らない．本症例では，二分口蓋垂や眼間開離，青色強膜などの頭頸部の特徴から，Marfan 類縁疾患の Loeys-Dietz syndrome（LDS，ロイス・ディーツ症候群）を強く疑う[3)]．心エコー検査で大動脈基部（バルサルバ洞）の評価などを行い，胸部 X 線撮影（腹部遮蔽）や MRI 検査なども考慮する．

本症例の心エコー検査での大動脈基部径は41 mm であった．妊娠は継続することになった．

Answer 4　3，4

Question 5　今後の対応として正しいものはどれか？

1. アンジオテンシンⅡ受容体遮断薬（ARB）を投与する
2. 妊娠後期までは紹介元の産科医院で，通常の妊婦健診を行ってもらう
3. 定期的な心エコー検査や MRI 検査の実施を考慮する
4. 胎児の出生前遺伝子診断を実施する

大動脈基部は拡大しており，二分口蓋垂，眼間開離などから LDS と診断してもよい(LDS の三徴)．本症候群では ARB (ロサルタン)の効果が期待されているが，妊婦への ARB 投与は禁忌である．また，トランスフォーミング増殖因子(TGF β)系のシグナル伝達分子をコードする遺伝子群(*TGFBR1*，*TGFBR2*，*SMAD3*，*TGFB2*，*TGFB3*)に変異が報告されているが，胎児の出生前遺伝子診断に利用してはならない．

本症例では，すでに大動脈基部の拡大があり，周産期に大動脈解離をきたす可能性が危惧されるため，慎重なフォローアップを要する．東京大学医学部附属病院では，母体安全の観点から，中絶が可能な期間前(妊娠22週未満)と妊娠後期(妊娠32週ごろ)に心血管系の再評価を行っている．なお，LDS は，Marfan 症候群として特定医療費(指定難病)の支給認定申請を行うことができる．

Answer 5 3

妊娠32週目に MRI 検査を行ったところ，大動脈基部径は44 mm であった．

Question 6 周産期管理について正しいものはどれか？

1. 経膣分娩を行う
2. 帝王切開分娩を行う
3. 無事に出産できれば，周産期の動脈瘤解離リスクは回避できたと判断してよい
4. 無事に出産できても，出産直後の動脈瘤解離のリスクは依然として高い

Marfan 症候群，および Marfan 類縁疾患で，大動脈基部径が40 mm を超えた場合には，周産期に約10％の症例で大動脈解離をきたす可能性が指摘されている．このため，血圧や疼痛管理の観点から帝王切開分娩が推奨される．また，出産時のみならず，産後1～2週間程度までは大動脈解離の危険性は高い．循環動態や性ホルモンの変化などが要因と考えられるが，その詳細は不明である．

Answer 6 2，4

Question 7 その後の対応として正しいものはどれか？

1. 頭頸部動脈の精査を行う
2. 授乳中は降圧薬を投与できない
3. 自己弁温存大動脈基部置換術を勧める
4. 新生児の遺伝子解析を行って今後の管理方法を決める

LDS では，中小血管(頭頸部，椎骨動脈など)の動脈瘤や蛇行，小径での早期解離が特徴的

であり，Marfan 症候群よりも小径(40 mm)での外科治療が推奨されている．若年女性であっても，自己弁温存大動脈基部置換術(David 手術など)を行うことができれば，術後に抗凝固薬を内服する必要がなくなりメリットが大きい．授乳中でも降圧薬の投与は可能であるが，小児科医とも連携して対応する．新生児の遺伝子診断については，症状・徴候が明らかな場合を除いては，倫理的問題に対する十分な議論が必要であり，現時点では推奨されない．

Answer 7 1，3

本症例のポイント

Marfan 症候群は，高身長や胸郭変形，自然気胸の既往などから容易に想起される疾患ではあるが，遺伝性疾患で重篤な大動脈疾患を合併しうるがゆえに，その診断には慎重を期す必要がある(体型だけで決めつけて不安をあおることは慎む)．一方で，家族歴がなく診断基準を満たさない場合でも，同症候群の可能性があること(若年のために表現型がそろっていない場合があること)や，平滑筋収縮タンパク質をコードする遺伝子などの異常に伴う「非症候群性」大動脈瘤・解離の家系である可能性などにも留意が必要である．

LDS は，典型的な Marfan 症候群と比較すると，既往歴や他覚所見は乏しいが，血管の表現型は重度である場合が多い．しかしながら「痣ができやすい，経血量が多い，眼が青い(青色強膜)，口蓋垂が割れている(二分口蓋垂・口蓋裂)」などの症状を自覚できている場合も多いため，問診で十分に確認することが重要であり，その顔貌(眼間開離，下がり目など)とともに診断のポイントとなる．

(武田憲文)

文献

1) Loeys BL, et al. : J Med Genet, 47 : 476-485, 2010.
2) Lacro RV, et al. : N Engl J Med, 371 : 2061-2071, 2014.
3) MacCarrick G, et al. : Genet Med, 16 : 576-587, 2014.

45. 閉塞性動脈硬化症

症例　72歳女性

主訴 両側下腿痛

現病歴

6カ月前より，坂道をのぼると左側のふくらはぎに張りが出て歩けなくなったが，休息すれば歩行を再開できるため，様子をみていた．1カ月前より平地歩行でも同様の症状が出るようになり，徐々に歩ける距離が短くなって，買い物に行くのにも支障をきたしてきたため，初診外来を受診した．

既往歴 高血圧，脂質異常症（治療中）．

身体所見 身長 155 cm，体重 60 kg，BMI 25.

Question 1　以下のうち，初診外来で実施すべきことはどれか？

1. 既往症・常用薬を確認する
2. 腰痛症の有無を確認する
3. 下肢動脈の触知・聴診を行う
4. 足関節上腕血圧比（ABI）を測定する
5. 精査・加療目的の入院を相談する

典型的な間欠性跛行の症状を訴える患者である．間欠性跛行の原因鑑別にはさまざまな疾患があげられるが，まずは高頻度である閉塞性動脈硬化症 arteriosclerosis obliterans（ASO）を念頭に，スムーズに検査を進める必要がある．あわせて，閉塞性動脈硬化症は動脈硬化性疾患であるので，リスク因子の有無およびそれに対する治療歴を確認し，検査前確率を高めていく必要がある．閉塞性動脈硬化症のリスク因子としては，高血圧，脂質異常症，糖尿病，喫煙，高齢，腎不全などが知られている．本症例においても高血圧・脂質異常症の既往歴があり，現在は治療中だが，放置していた期間も長かったとのことで，検査前確率は十分に高くなる．同様の間欠性跛行を呈する疾患としては，脊柱管狭窄症がよく知られ，症状だけでの鑑別は困難だが，脊柱管狭窄症にしばしば合併する腰痛症の有無は確認しておく．

効率よく問診を済ませたら，つぎは診察に移るが，この際には両側の大腿動脈，膝窩動脈，足背動脈，後脛骨動脈の下肢表在血管触知・聴診を行うと同時に，念のため上肢動脈の触知や頸部・腹部の血管性雑音の有無を確認しておくとよい．

確定診断には足関節上腕血圧比 ankle-brachial pressure index（ABI）を実施する．比較的簡便な検査であり，多くの施設においては即日の検査実施も可能であろう．本症例においての検査結果は，右0.90左0.68であり，閉塞性動脈硬化症の確定診断に至った．なお，安静時 ABI

が正常な場合でも運動負荷後にABIが低下する症例もあり，負荷心電図検査のためのトレッドミルを併設している検査室においては，トレッドミル負荷後のABI測定を考慮してもよい．

狭心症とは異なり，閉塞性動脈硬化症の場合は引き続き外来での精査・加療を継続するため，初診外来で入院の相談をする必要はない(それに対し狭心症の場合は，増悪する狭心症症状は不安定狭心症の診断基準を満たし，入院適応である)．

Answer 1 1，2，3，4

Question 2 次にオーダーすべき検査はどれか？

1. 血液検査
2. 心電図検査
3. CT 検査
4. MRI 検査
5. 血管造影

ABI低値により確定診断に至ったのちには，治療方針の検討に必要な検査をオーダーする．つまり，血液検査を実施し，リスク因子の有無・重症度を確認するとともに，腎機能を測定し，CT血管造影(CTアンギオグラフィ，CTA)検査が行えるかどうかを判断する．

造影CT検査は閉塞性動脈硬化症に関して感度95％以上，特異度94％以上の優れた検査であるが，とくに重症下肢虚血を有する患者では腎機能障害合併例が多いことが知られており，造影の適応判断には慎重を期する．腎機能正常であれば造影が可能であるが，臨床的有用性が高いと判断されれば慢性腎臓病があっても生理食塩水でのhydration下に造影CTを行うことを考慮する．維持透析患者であれば一般的に造影剤使用は問題ないと考えられがちであるが，適応は残腎機能温存の必要性を考慮する必要がある．造影CTが困難と判断される症例では，非造影MRIによる造影剤を用いないMR血管造影(MRアンギオグラフィ，MRA)検査を考慮する．腎機能正常例では造影MRI検査も考慮されるが，検査時間が長くなり，また閉塞性動脈硬化症治療においてしばしば問題となる石灰化病変の検出が悪くなるなど，デメリットもあることは認識しなければならない．

CTアンギオグラフィおよびMRアンギオグラフィの結果によって，血行再建を考慮する場合には，積極的に血管造影実施の追加を検討するが，一般的に入院が必要であり，また保存的治療を優先する場合には必要以上に侵襲度の高い検査であるため，この段階でのオーダーはまだ必要ないと考えられる．

Answer 2 1，2，3，4

CTアンギオグラフィの結果は図45-1のとおりであった．

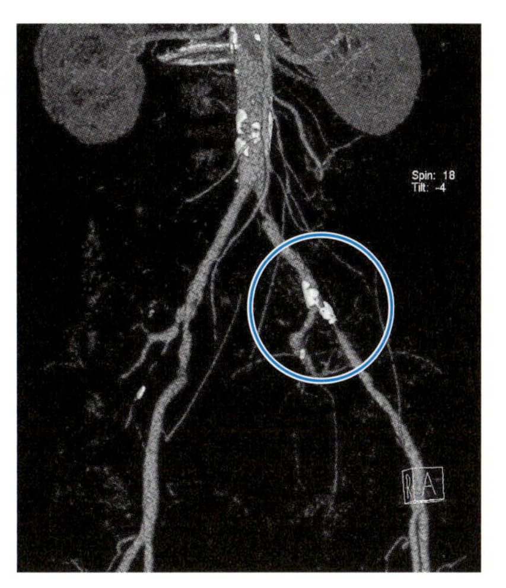

図45-1　CT アンギオグラフィ

Question 3　本症例で優先すべき治療方針は何か？

1. 運動療法
2. 薬物療法
3. 血管内治療(EVT)
4. 大動脈-大腿動脈バイパス術
5. 放射線療法

Fontaine 分類Ⅱ度の症状を有する左 ABI 低値の原因として，CT アンギオグラフィの結果，左総腸骨動脈75％狭窄・左外腸骨動脈90％狭窄の所見を認めた(図45-1，丸印)．初期治療として最も効果的なのが医療機関受診のうえでのトレッドミルを用いた監視下運動療法であるが，実施困難であれば，在宅運動療法が適応となる．薬物療法には運動療法ほどの跛行改善効果は認められていないが，第一選択としては十分なエビデンスを有するシロスタゾールを投与する．ただし，シロスタゾールには心拍数増加の副作用があるため，心不全合併例では避け，むしろ冠動脈疾患や脳血管疾患に広く適応を有するクロピドグレルの投与を検討する．

これらの運動療法および薬物療法でも十分な症状改善が得られない場合には，侵襲的治療を考慮する．本症例においては，買い物という日常生活での重要な作業に支障をきたしていること，狭窄病変が腸骨動脈領域で長期開存率が高いものと期待でき，また，病変形態自体が比較的シンプルであり実施リスクがあまり高くないこと(TASC 分類 A 型病変)などを考慮すると，米国心臓病学会および米国心臓協会(ACC/AHA)の Practice Guideline に基づき，EVT (endovascular treatment)の実施を検討する(クラスⅠ，エビデンスレベル B の適応)．大動脈-大腿動脈バイパス術は本症例においては高侵襲すぎると思われる．

実際に本症例においては EVT が選択され，左腸骨動脈領域にステント留置を実施した．ABI の回復(0.68 → 0.93)とともに症状の改善が得られ，長期成績も良好であった(図45-2)．

Answer 3　1，2，3

(A) 血管内治療前

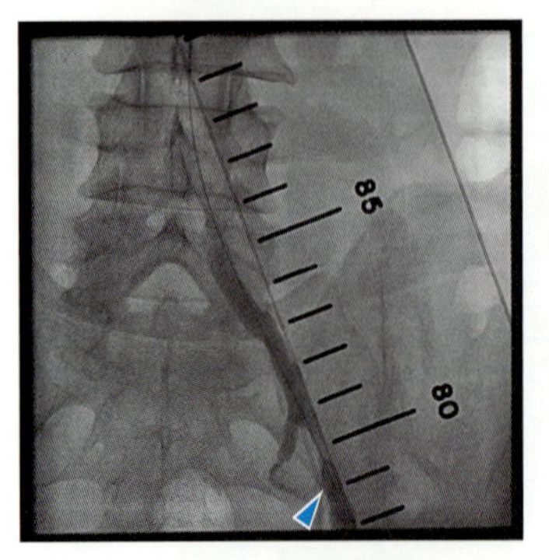

(B) 血管内治療後

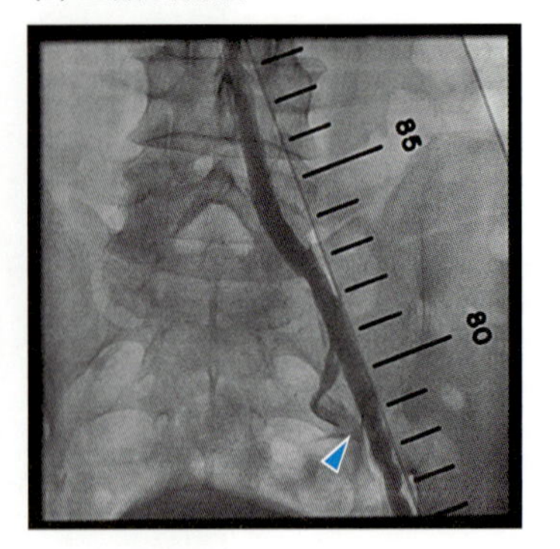

図45-2　EVT 実施の効果
狭窄部位にステントの留置(►)を行った.

Question 4	**今後，本症例において積極的に追加すべき検査は何か？**

1. 運動負荷心電図検査
2. 冠動脈 CT 検査
3. 脳 MRI 検査
4. 頸動脈エコー検査
5. 冠動脈造影検査

閉塞性動脈硬化症患者では，半数以上が冠動脈疾患や脳血管疾患を合併していることが知られており，本症例においても引き続きそのスクリーニングが必要になる．冠動脈疾患のスクリーニングモダリティとその感度・特異度は，以下のとおり報告されている．

- 運動負荷心電図検査：感度68％，特異度77％
- 負荷心筋シンチグラフィ：感度88％，特異度77％
- ドブタミン負荷エコー検査：感度76％，特異度88％
- 冠動脈 CT 検査：感度85％，特異度90％

本症例において検査の適応を検討する際には，間欠性跛行が残存している状況では運動負荷が不十分になりがちであることに注意する必要がある．もし，最初から積極的に冠動脈疾患の合併が疑われる状況(労作性狭心症症状など)があるのであれば，冠動脈 CT 検査を下肢動脈 CT アンギオグラフィと同時に行うことも可能であるので，患者の負担軽減という意味では，撮影可能な施設であれば，積極的に考慮してもよいかもしれない．

脳血管疾患スクリーニングとしては，脳 MRA 検査と頸動脈エコー検査が第一選択となる．

冠動脈造影(CAG)検査は，前述の検査において冠動脈疾患の合併が積極的に疑われた場合や，下肢動脈造影を行うのであれば，その際に同時に実施することも考慮されるほか，全身麻酔下での大動脈-大腿動脈バイパス実施を検討する際には術前スクリーニングとして積極的に検討されるが，そのいずれにも該当しない場合には，リスクとベネフィットのバランスを考慮すると，すぐには積極的な適応はない．

Answer 4 1，2，3，4

本症例のポイント

間欠性跛行を有する患者を診たら，まず閉塞性動脈硬化症を念頭に非侵襲的検査を行い，確定診断に努める．確定診断に至れば運動療法・薬物療法から開始し，侵襲的治療の適応の有無を判断していく．閉塞性動脈硬化症治療を進めると同時に，ほかの動脈硬化性疾患，つまり冠動脈疾患および脳血管疾患の合併の有無についてのスクリーニングを進めることも重要である．

（清末有宏　　分担編集：安東治郎）

46. 特発性肺動脈性肺高血圧症

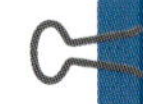

症例 21歳女性

主 訴 労作時呼吸困難

現病歴

生来健康であったが，中学３年生のころから安静時に失神発作を認めるようになり，他院で脳波の精査を数回受けるも原因は特定されなかった．中学卒業後は失神発作を認めなくなった．受診の１年前（X-1 年）の４月に受けた大学での胸部Ｘ線検査でも異常は指摘されなかったが，同年12月より立ちくらみを認め，著明な労作時呼吸困難が出現するようになった．症状が改善せず，X年４月に近医内科クリニックを受診した．以下に診察時所見を示す．

身体所見

身長 157.3 cm，体重 48.7 kg，意識清明，体温 36.3℃，脈拍 110/分・整．血圧 88/50 mmHg，酸素飽和度 95％（room air）．

頭頸部所見 頸静脈怒張あり，眼瞼結膜貧血なし，甲状腺腫大なし・圧痛なし．

胸部所見 心音：Ⅰ→Ⅱ↑（Ⅱ音分裂）Ⅲ（−）Ⅳ（−），心雑音：心尖部に最強の高調な収縮期逆流性雑音（Levine分類Ⅲ/Ⅵ）を聴取．

その他 軽度両下腿浮腫あり

家族歴・既往歴 特記事項なし

Question 1 この時点でまず何を行うか？

1. 総合感冒薬を処方する
2. 胸部 X 線，12誘導心電図，経胸壁心エコー検査で原因を検索する
3. 見逃しがないように，全身の診察を丁寧に行う
4. 採血を実施し，1カ月後の外来を予約する
5. 若年女性であり，貧血と考え，鉄剤を処方する

慢性的に持続する労作時呼吸困難を主訴に来院した若年女性である．来院時の身体所見では脈拍数の増加ならびに低血圧を認め，バイタルサイン(バイタル)は明らかに異常である．また診察上，Ⅱ音の亢進を認め，三尖弁逆流を示唆する心雑音を聴取し，頸静脈怒張と下腿浮腫もあることから，何らかの循環異常が考慮される．このようなときは若年であっても精査をすべきであり，まずは胸部 X 線撮影，12誘導心電図，経胸壁心臓超音波検査(経胸壁心エコー検査)などでの早急な評価が適切である．

(A) 胸部X線写真

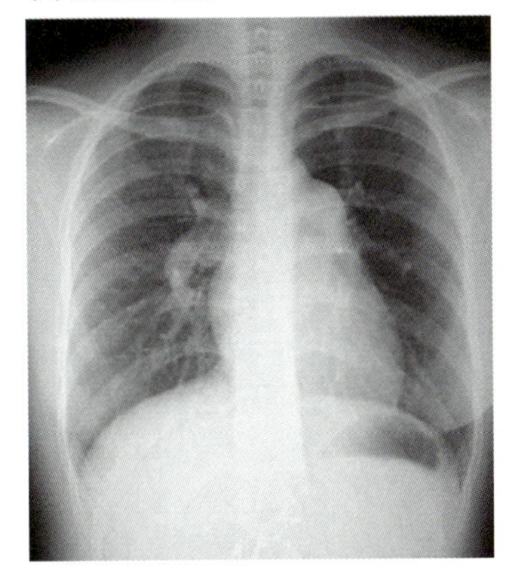

(B) 12誘導心電図

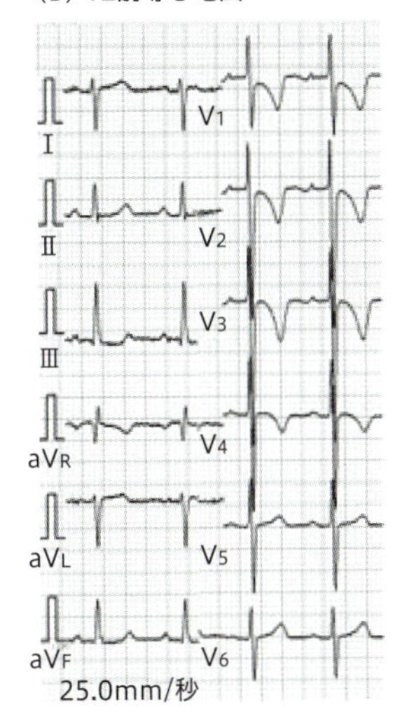

(C) 経胸壁心エコー検査

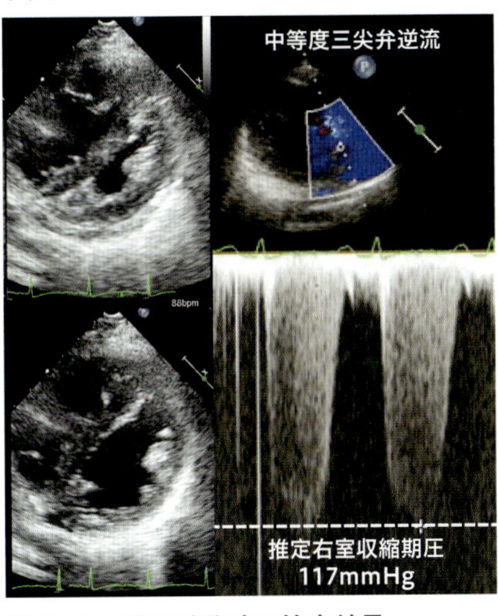

図46-1　近医受診時の検査結果

心エコー図では左室扁平化所見がみられた(動画46-1). 動画の閲覧方法は巻頭 p. x「動画のダウンロードにつきまして」を参照されたい.

本症例でも，胸部 X 線撮影，12誘導心電図検査，経胸壁心エコー検査を行った(図46-1).

Answer 1　2, 3

Question 2　本症例の主訴の原因は，以下のいずれと考えられるか？

1. 拡張型心筋症
2. 肺 炎
3. 肺高血圧症
4. 緊張性気胸
5. 急性冠症候群

胸部 X 線画像(図46-1 A)では，右第2弓，左第2弓の突出を認める．また，12誘導心電図(図46-1 B)では，aV_R，V_1，V_2誘導における R 波の増高，および，Ⅰ，aV_L，V_3～V_6誘導で深い S 波を認め，右心負荷所見と右室肥大が考慮された．経胸壁心エコー検査(図46-1 C)では，推定右室収縮期圧(RVSP)が117 mmHg と著明に高値で，収縮期・拡張期ともに明確な左室扁平化所見を呈していた．以上より重症の肺高血圧症 pulmonary hypertension (PH)と診断した．バイタルも不安定であることから，同日，専門病院を紹介受診し，肺高血圧症の精査ならびに治療目的に緊急入院の運びとなった．

Answer 2　3

入院時に肺高血圧症の原因精査が実施された．肺血流シンチグラフィ(図46-2 A)，腹部エコー検査(図46-2 B)，造影 CT 検査(図46-2 C)，右心カテーテル検査(表46-1 A)，採血結果(表46-1 B)，呼吸機能検査(表46-1 C)の結果より，次の問いに答えよ．

Question 3　本症例における肺高血圧症の原因はどれか？

1. 左心系心疾患による肺高血圧症(PVH)
2. 特発性肺動脈性肺高血圧症(IPAH)
3. 肺静脈閉塞性疾患(PVOD)
4. 膠原病に伴う肺動脈性肺高血圧症(CTD-PAH)
5. 慢性血栓塞栓性肺高血圧症(CTEPH)
6. 門脈圧亢進症に伴う肺動脈性肺高血圧症(PoPH)

(A) 肺血流シンチグラフィ

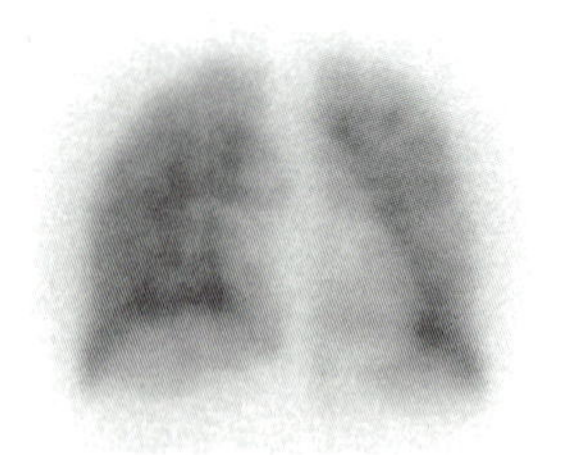

(B) 腹部エコー検査

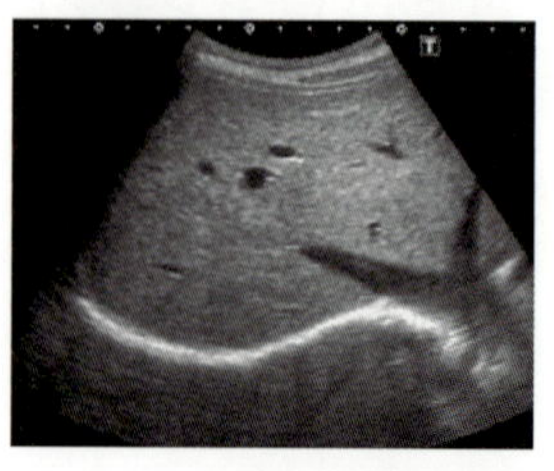

(C) 胸部造影CT検査

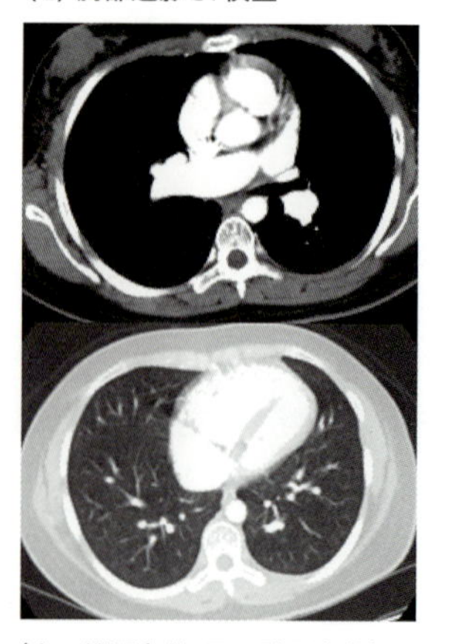

(上：縦隔条件，下：肺野条件)

図46-2　入院時の画像検査

表46-1　入院時の検査結果

(A) 右心カテーテル検査(room air)	
C.I.	2.1 L/分/m^2
PAWP	8/4 (6) mmHg
PAP	107/36 (59) mmHg
RAP	10/7 (9) mmHg
RVP	101/12 mmHg
PVR	1,200 dynes・秒・cm^{-5}
(B) 血液検査	
CRP	0.09 mg/dL
赤 沈	3 mm
免疫グロブリン IgG	1,160 mg/dL
免疫グロブリン IgA	180 mg/dL
免疫グロブリン IgM	66 mg/dL
抗核抗体(蛍光抗体法)	40倍未満
HIV 抗体	(－)
ウイルス肝炎抗体	(－)
D-dimer	0.5 μg/mL
ループスアンチコアグラント	1.1
抗リン脂質抗体	(－)
抗カルジオリピン抗体	3.3 U/mL
プロテイン C	86 %
プロテイン S	90 %
アンチトロンビンⅢ	105 %
free triiodothyronine (fT_3)	3.7 pg/mL
free thyroxine (fT_4)	1.2 ng/dL
BNP	705.5 pg/mL
(C) 呼吸機能検査	
VC	2.89 L
% VC	95.50 %
$FEV_{1.0}$	2.46 L
$FEV_{1.0\%}$	82 %
% $FEV_{1.0}$	98.10 %
% D_{LCO}	72.70 %

C.I.：心係数，PAWP：肺動脈楔入圧，PAP：肺動脈圧，RAP：右房圧，RVP：右室圧，PVR：肺血管抵抗，VC：肺活量，$FEV_{1.0}$：努力性呼気1秒量，D_{LCO}：肺拡散能

表46-2　肺高血圧症臨床分類

1群．肺動脈性肺高血圧症(PAH)
1．特発性肺動脈性肺高血圧症(idiopathic PAH, IPAH) 2．遺伝性肺動脈性肺高血圧症(heritable PAH, HPAH) 2.1. *BMPR2* 2.2. *ALK-1*, *endoglin*, *SMAD9*, *CAV1*, *KCNK3* 2.3. 不明 3．薬物・毒物誘発性肺動脈性肺高血圧症 4．疾患に関連した肺動脈性肺高血圧症 4.1. 膠原病 4.2. HIV 感染 4.3. 門脈圧亢進症 4.4. 先天性心疾患 4.5. 住血吸虫症
1' 群．肺静脈閉塞性疾患(PVOD)および/または肺毛細管腫症(PCH)
1'' 群．新生児遷延性肺高血圧症(PPHN)
2群．左心性心疾患に伴う肺高血圧症
1．左室収縮不全 2．左室拡張不全 3．弁膜症 4．先天性または後天性の左心流入路/流出路閉塞，ならびに先天性の心筋症
3群．肺疾患および/または低酸素血症による肺高血圧症
1．慢性閉塞性肺疾患(COPD) 2．間質性肺疾患 3．拘束性と閉塞性が混合する他の肺疾患 4．睡眠時呼吸障害 5．肺胞低換気症候群 6．高高度への慢性的な曝露 7．肺の発育障害
4群．慢性血栓塞栓性肺高血圧症(CTEPH)
5群．特定されていない多因子の機序による肺高血圧症
1．血液疾患(慢性溶血性貧血，骨髄増殖性疾患，脾摘出) 2．全身疾患(サルコイドーシス，肺ランゲルハンス細胞組織球症，リンパ脈管筋腫症) 3．代謝疾患(糖原病，ゴーシェ病，甲状腺疾患) 4．その他(腫瘍塞栓，線維性縦隔炎，慢性腎不全，区域性肺高血圧)

出典：Simonneau G, et al.：J Am Coll Cardiol, 62 (25 Suppl)：D34-41, 2013.

肺高血圧症は，右心カテーテル検査で実測した平均肺動脈圧(mPAP)が25 mmHg 以上であることと定義されている．よって，右心カテーテル検査(表46-1 A)の結果から本症例は肺高血圧症である．2013年の第5回肺高血圧症ワールドシンポジウムで，改めて病因・病態に基づいた臨床的分類法〔ニース分類(表46-2)〕が提案された[1]．肺高血圧症は原因によって治療法が異なり，的確な診断と治療で患者の状態は改善しうる．まず，最も高頻度にみられる左心系心疾患と肺疾患を特定し，つぎに肺血流シンチグラフィを用いて慢性血栓塞栓性肺高血圧症 chronic thromboembolic pulmonary hypertension (CTEPH)を診断する．最後に肺動脈性肺高血圧症 pulmonary arterial hypertension (PAH)のサブグループやまれな病態について検討していく．

本症例は，経胸壁心エコー検査で明らかな左心系心疾患は同定できず，肺血流シンチグラフィ(図46-2 A)でも CTEPH を示唆する楔形の欠損像は認められなかった．一方，腹部エコー検査(図46-2 B)では肝硬変などの門脈圧亢進症を示唆する所見は認めず，胸部造影 CT 検査(図46-2 C)でも肺動脈の陰影欠損像は認めなかった．また，採血結果(表46-1 B)から膠原病の可能性は低いと判断した．

肺静脈閉塞性疾患 pulmonary veno-occlusive disease (PVOD)は他の肺高血圧症と異なり，肺高血圧症治療により，かえって状態が増悪することがあり，鑑別は非常に重要である．特発性肺動脈性肺高血圧症 idiopathic pulmonary hypertension (IPAH)と PVOD のおもな鑑別を表46-3に示した．画像検査(図46-2 C)で反応性の縦隔リンパ節腫大や胸膜直下の隔壁肥厚，小葉中心性の GGO (ground glass-opacity)は認められなかった．あわせて，著明な低酸素血症も存在せず，呼吸機能検査(表46-1 C)でも拡散能が保持されていることから，PVOD は否定的と考えた．

したがって，本症例は，WHO 肺高血圧症機能分類Ⅲ度の IPAH に伴う右心不全と診断した．ただし，比較的初期の PVOD では典型的な画像所見を認めないことがあり，いったん IPAH と診断したのちも，PVOD の可能性も念頭に置いて治療にあたることが重要である．

Answer 3 2

Question 4 本症例において，どのような治療を選択すべきか？

1. エンドセリン受容体(ET 受容体)拮抗薬
2. ホスホジエステラーゼ-5阻害薬(PDE-5阻害薬)
3. プロスタサイクリン(PGI_2)持続点滴静注
4. ドブタミン持続点滴静注
5. 肺移植登録

本症例は重度の肺高血圧症に伴い心拍出量が著しく低下し，失神を繰り返していたと考えられる．ドブタミン持続点滴静注サポート下に利尿薬で加療開始し，右心不全はすみやかに改善した．それと並行し，エンドセリン受容体拮抗薬(ET 受容体拮抗薬ボセンタン 125 mg/日)，ホスホジエステラーゼ-5阻害薬(PDE-5阻害薬，タダラフィル 40 mg/日)の内服を開始した．

表46-3　特発性肺動脈性肺高血圧症と肺静脈閉塞性疾患の鑑別

	特発性肺動脈性肺高血圧症（IPAH）	肺静脈閉塞性疾患（PVOD）
遺伝子変異	10～40％に *BMPR2* 遺伝子の変異	*BMPR2* 遺伝子変異例の報告あり
疫学／危険因子		
男女比	女性：男性＝2：1	女性：男性＝1：1
喫煙歴	無関係	喫煙者に多い
化学療法の既往	症例報告あり	症例報告あり
身体所見		
ラ音の聴取	なし	可能性あり
ばち状指	可能性あり	可能性あり
喀血	可能性あり	可能性あり
呼吸機能検査		
$FEV_{1.0}$，FVC，TLC	正常（もしくは軽度の拘束性障害）	正常（もしくは軽度の拘束性障害）
D_{LCO} および D_{LCO}/VA	しばしば低下	IPAH よりも低下
安静時 PaO_2	しばしば低下	IPAH よりも低下
気管支肺胞洗浄	正常	潜在性肺胞出血の可能性あり
管理・治療		
NO 吸入による急性肺血管反応試験	Ca チャネル拮抗薬の長期の反応性や予後の予測に有用	Ca チャネル拮抗薬の反応性の予測には役に立たない（Ca 拮抗薬導入により肺水腫のおそれあり）
PAH 治療薬に対する反応	血行動態，WHO 肺高血圧症機能分類，予後を改善	肺水腫を惹起して病態を悪化させる可能性あり．病状の一時的な安定化には有用であることがあるが，原則肺移植までの橋渡しの治療

$FEV_{1.0}$：努力性呼気1秒量，FVC：努力性肺活量，TLC：全肺気量，D_{LCO}：肺拡散能，VA：肺胞換気量，PaO_2：動脈血酸素分圧，NO：一酸化窒素，PAH：肺動脈性肺高血圧症
出典：Huertas A, et al.：Expert Rev Resp Med, 5：217-231, 2011.

その結果，BNP 値の著明な改善（705.5 → 110.3 pg/mL），6分間歩行距離の延長（200 → 390 m）を認め，同年（X年）6月に軽快退院となり，以後は内服のみで外来経過観察となっていた．

治療開始後も肺水腫や酸素化の悪化を招くことはなかったため，この時点でも診断が PVOD ではなく IPAH で間違いないことを再確認した．一方，胸部 X 線画像や12誘導心電図，経胸壁心エコー検査（図46-3 A）では，右心負荷所見の改善を認めず，2年後に行われたフォローアップの右心カテーテル検査（図46-4 A）では依然として著明な肺高血圧状態であった．さらなる加療目的で X＋2年7月に当院へ紹介となり，入院となった．

当院入院後よりただちにプロスタサイクリン（PGI_2）としてエポプロステノール持続点滴静注を開始し，副作用に留意しつつ，すみやかに増量を図った．また，同時に肺移植登録を実施した．ヒックマンカテーテルを留置し，エポプロステノール 20 ng/kg/分まで増量して退院した．

以後，外来で約1年かけてエポプロステノールを80 ng/kg/分まで増量したところで著明な血小板減少が生じ，やむなく増量を中止した．その代わり，ボセンタンを250 mg/日まで増量し，エポプロステノールを50 ng/kg/分まで減量することができた．その結果，胸部 X 線画像

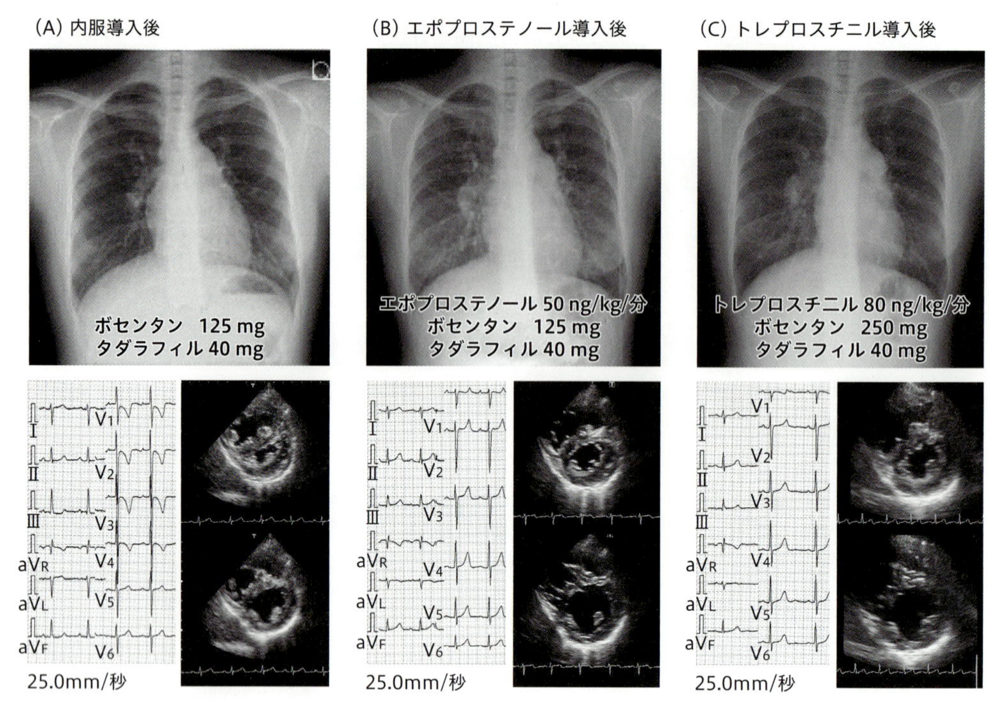

図46-3 胸部 X 線写真，12誘導心電図，経胸壁心エコー検査の経時的変化

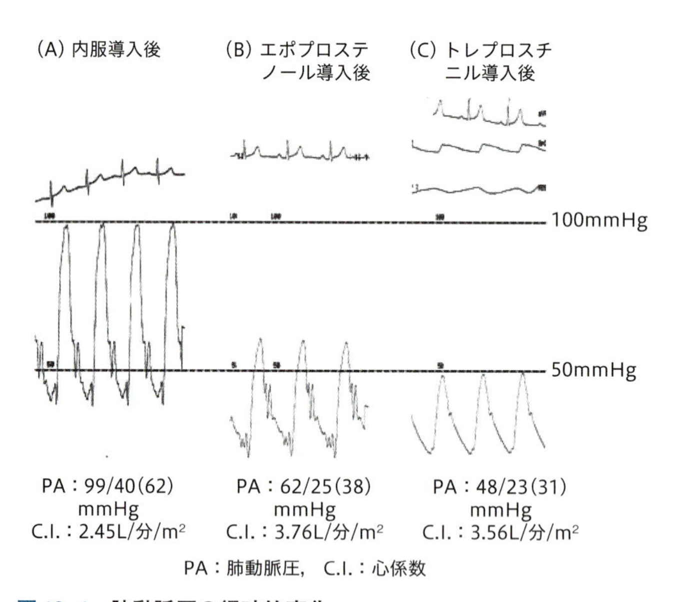

図46-4 肺動脈圧の経時的変化

や12誘導心電図，経胸壁心エコー検査(図46-3 B)で右心負荷所見が明らかに改善し，右心カテーテル検査(図46-4 B)でも劇的な肺動脈圧の改善を認めた.

Answer 4 1～5 すべて

その後の経過

本症例はヒックマンカテーテル感染を繰り返したため，X+4年1月にトレプロスチニルの皮下注を導入した．一般に，エポプロステノールと同等の効果を得るには，トレプロスチニルは1.2〜1.3倍の量が必要とされているため，5日間かけてエポプロステノール持続点滴静注からトレプロスチニル皮下注 65 ng/kg/分に置き換え，その後，80 ng/kg/分まで増量した．

最新の胸部 X 線画像や12誘導心電図，経胸壁心エコー検査(図46-3 C)では明らかな右心負荷所見は認めず，右心カテーテル検査(図46-4 C)でも肺動脈圧の増悪を認めることなく経過している．

本症例のポイント

肺高血圧症の診断において，最も重要なことは，「肺高血圧症の存在を疑うこと」である．自覚症状として，労作時呼吸困難，易疲労感，動悸，失神，浮腫などがあげられるが，これらは肺高血圧症以外の疾患でも認められる臨床症状であり，つねに肺高血圧症の存在を念頭にスクリーニング検査をすべきである．

また，特発性肺動脈性肺高血圧症(IPAH)の患者において，PGI_2持続点滴静注の適応と導入のタイミングは非常に重要である．適応となるのは，内服では肺動脈圧の改善を達成できないWHO 肺高血圧症機能分類Ⅲ度の症例や，受診時点で WHO 肺高血圧症機能分類Ⅳ度の症例である．とくに内服がすでに導入され，運動耐容能が改善し，BNP 値が正常化した症例で，導入のタイミングが遅れがちとなる．幸いにして本症例では血行動態の有意な改善を得られたが，導入のタイミングを逸すると肺動脈圧の有意な改善が一生得られない．本症例では，前医の時点ですでに心電図で明確な右室肥大所見(V_1誘導，R 波増高)を認めており，長期間の右心負荷が継続していたと思われ，PGI_2持続点滴静注を開始してもよかったと思われる．

いずれにせよ本疾患における治療目標は，運動耐容能や BNP 値の正常化であってはならない．患者の予後を決定するのはあくまでも肺動脈圧であり，肺動脈圧の正常化を達成するために多様な薬剤を併用し，個々の患者としっかり向き合っていく必要がある．

(八木宏樹　　分担編集：波多野将)

文献

1) Simonneau G, et al.: J Am Coll Cardiol, 62 (25 Suppl): D34-41, 2013.

47. 膠原病に伴う 肺動脈性肺高血圧症

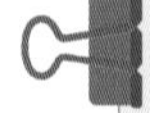

症例 30歳女性

主 訴 労作時呼吸困難

現病歴

当院循環器内科受診より17年前（X-17年），13歳時に発熱とレイノー現象を主訴に他院を受診した．抗RNP抗体陽性であり，混合性結合組織病（MCTD）と診断された．X-16年には両下肢の筋力低下を自覚しており，MCTDの筋症状と考えられたため，プレドニゾロン（PSL）30 mg/日を開始された．PSLはその後漸減され，5 mg/日で維持された．

X-3年に脱水で救急搬送された際，聴診上でⅡ音の亢進，心電図上で右軸偏位および右室肥大の所見を認め，肺高血圧症（PH）が疑われた．心エコー上も推定右室収縮期圧（RVSP）70 mmHgと高値であったため，外来でベラプロスト徐放剤の投与が開始された．その後，ボセンタンも追加されたが，肝障害のためシルデナフィルに変更された．さらに，X-1年には階段昇降時の息切れが強くなったため，アンブリセンタンを追加されたが，心エコー上でRVSP 78 mmHgと肺高血圧の改善を認めなかったため，X年2月にはPSLを10 mgに増量された．しかし，その後も症状の改善を認めなかったため，精査加療目的でX年10月当院循環器内科を紹介受診した．治療方針決定のためX年12月に入院となった．

身体所見

入院時，身長160.3 cm，体重55.6 kg，意識清明，体温36.1℃，脈拍68/分・整，血圧110/66 mmHg，酸素飽和度98％（room air）．

頭頸部所見 頸静脈怒張なし，眼瞼結膜貧血なし，蝶形紅斑・ざ瘡あり，甲状腺腫大・圧痛なし．

胸部所見 心音：Ⅰ→Ⅱ↑（Ⅱ音分裂）Ⅲ（－）Ⅳ（－），心雑音：明確な心雑音聴取せず．

その他 軽度両下腿浮腫あり

入院時内服薬 プレドニゾロン10 mg/日・分2，アンブリセンタン5 mg/日・分1，シルデナフィル60 mg/日・分3，ベラプロスト徐放剤120 μg・分2．

家族歴・既往歴 特記事項なし．

Question 1 X-3年に救急搬送された際に追加すべきだったと考えられる検査はどれか？

1. 心臓カテーテル検査
2. 肺血流シンチグラフィ
3. 呼吸機能検査

4. 胸部 CT 検査
5. 6分間歩行試験

X–3年の時点で肺高血圧症 pulmonary hypertension（PH）を疑われて，これに対する治療を開始されているが，肺高血圧症の確定診断は，本来ならば，心臓カテーテル検査によってなされるものである．平均肺動脈圧（mPAP）≧25 mmHg により肺高血圧症の診断を確定するとともに，p.321の**表46-2**に記した肺高血圧症の臨床分類のいずれにあてはまるかをしっかりと鑑別する必要がある．心臓カテーテル検査では，肺動脈楔入圧（PAWP）≦15 mmHg を確認することで，第2群の左心系心疾患による肺高血圧を除外する．また，肺血流シンチグラフィや胸部造影 CT 検査から，第4群の慢性血栓塞栓性肺高血圧症 chronic thromboembolic pulmonary hypertension（CTEPH）が疑われる場合には，肺動脈造影も行う．さらに，呼吸機能検査および胸部 CT 検査では，第3群の肺疾患および／または低酸素血症による肺高血圧の鑑別を行う．6分間歩行試験は診断のために必須の検査というわけではないが，重症度を評価して予後予測をするのには施行しておくべき検査である．

肺高血圧症の重症度分類として WHO 肺高血圧症機能分類が広く使用されているが，肺高血圧症の患者は疾患の進行とともに無意識のうちに活動制限をしていることが多く，患者の自覚症状だけから重症度を評価すると過小評価してしまうことがあるので，注意が必要である．なお，心肺機能検査（CPX）が施行できる施設であれば，検査を施行するとさらによい．よって，選択肢のいずれも鑑別診断および重症度評価のために必要な検査である．

Answer 1 1～5すべて

本症例の入院時検査所見は次のとおりであった（下線部はとくに注意すべき値を示す）．

〈血 算〉	**WBC** 2,300/μL	**RBC** 371×10⁴/μL	**Hb** 11.1 g/dL	**Hct** 34.7%
	Plt 4.1×10⁴/μL			
〈生化学〉	**TP** 6.3 g/dL	**Alb** 3.9 g/dL	**T-Bil** 0.4 mg/dL	**AST** 17 IU/L
	ALT 21 IU/L	**ALP** 260 IU/L	**γ-GTP** 121 IU/L	**LDH** 159 IU/L
	BUN 16.0 mg/dL	**Cr** 0.58 mg/dL	**Na** 141 mEq/L	**K** 3.7 mEq/L
	Cl 111 mEq/L	**UA** 5.1 mg/dL	**CRP** 0.03 mg/dL	**CH50** 41.5 U/mL
	C3 64 mg/dL	**C4** 17 mg/dL	**IgA** 106 mg/dL	**IgG** 1,365 mg/dL
	IgM 66 mg/dL	**KL-6** 98 U/mL	**TSH** 1.06 μU/mL	**fT4** 0.90 ng/mL
	sIL-2R 309 U/mL	**BNP** 31.6 pg/mL		
〈自己抗体〉	**抗核抗体** (+) 320倍 (speckle type)		**抗 ssDNA 抗体** (−)	**抗 dsDNA 抗体** (−)
	抗 CL・GPI 抗体 (−)	**抗 SM 抗体** (−)	**抗 Scl70 抗体** (−)	**抗 RNP 抗体** (+)
	抗 SS-A 抗体 (+) 240.0 U/mL		**抗 SS-B 抗体** (−)	**MPO-ANCA** (−)
	PR3-ANCA (−)			
〈その他〉	**ESR** 8 mm	**D-dimer** 0.9 μg/mL		
〈動脈血ガス〉	**pH** 7.412	**pO_2** 71.7 mmHg	**pCO_2** 36.1 mmHg	**HCO_3^-** 22.5 mmol/L

また，入院時に，12誘導心電図，胸部 X 線撮影，胸部造影 CT 検査，肺血流シンチグラフィを行った(**図47-1**)．そのほかの検査結果は次のとおりであった．

1) 心エコー検査

AoD 18 mm，LAD 32 mm，IVST/PWT 8 mm/7 mm，LVDd/LVDs 46 mm/29 mm，％FS

(A) 12誘導心電図

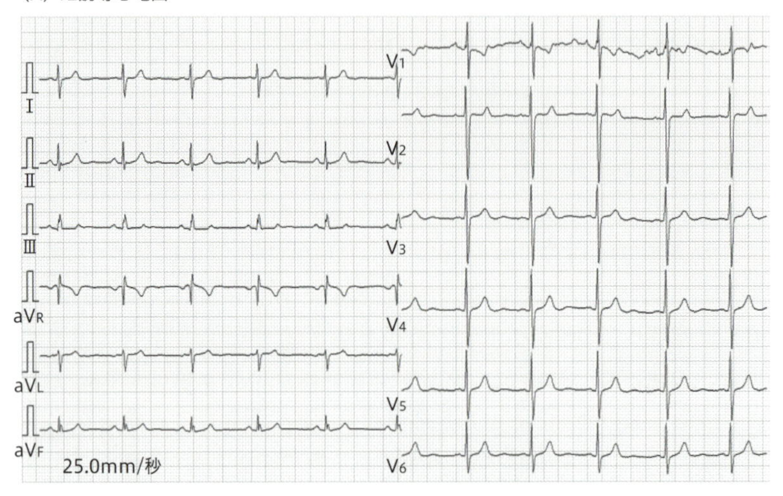

(B) 胸部X線写真

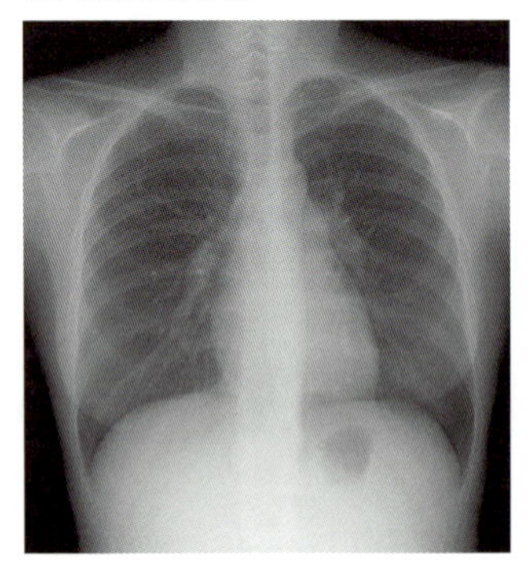

(C) 胸部造影CT検査

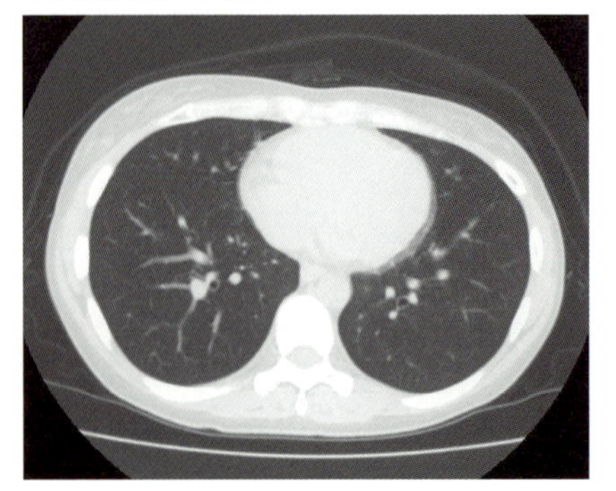

(D) 肺血流シンチグラフィ

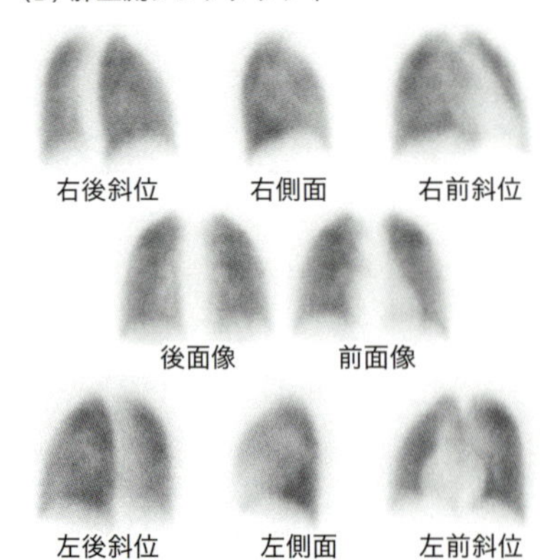

図47-1　入院時画像検査所見

12誘導心電図より，右軸偏位(92度)であること，胸部 X 線写真からは，心胸郭比(CTR) 43％，左第2弓が突出していることがわかる．

37％，LVEF 67％，mild MR，E/e' 8.7，moderate TR，推定右室収縮期圧(RVSP) 76 mmHg，TAPSE 21 mm，心室中隔拡張期・収縮期ともに扁平化あり．

2) 呼吸機能検査

％VC 113％，$FEV_{1.0\%}$ 81.2％，％D_{LCO} 77.6％．

3) 6分間歩行試験

6分間歩行距離 506 m，安静時 SpO_2 96％，最低 SpO_2 90％，Borg 指数 8．

4) 心臓カテーテル検査

心拍 76/分，右房圧 5 mmHg，肺動脈圧 73/25/43 mmHg，肺動脈楔入圧 8 mmHg，心係数 2.89 L/分/m^2，肺血管抵抗(PVR) 609 dyne・秒/m^5．

Question 2 本症例の診断は次のいずれと考えられるか？

1. 肺動脈性肺高血圧症(PAH)
2. 左心系心疾患による肺高血圧症(PVH)
3. 肺疾患および／または低酸素血症による肺高血圧症
4. 慢性血栓塞栓性肺高血圧症(CTEPH)
5. その他の肺高血圧症

肺血流シンチグラフィ(図47-1 D)にて楔型の血流低下は認めず，慢性血栓塞栓性肺高血圧症(CTEPH)は否定的である．胸部 CT 上，間質性肺炎を認めず，呼吸機能検査にて拘束性障害を認めないことから，肺疾患および／または低酸素血症による肺高血圧症も否定的である．心エコー上では左心機能は正常で，有意な弁膜症なども認めないことから，左心系心疾患による肺高血圧症〔PVH (pulmonary venous hypertension)〕も否定的と考えられた．

そのほかの肺高血圧症の原因疾患としては，血液疾患，サルコイドーシスや肺ランゲルハンス細胞組織球症などの全身疾患，糖原病などの代謝疾患などがあるが(肺高血圧症の臨床分類については p.321，表46-2参照)，本症例においてはこれらの存在を疑わせる所見を認めず，肺動脈性肺高血圧症 pulmonary arterial hypertension (PAH)と考えられた．

Answer 2 1

Question 3 本症例において，どのような治療を選択すべきか？

1. アンブリセンタン増量
2. ベラプロスト徐放剤増量
3. プロスタサイクリン(PGI_2)持続点滴静注
4. 免疫抑制療法強化
5. 肺移植登録

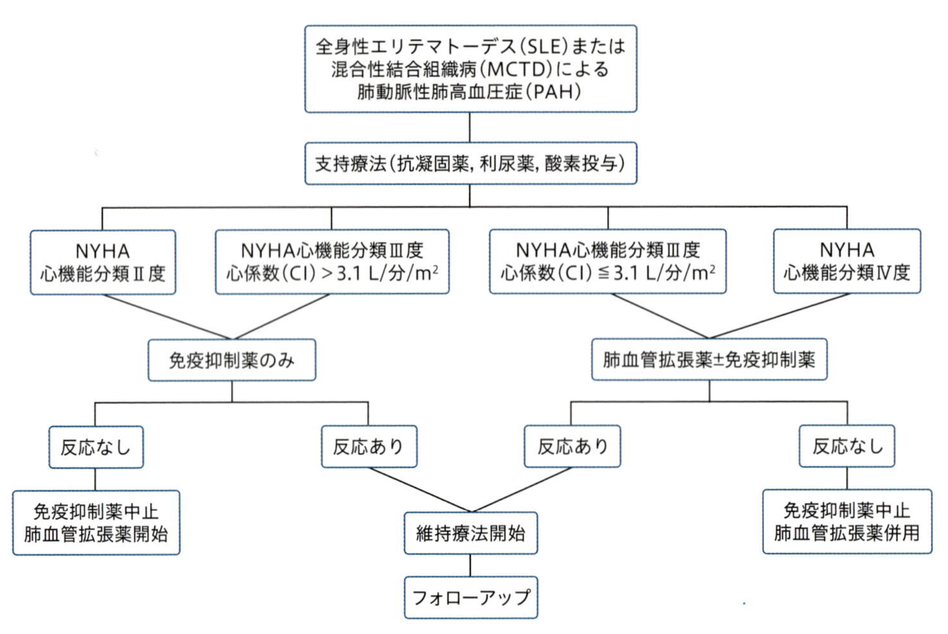

図47-2　全身性エリテマトーデス(SLE)および混合性結合組織病(MCTD)による肺動脈性肺高血圧症(PAH)の治療アルゴリズム

［Jais X, et al. : Arthritis Rheum, 58 : 521-531, 2008 を一部改変］

本症例の平均肺動脈圧(mPAP)は43 mmHg と高値であるが，心拍出量および運動耐容能は保たれており，WHO 肺高血圧症機能分類Ⅱ度の状態と考えられた．Jais らが提唱した全身性エリテマトーデス(SLE)および混合性結合組織病(MCTD)による肺動脈性肺高血圧症の治療アルゴリズムでは，WHO 肺高血圧症機能分類Ⅱ度，あるいはⅢ度のなかでも心拍出量の保たれている症例においては，まずは免疫抑制療法を行うことを推奨している(図47-2)．本症例ではすでにステロイドによる治療が行われていたが，肺高血圧症を発症してから本格的な免疫抑制療法の強化を行われたことはなく，試みる価値のある治療と考えられた．なお，アンブリセンタンやベラプロスト徐放剤の投与量が少ないため，これらの増量を同時に行ってもよいが，WHO 肺高血圧症機能分類Ⅱ度であり，現時点ではプロスタサイクリン(PGI_2)持続点滴静注や肺移植登録を行う必要はないと考えられる．

Answer 3　4 (1および／または2を同時に行ってもよい)

その後の経過

本症例ではアンブリセンタンが5 mg/日，ベラプロスト徐放剤が120 μg/日と最大量投与されていなかったため，まずはこれらを最大量(順に，10 mg/日，および360 μg/日)に増量した．しかし，1カ月後に行ったフォローアップの右心カテーテル検査では mPAP 41 mmHg と，ほとんど肺高血圧の改善を得ることができなかった(表47-1)．本症例は肺高血圧症を発症してから本格的な免疫抑制療法の強化を行われたことがなく，免疫抑制療法の強化が有効である可能性があったため，プレドニゾロンを1 mg/kg (55 mg/日)に増量した．4週間後より，2週ごとに5 mg ずつ減量を行い，35 mg まで減量したところで施行した右心カテーテル検査では，

表47-1　右心カテーテル検査結果の推移

	初 回 (X年12月)	2回目 (X＋1年1月)	3回目 (X＋1年4月)	4回目 (X＋2年8月)
治療内容	PSL 10 mg Amb 5 mg Sil 60 mg Ber 120 μg	PSL 10 mg Amb 10 mg Sil 60 mg Ber 360 μg	PSL 35 mg Amb 10 mg Sil 60 mg Ber 360 μg	IVCY ×10回 CyA 400 mg PSL 10 mg Amb 10 mg Sil 60 mg Ber 360 μg
心拍〔/分〕	76	80	85	76
血圧〔mmHg〕	158/86	111/78	164/82	142/81
右房圧〔mmHg〕	5	6	4	6
肺動脈圧〔mmHg〕	73/25/43	65/23/41	44/19/28	31/14/20
肺動脈楔入圧〔mmHg〕	8	9	12	9
心係数〔L/分/m^2〕	2.89	3.16	3.55	3.72
肺血管抵抗 〔dynes・秒/cm^5〕	609	509	234	150

PSL：プレドニゾロン，Amb：アンブリセンタン，Sil：シルデナフィル，Ber：ベラプロスト，IVCY：シクロホスファミド静注，CyA：シクロスポリン

mPAP 28 mmHg と著明な低下を認めた(表47-1)．免疫抑制療法奏功例と判断して，シクロホスファミド静注 intravenous cyclophosphamide (IVCY)およびシクロスポリン内服を追加した．白血球減少を認めていたため，IVCY の1回投与量は通常の50％〔1回400 mg，すなわち250 mg/m^2 (体表面積)〕とし，4週ごとに合計10回の投与を行った．IVCY 10コース終了後の右心カテーテル検査では，mPAP 20 mmHg と肺高血圧はさらに改善を認めた(表47-1)．

本症例のポイント

肺高血圧症(PH)はその原因疾患により治療方針が大きく異なるため，鑑別診断が非常に重要である．そのなかでも，膠原病は肺動脈性肺高血圧症(PAH)の原因疾患として頻度が高く，全身性硬化症 systemic sclerosis (SSc，全身性強皮症ともいう)，全身性エリテマトーデス(SLE)，混合性結合組織病(MCTD)にはそれぞれ，7～12％，1～3％，10％程度 PAH を合併するとされる．膠原病に併発する PAH の診断手順は図47-3に示したとおりであり，これによれば，PAH を疑った場合には「右心カテーテル検査を推奨」とあるが，これは膠原病内科医の立場から提示されたものであり，循環器内科医の立場からは PAH を疑った場合には右心カテーテルは「必須」の検査である．

治療としては，SLE や MCTD に対しては免疫抑制療法の有効性が期待できるので，肺血管拡張薬による治療に先行して，あるいは併用して免疫抑制療法を考慮する．免疫抑制療法には確立したプロトコルが存在するわけではないが，0.5～1 mg/kg/日のプレドニゾロン4週間投与と，500～600 mg/m^2のシクロホスファミド月1回間欠静注(IVCY，6～9カ月間)の組み合わせで行われることが多い．プレドニゾロンは5～10 mg/日の維持量まで減量して継続とし，IVCY が終了したのちは，通常，アザチオプリンなどの経口免疫抑制薬を維持療法として投与す

る．一方，SSc-PAH に対しては，通常，免疫抑制療法は無効であるので，注意が必要である．複数の膠原病の要素をあわせもった，いわゆるオーバーラップ症候群に PAH を合併した場合には，PAH が SSc の要素に由来するのか，あるいは SLE や MCTD に由来するのかによって免疫抑制療法の有効性に対する期待度が異なってくるので，膠原病専門医とよく相談のうえで治療方針を決定するべきである．

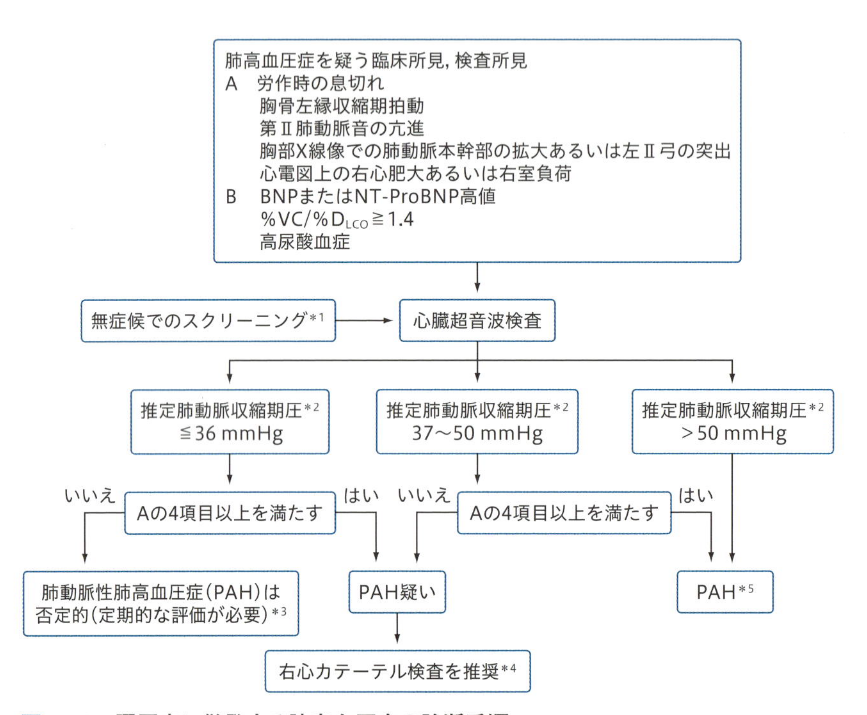

図47-3　膠原病に併発する肺高血圧症の診断手順

＊1　MCTD 患者では肺高血圧症を示唆する臨床所見，検査所見がなくても，心臓超音波検査を行うことが望ましい．
＊2　右房圧は 5 mmHg と仮定．
＊3　推定肺動脈収縮期圧以外の肺高血圧症を示唆するパラメーターである肺動脈弁逆流速度の上昇，肺動脈への右室駆出時間の短縮，右心系の径の増大，心室中隔の形状および機能の異常，右室肥厚の増加，主肺動脈の拡張を認める場合には，推定肺動脈収縮期圧が 36 mmHg 以下であっても少なくとも 1 年以内に再評価することが望ましい．
＊4　右心カテーテル検査が施行できない場合には慎重に経過観察し，治療を行わない場合でも 3 カ月後に心臓超音波検査を行い再評価する．
＊5　肺高血圧症の臨床分類，重症度評価のため，治療開始前に右心カテーテル検査を施行することが望ましい．

［吉田俊治 ほか：混合性結合組織病（MCTD）の肺動脈性肺高血圧症（PAH）診断の手引き改訂について，厚生労働科学研究費補助金難治性疾患克服研究事業混合性結合組織病に関する研究班 平成22年度研究報告書，2011 を一部改変］

（波多野将）

48. 急性肺血栓塞栓症，深部静脈血栓症

症例　62歳男性

主 訴 呼吸困難

現病歴

肝内胆管がんに対し，4年前に左肝切除＋胆嚢摘出術，2年前に胸腔鏡下右肺中葉部分切除術（肺転移）を施行されており，半年前から化学療法（ゲムシタビン＋シスプラチン）を開始した．術前精査では明らかな心疾患や冠動脈病変は指摘されていなかった．日常生活動作（ADL）は完全自立しており，毎日会社へ出勤していた．3カ月前より下腿浮腫が出現した．さらに，数日前から坂道をのぼる際に息切れを自覚するようになった．

消化器内科の定期外来を受診した際，安静時でも息切れがあった．

身体所見 体温36.8℃，心拍90/分・整．血圧142/70 mmHg．SpO_2 92％（room air）．肺野にラ音，喘鳴や，心雑音を聴取しない．下腿に浮腫あり．

Question 1　この時点でまず何を行うか？

1. 酸素吸入を行う
2. 心電図検査を行う
3. 動脈血ガスを測定する
4. 詳細な病歴聴取を行う
5. ニトログリセリンを舌下投与する

身体所見では，下腿浮腫を伴う低酸素血症を認めた．まずは，動脈血ガスを検査したうえで酸素吸入を開始しながら，低酸素血症の原因精査を進める必要がある．また，冠動脈疾患由来の呼吸苦である可能性も考えられるため，あわせて心電図検査も行い，虚血の有無を評価すべきである．

これまで狭心症の既往はないことから，ニトログリセリン投与はまず行うべき処置ではない．詳細な病歴聴取も重要であるが，患者の呼吸苦が強い状態で行うのは望ましくなく，まずは血中酸素濃度を上げて呼吸状態を改善させることが優先される．

Answer 1　1，2，3

▶ 血液検査の結果を次に示す(下線部はとくに注意すべき値).

WBC 5,100/μL	**RBC** 311×10^4/μL	**Hb** 10.9 g/dL	**Plt** 5.6×10^4/μL
LD 245 U/L	**AST (GOT)** 41 U/L	**ALT (GPT)** 63 U/L	**γ-GTP** 415 U/L
ALP 471 U/L	**T-Bil** 0.4 mg/dL	**BUN** 20.5 mg/dL	**Cre** 0.99 mg/dL
Na 140 mmol/L	**K** 4.6 mmol/L	**Cl** 102 mmol/L	**CK** 101 U/L
CK-MB 12 U/L	**CRP** 0.46 mg/dL	**PTs** 11.1秒	**PT-INR** 0.94
APTT 26.8秒	**Fbg** 309 mg/dL	**FDP** 23.1 μg/mL	**D-dimer** 10.3 μg/mL

▶ あわせて，12誘導心電図検査(図48-1)，胸部X線撮影(図48-2)，心エコー検査(図48-3)を行った.

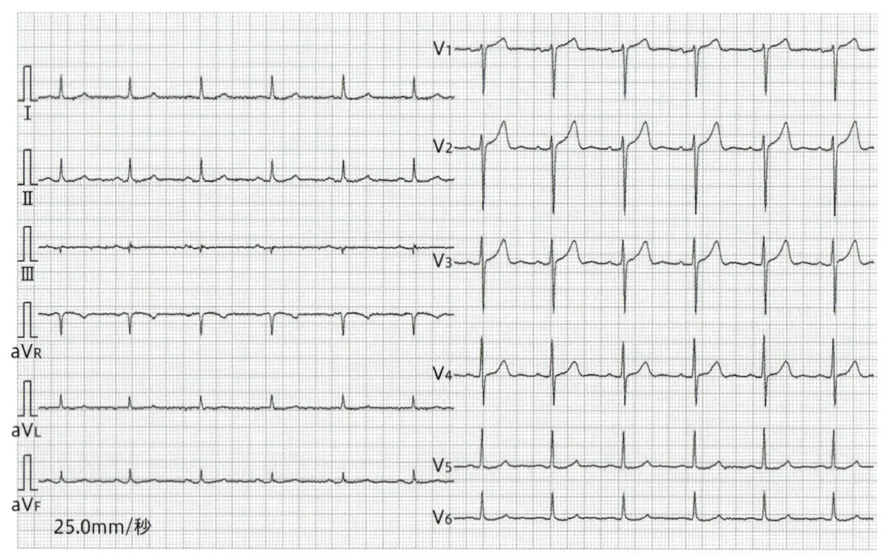

図48-1 受診時の12誘導心電図
明らかなST-T変化を認めない.

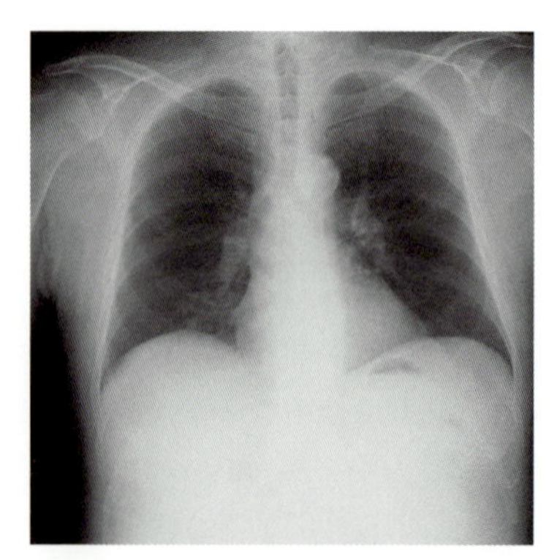

図48-2 受診時の胸部X線写真
肺野清であり，浸潤影や胸水貯留を認めない.

(A) 拡張期

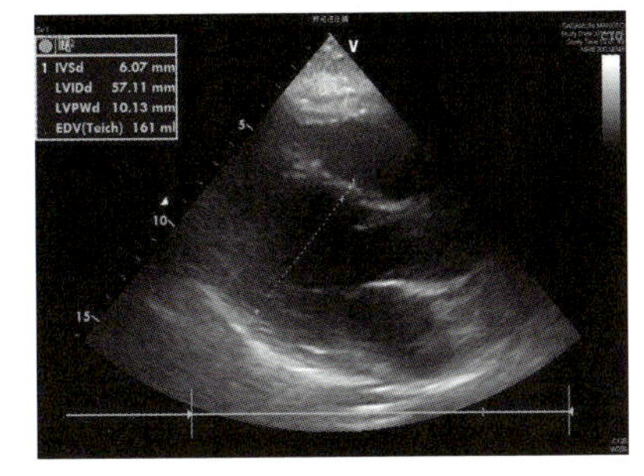

(B) 収縮期

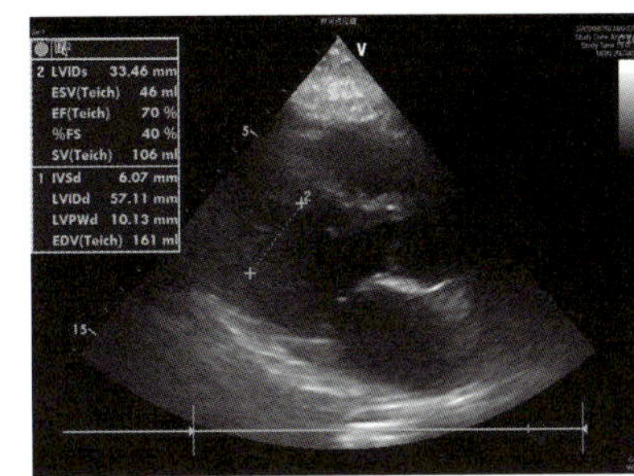

図48-3 受診時の心エコー検査所見
LVEF 70％であり，心機能良好である．収縮期も左室圧排所見を認めない．

Question 2　次に行うべき検査は何か？

1. 造影 CT 検査
2. 経食道心エコー検査
3. 肺動脈造影検査
4. 肺血流シンチグラフィ
5. 冠動脈カテーテル検査

本患者は担がん患者であり，急性肺血栓塞栓症 acute pulmonary thromboembolism (acute PTE)，および深部静脈血栓症 deep venous thrombosis (DVT)のハイリスク群である．このような患者で呼吸苦や低酸素血症を認める場合には，つねに急性肺血栓塞栓症を鑑別にあげなければならない．とくに，本患者では D ダイマー (D-dimer)高値であり，急性肺血栓塞栓症が最も疑われる．心エコー検査(図48-3)では左室圧排所見を認めず，左室収縮能は良好であり，血行動態は安定している．急性肺血栓塞栓症の診断において造影 CT 検査は感度・特異度ともに非常に優れ，日常臨床において第一選択となることが多い．腎機能に問題がなければ，確定診断のため緊急造影 CT 検査を行うべきである．

スクリーニングとして肺血流シンチグラフィも有用であり，肺血栓塞栓症では楔状の集積低下がみられることが特徴的である．ただし，肺血流シンチグラフィは急性肺血栓塞栓症の診断において感度は高いが特異度は低いこと，わが国では緊急で施行可能な施設がほとんどないことから，急性肺血栓塞栓症の急性期に施行されることは少ない．肺動脈造影検査は確定診断をつけるうえで有用であり，肺血栓塞栓症では造影欠損，血流途絶などが特徴的である．ただし侵襲度が高いことから，まずは外来で施行可能な造影 CT 検査を優先して行うべきである．

経食道心エコー検査は，右室負荷や肺動脈主幹部と右主肺動脈の血栓検出を目的に施行されることがあるが，技術的に制限されるものであり，造影 CT 検査よりも優先すべき検査ではない．また，血液検査で心筋逸脱酵素の上昇を認めず，心電図で明らかな ST-T 変化もみられないことから，心筋虚血は否定的であり，冠動脈カテーテル検査は現時点では不要である．

なお，本症例では認めなかったが，肺血栓塞栓症では右室負荷をきたすと心電図の SⅠQⅢTⅢ パターン(Ⅰ誘導で深い S 波，Ⅲ誘導で Q 波と陰性 T 波を認める波形パターン．頻度10％

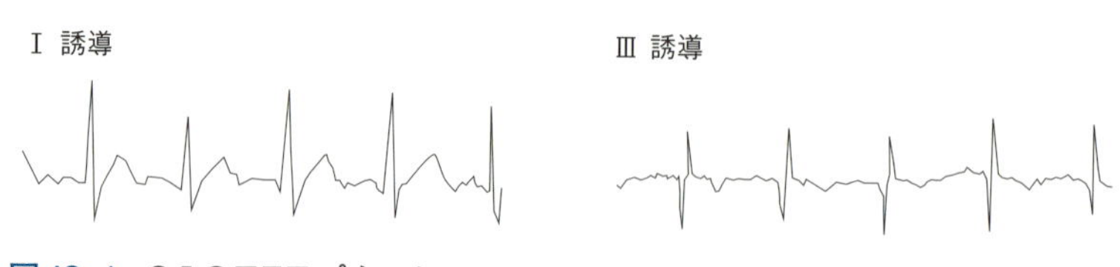

図48-4 SⅠQⅢTⅢパターン

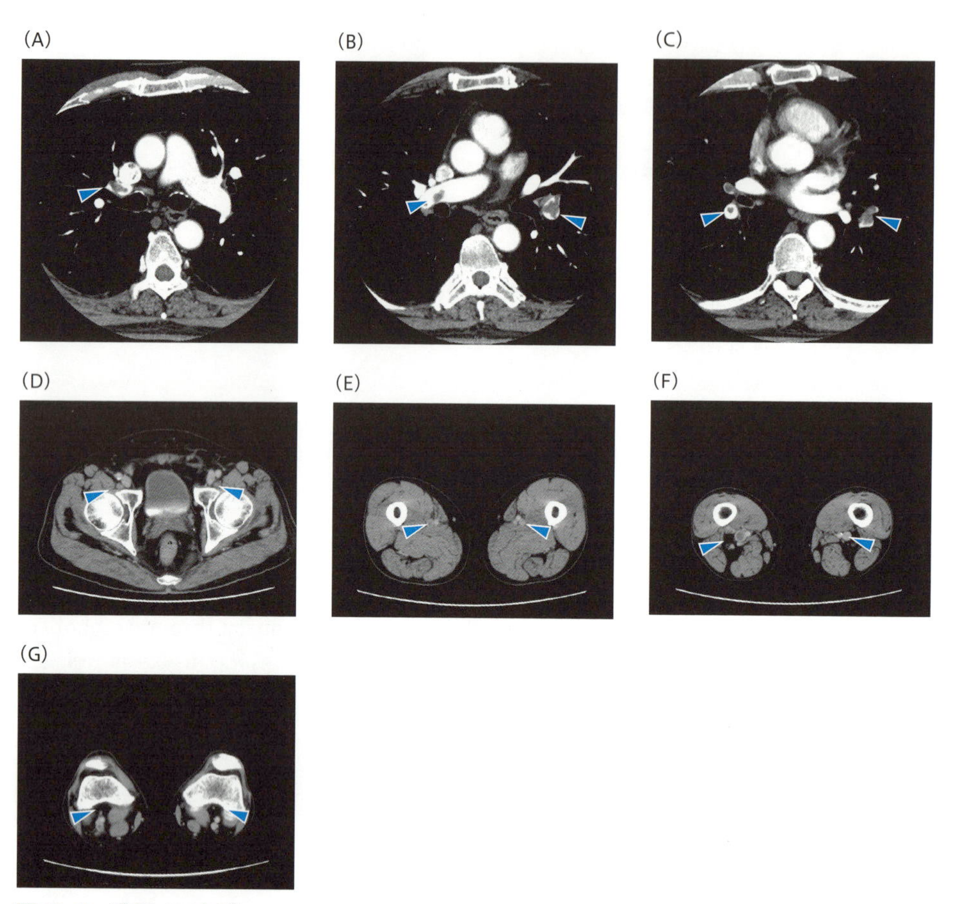

図48-5 造影 CT 画像

右肺動脈上葉枝や下葉枝，左側でも下葉枝を充満するような肺塞栓を認め，末梢肺動脈にも血栓が散在している(►)．また，下肢静脈では右膝窩静脈に造影欠損域があり，深部静脈血栓と考えられる．膝窩静脈よりも近位の腹部下肢深部静脈血栓は認めない．

未満．図48-4)や心エコー図での D-shape 所見(短軸像で右室拡大，左室圧排を認める．頻度 30％程度)がみられることが特徴的である．とくに心電図変化を伴う場合には，予後が不良であることが知られている．

Answer 2 1

▶ 造影 CT 検査(図48-5)の結果を示す．

本症例の患者は循環器内科入院のうえ治療開始することとなった．

Question 3 初期治療として適切なものはどれか？

1. ヘパリン持続静注
2. 下大静脈フィルター（IVC フィルター）留置
3. 弾性ストッキング着用
4. リバーロキサバンもしくはアピキサバン内服
5. 組織プラスミノーゲンアクチベータ（t-PA）持続静注

本症例において，胸部造影 CT 検査では，右肺動脈上葉枝や下葉枝，左側でも下葉枝を充満するような肺塞栓を認め，末梢肺動脈にも血栓が散在している．また，下肢静脈では右膝窩静脈に造影欠損域があり，深部静脈血栓と考えられる．膝窩静脈よりも近位の腹部下肢深部静脈血栓は認めない．

1) 抗凝固療法

急性肺血栓塞栓症，深部静脈血栓症の急性期治療では，血行動態が安定している場合には抗凝固療法が第一選択となる．最低5日間のヘパリン持続静注により，活性化部分トロンボプラスチン時間（APTT）1.5～2.0倍のコントロールをつけることが必要である．さらに，急性期からワルファリン内服を開始し，プロトロンビン時間-国際標準比（PT-INR）1.5～2.5をめやすにコントロールを行い，PT-INR が治療域に達したらヘパリンを終了する．近年，新薬の開発により抗凝固療法の方法が変化してきている．モニタリングが不要なフォンダパリヌクス皮下注が，2011年より，わが国でも急性肺血栓塞栓症および深部静脈血栓症に対して保険適用となり，ヘパリンに代わり使用される例が増えてきている．また，2014年からは直接作用型経口抗凝固薬（DOAC）も，急性肺血栓塞栓症，深部静脈血栓症に保険適用となったため，急性期から DOAC 単剤内服で治療を開始する症例（リバーロキサバン，アピキサバンの場合）や，ヘパリン持続静注ののちワルファリンの代わりに DOAC に切り替える症例（エドキサバンの場合）が急増している．

2) 血栓溶解療法

組織プラスミノーゲンアクチベータ（tPA）やウロキナーゼによる血栓溶解療法は，右室負荷所見があり血行動態が不安定な場合に選択される．右室機能改善には有効だが，長期予後改善効果はない．本患者では血小板数 $5.6 \times 10^4/\mu L$ と低値であり，出血合併症のリスクが高く，また血行動態も安定していることから，血栓溶解療法は初期治療として適切ではない．

3) その他の治療法

薬物治療以外の治療法として，静脈血栓塞栓症を有する症例のうち，抗凝固療法の禁忌例や，抗凝固療法を行っても深部静脈血栓症が再発する例では，下大静脈フィルター（IVC フィルター）留置がクラスⅠの適応となる．また，骨盤腔内静脈・下大静脈領域の静脈血栓，大きな近位部の浮遊静脈血栓，血栓溶解療法や血栓摘除を行う重症例ではクラスⅡの適応となる．近年，抗凝固療法下において一時的 IVC フィルター留置の追加は症候性肺動脈塞栓症の再発リスクを低下させないことが示されたため[1)]，クラスⅠ適応例を除き，適切な抗凝固療法が可能な症例では IVC フィルター留置は施行されなくなってきた．本症例では膝窩動脈以遠の静脈血栓であり，また血行動態も安定しているため，IVC フィルター留置は適応とならない．

急性肺血栓塞栓症，深部静脈血栓症の管理として，入院しているあいだは，血行動態が保たれているのであれば安静を保つ必要はなく，むしろ静脈血栓症予防のため積極的に動いた方がよい．ただし，急性肺血栓塞栓症の急性期には低酸素血症や突然死の可能性があるため，過度な運動は避けるべきであり，常時の心肺モニタリングが必要である．

Answer 3　1と3，または3と4

本症例では入院当日よりリバーロキサバン 30 mg/日・分2内服を開始した．呼吸苦は入院3日後に改善し，SpO_2 は95％(room air)以上に保たれるようになった．10日後に造影 CT 検査を行ったところ，肺動脈血栓および下肢静脈血栓の縮小が確認できたため，退院となった．リバーロキサバンは初期強化療法として21日間30 mg/日・分2の投与を行い，その後，維持療法として15 mg/日・分1に減量して継続した．

column　急性肺血栓塞栓症，深部静脈血栓症治療に対する DOAC の有効性

現在，わが国で急性肺血栓塞栓症，深部静脈血栓症治療に対して保険適応となっている DOAC は，リバーロキサバン，アピキサバン，エドキサバンの3種類である[2)](ダビガトランは，わが国では静脈血栓塞栓症の適応を取得していない)．いずれも有効性はワルファリンに対して非劣性，安全性(出血リスク)はワルファリンと同等またはより優れることが示された(表48-1)．

表48-1　DOAC の種類とそれぞれの効果

薬剤名(一般名)	臨床試験	結果
リバーロキサバン	EINSTEIN-DVT 試験，EINSTEIN-PE 試験 • 対象は急性症候性 PE (EINSTEIN-PE 試験)，急性症候性 DVT 患者(EINSTEIN-DVT 試験) • リバーロキサバン vs. エノキサパリン＋ワルファリンの比較 • 3，6，12カ月間の治療期間における症候性 VTE 再発を調査	• 有効性：ワルファリンに対して非劣性 • 安全性：ワルファリンと同等
アピキサバン	AMPLIFY 試験 • 対象は急性症候性 PE または DVT 患者 • アピキサバン vs. エノキサパリン＋ワルファリンの比較 • 6カ月間の治療期間における症候性 VTE 再発を調査	• 有効性：ワルファリンに対して非劣性 • 安全性：ワルファリンよりも優れる
エドキサバン	Hokusai-VTE 試験 • 対象は急性症候性 PE または DVT 患者 • 低分子ヘパリン＋エドキサバン vs. 未分画/低分子ヘパリン＋ワルファリンの比較 • 3～12カ月間の治療期間における症候性 VTE 再発を調査	• 有効性：ワルファリンに対して非劣性 • 安全性：ワルファリンよりも優れる
ダビガトラン	RE-COVER 試験，RE-COVERⅡ試験 • 対象は急性症候性 PE または DVT 患者 • エノキサパリン＋ダビガトラン vs. エノキサパリン＋ワルファリンの比較 • 6カ月間の治療期間における症候性 VTE 再発を調査	• 有効性：ワルファリンに対して非劣性 • 安全性：ワルファリンと同等

DVT：深部静脈血栓症，PE：肺血栓塞栓症，VTE：静脈血栓塞栓症

Question 4 今後の治療方針として適切なものはどれか？

1. 在宅酸素療法を継続する
2. 今後の化学療法は禁忌となる
3. 弾性ストッキング着用を継続する
4. 3カ月後に造影 CT 検査を施行する
5. 3カ月後にリバーロキサバン投与を終了する

急性肺血栓塞栓症，深部静脈血栓症では，亜急性期も抗凝固療法の継続が必要である．血栓リスクの増加が可逆的である場合(整形外科術後，妊娠・出産後など)には通常3カ月間で抗凝固療法を終了可能だが，先天性抗凝固異常や悪性腫瘍がある場合や，再発例などでは，より長期間の抗凝固療法が必要となる．抗凝固療法の継続期間を決定するため，退院後も外来で定期的に造影 CT 検査を施行し，血栓の有無や大きさをフォローすることが望ましい．

深部静脈血栓症の予防として，日常生活では脱水を避けること，積極的な運動，弾性ストッキング着用などが推奨される．通常，退院後には酸素吸入は不要である．ただし，急性肺血栓塞栓症の急性期を過ぎても大きな肺動脈血栓が残存していると，慢性血栓塞栓症(CTEPH)へ移行することがあり，呼吸苦が続く場合には在宅酸素療法が必要となることもある．

化学療法により血栓傾向が高まり，静脈血栓症のリスクが増大する可能性はあるが，急性肺血栓塞栓症，深部静脈血栓症の既往があっても化学療法は禁忌とはならない．

Answer 4 3，4

本症例のポイント

- 静脈血栓症のハイリスク患者で低酸素血症を呈していたら，まず肺血栓塞栓症を疑う．
- 急性肺血栓塞栓症，深部静脈血栓症の確定診断において，アクセシビリティが高いこと，感度・特異度も優れることから，日常診療では造影 CT 検査が最も繁用される．
- 急性肺血栓塞栓症，深部静脈血栓症の基本治療はヘパリンとワルファリンを中心とした抗凝固療法である．近年では新薬の開発に伴い，ヘパリンに代わりフォンダパリヌクス，またワルファリンの代わりに DOAC が使用される症例が増えてきている．
- 適切な抗凝固療法が可能な症例では，IVC フィルター留置は予後改善効果がないことから施行されなくなってきている．
- 急性肺血栓塞栓症，深部静脈血栓症では血栓リスクが可逆性なものか否かで慢性期の治療方針が左右される．静脈血栓症のリスクが可逆性である場合は3カ月間，リスクが永続する場合はそれ以上の抗凝固療法の継続が推奨される．

(田嶋美裕　　分担編集：波多野将)

文献

1) Mismetti P, et al.: JAMA, 313: 1627-1635, 2015.
2) Konstantinides SV, et al.: Eur Heart J, 35: 3033-3069, 2014.

49. 慢性血栓塞栓性肺高血圧症

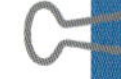

症 例　56歳女性

主 訴 労作時呼吸困難

現病歴

45歳ごろより労作時呼吸困難の出現を認めていた．47歳時に近医を受診し，気管支喘息と診断されて治療を受けていたが，しだいに症状の増悪を認めた．56歳時にさらなる症状の増悪を認め，喘息加療を目的に当院呼吸器内科に紹介受診となった．そこで行われた心臓超音波検査(心エコー検査)で，三尖弁逆流圧較差(TRPG)が90 mmHg と著明な肺高血圧症(PH)を認めたことから，当科紹介受診となり，肺高血圧症の精査加療目的に入院となった．

既往歴 小児喘息

Question 1　本症例で診断に有用となる検査はどれか？

1. 呼吸機能検査
2. 右心カテーテル検査
3. 肺換気・血流シンチグラフィ
4. 冠動脈造影検査
5. 胸部造影 CT 検査

肺高血圧症 pulmonary hypertension (PH)は症候群であり，その定義は，右心カテーテル検査で平均肺動脈圧 mean pulmonary artery pressure (mPAP)が25 mmHg 以上とされる．慢性血栓塞栓性肺高血圧症 chronic thromboembolic pulmonary hypertension (CTEPH)は肺高血圧を呈する一疾患であり，肺動脈内の器質化血栓が血流を制限し，有効肺血管床を減少させることで，肺血管抵抗(PVR)，ひいては肺動脈圧の上昇をきたす．主訴は労作時呼吸困難が多く，右心不全の進行に伴い下腿浮腫，安静時呼吸困難を訴える．病初期には安静時酸素飽和度が保たれることが多く，軽症の気管支喘息として加療されている例も少なくない．こういった症例でも労作をかけると酸素飽和度が低下することが多く，肺高血圧症の早期診断として有用な所見である．

症状を有し，12誘導心電図(右軸偏位，V_1誘導での高い R 波，V_5誘導での深い S 波など)や心エコー検査(D-shape sign，右心系の拡大，重度の三尖弁逆流など)といった非侵襲的な検査で肺高血圧症が疑われた症例に対しての次のアプローチは，①肺高血圧症であることの診断，②肺高血圧の原因検索の2点であり，実際の臨床現場では並行して行われることが多い．

(A) 肺血流シンチグラフィ

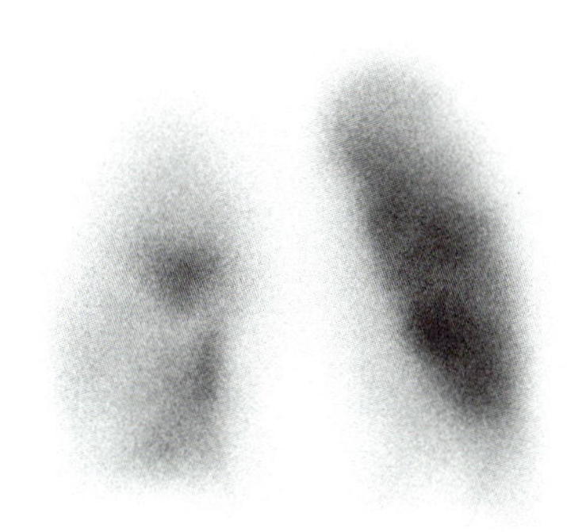

(B) 胸部造影CT画像

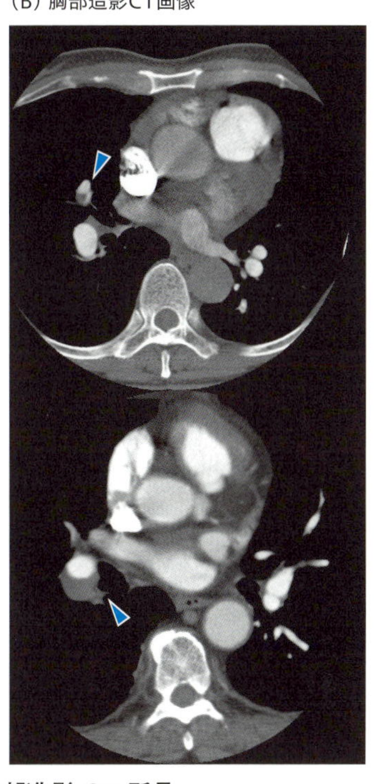

図49-1　肺血流シンチグラフィならびに胸部造影 CT 所見
器質化血栓(►)がみられる.

肺高血圧症の診断に有用な検査は右心カテーテル検査で，mPAP 25 mmHg 以上を証明し，確定診断となる．肺高血圧の原因は多岐にわたり(臨床分類については p.321，表46-2を参照されたい)，各種肺高血圧の原因精査についてはそれぞれの項目に譲るが，CTEPH を診断するうえで有用な検査は，肺換気・血流シンチグラフィでの換気血流ミスマッチの証明，胸部造影 CT 検査での肺動脈内の器質化血栓の証明である．

本症例での肺血流シンチグラフィならびに胸部造影 CT 所見を図49-1に示す．なお，呼吸機能検査は肺疾患に伴う肺高血圧症，冠動脈造影は左心疾患に伴う肺高血圧症を疑う際にその診断の一助となる検査である．

Answer 1　2，3，5

Question 2　治療方針決定に必須となる検査はどれか？

1. 肺血流シンチグラフィ
2. 心エコー検査
3. 肺動脈造影検査
4. 右心カテーテル検査
5. 胸部造影 CT 検査

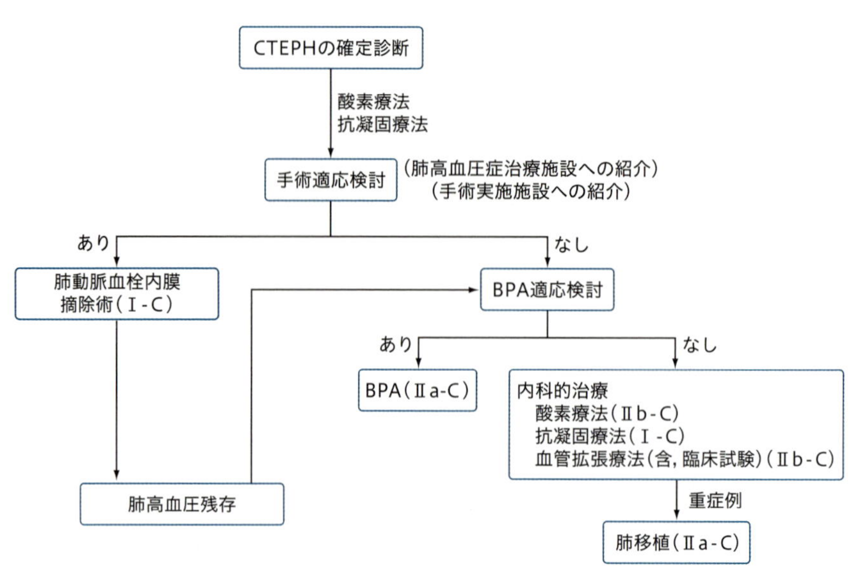

図49-2 慢性血栓塞栓性肺高血圧症(CTEPH)治療手順

［日本循環器学会ほか 編：肺高血圧症治療ガイドライン(2012年改訂版)，p.53, 2012を一部改変］

CTEPHを診断できれば，次のステップは治療方針の決定である．現行のCTEPHの治療手順を図49-2に示す．治療方針決定の要点は，治療の第一選択とされる外科的治療である肺動脈血栓内膜摘除術 pulmonary endarterectomy (PEA)が適応となるか否かを判断することである．PEAの適応は，①mPAP 30 mmHg以上，肺血管抵抗(PVR) 300 dynes・sec/cm^{5}以上，②WHO肺高血圧症機能分類Ⅲ度以上，③血栓の中枢端が手術的に到達しうる部位に存在する，④PEA施行に抵触する重篤な合併症がない，というものである[1)]．右心カテーテル検査で得られるmPAPおよびPVRに加え，③にあるように，治療方針決定には器質化血栓の存在部位を診断する必要があり，これを判定できる検査が治療方針決定に必須な検査となる．その検査は，胸部造影CT検査，肺動脈造影検査とされる．現状はこれらをもってPEA施行可能な外科医にコンサルトし，その適応の是非を問うというのが主流である．

Answer 2 3，4，5

PEAが適応とならない症例には内科的治療が考慮される．CTEPHに対する血管拡張薬は，可溶性グアニル酸シクラーゼ刺激薬(sGC刺激薬)であるリオシグアトが適応となっている．また，薬物治療でも血行動態改善効果が十分でない場合は，カテーテル治療であるバルーン肺動脈形成術 balloon pulmonary angioplasty (BPA)を考慮する．さらに，治療開始前から薬物治療単独では治療効果が不十分と予測されるPEA非適応症例に関しては，最初からBPAが考慮される．BPAはわが国で発展を遂げた新規の治療であり，その効果については数施設から報告がある．しかしながら，これらは単施設，後ろ向きの報告であり，今後多施設共同，前向きの報告が待たれている．BPAには絶対的な禁忌事項は存在せず，PEAで血行動態改善が不十分な症例もBPAにより血行動態改善に至ることがある．

上記治療は血行動態改善目的の治療であるが，一方で全例に対して抗凝固療法が必須となる

(A) 治療前

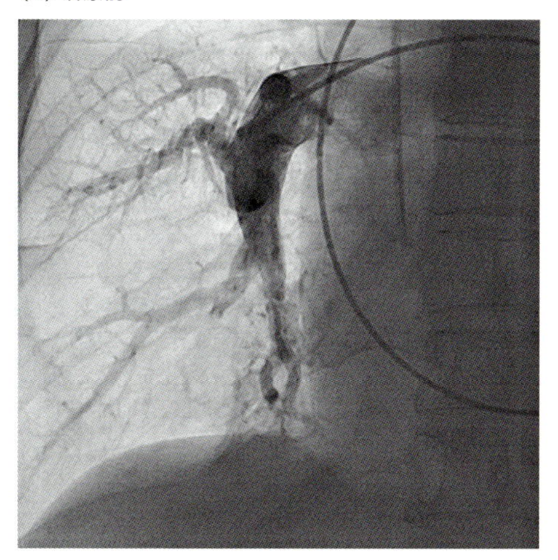

(B) 薬物治療およびバルーン肺動脈形成術後

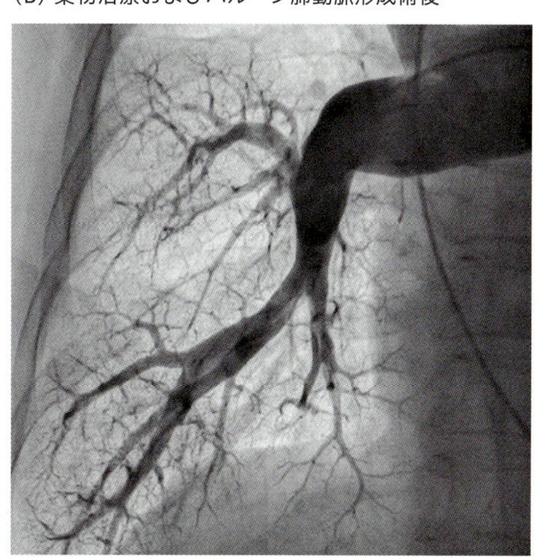

図49-3　肺動脈造影所見

ことも忘れてはならない．これは新規血栓形成を予防する目的であり，現在はワルファリンに加え，DOAC（リバーロキサバン，アピキサバン，エドキサバン）が適応である．

本症例では，右心カテーテル検査の結果，mPAP 50 mmHg，PVR 957 dynes・sec/cm^5と重症度からみればPEAの適応を満たしたが，肺動脈造影，胸部造影CT検査を合わせた諸検査をPEA施行医にコンサルトした結果，末梢型のCTEPHの診断となり，薬物治療の方針となった．本症例での治療前の肺動脈造影所見（図49-3 A）を提示する．

Question 3　治療目標となる平均肺動脈圧の値はどれか？

1. 35 mmHg
2. 30 mmHg
3. 25 mmHg
4. 20 mmHg
5. 15 mmHg

現在，CTEPHにはガイドラインで提唱されるような明確な治療目標は存在しない．CTEPHの自然予後を観察したと推察される文献があり，初回安定期の平均肺動脈圧が30 mmHg未満を境に予後に明らかな差を認めており，この観点から現在はmPAP 30 mmHgを切ることが第一の治療目標と考えられている[2, 3]．より積極的な治療を行っている施設では，PHの診断基準となっているmPAP 25 mmHgを下まわることを治療目標としている場合もある．

Answer 3　2もしくは3

本症例ではガイドラインに基づき，リオシグアトの内服を開始した．内服後のフォローアップで血行動態の改善を認めたが，mPAP 47 mmHg と薬物治療のみでは目標の mPAP 30 mmHg 未満を達成できず，BPA を4セッション行うことで mPAP 21 mmHg まで改善を認めた．BPA 後の肺動脈造影所見(図49-3 B)を提示する．

Question 4 **血行動態改善後に日常生活動作(ADL)を最も規定すると考えられる因子はどれか？**

1. 心拍出量
2. BNP 値
3. 安静時動脈血酸素飽和度
4. 労作時動脈血酸素飽和度
5. 平均右房圧

治療後はほぼ全例で，血行動態および6分間歩行距離といった運動耐容能を含めた種々のパラメーターの改善を認める．しかし，これらのパラメーターの改善に反して，労作時呼吸困難は症例によって改善の程度が異なり，経過観察(フォローアップ)のための外来通院中に残存する労作時の呼吸困難を訴える症例も少なからず存在する．このような症例では，たとえ安静時の酸素飽和度(SpO_2)が正常値であっても，労作時の SpO_2 の正常化は達成されていない．本症例においても，安静時の SpO_2 は室内気下(room air)で95％(治療開始前は90％)とほぼ正常化したが，6分間歩行試験中の最低値は87％と，依然として低値であり，運動耐容能の規定因子になっているものと考えられた．

CTEPH の病態を考えると，低酸素血症の主原因は換気血流不均衡と予想される．しかし，現行の治療はいずれも器質化血栓を除去する，もしくは血管壁に押しつけるといった方法で肺血管床を増加させ肺動脈圧を低下させるという，血流に主眼を置いた治療であり，かならずしも換気に見合った分配で血流を改善させる治療ではない．現行の治療のなかで，換気血流のバランスを改善できるように治療することが重要と思われるが，現時点ではその具体的な方策は不明であり，今後の課題と考える．しかしながら，現行の治療で正常化はならないまでも改善を認めることから，さらに mPAP の低下を狙えば，酸素化の正常化が達成される可能性も示唆される．しかし，その具体的な数値は明確でなく，現行の治療目標である mPAP 25 mmHg 未満ないし30 mmHg 未満では困難なことは確かである．加えて，同じ mPAP 値の症例でも酸素飽和度は異なる．このことは mPAP 以外にも酸素化の正常化に寄与する因子が存在することを示していると考えられる．

Answer 4　4

その後の経過

本症例は，フォローアップ時に行った右心カテーテル検査でも，mPAP 20 mmHg と良好な血行動態を保持していた．復職やリオシグアトの終了も果たし，日常生活に大きな支障なく，現在も外来通院中である．

本症例のポイント

- 原因不明の息切れを訴える症例では，慢性血栓塞栓性肺高血圧症（CTEPH）をまず念頭に浮かべることが診断の第一歩となる．
- 安静時酸素飽和度が正常であっても，労作時低酸素血症を呈することがあり，CTEPH をはじめとして肺高血圧症の早期診断の一助となることが多い．
- CTEPH の診断には，右心カテーテル検査での肺高血圧症の証明，肺血流シンチグラフィもしくは胸部造影 CT 検査での器質化血栓の証明が必須である．
- 治療の第一選択は肺動脈血栓内膜摘除術（PEA）であり，PEA 非適応症例については，バルーン肺動脈形成術（BPA）や，リオシグアトを考慮する．
- 現行の治療目標は，平均肺動脈圧（mPAP）25 mmHg 未満ないし 30 mmHg 未満であり，これにより予後延長と運動耐容能上昇は期待できる．しかしながら，酸素化の正常化を得られない症例が少なからず存在し，今後の課題と考えられる．

（皆月　隼　　分担編集：波多野将）

文献

1）Jamieson SW, et al. : Ann Thorac Surg, 76 : 1457-1462, 2003.
2）Riedel M, et al. : Chest, 81 : 151-158, 1982.
3）Lewczuk J, et al. : Chest, 119 : 818-823, 2001.

50. 腎血管性高血圧

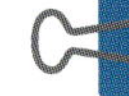

症例　80歳男性

主訴 高血圧

現病歴

閉塞性動脈硬化症（ASO）と狭心症に対して，75歳時に当院で冠動脈造影（CAG）検査および冠動脈形成術を施行したことのある患者である．その後は近医外来で経過観察を行っていた．数年前より高血圧に対して Caチャネル拮抗薬を処方され，血圧はコントロールできていた．

ところが数カ月前より，Caチャネル拮抗薬を増量したにもかかわらず高血圧のコントロールが不良になり，今回，精査加療目的に当院の外来を紹介受診した．

身体所見

身体所見上，両側肺呼吸音に異常はなかった．また，明らかな心雑音は聴取されなかったが，左側腹部で血管雑音を聴取した．四肢末端は正常で，中心性肥満はなかった．下腿に浮腫もなかった．身長152 cm，体重55 kg，血圧200/130 mmHg，心拍72/分，体温36.5℃，SpO_2 98％（room air），動悸，体重減少，そして発汗異常などは認められなかった．

内服薬 アムロジピン（5 mg）2錠・分2，アスピリン（100 mg）1錠・分1，クロピドグレル（75 mg）1錠・分1，アトルバスタチン（10 mg）1錠・分1．

▶ 血液尿検査の結果を示す（下線部はとくに注意すべき値）．

〈血 算〉	**WBC** 6,400/μL	**RBC** 361×10^4/μL	**MCV** 99.2 fL	**MCH** 31.6 pg
	MCHC 31.8 g/dL	**RDW** 13.7％	**Hb** 11.4 g/dL	**Hct** 35.8％
	Plt 14.5×10^4/μL			
〈生 化〉	**TP** 5.9 g/dL	**Alb** 3.7 g/dL	**LD** 186 IU/L	**AST** 14 IU/L
	ALT 4 IU/L	**γ-GTP** 56 IU/L	**ALP** 201 IU/L	**T-Bil** 0.4 mg/dL
	T-Cho 173 mg/dL	**HDL-C** 73.7 mg/dL	**LDL-C** 83 mg/dL	**TG** 94 mg/dL
	BUN 37.1 mg/dL	**Cre** 1.38 mg/dL	**Na** 139 mEq/L	**K** 2.9 mEq/L
	Cl 107 mEq/L	**UA** 5.9 mg/dL	**CRP** 0.01 mg/dL 以下	
	eGFR 38.8 mL/分/1.73 m^2			
〈凝 固〉	**PT-INR** 0.87			
〈血 糖〉	**Glu** 104 mg/dL	**HbA1c**（NGSP）5.8％		
〈BNP〉	**BNP** 54.5 pg/mL			
〈尿定性〉	**比重** 1.012	**pH** 5.0	**蛋白**（±）	**Glu**（－）
	ケトン体（－）	**溶血**（－）	**Uro**（±）	**Bil**（－）
	WBC（－）			

Question 1 本症例において，病歴から推測される最も疑わしい診断はどれか？

1. 本態性高血圧
2. 腎実質性高血圧
3. 腎血管性高血圧
4. 甲状腺機能亢進症
5. 褐色細胞腫

すべての選択肢が本症例の鑑別診断にあがるが，治療抵抗性の高血圧があり，とくに，動脈硬化病変多数，腹部血管雑音，低カリウム値などの所見により，腎血管性高血圧 renovascular hypertension を強く疑う症例である．本疾患の診断はまず疑うことが重要であり，高血圧の病歴や治療抵抗性，腹部血管雑音の聴取などから積極的に検査オーダーを行うことが重要である(p.350，*column*参照)．

腎血管性高血圧とは，腎動脈の狭窄あるいは閉塞により発症する高血圧である．軽度高血圧患者においては1％以下とまれだが，白人の重症高血圧においては10～45％を占めるとの報告もあり，重症高血圧患者ではこの疾患をつねに念頭に置いておく必要がある．また，腎動脈の狭窄を認める患者の10～14％に冠動脈病変を認め，24～35％に末梢動脈疾患を合併する．原因としては粥状動脈硬化が最も多いため，中高年に多く認められる．若年者に好発する線維筋性異形成がこれに次ぎ，若年女性に多い大動脈炎症候群(高安動脈炎)も，まれにだが認められる．ほかに，先天性奇形，大動脈解離，腎外からの腎動脈圧迫や血栓，塞栓なども原因となる．片側性が多いが，両側性狭窄もしばしば認められる．腎動脈の粥状動脈硬化は起始部に，線維筋性異形成は中遠位部に好発する．

一方，腎実質性高血圧とは，慢性糸球体腎炎，糖尿病による糖尿病腎症，多発性嚢胞腎などにより，腎障害をきたしたことが原因で高血圧をもたらす病態で，本症例にはあてはまらない．そのほか，甲状腺機能亢進症によっても高血圧症をきたしうるが，動悸や体重減少などが認められないことから，本症例では否定的である．褐色細胞腫は副腎髄質や傍神経節の腫瘍で，カテコールアミンの過剰分泌を呈する疾患であり，動悸，発汗異常，高血圧や糖尿病をきたすが，本症例では症状に乏しいため否定的である．ただし，発作時にのみ過剰分泌となる症例では診断が困難になる場合もあり，注意が必要である．

Answer 1 3

Question 2 診断のためにまず行う検査はどれか？

1. 心エコー検査
2. 腎動脈エコー検査
3. 造影 CT 検査
4. カテーテル検査
5. MRI 検査

腎血管性高血圧の診断には，高血圧が存在し，それが腎血管狭窄に起因することを証明する必要がある．腎動脈超音波検査(腎動脈エコー検査)は，非侵襲的に形態学的かつ機能的診断を行うことができ，第一に考慮すべき検査であり，正確性も高い．とくに収縮期最高血流速度 peak systolic velocity (PSV) > 180 cm/秒を指標とすると，感度85 %，特異度92 %と高い精度が得られる．

1) 画像的検査(血管造影)

画像的検査には，腎動脈エコー検査のほかには，コンピュータ断層血管造影法(CT アンギオグラフィ，CTA)や磁気共鳴血管造影法(MR アンギオグラフィ，MRA)などがあり，エコー検査では狭窄の判断ができない場合や，狭窄が強く疑われる場合に行うことが望ましい．ガドリニウム造影剤を用いた MRA の感度は90～100 %，特異度は76～94 %であり，腎動脈造影と比較して，スクリーニングとして信頼性が高い．

なお，CTA，MRA ともに，腎機能との兼ね合いで造影剤を使うかどうかの判断が必要である．eGFR が30 mL/分/1.73 m^2未満の慢性腎疾患(CKD)患者では，腎原性全身性線維症 nephrogenic systemic fibrosis(NSF)の危険性からガドリニウム製剤の使用を避ける．ただし，単純 MRA は，造影 MRA と同等の検出力があるとの報告もあるため，腎機能が軽度悪化している患者においては，かならずしも造影検査が必要なわけではない．CTA の感度は59～96 %，特異度は82～99 %だが，多検出器コンピュータ断層撮影(multidetector CT)を使用すると，腎動脈の詳細な情報が短時間で得られ，さらに感度は91～92 %，特異度は99 %まで向上する．非侵襲的検査によって確定診断に至らない場合は，最終的にカテーテルを用いた大動脈造影あるいは左右の選択的腎動脈造影が考慮される(図50-1)．

2) 機能的検査

機能的検査としては，血漿レニン活性(PRA)，腎シンチグラフィ(レノグラム)などの検査がある．しかし PRA は，両側腎動脈狭窄の際や，腎血管性高血圧患者の20 %では正常値であ

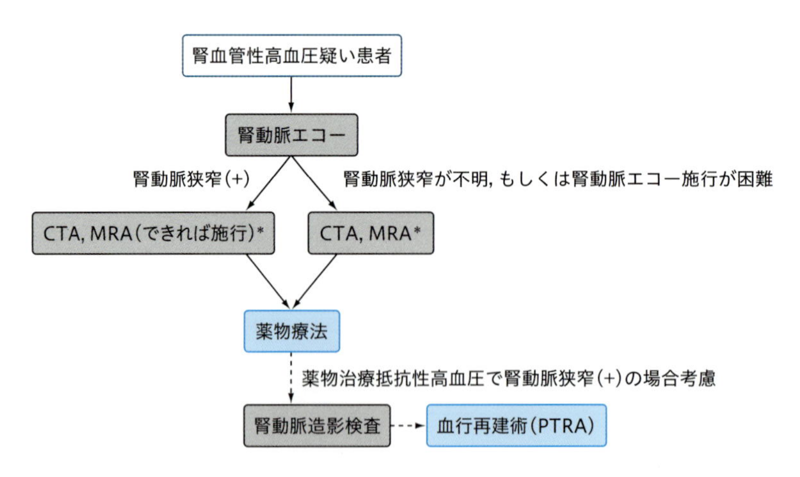

CTA：CT angiography(CT血管造影法)，MRA：MR angiography(MR血管造影法)，
PTRA：経皮的腎動脈形成術

図50-1　腎血管性高血圧診断のフローチャート

＊腎機能障害の場合は非造影 MRA もしくは CTA を考慮する．

［日本高血圧学会 高血圧治療ガイドライン作成委員会 編：高血圧治療ガイドライン2014, p.119, 2014を一部改変］

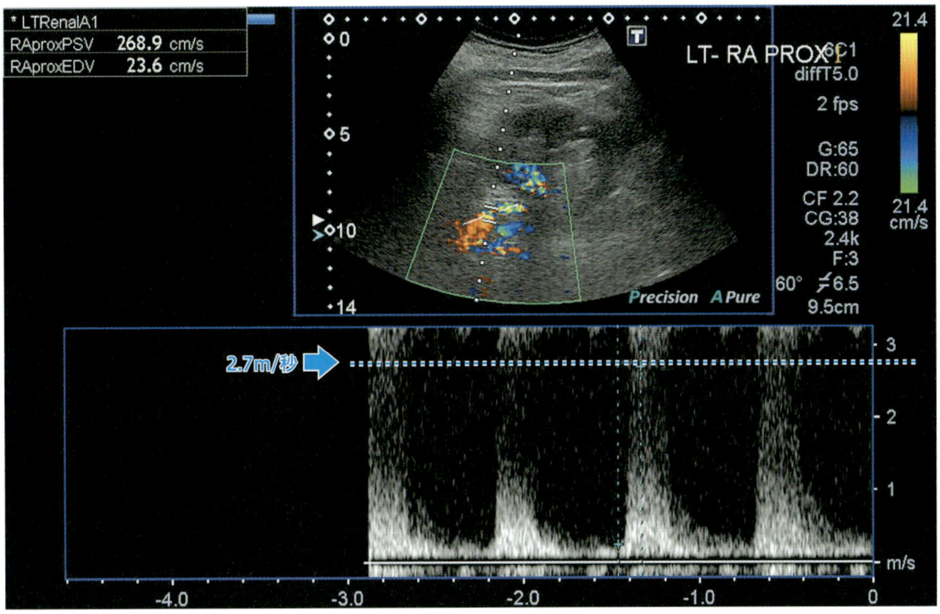

図50-2 腎エコー検査所見
上段がカラードプラ所見，下段が連続波ドプラ所見．点線と矢印で示した収縮期最高血流速度(PSV)は268.9 cm/秒と上昇している．

る．また，レノグラムも感度・特異度が CTA や MRA に劣る．以上より，現時点の世界中の指針において，機能的検査はいずれもおもに補助的な使用とされている．

Answer 2 2

本症例では，腎動脈エコー検査において左腎動脈起始部に高度狭窄所見が認められ，左側腎動脈最高血流速度が268.9 cm/秒と上昇しており，腎血管性高血圧と診断された(図50-2)．

Question 3 本症例の治療として，まず何を行うか？

1. 持続的陽圧呼吸療法(CPAP)
2. カテーテル治療
3. 降圧薬の追加
4. Ca チャネル拮抗薬の中止

腎血管性高血圧の治療は多くの場合，降圧薬で開始される．降圧薬単独と，降圧薬治療に経皮的腎動脈形成術 percutaneous transluminal renal angioplasty (PTRA，腎血行再建術)を併用する治療法を比較した数々の大規模臨床試験から，降圧薬治療単独は PTRA 併用療法とほぼ同等の降圧効果と腎機能保護効果を認めている．

アンジオテンシン変換酵素阻害薬(ACE 阻害薬)は，降圧薬単独，PTRA 併用療法の両群で，ほかの降圧薬よりも生命予後および腎機能予後の改善に関連するとの報告や，ACE 阻害薬またはアンジオテンシンⅡ受容体遮断薬（ARB）の処方を受けていた患者群が，それ以外の降圧薬治療の患者群と比較して，心不全入院，透析導入，致死率におけるリスクが低かったとの報告がある．しかし，一定の割合の患者で，急速に腎機能障害が進行したり，過度の降圧になったりするリスクがあるため，使用に際しては注意が必要である．両側性腎動脈狭窄に対しては，明らかに急速な腎機能増悪を招くリスクが高く，原則としては禁忌である．そのため，ARB や ACE 阻害薬を使用する際には，少量より投与を開始し，過剰な降圧や，高カリウム血症，腎機能の低下に注意しながら用量を調節する．さらに，目標血圧達成まで，Ca チャネル拮抗薬，利尿薬，β遮断薬なども加えて，多剤併用療法を行う．

また，睡眠時無呼吸症候群 sleep apnea syndrome（SAS）も二次性高血圧のおもな原因となりうる．睡眠時に大きないびきをかく肥満患者などに対しては積極的にこの病変を疑い，睡眠時無呼吸症候群と診断された際には持続的陽圧呼吸療法 continuous positive airway pressure（CPAP）などの治療を考慮する．

Answer 3 3

▶ 本症例では，すでに処方されていた Ca チャネル拮抗薬アムロジピン（5 mg）2 錠・分 2 に加え，まず降圧薬として ACE 阻害薬エナラプリル（5 mg）1 錠・分 1，利尿薬トリクロルメチアジド（2 mg）1 錠・分 1，β遮断薬カルベジロール（10 mg）2 錠・分 2 を順次追加して，外来での経過観察とした．しかし，血圧の低下傾向は認めたものの，それぞれの薬剤を最大内服量まで増量しても目標の血圧値までは下がらなかった．一方，内服開始による腎機能の悪化は認められなかった．

column 腎血管性高血圧を疑う手がかりとなる所見

以下の所見がみられた場合は，腎血管性高血圧を想起する．

- 低カリウム血症
- 30 歳以下発症の高血圧，または 55 歳以上発症の重症高血圧（収縮期血圧 180 mmHg 以上，拡張期血圧 120 mmHg 以上）
- 増悪する高血圧，利尿薬を含む 3 剤以上を投与しても抵抗性の高血圧，悪性高血圧
- アンジオテンシン変換酵素阻害薬（ACE 阻害薬）もしくはアンジオテンシンⅡ受容体遮断薬（ARB）の治療開始から 1 週間以内に，そのほかでは説明不能な腎機能悪化を認める場合
- 説明のつかない腎萎縮または腎サイズの左右差（1.5 cm 以上）
- 末梢動脈疾患など，びまん性に動脈硬化病変が認められる重症高血圧
- 突然の急性肺水腫や腎不全を伴った反応性心不全を繰り返す重症高血圧
- 腹部血管雑音が片側に聴取される（感度は 40 % だが特異度は 99 %）

Question 4　次に考慮される治療法は以下のいずれか？

1. 持続的陽圧呼吸療法（CPAP）
2. 手術による腎再灌流療法
3. カテーテル治療による腎再灌流療法
4. ACE 阻害薬の中止

すでに述べたとおり，2009年に2つの大規模無作為化比較試験の結果が報告されているが，現在までの臨床試験の結果からは，「降圧薬治療単独」と「降圧薬治療に PTRA を併用する治療」とのあいだに明らかな治療効果の差が証明されていない．しかし，PTRA の手段としてステントが使用されるようになってから治療成績が上がったとの報告もあり，今後のさらなる検討が待たれる．現状としては，本症例のように血行動態的に有意な腎動脈狭窄症を有し，利尿薬を含む3種類以上の降圧薬を使用しても目標の降圧を得られない，治療抵抗性高血圧においては，PTRA を考慮してよい．

手術による腎再灌流療法は，1990年代以降，降圧療法の発展とステントによるカテーテル治療の開始に伴い，現在ではほとんど行われなくなっている．2006年の米国心臓病学会および米国心臓協会（ACC/AHA）のガイドラインでは，手術による腎再灌流療法は複雑な解剖学的病変をもつ特殊な患者のみに適応になるとされている．

本症例では，左腎動脈起始部の狭窄に対して PTRA を施行した．合併症は認められず良好な拡張が得られ，手技は終了した（図50-3）．その後，降圧薬治療の継続により血圧コントロールは良好になり，現在は外来にて経過観察中である．

Answer 4　3

(A) 治療前

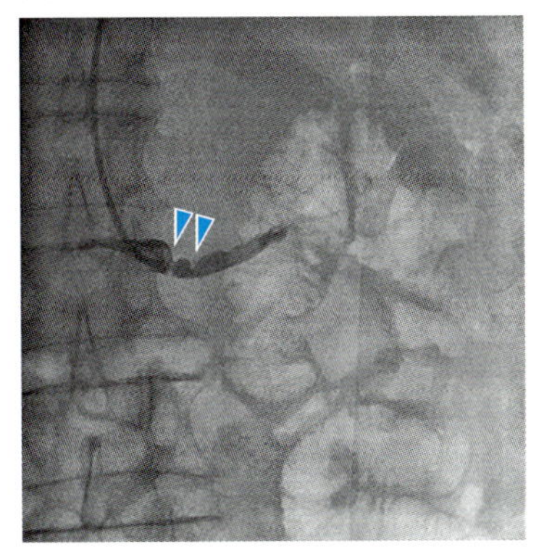

(B) 治療後（ステント留置後）

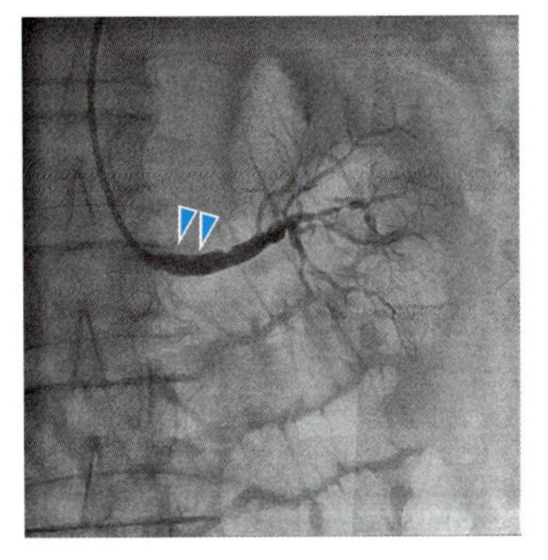

図50-3　カテーテル治療前後の所見
治療前(A)の左腎動脈起始部の狭窄（►）に対して経皮的腎動脈形成術（PTRA）を施行し，治療後(B)には，十分な拡張（►）が得られた．

本症例のポイント

- 腎血管性高血圧の診断は，まず疑うことが重要であり，高血圧の病歴や治療抵抗性，腹部血管雑音の聴取などから積極的に検査オーダーを行うことが重要である．
- 腎血管性高血圧の診断において，腎動脈エコー検査は非侵襲的に，形態学的かつ機能的診断を行うことができるため，第一に考慮すべき検査であり，正確性も高い．
- 腎血管性高血圧の治療は多くの場合，降圧薬で開始される．現在までの臨床試験の結果からは，「降圧薬治療単独」と「降圧薬治療に経皮的腎動脈形成術（PTRA）を併用する治療」とのあいだに明らかな差は証明されていない．
- アンジオテンシン変換酵素阻害薬（ACE 阻害薬）は，生命予後，腎機能予後の改善に関連するとの報告があり，積極的に使用を検討する．しかし，一定の割合の患者で，急速に腎機能障害が進行したり，過度の降圧になったりするリスクがあるため，使用に際して注意が必要である．
- 血行動態的に有意な腎動脈狭窄症を有し，利尿薬を含む３種類以上の降圧薬を使用しても目標の降圧を得られない治療抵抗性高血圧においては，PTRA を考慮してよい．

（安部　元　　分担編集：赤澤　宏）

文献

1）日本高血圧学会 高血圧治療ガイドライン作成委員会 編：高血圧治療ガイドライン2014, 2014. http://www.jpnsh.jp/data/jsh2014/jsh2014v1_1.pdf (2017年8月現在)
2）日本腎臓学会 編：エビデンスに基づくCKD診療ガイドライン2013, 東京医学社, 2013. http://www.jsn.or.jp/guideline/ckdevidence2013.php (2017年8月現在)

51. 原発性アルドステロン症

症例　43歳男性

主訴 嘔気，四肢のしびれ

現病歴

仕事中に嘔気と四肢のしびれが出現し，夜間に救急外来を受診した．来院時は意識清明，血圧150/88 mmHg，脈拍89/分，SpO_2 98％，体温36.3℃とバイタルサインは保たれていたが，四肢の筋力低下を認めた．若干肥満気味だが，身体所見上は，ほかに特記すべき異常所見は認めなかった．仕事は寿司屋の板前で，飲酒の習慣はなく，嘔気はあるが嘔吐や下痢はなかった．脱力の原因精査として血液検査を施行したところ，血清 K 2.4 mEq/L であり，低カリウム血症を認めた．心電図では T 波の平低化や U 波を含め，特記すべき所見を認めなかった．

Question 1　この時点での低カリウム血症への適切な対応は以下のうちどれか？

1. 翌日に受診を指示し，帰宅とする
2. 心電図モニターを開始する
3. 生理食塩水1L につき KCl 40 mEq を混ぜ，経静脈的に補正を開始する
4. 中心静脈を用いて，KCl 60 mEq/L を経静脈的に補正を開始する

本症例は有症状の低カリウム血症であり，原因精査を進めつつ治療を開始する．その際には，経口的にカリウム(K)を補充しつつ，原因となる疾患の治療を優先するのが原則である．

血清 K 濃度が2.5 mEq/L 以上で無症候性なら，経口カリウム製剤を20～80 mEq/日で開始し，適宜増減する．血清 K 濃度が2.5 mEq/L 未満，または症候性なら，経口カリウム製剤を40 mEq/回で3～4回/日で開始するか，経静脈投与を行う場合は，K 6～10 mEq/hr で(心電図モニターを使用しつつ)投与する．血清 K 濃度が2.0 mEq/L 未満と高度の低カリウム血症で，不整脈や麻痺が認められる場合には，緊急治療の対象となり，最大で K 20～40 mEq/時の経静脈投与を行う．ただし，輸液中の K 濃度は40 mEq/L (中心静脈からは60 mEq/L)以内とする．経静脈的に補正を開始する場合には，初期はインスリン分泌に伴う細胞内への K の移行を起こさないため，グルコースを含まない組成が望ましい．なお，カリウム製剤のワンショットでの静脈投与は禁忌である．

Answer 1　2，3

本症例は症候性の低カリウム血症であったので，K の経静脈投与を行い，血清 K 濃度の補正を行ったところ，血清 K 濃度および症状はすみやかに改善した．原因精査のための血液検

査を翌朝に行い，患者から早期退院の希望があったために，経口カリウム製剤内服を継続することで退院となった．

Question 2	**低カリウム血症の原因としてどのようなものが考えられ，どのような検査を行うのが適切か？ 下記のうち，適切でない組み合わせを選べ．**

1. 甲状腺機能低下症：甲状腺刺激ホルモン（TSH），遊離チロキシン（fT_4），遊離トリヨードチロニン（fT_3）

2. 低マグネシウム血症：血清 Mg 濃度

3. アルカレミア：血液ガス

4. 原発性アルドステロン症：血漿レニン活性（PRA），血漿アルドステロン濃度（PAC）

低カリウム血症の鑑別では，まず，**表51-1**のような検査項目を確認して鑑別していく．尿中排泄を評価することも，鑑別や治療を行ううえで重要である．周期性四肢麻痺を疑う場合には甲状腺機能の検査を行い，甲状腺中毒症についても確認する．

Answer 2 1

本症例では検査の結果，血漿アルドステロン濃度/血漿レニン活性＝PAC〔pg/mL〕/PRA〔ng/mL/hr〕＝128/0.1＞200，かつ血漿アルドステロン濃度＝ PAC〔pg/mL〕＝128＞120と，原発性アルドステロン症のスクリーニング陽性であった．ほかに低カリウム血症の原因となるような結果は認められなかった．

TTKG（transtubular potassium gradient）は，もともと高カリウム血症の鑑別において利用され，腎臓におけるおもな K 排泄部位である皮質集合管での K 分泌の指標として，鉱質コルチコイド作用を間接的に見積もるのに使用されてきた〔計算式は，（尿中 K 濃度/尿浸透圧）/（血清 K 濃度/血清浸透圧）で，正常値は4～16とする〕．以前は K 代謝異常の鑑別にしばしば用いられていたが，内髄質集合管においてかなりの尿素の再吸収が行われていることがわか

表51-1　低カリウム血症時の検査

問診・身体所見
アルコール摂取・嘔吐・下痢の有無 利尿薬・下剤・漢方薬（とくに甘草）の使用 血圧，脱水の有無
生理学的検査
心電図
血液・尿検査
血算，生化学（Na，K，Cl，BUN，Cre，CK，Mg），血液ガス 尿定性（pH），尿生化学（Na，K，Cl，Cre） 内分泌学的検査（血漿レニン活性，アルドステロン など）

り，TTKG 算出のためにおかれた仮定が成立しないことが明らかとなったため，現在ではTTKG は用いないことが望ましい[1]．

column 原発性アルドステロン症を疑うべき症例とは？

本症例は，初めて指摘された，高血圧に症候性の中等度の低カリウム血症を伴う古典的な原発性アルドステロン症を疑うべき状況であった．しかし一般には，高血圧症に約10％(3.2～21.7％)の頻度で原発性アルドステロン症が存在するが，そのうち低カリウム血症を示す患者の割合は9～37％と低いことが示されている[2,3]．したがって，積極的に疑い，検査をしない限り，本態性高血圧症と区別のつかない症例が多い．

そのため，日本内分泌学会のガイドライン[3]では，“病院の一般内科外来を受診する高血圧患者に占める原発性アルドステロン症頻度が10％前後とされる現状では，少なくとも専門医療機関においては，高血圧であれば本疾患を念頭に置き，高血圧症全例を対象とし積極的に血漿レニン活性(PRA)〔ng/mL/hr〕，血漿アルドステロン濃度(PAC)〔pg/mL〕を測定する”，2016年のコンセンサス・ステートメント[4]では，“正常カリウム血性原発性アルドステロン症は本態性高血圧症との鑑別が困難なことから，全高血圧患者でのスクリーニングが望ましい．しかしながら，費用対効果のエビデンスは未確立であることから，少なくとも原発性アルドステロン症高頻度と考えられる高血圧患者でのスクリーニングが推奨される(表51-2)”，とされており，アルドステロン/レニン比(PAC/PRA)＞200，かつ血漿アルドステロン濃度(PAC)＞120 pg/mL でスクリーニング陽性とする．疾患頻度を考えると，専門医療機関以外においても，初診または難治性の高血圧症において PAC および PRA を確認するのが望ましい．ただし，降圧薬などによる検査への影響もあるため，検査の施行，および結果の解釈時には注意を要する(表51-3)．

表51-2 原発性アルドステロン症高頻度の高血圧群

病 態
• 低カリウム血症合併例(利尿薬誘発例を含む) • 若年者の高血圧 • Ⅱ度以上の高血圧 • 治療抵抗性高血圧 • 副腎偶発腫合併例 • 40歳以下での脳血管障害発症例

表51-3 降圧薬のレニン・アンジオテンシン・アルドステロン(RAA)系への影響

降圧薬	PAC	PRA	PAC/PRA	対 応
ACE 阻害薬，ARB	↓	↑	↓	
β遮断薬	↓	↓↓	↑	2週間以上中止
Ca チャネル拮抗薬	→～↓	↑	↓	
利尿薬・アルドステロン拮抗薬	↑	↑↑	↓	6週間以上中止
α遮断薬	→	→	→	

PAC：plasma aldsterone concentration (血漿アルドステロン濃度)，PRA：plasma renin activity (血漿レニン活性)，ACE 阻害薬：アンジオテンシン変換酵素阻害薬，ARB：アンジオテンシンⅡ受容体遮断薬

Question 3	**原発性アルドステロン症スクリーニングの陽性例で，次に行うべき検査はどれか？**

1. 腹部超音波検査(腹部エコー検査)
2. 腹部 CT 検査
3. カプトプリル負荷試験
4. 専門医へ紹介

原発性アルドステロン症のスクリーニングが陽性であった症例，または，さらにカプトプリル負荷試験を行い陽性であった症例は，専門医へ紹介する[2)]．その後の診療の流れとしては，アルドステロンの自律性分泌を証明するために機能確認検査(負荷試験)を実施し，まずは生化学的に原発性アルドステロン症の確定診断を行う．腹部 CT 検査は施行してもよいが，生化学的な確定診断の後でよい．

Answer 3　3および4

本症例では，原発性アルドステロン症の生化学的な確定診断のために負荷試験を施行した(表51-4，表51-5)．カプトプリル負荷試験・生理食塩水負荷試験・フロセミド立位負荷試験・経口食塩負荷試験のうち，生理食塩水負荷試験とフロセミド立位負荷試験を行い，その検査結果は表51-6のように各々陽性であった．したがって，原発性アルドステロン症と確定診断した．

その後，腹部 CT 検査を施行したところ，左副腎に14 mm 大の結節を認めた(図51-1)．

表51-4　機能検査プロトコル

検査	方法	禁忌・注意
カプトプリル負荷試験	検査の30分前から検査終了まで座位 カプトプリル50 mg をかみ砕きながら内服 負荷前と負荷後60分または90分で採血 項目：PRA，PAC	まれに血管浮腫 腎血管性高血圧では血圧低下
生理食塩水負荷試験	生理食塩水を2 L/4時間で負荷 負荷前と負荷4時間で採血 採血前には各々30分安静臥床 項目：PRA，PAC	血圧上昇，低カリウム血症 禁忌：コントロール不良の高血圧，腎不全，心不全，重症不整脈，重度低カリウム血症
フロセミド立位負荷試験	ラシックス®40 mg 静注と2時間立位負荷 負荷前と負荷2時間で採血 負荷前は30分安静臥床，2時間後は座位 項目：PRA，PAC	低カリウム血症，低血圧による転倒に注意
経口食塩負荷試験	食塩10～12 g の食事を3日間行い 3～4日目に24時間蓄尿 項目：尿中 Cre，Na，アルドステロン	禁忌は生理食塩水負荷試験と同じ 腎不全で偽陰性

本表の作成にあたっては日本内分泌学会 編：「わが国の原発性アルドステロン症の診療に関するコンセンサス・ステートメント」，日本内分泌学会誌，92 (Suppl.September)：p.21-22, 2016を参考にした．

表51-5　機能確認検査(負荷試験)

検 査	感度・特異度	陽性判定基準
カプトプリル負荷試験	感度：66～100% 特異度：68～90%	負荷後(60分または90分) ARR ＞200 (または PAC/ARC ＞40，かつ PAC ＞120)
生理食塩水負荷試験	感度：83～88% 特異度：75～100%	負荷4時間後 PAC ＞60
フロセミド立位負荷試験	感度・特異度：データなし	負荷後(2時間) PRA ＜2.0 (または負荷後 ARC ＜8.0)
経口食塩負荷試験	感度：96% 特異度：93%	尿中アルドステロン＞8μg/日 (尿中 Na ＞170 mEq/日下で)

PAC：plasma aldosterone concentration (血漿アルドステロン濃度), ARC：active renin concentration (活性型レニン濃度), PRA：plasma renin activity (血漿レニン活性)

本表の作成にあたっては日本内分泌学会 編：「わが国の原発性アルドステロン症の診療に関するコンセンサス・ステートメント」, 日本内分泌学会誌, 92 (Suppl.September)：p.21-22, 2016を参考にした.

表51-6　原発性アルドステロン症鑑別のための負荷試験の結果

負荷試験結果	生理食塩水負荷試験		フロセミド立位負荷試験	
	負荷前	負荷後	負荷前	負荷後
PAC〔pg/mL〕	120	**241**	261	546
PRA〔ng/mL/hr〕	0.4	0.2	0.1	**0.3**

PAC：plasma aldosterone concentration (血漿アルドステロン濃度), PRA：plasma renin activity (血漿レニン活性)

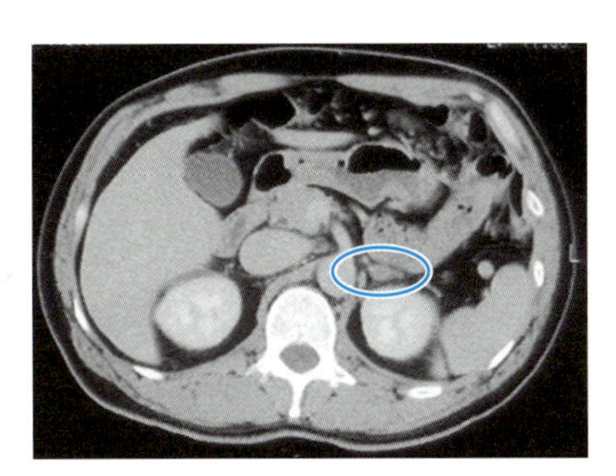

図51-1　腹部 CT 検査
左副腎に結節がみられる.

Question 4　次に何を行うべきか？

1. 手術希望があれば，^{131}I-アドステロールシンチグラフィを施行する
2. 手術希望があれば，左副腎摘出術に向けて外科医に相談する
3. 手術希望があれば，選択的副腎静脈サンプリングを行う
4. 手術希望がなければ，抗アルドステロン薬を開始する

アルドステロン産生腺腫においては，コンピュータ断層撮影(CT)などの画像検査では検出困難な6 mm 以下のアルドステロン産生微小腺腫が約半数を占めること，片側性副腎過形成などが原因となりうること，非機能性腫瘍合併の頻度も低くないことから，CT 検査で副腎腫瘍が認められても，かならずしもアルドステロンの過剰分泌の原因となっているとはいえない．また，^{131}I-アドステロールシンチグラフィの集積は，アルドステロンの産生能ではなく，副腎腺腫の大きさに依存することから，副腎静脈サンプリングを施行し，左右のどちらの副腎が原因か，あるいは両側性かを診断することがゴールドスタンダードとなっている．ただし，患者に手術希望がない場合には，局在診断をする必要はない．

Answer 4　3または4

副腎静脈サンプリング

ACTH 負荷プロトコルは次のとおりである．負荷前の採血後にテトラコサクチド酢酸塩(コートロシン®) 250μg 静脈注射，または250μg を3～5時間かけて投与を行い，負荷15～30分後に採血を行う．静脈注射の場合には，60分以上経過しても採血できない場合には追加投与を行う．

判定基準としては，LR (Lateralized ratio)＝[PAC/cortisol]高値側／[PAC/cortisol]低値側，CR (Contralateral ratio)＝[PAC/cortisol]低値側／[PAC/cortisol]下大静脈末梢側，副腎静脈 PAC の絶対値などが用いられる．ACTH 負荷後の LR ＞4，かつ，CR ＜1をカットオフ値として手術適応を決定することが推奨される．

本症例では，患者の手術希望を確認したのち，選択的副腎静脈サンプリングを施行した．その結果，左副腎(CT での病変と同側)にアルドステロン過剰分泌の原因病変があると判断した(図51-2)．スピロノラクトン25 mg/日より開始し，100 mg/日まで増量したのちに腹腔鏡下左副腎摘出術を施行し，原発性アルドステロン症および高血圧は治癒した．

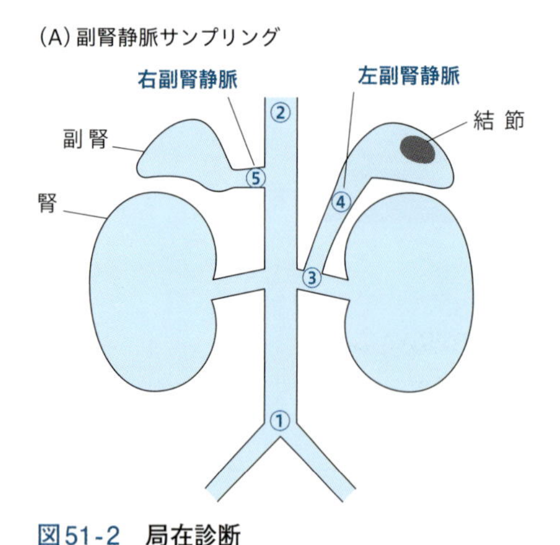

(B) 各部位のアルドステロン/ コルチゾール比 (PAC/F)

	負荷前 (PAC/F)	ACTH 負荷後 (PAC/F)
①	297/13.7＝21.7	374/35.0＝10.7
②	312/17.5＝17.8	387/29.3＝13.2
③	10,200/214＝47.7	32,800/637＝51.5
④	32,300/728＝44.4	35,800/785＝45.6
⑤	2,990/665＝4.5	3,270/674＝4.9

PAC〔pg/mL〕, F (cortisol)〔μg/dL〕

図51-2　局在診断

本症例のポイント

- 原発性アルドステロン症は高血圧症の10％ 程度（3.2～21.7％）を占める頻度の高い二次性の高血圧症であり，片側性のアルドステロン産生腺腫は外科的療法での治療が可能である．
- 原発性アルドステロン症は本態性高血圧症に比べて，脳卒中・心肥大・心房細動などの臓器合併症が多い．
- 古典的な低カリウム血症を伴う症例を紹介したが，低カリウム血症を伴わない症例も多く，診断には積極的なスクリーニング検査を要する．少なくとも高リスク群である若年・治療抵抗性・副腎腫瘍などの症例ではスクリーニング検査が推奨される．

（間中勝則　槙田紀子　分担編集：波多野将）

文献

1）Kamel KS and Halperin ML : Curr Opin Nephrol Hypertens, 20 : 547-554, 2011.
2）Funder JW, et al. : J Clin Endocrinol Metab, 93 : 3266-3281, 2008.
3）Nishikawa T, et al. : Endocr J, 58 : 711-721, 2011.
4）日本内分泌学会「原発性アルドステロン症ガイドライン実施の実態調査と普及に向けた標準化に関する検討」委員会：「わが国の原発性アルドステロン症の診療に関するコンセンサス・ステートメント」．日本内分泌学会雑誌，92(Suppl. September) : 1-49, 2016.

索　　引

日本語索引

▶き

▶く

▶け

▶こ

▶さ

▶し

▶す

▶せ

▶そ

▶た

▶ち～て

▶と

▶な　行

▶は

▶ひ

▶ふ

▶へ

▶ほ

▶ま 行

▶や 行

▶ら～わ

外国語索引

▶A

▶B

▶C

▶D

▶E

▶F

▶G

▶H

▶I～K

▶L

▶M～O

▶P

▶Q

▶R

▶S

▶T～Z

研修医・若手 Dr. にエキスパートが伝授する
循環器診療のロジック　©2017

定価（本体 6,000 円＋税）

2017 年 10 月 10 日　1 版 1 刷

監修者　小室一成
編　者　赤澤　宏
　　　　波多野　将
　　　　渡辺昌文

発行者　株式会社 南山堂
代表者　鈴木幹太

〒113-0034　東京都文京区湯島 4 丁目 1-11
TEL 編集(03)5689-7850・営業(03)5689-7855
振替口座　00110-5-6338

ISBN 978-4-525-24561-0　Printed in Japan